北京大学国别与区域研究丛书

跨越边际的古代东方医学

陈明 主编

教育部人文社会科学重点研究基地
北京大学东方文学研究中心

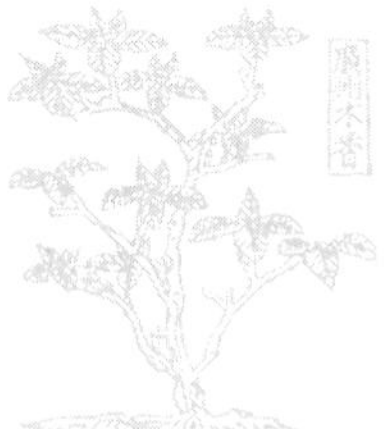

KUAYUE BIANJI
DE GUDAI
DONGFANG YIXUE

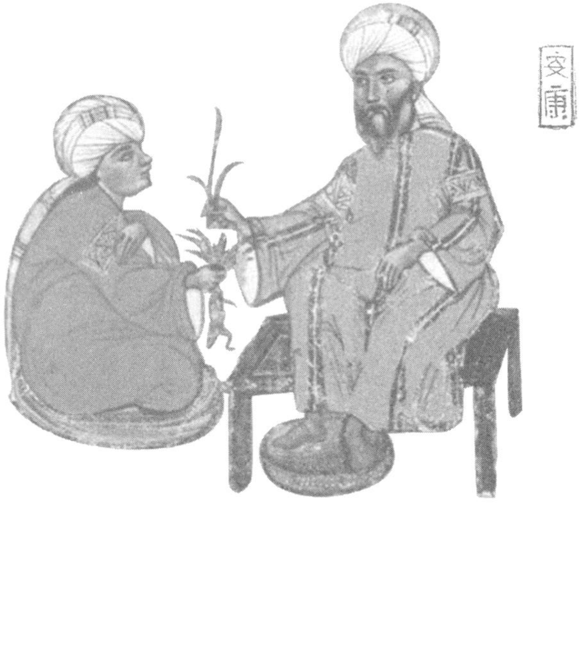

中西書局

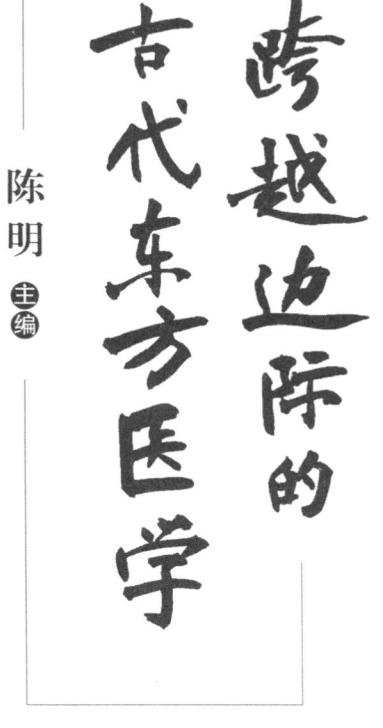

图书在版编目(CIP)数据

跨越边际的古代东方医学 / 陈明主编. —上海：
中西书局，2024.3
ISBN 978-7-5475-2154-0

Ⅰ. ①跨…　Ⅱ. ①陈…　Ⅲ. ①医学史-亚洲-古代
Ⅳ. ①R-093

中国国家版本馆 CIP 数据核字(2023)第 154193 号

跨越边际的古代东方医学

陈　明　主编

责任编辑　王　媛
装帧设计　梁业礼
责任印制　朱人杰

出版发行　上海世纪出版集团
中西書局(www.zxpress.com.cn)
地　　址　上海市闵行区号景路 159 弄 B 座(邮政编码：201101)
印　　刷　浙江天地海印刷有限公司
开　　本　700 毫米×1000 毫米　1/16
印　　张　31.75
字　　数　409 000
版　　次　2024 年 3 月第 1 版　2024 年 3 月第 1 次印刷
书　　号　ISBN 978-7-5475-2154-0/R・012
定　　价　198.00 元

“北京大学国别与区域研究丛书”总序

北京大学东方文学研究中心

当今世界处于百年未有之大变局。在新一轮科技革命和产业变革影响下，国际力量对比发生着深刻的变化。一方面，单边主义、保护主义明显上升，逆全球化思潮抬头，世界经济复苏乏力，局部地区冲突频发；另一方面，广大发展中国家的经济与政治影响力不断增大，成为国际舞台上不可忽略的重要力量。就中国而言，中国特色社会主义进入新时代，国际地位和国际影响力进一步提高，在全球治理中贡献了中国智慧和中国力量。而在推动构建人类命运共同体、推进“一带一路”建设过程中，国别与区域研究学科建设和人才培养是保障国家重大战略顺利实施的重要基础。

国别与区域研究是针对特定地理空间、国家或文化区域的跨学科研究，旨在以第一手原文资料、田野调研和国际前沿学术成果为基础，通过系统地收集特定区域（尤其是亚非拉发展中国家和地区）的政治、经济、社会、文化、历史、地理等领域的资料和信息，从政治经济制度、社会思想文化、历史源流和文明传承等角度研究对象国别与区域的政治态势及对外关系。2013年，国务院学位委员会第六届学科评议组编写的《学位授予和人才培养一级学科简介》将国别与区域研究列为外国语言文学一级学科下的五个研究方向之一，具体表述为："外国语言文学包括外国语言研究、外国文学研究、翻译研究、国别与区域研究、比较文学与跨文化研究。"2017年增补学位点时，国别与区域研究被增补为外国语言文学一级学科下的五大学科方向之一。以外语为基础的国别与区域研究对于获得与我国综合国力和国际地位相匹配的国际话语权、深化文明交流互鉴、推动中华文化更好地走向世界均有重要的支撑作用。经过数年的学科建设，2022年，区域国别学正式被教育部批准纳入第14类交叉学科一级学科目录，为这一新学科的发展提供了最重要的契机。

北京大学外国语言文学学科在国别与区域研究方面有着悠久的历史，始终秉承"学贯古今、融通中外"的学术使命和"思想自由、兼容并包"的北大精神。北京大学外国语学院的远源——1862年成立的京师同文馆——正是以通识各国语文为己任。在清末列强环伺之际，"欲悉各国情景，必先谙其言语文字，方不受人欺蒙"。1898年，北京大学的前身京师大学堂成立。成立伊始，京师大学堂即开设英、法、德、俄、日五个语种的课程。1920年，俄国文学系成立。1946年，从德国学成归来的季羡林先生创立了东方语文学系。2015年，北京大学外国语学院启动国别与区域研究专业建设，并于2017年自主设立该二级学科。此后数年，宁琦教授率领的学院团队砥砺奋进，为推进区域国别学成为一级学科，做出了巨大的努力和突出的贡献。

北京大学外国语言文学学科始终包含以外语为基础的国别研究，长期致力于构建中国哲学社会科学的自主知识体系。季羡林和金克木先生对南亚文明传统的研究、马坚先生对西亚宗教经典和阿拉伯历史文化著作的译介均奠定了相应学术领域的知识传统。季羡林先生发起的"东方文化集成"丛书至今已持续出版三十年，出版各类学术专著二百余部。

“东方文化集成”丛书着力打造具有中国特色的国别与区域研究的平台，在构建新时代世界文明交流互鉴新境界方面发挥了积极作用，为推动构建人类命运共同体贡献了力量。

鉴于学科发展的需要，为夯实基础和培育人才，教育部人文社科重点研究基地北京大学东方文学研究中心在北京大学外国语学院、北京大学东方学研究院、中西书局的大力支持下，推出这套“北京大学国别与区域研究丛书”。收入此套丛书的作品均从文字、文本、文学、文化和文明等角度探讨了世界各区域古往今来的政治、经济、社会和文化问题。我们感谢所有作者对本丛书所做出的贡献；也期待以本丛书为纽带，与所有学者一道凝聚共识，生生不息地传承文明，创新学术研究，共同推动建设持久和平、普遍安全、共同繁荣、开放包容和生机蓬勃的新世界。

是为序。

2023 年 11 月 10 日

目　录

前　言

陈　明

近代以来西方医学日益强势，尤其是在当下医学与人文的复杂关系受到极大关注的情况下，人们常常援引西方医学作为思想资源，却在不经意间忽略了历史上东方多种源远流长的医学文明〔中医，藏医，蒙医，维医，印度阿育吠陀（Ayurveda）、尤纳尼（Unani）、悉达（Siddha）、佛教医学（Buddhist medicine），伊斯兰医学等〕的繁荣面相。2018 年 9 月 22—23 日，在北京大学举行的“跨越边际的古代东方医学：对话与互动”国际学术研讨会，由教育部人文社科重点研究基地北京大学东方文学研究中心、北京大学外国语学院南亚学系和北京大学人文学部主办。本次会议广邀海内外学者，旨在探讨西医浪潮来袭前后，医学文明在亚洲多个地区之间的传播、交流与互动，并讨论多元医学文明之间的关联性。围绕着“对话”与“互动”两个关键词，本次会议在论文发表以及讨论环节，涉及的专题（或问题）主要有：

（1）在医学知识（口传与翻译）、文本阅读（传世与出土文献）、医疗实践（医与巫）、物质文化（药材与器械）、宗教（仪轨与符咒）、商业贸易（香药、食品与书籍）乃至生活习俗等诸多层面，古代东方医学文明的相互交流、选择、接受与传承的情形如何？

（2）古代东方各区域的医学文明是否跨越了各自的边际？那些来自域外的多向交际对本土医学的发展产生了什么样的影响？在近代科学化的西医向东初传之际，东方主要医学流派对它的接受状态有哪些差异？

（3）如何将传统中医药翻译为现代话语——中医药与历史研究的对谈。

（4）在全球化的今天，审视古代东方医学文明的复杂性，能否给当下“一带一路”上的“医学、人文与文化交流”提供某些有益的启示？

短短两天的会议自然无法对上述复杂问题给出令人完全满意的答案，还有待学界同道继续努力，继续深入探讨。今将会议的部分论文结集出版，感谢各位作者的大力支持，也期待今后有机会再合作，为医学史研究再谱新篇。

疾病、医疗不仅涉及人类的健康，也影响到区域之间的交往和互动的形式。从2019年末2020年初骤然兴起的新冠疫情绵延至今，其对世界、对国家、对个人的影响之大、之深、之远，是我们始料未及的。再回首当初的会议议题，心中不免有许多难言的感慨！论文集一拖再拖，居然等到了对新冠病毒感染从“动态清零”到实施“乙类乙管”的重大转折之时。这预示着我们终于可以迎接线下相聚论医、论史、论学的平凡时刻了！

“回到2019！”是再出发的集结号，也是我们深度思考医学、跨文化与当代社会的又一个契机！

2022年末2023年初

一个想象与体验中的“南方”：前近代东亚南方的药物、专家以及身份认同的纠缠 ①

梁其姿（香港大学人文社会研究所）

因为流行病及其治疗的药物与实践、专家及病人不受国界的限制，所以它们自然地界定一个地域，而非一个行政区划，并显示地域的一致性，这是医疗史研究可跨区域的优势。

连接中国南方到北部湾 ② 的东亚“南方”曾有过岭南、南越（自1803年起称越南）、安南、交趾等旧称 ③，这个地区通常不被看作一个整体区域，其政治边界不断变化，民族、语言和文化亦呈现出显著的复杂性。④ 中国和越南的民族主义史学经常因为国别而忽视了该地区时间和空

---

① 本文译自英文原稿：Angela Ki Che Leung, “A ‘South’ Imagined and Lived: the Entanglement of Medical Things, Experts, and Identities in Premodern East Asia’s South,” In *Asia Inside Out: Itinerant People*, eds. Eric Tagliacozzo, Helen F. Siu, Peter C. Perdue, Cambridge, Massachusetts: Harvard University Press, 2019, pp.122–145。

② 旧称东京湾。它是中国广东雷州半岛、海南岛和广西壮族自治区与越南之间的海湾。——译者注

③ 关于地区名称的重要性，参见 Kathlene Baldanza, “Introduction: The Power of Names,” In *Ming China and Vietnam: Negotiating Borders in Early Modern China*, ed. Kathlene Baldanza, Cambridge: Cambridge University Press, 2016，尤其是第 1—6 页。

④ 最近 Cooke, Li 和 Anderson 已经探讨了以河内和广州为中心的地区的文化一致性，参见 Li Tana, “Introduction,” In *The Tongking Gulf through History*, eds. Nola Cooke, Li Tana, and James A. Anderson, Philadelphia: University of Pennsylvania Press, 2011, pp.1–21。

间的相互联系。与“热带”的现代概念相似，如果不是以其行政边界而是以其生态一致性——常年极度温暖和潮湿，拥有独特的动植物和流行病学环境——为框架的话，东亚背景下的“南方”应是一个更有效的区域概念，它为当地人创造了共同的生活经验。龙巴尔（Denys Lombard）和李塔娜（Li Tana）提议将该地区与地中海地区进行比较，这是另一种重新思考该地区的有效方式。①本篇旨在通过对历史进程的追溯来展现该地区的文化一致性。在该地区的历史进程中，医学知识、实践、药物，特别是专家都与此地独特的自然环境、复杂的民族结构以及不断变化的政治局势紧密交织在一起。在这种背景下，越南人的身份认同建构中的“中国”元素②，不过是历史上构成该地区丰富文化的众多因素之一。

中国人对作为一个地区的“南方”的早期想象是由一种特殊文本所激发的，这种文本或可以称为关于最南端的“异方”植物、动物和矿物的记录，最典型的作品就是《异物志》。“异物”这个术语强调了想象中的在偏远的、未开发的以及有着极端气候之不文明地区茁壮成长的“物品”的异域性质③，这些“物品”中也包括对付南方毒物的解药。④这种类型的文本（多半已经亡佚）中最早的一部由东汉（公元1世纪）的广东人杨孚所著，19世纪早期有人辑佚出该书中的100多个条目。⑤之后的一个例子是《南方草木状》，此书被认为是嵇含（263—306）所著，但它更有可能是一部12世纪的汇编作品⑥。汉学家将其作为包括今天中国

---

① Denys Lombard, “Another ‘Mediterranean’ in Southeast Asia,” *Asia-Pacific Journal*, vol.5, no.3 (2007). Li Tana, “Introduction,” p.3.

② 参见 Alexander Woodside, *Vietnam and the Chinese Model*, Cambridge, MA: Harvard University Press, 1971。

③ Schafer 首先很好地阐述了这一点。Edward Schafer, *The Golden Peaches of Samarkand: A Study of the T’ang Exotics*, Berkeley: University of California Press, 1963.

④ 陈明：《中古医疗与外来文化》，北京：北京大学出版社，2013 年，第 430—433 页。

⑤ 此书最早是在 19 世纪上半叶由广东文人重新辑录而成，现在的版本是在 1851 年刊行时确定下来的。参见吴永章编：《异物志辑佚校注》，广州：广东人民出版社，2010 年，第 16—17 页。

⑥ 参见 Ma Tai-Loi, “The Authenticity of the Nan-fang Ts’ao-mu chuang,” *T’oung Pao*, vol.64, no.4–5 (1978)。

南方和越南北方地区在内的这一片区域的第一部植物学著作而引用。书中描述了 70 多种不同的草类、木类、果类和竹类植物。“异物”类型的作品在 4 世纪以后激增，有 20 多种已知的书在 12 世纪以后就消失了，但是这些书中最具代表性的物品很多到那时已经成为中医药方中的常规成分，比如槟榔和犀牛角。①它们记载的植物也进入了中国本草著作里。

对于这种文类的消失，典型的以中国为中心的解释是：随着汉文化在南方的逐渐渗透，南方物品和习俗的“陌生感”，或是汉文化与南方文化之间的显著差异逐渐被消除，或者至少对文明的“北方”中国人来说，它们变得无足轻重。②这种解释假定了汉文化对这个“南方”的直接同化。本篇将通过强调 13—15 世纪、16—18 世纪两个时期中，人类行动者在这一地区的药物、知识、实践以及身份认同的纠缠中所扮演的角色，来展示 12 世纪以后南北政治文化中心之间复杂的文化互动过程。

一、13—15 世纪：瘴气弥漫的岭南与安南

本节以瘴气弥漫的南方和与当地病人进行交流的北方医学专家作为切入点。专家们开始仔细观察和描述该地区的生态与流行病学状况——以普遍存在的瘴疾和未开化的当地习俗为特征。历史文献对专家们的这项工作多有记载，最具代表性的医学文本当然是《岭南卫生方》，此书以对已有的、产生于 12—13 世纪的诸多篇幅短小的文本进行校勘整理为基础，由中国北方（河北）僧人继洪纂修而成，约成书于 1264 年。③它是

---

① 槟榔在公元 7 世纪以前被引入中国，但是在长达一个世纪的时间里，它只是作为外交礼物被进口。参见陈明：《中古医疗与外来文化》，第 138—139 页。

② 吴永章编：《异物志辑佚校注》，第 9—10 页。

③ 现存文本以 19 世纪中期日本对 16 世纪中国刻本的重校版为基础（至少有 1513 年和 1576 年两个版本）。

在唐代出现的一种发展中的医学文本类型的积累成果。①

见证者的描述揭示了到 13 世纪之时南方的一些发展。它们表明，人们在那时很容易从北方到达该地区：暂居的僧侣、在此任职的士大夫以及游医，都是该地区的典型来访者。他们直接观察当地的病理学状况，并提出预防或治疗的建议。②然而，《岭南卫生方》还表明，尽管更易前来，但这个“南方”对于北人而言，仍然是一片陌生的土地。作为“炎方”（此地阳气常泄），南方对于北人来说是危险的，因为北人的身体更易受到瘴气的伤害，而土人或南人则“与水土之气相谙”③而更具抵抗力。南方是陌生的还因为与北方相比，当地人在身体和文化上被认为是不同的和劣等的：一般而言，他们“体脊色黄”，生病之时不服药而“惟事祭鬼”④。

我们还从这本书中了解到，中医经典著作中记载的当地“南方”医生到此时是存在且活跃的。但是北方专家批评他们治疗技术浅陋，比如批评他们盲目应用被“伤寒学派”的经典著作所推崇的含有峻猛药物（尤其是麻黄）的攻下药方，却不知道这些方法对阳虚的身体来说弊大于利。北方医学专家称：“是瘴疠未必遽能害人，皆医杀之也。”⑤

13 世纪文本的作者不再区分北方药物和以前被称为“异物”的南方药物。到 12 世纪的时候，这些南方药物已经进入主流本草著作中，甚至被“驯化”为传统医学文化的一部分⑥：槟榔和藿香治疗腹泻和热病，犀

---

① 唐王朝的官方历史中记载了许多治疗岭南疾病的药方，有一些从它们的标题上看是旅行指南。这些文本都没有留存于世。与“异物”类型相反，关于岭南医学的这种医学文本类型在宋朝以后继续蓬勃发展。

② 这些医学专家包括暂居的僧人（本书的编者继洪）、士大夫李璆和张致远（1138 年时任广州知州），以及医生汪南容、娄安道和《岭表十说》的作者章杰。参见李璆、张致远原辑，释继洪纂修：《岭南卫生方》前言，北京：中医古籍出版社，据日本天保十二年（1841 年）刻本影印，1983 年，第 1—3 页。也可参见何时希：《中国历代医家传录》，北京：人民卫生出版社，1991 年，第 642 页。

③ 《岭南卫生方》卷 1，第 10a 页。

④ 同上，卷 2，第 1a—b 页；卷 1，第 7b 页。

⑤ 同上，卷 1，第 2b 页。

⑥ 自 10 世纪以来，使用这些药物的百科全书式医方汇编的激增见证了这一发展。参见 Hartwell 制作的表格（Robert Hartwell, “Foreign Trade, Monetary Policy and Chinese ‘Mercantilism’,” In *Collected Studies on Sung History Dedicated to James T. C. Liu in Celebration of His 70th Birthday*, ed. Kinmugawa Tsuyoshi, Kyoto: Dohosha, 1989, pp.477–480），该表显示了从唐代到宋代，中医药方里外国药物的使用日益增多。

牛角治疗热病，薏苡仁祛湿，陈皮化痰解毒，常山和青蒿治疗回归热。这些南方本草通常性温且见效快，适合北方精英医生偏爱的治疗策略，在宋朝政府出版的流行药方中传播开来。①

《岭南卫生方》代表了以中国北方为中心的视角下对南方医疗的看法。北方的作者们不理会南方本地专家所扮演的角色，满意地宣称："近岁北医渐至，长吏父老，倘能使之转相传习，不亦善哉。"② 医学知识与实践相互促进（interfertilization）的复杂过程被解释为一种单向的文明化过程。在很大程度上，北方的中国人同样也把越南北部的红河三角洲理解为野蛮之地。③ 在中文文献中可以读到以中国为中心对该地区这一时期文明化进程的阐释。④ 据说优良的医术是由中国医生慢慢引进的，他们中的一些人是 13 世纪后期宋元王朝更迭之际被俘的军医；甚至中国的仪式治疗者，如巫医也很受欢迎。⑤

当交趾在 15 世纪早期被置于明朝的直接统治之下时，汉人军队显然对那里的瘴气毫无准备。而永乐皇帝对于该地区的流行病学状况保持着极大的关注，他认为应该部署对于风土病有抵抗力的当地苗族军队。与此同时，永乐皇帝下令将著名的越南医生和巫医连同其他熟练工匠和专家一起送来南京。永乐七年（1409 年），一位著名的交趾医生邹洞玄被护送到南京。⑥

---

① 药方里香药日益增多的使用也是这一时期的特点，此举迅速产生了影响。参见郑金生：《药林外史》，台北：东大图书公司，2005 年，第 49、151 页。

② 《岭南卫生方》卷 2，第 4a 页。

③ 正如明朝第一位皇帝所描述的那样，这个地区没有建立起礼乐。参见 Kathlene Baldanza, "Introduction: The Power of Names," p.57。

④ 尤其是陈荆和编校的《大越史记全书》(*Đại Việt sử ký toàn thư*)（东京：东京大学东洋文化研究所，1984—1986 年）。

⑤ 《大越史记全书（上）》，从中国进口越南所需的丝绸和药物条，第 348—349 页（1274 年）；《大越史记全书（上）》，引进的仪式治疗条，第 391—392 页（1310 年）；《大越史记全书（上）》，在宋元更迭之际为越南宫廷服务的被俘著名中国军医条，第 419、425 页（1339 年）。也可参见朱云影：《中国文化对日韩越的影响》，台北：黎明文化事业公司，1981 年，第 127—129 页。

⑥ 李文凤：《越峤书》卷 2，收入《四库全书存目丛书 · 史部》第 162 册，台南：庄严文化事业有限公司，1996 年，第 706—707 页。永乐皇帝建议部署苗族军队来代替汉人军队。

永乐皇帝的要求延续了明代早期中国和交趾之间相互交换僧人和其他医疗专家的政策。洪武十八年（1385 年），明朝政府开始要求交趾僧人前来中国的首都南京服务，因为根据大越（Đại Việt）①的文献记载，他们比中国僧人更精通仪式②；洪武二十八年，明廷再次召唤交趾的“僧人、按摩女、火者③”，不过最后只有火者被保留下来送到了南京。④自唐朝以来，阉割南方出身贫寒或非汉族的男孩，把他们训练成豪强之家的仆人是一种普遍的习俗。⑤虽然洪武皇帝于洪武五年下令在广东和福建两省禁止此举⑥，但是这种习俗在交趾仍然存在。中国的官方文献，像同一时期的《明实录》也记载了交趾专家前往明朝首都的活动。事实上，邹洞玄是9000 名被派往明廷的交趾专家中的一员，这些专家包括杰出文人、有才能的武人、工匠、仪式专家、医学专家和数学家。⑦根据中国的文献记载，这些活动是教化交趾的过程中的一部分，因为这些专家将在中国接受培训后被送回交趾做官，为他们自己国家的人民服务。终于在永乐十二年，中国式的地方机构在交趾建立了起来，用来管理医疗和礼仪事务。⑧

在医学领域中，部分学者认为在 15 世纪早期，交趾当时存在的大多数有价值的医疗和宗教书籍被管理这一地区的明朝官员没收或毁掉。⑨现

---

① 为 1054—1804 年间越南所使用的正式国号。——译者注

② 《大越史记全书（上）》，第 458 页（1385 年）。

③ 宦官，亦泛指受阉的仆役。——译者注

④ 《大越史记全书（上）》，第 470 页（1395 年）、第 483 页（1403 年）。

⑤ J. K. Rideout, “The Rise of the Eunuchs during the T’ang Dynasty,” *Asia Major*, New series Ⅰ, part 1, 1949.

⑥ 《明太祖实录》卷 73，台北：“中研院”史语所，1966 年，第 1353—1354 页；《大越史记全书（上）》，第 490 页（1406 年）。几位明初的交趾宦官声名鹊起，参见《明史稿》卷 178，台北：文海出版社，1962 年，第 7a—7b 页。也可参见 Li Tana, “The Ming Factor and the Emergence of the Viet in the 15th Century,” In *Southeast Asia in the Fifteenth Century: The China Factor*, eds. Geoff Wade and Sun Laichen, Singapore: NUS Press, 2010, p.96。

⑦ 《明太宗实录》卷 68，第 962—963 页；卷 71，第 997、1001 页。

⑧ 同上，卷 68，第 962—963 页；《大越史记全书（上）》，第 496 页。关于中国式地方政府机构的建立也可参见 John Whitmore, *Vietnam, Hồ Quý Ly, and the Ming*（*1371–1421*）, New Haven, CT: Yale Center for International and Area Studies, 1985, pp.121–131。

⑨ Dương Bá Bành, “Histoire de la mèdecine du Vietnam,” 手稿，Hanoi, 1947–1950, p.38; Hoàng Bảo Châu, Phó Đức Thực, and Hứu Ngọc, *Vietnamese Traditional Medicine*, Hanoi: Gioi Publishers, 1993, p.12；关于焚烧和没收书籍，参见李文凤：《越峤书》卷 2，第 707—708 页；《大越史记全书（中）》，第 516 页（1418 年）。

代越南医史学家将慧靖（Tuệ tĩnh）和尚树立为越南医学史上的一个偶像，正是把他放在这个历史时段来讨论的。慧靖以在被认为是他所著的《南药神效》(*Nam dược thần hiệu*) 一书中为“真正的越南药物”创造出术语“南药”(Nam dược) 一词而闻名，《南药神效》被认为是“真正的越南药物”的奠基之作。然而，史书中对慧靖的生平描述充满了矛盾与混淆。一部19世纪的越南历史文献说他在12世纪很活跃：“先是李陈时①，义间人黎德全，自号慧靖禅师，采南药治南人，名闻南宋，宋后有疾，遣使聘之，居江南，后没于宋，宋帝行葬，为立石志。”黎裕宗（1679—1731）当政时下令将石碑运回了国内，并授予他“觉斯”(Giác Tư) 的尊称。19世纪中期为其立祠。②

关于这位僧人的医疗活动的其他记载从11世纪一直延续到了19世纪。其传记的一种流行版本认为，他生活在1330—1389年间，洪武十八年被作为贡礼送到明朝初期位于南京的朝廷。③写于1947—1950年间的越南“权威”医学史的作者 Dương Bá Bành 认为慧靖是一位18世纪的僧人，而日本医史学家真柳诚则认为他是一位朝臣，在黎裕宗永盛十三年（1717年）以慧靖之名出版医学著作。④这些相互矛盾的时间暗示了一种可能，即几个拥有“慧靖”这个法号的僧人可能已经被融入了对于“真正的”越南药物神话般的创始人的大众想象中。⑤因为被认为出自慧靖的专著据说是以手稿的形式流传，并且直到18世纪才被刊行，所以在它被以刻本形式固定下来之前，根本无法确定是谁首先起草了它，以及它是

---

① 李（Lý）朝和陈（Trần）朝时期（1010—1399）。——译者注

② 潘叔直（Phan Thúc Trực）辑：《国史遗编》(*Quốc sử di biên*) 下集，香港：香港中文大学新亚研究所，1965年，第380页。

③ C. Michele Thompson, *Vietnamese Traditional Medicine: A Social History*, Singapore: NUS Press, 2015, pp.16–19.

④ Dương Bá Bành, “Histoire de la mèdecine du Vietnam,”pp.41–42。真柳诚同意 Dương Bá Bành 的观点，即被认为由慧靖所写的重要医学文本《洪义觉斯医书》(*Hồng Nghĩa Giác Tư Y Thư*) 是一位18世纪的朝臣以慧靖的名义写的。参见真柳诚：《越南医学形成之轨迹》，In *The 2nd Joint Symposium of Japan, China and Korea Societies for the History of Medicine/Summary of Collected Papers*, Mito, May 2010, pp.274–283。

⑤ Thompson 提出了这个看似合理的假设。C. Michele Thompson, “The Posthumous Publication and Promotion of the Works of Tuệ Tĩnh, by the Le Dynasty (1428–1788),” 手稿，第3页。

在何时和如何被修订的。

相比于试图解开谁是“真正的慧靖”这个不可能解开的谜题 ①，用他的故事来加深对于这一时期，尤其是明初，明朝与交趾之间的医学专家、医学知识的历史交流的理解可能会更有意义。可以指出的最明显的一点是，正如慧靖和继洪所证明的那样，僧医在医学知识和实践的传播中起到了关键的作用。他们是最容易接触到本土药物的医学专家和仪式治疗专家，是发展到现代时期的“南方”医学文化不可分割的一部分。②

慧靖被带到中国的首都（南宋或明朝的）为皇后治疗，以及他在那里写出有巨大影响的专著并最后死在当地的情节，可以放在明朝早期要求从交趾送专家到南京这个背景中来解读。慧靖的故事强调了前近代“南方”身份认同的建构中一个最典型的特征：以政治服从来换取文化赋权（cultural empowerment），北方与南方的区分是在不平等的文化关系上被概念化的，而非在政治对立的层面。③ 这种赋权最终将强化越南人（和南方的汉人）追求他们自己的地区议题，与此同时，中国北方的精英文人会继续沿用将这一地区描述为相对不文明区域的比喻。④

但是慧靖的故事中最有趣的一点在于他被冠以“南药”大师之名。“南药”（thuốc Nam）是“真正的越南药物”的同义词，这个体系是相对

---

① 越南印刷业的较晚发展也是问题的一部分，因为大部分手稿在 19 世纪以刻本形式确定下来之前，被抄写、校勘、编纂、再编纂。参见 Shawn McHale, *Print and Power: Confucianism, Communism, and Buddhism in the Making of Modern Vietnam*, Honolulu: University of Hawai'i Press, 2004, pp.12–17。

② 禅宗在越南陈朝（1225—1399）达至鼎盛，这种佛教类型在越南被视作佛教的“中国类型”。参见陈文玾（Trần Văn Giáp）撰，黄铁球译：《越南佛教史略（下）》，《东南亚研究资料》1985 年第 3 期。即使在 20 世纪，对本土医生的宗教训练仍然很强劲，参见 Quang Văn Nguyễn 的自传。Quang Văn Nguyễn and Marjorie Pivar, *Fourth Uncle in the Mountain: A Memoir of a Barefoot Doctor in Vietnam*, New York: St. Martin's Press, 2004.

③ Liam Kelley, *Beyond the Bronze Pillars: Envoy Poetry and the Sino-Vietnamese Relationship*, Honolulu: University of Hawaii Press and Association for Asian Studies, 2005, pp.25–26.

④ 15 世纪大越和明代中国之间密集的人员和文化流动对于日后红河三角洲发展成为堪比珠江三角洲的密集人口中心至关重要，参见 Li Tana, “The Ming Factor and the Emergence of the Viet in the 15th Century,” pp.83–103。关于新儒家方法在大越的本土信仰和实践的培养中的使用，参见 John Whitmore, “Northern Relations for Đại Việt: China Policy in the Age of Le Thanh Tong（r. 1460–1497）,” pp.252–254。尽管中国人一直认为该地区文化落后，但是事实并非如此。关于大越在 14 到 16 世纪之间政治势力的发展，参见 Kathlene Baldanza, “Introduction: The Power of Names,” p.10。

于“北药”而成。“北药”（thuốc Bắc）是“中国药物”的同义词[①]，这一体系以中医经典著作为基础，理论更加成熟，并且使用更昂贵的“中国的”药物。这两种类别至今仍被用来界定越南的传统医学。[②]

到底什么是“真正的”越南药物呢？大卫·马尔（David Marr）对此的深刻见解值得深思。他将“南药”解释为一种日常必需品，“是穷人的药物，在附近容易获得并且仅涉及最低限度的炮制”[③]。马尔的评论与19世纪末一份关于安南的中文文本里所记载的观察相呼应：“国中又多药草，但国人不知制之，皆一致于中国，中国制而复送于安南，土人谓之北药（thuốc Bắc）。”[④]这一评论不无夸张地揭示了越南人是如何根据炮制程度来区分南方和北方药物的：未经炮制的药物是“真正的越南药”，但其价值低于炮制过的药物。中国的药物炮制技术在明清时期达至顶峰，高度复杂[⑤]，可能在越南象征了中国文化，而南方那些“未炮制”的本地药物则构成了“天然的”，或者有时是“更好的”的对应物。

“南药”的真实性也在语言上被建构起来。“南药”药物名称的本地叫法和发音被认为是它们的本土起源的标志。越南的医学著作，尤其是那些被认为是慧靖所著的作品，在由中国传统汉字改造而成的越南表意文字“字喃”（Chữ Nôm）的生成史上至关重要（图1），这些表意文字根

① Dương Bá Bành, “Histoire de la mèdecine du Vietnam,” introduction, p.2.

② 参见 Hoàng Bảo Châu, Phó Đức Thục, and Húu Ngọc, *Vietnamese Traditional Medicine*, Hanoi: Gioi Publishers, 1993。该书开始时认为越南药物的两个组成部分是南药和北药，但是后来又承认两者之间“没有严格的分界线”（p.7）。Lawrence Monnais, C. Michele Thompson and Ayo Wahlberg, eds. *Southern Medicine for Southern People: Vietnamese Medicine in the Making*, Cambridge: Cambridge Scholars Publishing, 2012; C. Michele Thompson, *Vietnamese Traditional Medicine: A Social History*, chapter 1, pp.97–99.

③ David Marr, “Vietnamese Attitudes Regarding Illness and Healing,” In *Death and Disease in Southeast Asia: Explorations in Social, Medical and Demographic History*, ed. Norman G. Owen, Singapore: Oxford University Press, 1987, p.169.

④ 姚文栋：《安南小志》，收入王锡祺辑：《小方壶斋舆地丛抄》第50册，上海：着易堂，1877—1897年，第74a页。姚文栋提供了关于越南事物和风俗的刻板描述，如他认为越南的文化较为粗鲁和低劣，它的人民不那么勤劳、不值得信任，等等。

⑤ 郑金生：《药林外史》，第212—213页。炮制技术在宋朝成熟，在明清时期达至顶峰。现代中国专家对北方药物有如下定义：北药是那些在使用前需要炮制的药物，主要生长在中国北方，而南药是那些能够以它们的原始形态被使用的药物，主要生长在南方。也可参见关培山：《增订生草药性备要》，香港：聚贤馆文化有限公司，1995年，第5页。

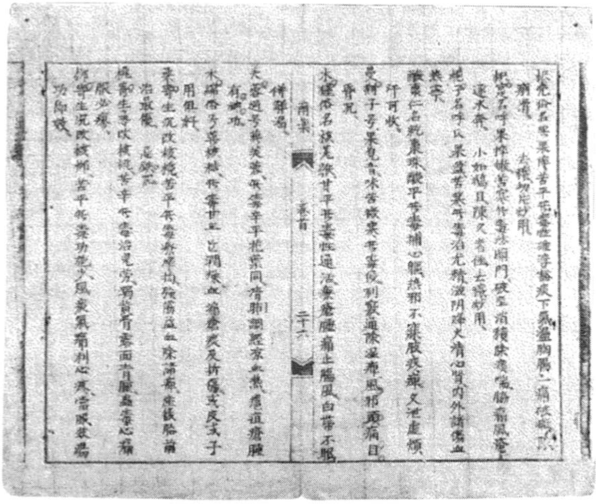

图 1 《南药神效》19 世纪的一种版本。有关越南药物的章节显示了字喃的充分使用（复印自越南国家图书馆藏本）

据发音来表达本地药物的地方名称。① 这一事实表明，药物及其相关知识在越南的身份认同建构中发挥了关键作用。因此，“南药”的文本化与一种新兴的本土甚至是原生民族主义（protonationalist）的身份认同感同时产生，并且关键问题变成了：被认为是源自《南药神效》的南方 / 北方二分法究竟是从什么时候开始在越南把“传统的”药物塑造成一种知识体系的呢？在接下来的时期，医学文献的作者变得更加个人化，考察这一时期的越南医学文献，可能会为无法确定年代的《南药神效》所不能回答的问题提供一些线索。

二、16—18 世纪：南方当地的本草著作

在这第二个时期，两种相互纠缠的发展形塑了东亚的“南方”，一种是商业的发展，另一种是政治的发展：全球商人和欧洲传教士乘坐越洋船舶的到来，以及 17 世纪中叶中国惨痛的王朝更迭。明代朝廷在这个南方找到了避难所，在清康熙七年（1668 年）屈服之前，在此抵抗了清军 20 多年。

① 施维国：《从越南古代医著看字喃的特点》，《现代外语》1993 年第 2 期。吴德寿（Ngô Đức Thọ）认为，13、14 世纪，越南学者在他们的著作中越来越广泛地使用字喃。参见吴德寿：《越南喃字形成的发展略称及越南汉字数位化的一些考虑》，《古今论衡》2015 年第 27 期。

正是在这全球化加剧的关键时期，首部关于广东省当地本草的开创性研究被出版。① 何克谏（广东番禺人）进行了实地考察，在 17 世纪中叶编写了《生草药性备要》②（图 2）。何克谏的明遗民身份 ③ 可能可以解释此书为什么以化名何谏出版，而且出版时间较晚，刻印不精。④

书中列举了 311 种广东省的本地药物，大部分都没有收录在明万历二十四年（1596 年）出版的李时珍的巨著《本草纲目》中。⑤ 在康熙七年广东被军事平定之后，甚至可能是在何克谏去世之后，直到康熙五十年于广东首次刊行之前，《生草药性备要》都是以手稿形式流传的。该书至少有 3 种 19 世纪的版本、4 种民国的版本和 2 种现代的注释版本

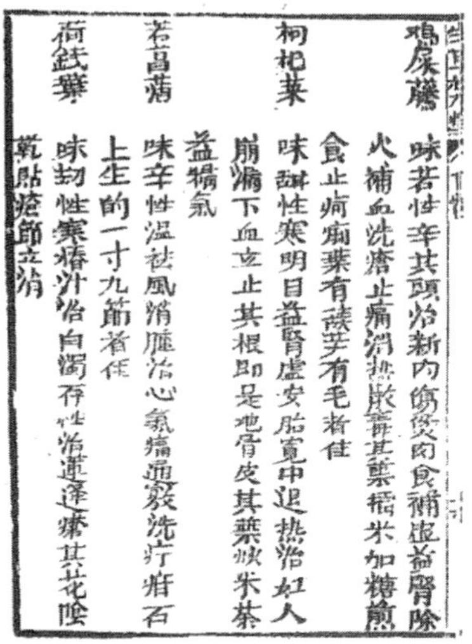
鷄屎藤 味苦性辛其頭治新内傷發肉食補虚益腎除火補血洗瘡止痛消熱散毒其葉擂米加糖煎食止痢痢藥有莖芽有毛者佳

枸杞葉 味甜性寒明目益腎虚安胎寬中退熱治婦人崩漏下血亦止其根即是地骨皮其葉煠米茶益精氣

石菖蒲 味辛性温祛風消痰治心氣痛通竅洗疔瘡石上生的一寸九節者佳

荷錢癬 味劫性寒擂汁治白濁存性治逆經嗽其花除乾貼瘡節立消

图 2 何克谏关于本地草药的著作 19 世纪末的版本是以广东方言进行描写的（复印自《生草药性备要》的一个摹本。何克谏：《生草药性备要》，广州：广东科技出版社，2009 年。作者个人藏书）

① 虽然早期有一些受过传统技能训练的旅居广东的“北方”医生在他们的著作中观察了岭南的瘴疾，比如张继科（16 世纪）和陈治（清初）。参见郑洪：《岭南医学与文化》，广州：广东科技出版社，2009 年，第 226—238 页。

② 该书现存刊本的年代大多是在 19 世纪末到 20 世纪初之间。无法确定该书的标题是否是何克谏原先所起的，它也可以是由 19 世纪的出版商和印刷商所起。

③ 何克谏的名字列在陈陶伯纂辑的《胜朝粤东遗民录》中。他的一个密友是著名的广东遗民陈恭尹（1631—1700）。参见关培山：《增订生草药性备要》，第 3—8 页；也可参见冼玉清：《继承广东草药的先辈何克谏》，《新中医》1980 年第 3 期。

④ 另一部以何克谏为作者、刻印更为精美的著作《增补食物本草备考》（初刻于 1732 年）也有一篇没有署名的序。他作为明遗民的“恶名”可能是这一反常现象的原因。

⑤ 刻本的序（据说是他自己所写）中有说明，参见何克谏：《生草药性备要》序，广州：广东科技出版社，据 19 世纪末守经堂刻本影印，2009 年，卷上，第 1a 页。

（1995、1999 年），并且还促使许多当代中国学者写作对于此书的研究文章。这为清以降的广东当地本草著作的继续编纂奠定了基础。该书在 20 世纪 50 年代末受到了人们的关注，当时广东省政府进行了一项在全省范围内对本土植物和古方的调查。①

这部首次编纂的广东本草著作的特点是自由使用广东方言来书写植物名称以及描述它们的性味，这表明这个刻本的确是以实地田野记录的形式写成的。② 书中的药物有时会被流行的医方所采纳，尤其是那些用于治疗疖子等皮肤病，蛇咬、肿块、腹泻等当地人日常生活中遇到的疾病的外用配方。然而，这部语言简略的文本的作者声称，该研究是儒家学问的一部分，展示了他对于复杂的炮制技术（被推荐用于某些列出的药物）和作为当地习俗的一部分的仪式治疗的了解。③ 作者有意识地用广东方言建构本地知识，并将已纳入标准本草著作中的药物，比如陈皮，排除在外。该书清楚地阐述了在越南“南方药物”的概念中植入的观念，但却没有提到“南方”这个词。

面对清军的入侵，何克谏选择了隐居广东，而一些中国南方的明遗民则鉴于交趾对明朝的政治同情，选择迁徙到那里。④ 这些来自中国南方的移民在大越被称为“传播明朝礼仪的人”（明香 ⑤，Minh Hương）⑥，他们

---

① 这项调查的成果即《岭南草药志》(广东省中医药研究所、华南植物研究所合编，上海：上海科学技术出版社，1961 年)。

② 像频繁使用形容词“劫”（广东话叫 *kip*）来命名涩的味道。

③ 关于儒家学问的论述参见何克谏:《生草药性备要》序，卷上，第 1a 页。他对如何在蒸、晒药物的同时保持它们的本质的描述经常在书中出现，仪式治疗比如咒语也被提及（何克谏:《生草药性备要》卷下，第 33a 页）。

④ 关于南明政权和大越在这次政治危机中的相互依存，参见 Kathlene Baldanza, “Introduction: The Power of Names,” In *Ming China and Uietnam: Negotiating Borders in Early Modern China*, ed. Kathlene Baldanza, Cambridge: Cambridge University Press, 2016, pp.204–206。

⑤ 指在越南的明朝后裔团体。他们在南下之初依然十分强调自己的文化传统，“明香”意为延续明朝香火，其聚居的社群被称为“明香社”。1827 年，阮圣祖明命帝下令将其改称“明乡”。——译者注

⑥ Choi Byung Wook, “The Nguyễn Dynasty’s Policy toward Chinese on the Water Frontier in the First Half of the Nineteenth Century,” In *Water Frontier: Commerce and the Chinese in the Lower Mekong Region, 1750–1880*, eds. Nola Cooke and Li Tana, Singapore: Rowman & Littlefield, 2004, pp.85–100；阎彩琴:《17 世纪中期至 19 世纪初越南华商研究（1640—1802）》，厦门大学博士学位论文，2007 年；冯立军:《古代中越中医药交流初探》,《海交史研究》2002 年第 1 期。

中的许多人都从事药物贸易。位于红河三角洲的兴安（Hưng Yên）省文江（Văn Giang）县以一些福建家族主导的中药贸易而闻名，这些家族将该地区丰富的药物资源和他们精通的炮制技术结合起来：在附近地区购买未加工的药物，然后用从中国带来的工具进行炮制。① 经过适当炮制的药物成为了价值极高的"北药"，而它们实际上是在"南方"生长和炮制的。同一地区的其他城镇比如海防（Hải Phòng）也成为进口炮制过的中药的主要贸易港口，而这项贸易由广东人垄断。②19 世纪中期汇编的阮（Nguyễn）朝史书中记载的轶事也说明了中药对于该地区的经济和文化的重要性 ③，这也解释了 19 世纪河内（Hà Nội）与医学有关的新的祭祀制度产生的原因。④

"懒翁"（Lãn Ông）正是在这样的背景下出现的。"海上懒翁"（Hải Thượng Lãn Ông）是越南历史上第二位医学大师黎有倬（Lê Hữu Trác, 1724—1791）的笔名。马尔认为他是"越南医学之父，不仅是作为一个传统的分支的，也是作为现代世界医学基础的细致临床方法的真正本土先驱" ⑤。黎有倬生于一个文人家庭，祖父和父亲都是越南的进士，他是 15 世纪以来植根于大越的新儒家文化的产物。他的综合性医学著作《海上医宗心领》（*Hải Thượng y tông tâm lĩnh*）是江南医学传统的一个很好的代表。该书以汉语和字喃混合写成，共 28 卷 66 章，在距离他死后很久的 1880—1885 年间才出版，书中有两章明显讨论的是岭南当地本草。

现代越南的医史学家主要推崇懒翁的理论创新：他主张，在南方不

---

① 潘大允（Phan Đại Doãn），李娜译：《越南多牛乡的傅姓家族与中药经营》，《东南亚纵横》2002 年第 12 期。

② 严璩：《越南游历记》，收入福建师范大学历史系华侨史资料选辑组：《晚清海外笔记选》，北京：海洋出版社，1983 年，第 59 页。

③ 例如，1802 年被任命的一位中层官员阮纪（Nguyễn Kỳ）的传记写道："依寓北客痛读书，常得腹疾，吞北客药而愈，后总镇得是疾，纪以是药进亦愈，号称名医，北客归清，以妻子托纪，北客死，纪纳其妻，借其家资为业。"参见潘叔直辑：《国史遗编》，第 135 页。

④ 例如，1831 年，为崇拜神话中的中国医学人物和历史上著名的医生而建造的先医祠。参见中国社会科学院历史研究所《古代中越关系史资料选编》编辑组：《古代中越关系史资料选编》，北京：中国社会科学出版社，1982 年，第 626 页；Dương Bá Bành, "Histoire de la mèdecine du Vietnam," pp.47–48。

⑤ David Marr, "Vietnamese Attitudes Regarding Illness and Healing," pp.171–174.

存在伤寒这种临床类型，还指出了用麻黄治疗地方病的危险。① 事实上，对麻黄这种北方药物的警惕早在 13 世纪的《岭南卫生方》一书中就已指出，这并不是一个新的观点。② 但是懒翁认为伤寒这种临床类型与极南地区毫不相干，而且当地的疾病需要采用非常不同的治疗策略，这种措词强硬的言论显示出明显的南方主体性。将《海上医宗心领》中懒翁的自传章节翻译成法语的越南学者 Nguyen Trần Huân 指出，懒翁是 18 世纪以第一人称写作的先驱。③ 在这种情况下，《海上医宗心领》里的第一人称被标记为一位岭南本地人。

懒翁在书中对当地药物的介绍——题为“岭南本草”（图 3）的两章 ④，不同于一般“药品”的章节——也同样发人深省。这份有 500 种药

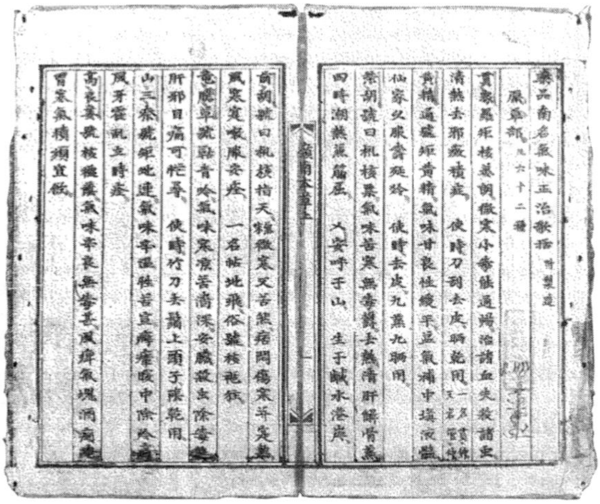

图 3 “岭南本草”的 19 世纪版本（复印自越南国家图书馆藏懒翁《海上医宗心领》）

① 张秀民：《越南的医学名著〈懒翁心领〉》，收入《中越关系史论文集》，台北：文史哲出版社，1992 年，第 166 页；真柳诚：《越南医学形成之轨迹》，第 278—279 页；阮氏李（Nguyễn Thị Lý）、杜尹心、王寅：《越南黎有卓〈海上医宗心领〉述评》，《云南中医学院学报》2013 年第 3 期。

② 继洪用一些篇幅讨论了麻黄治疗南方那些类似伤寒类型的疾病的不适宜性，参见《岭南卫生方》卷 2，第 25b—27a 页。

③ Nguyễn Trần Huân：《序》，懒翁：《上京记事》（*Thượng Kinh Ký Sự*），巴黎：法国远东学院，1972 年，第 17 页。

④ 有趣的是，这两章（书中卷 13）的内容和据称由慧靖所写的关于本地（南方）药物的一章几乎是相同的。从格式和体系来看，笔者认为慧靖所写的那一章更像是 18 世纪后的文本而不是 14 世纪的文本，因为它显示了李时珍的经典著作对于药物分类的影响。

品的名单包括241种植物（其他的是动物或人体物质、矿物或石头），它有两个十分有趣的地方。首先，这两章和被认为是由慧靖所著的《南药神效》中的药物章节是相同的。这些药物的分类显然晚于《本草纲目》中的分类，因此不可能是在17世纪之前出版的。可以合理地推测，18世纪在越南专家之间流传着一份共同的药物总名单。懒翁而非慧靖可能是这份名单的编辑者之一。其次，这份名单中描述药物的风格类似于稍早的17世纪中期广东人何克谏的著作：将炮制方法和主要治疗问题，比如蛇咬、皮肤病、腹泻等的配方用方言或字喃描述。“岭南本草”中的241种本土植物少于何克谏的311种，但其中有20种中文名称相同，与它们相比，17世纪末中国的“精英”本草著作中列出了610种“标准”草药。① 这两份南方药物的名单显示，大约在17世纪中期，南方的中国专家以及越南专家开始意识到整理本土植物知识对于获取更好和更实用的医疗保健的重要性，这种医疗保健是以直接可获得的未炮制药物为基础的。这些整理活动可能是16世纪晚期出版的《本草纲目》所激发的一股知识潮流的一部分。此外，这些整理活动在南方还受到以语言形式来表达的新生本地身份认同的刺激。

三、对于西方传教士而言的南方“中国”药物

与此同时，由东印度公司和耶稣会主导的贸易和传教活动为药物和医学专家在这个“南方”的流通增添了另一层复杂性。这些活动将东亚南方的不同地区更紧密地连接了起来。一个早期的行动者是耶稣会士在澳门建立的圣保禄药房（the Jesuits’dispensary of St Paul，1562—1762）。澳门是

---

① 清初的医学文献学者张志聪（1644—1722）称，到他那个时代为止，总共有610种草药被命名，并被作为药物使用，还有153种被命名但未被使用的草药。参见张志聪：《侣山堂类辩》，南京：江苏科学技术出版社，1982年，第99页。

耶稣会在亚洲的主要工作地点，在亚洲传教的神父们均曾到访此地。在圣保禄药房存在的200年里，葡萄牙耶稣会士对中药产生了兴趣，学习并发展了相关的知识，还从广东进口中药，把它们和欧洲的药物一起使用，创制出混合的药方。①圣保禄药房是该地区为全球旅行者准备的库存最充足的药房，欧洲传教士也在这里学习中药知识并进行医疗实践。17世纪在大越的葡萄牙耶稣会士，比如克里斯多福·保里（Christoforo Borri）也见证了当地众多医生的高明医术，这些医生懂得如何治疗欧洲医生不了解的疾病。②

在南方沿海地区游历的耶稣会专家们抓紧时间出版了他们认为的该地区的“中国”植物和本草著作：波兰耶稣会士卜弥格（Michal Boym，约1614—1659）的插图本《中国植物志》（*Flora Sinensis*，1656）把热带水果和动物，如芒果和犀牛说成是“中国的”；一位在广州工作的法国人匿名写成的《中医秘密》（*Les secrets de la médecine des Chinois*，1671年）将中医疗法描述为不可靠的；还有卜弥格试图通过《中国医药概说》（*Specimen Medicinae Sinicae*，1682年）和《中医诊脉要义》（*Clavis Medica ad Chinarum Doctrinam de Pulsibus*，1686年）将中国的脉诊介绍给欧洲人。这些都是重要的例子。

被韩嵩（Hanson）和波玛塔（Pomata）仔细研究了的卜弥格的个案③值得关注。卜弥格是一位医生之子，在1643—1659年间活跃于东亚

---

① Amaro（Ana Maria Amaro, “The Influence of Chinese Pharmacopeia in the Prescriptions of the Jesuit Dispensaries,” In *Religion and Culture: An International Symposium Commemorating the Fourth Centenary of the University College of St. Paul*, eds. John W. Witek and Michel Reis, Macau: Instituto Cultural de Macau；Ricci Institute for Chinese-Western Cultural History of the University of San Francisco, 1999, p.116）指出，一份1625年由澳门神父发出的信件显示，药房使用的许多药物都已是从广东进口的。参见Amaro对于她视为在澳门社会使用的混合药方的汇编*Mal-de-ar in Macau*（Macau: Instituto internacional de Macau, 2011）。

② Dror Olga and Taylor K. W. eds. , *Views of Seventeenth-Century Vietnam: Christoforo Borri on Cochinchina and Samuel Baron on Tonkin*, Ithaca, NY: Cornell University Press, 2006, pp.119–120.

③ 关于卜弥格的著作，参见Marta Hanson and Pomata Gianna, “Medicinal Formulas and Experiential Knowledge in the Seventeenth-Century Epistemic Exchange between China and Europe,” *Isis*, vol.108, no.1（2017）。其他同时代的著作，亦可参见该文第4—6页的介绍。

南方，即中国的澳门、海南、广东、广西地区和越南北方[①]，当时正值清军南下。卜弥格基于他在该地区所能找到的流通文本和药物，对中医和中药产生了浓厚的兴趣。[②]除了翻译有关脉诊的中文著作外，他还编写了一份他在澳门所能找到的中药的目录。卜弥格当然不是唯一一位热衷于本草研究的专家。卜弥格的《中国医药概说》中有一份包含 298 种药物的名单，叫做《中国人用于医疗目的的简单药物》(*Meadicamenta simplicia quae a Chinensibus ad usum medicum adhibentur*)，这份名单有汉字的药物名称及其罗马字注音和拉丁文描述，可能是比利时耶稣会士柏应理（Philippe Couplet，1627—1693）所写，柏应理是卜弥格的合作者和编辑。[③]

柏应理这份包含 298 种中国药物的名单除了 22 种矿物药和 22 种动物药外，大部分是南方植物药。这份名单是 17 世纪在南方建立的地方知识的绝佳样本，值得进一步研究。[④]药物名称的罗马字注音揭示了南方的发音，而以拉丁语进行的解释则显示了对这些药物的当地理解，尽管有时是错误的理解。名单上的第 61 味药阿魏（asafetida）就是一个例子。阿魏是一种带有浓重臭味的中亚树脂，自宋代以来经由广州运至北方。[⑤]这味药罗马字注音为 *ō gúej*，很明显这是一种南方发音，名单上对它的描述如下："我并不知道它到底是什么。他们说它是某种植物上的

---

① Paul Pelliot, "Michel Boym," *T'oung Pao*, 2nd ser. , vol.31, no.1-2（1934）.

② Harold J. Cook, "Conveying Chinese Medicine to Seventeenth-Century Europe," In *Science between Europe and Asia: Historical Studies on the Transmission, Adoption and Adaptation of Knowledge*, eds. Feza Günergun and Dhruv Raina, Netherlands: Springer, 2011，尤其是第 215—219 页。

③ Marta Hanson and Pomata Gianna, "Medicinal Formulas and Experiential Knowledge in the Seventeenth-Century Epistemic Exchange between China and Europe," pp.14-15，而 Edward Kajdanski（Edward Kajdanski, "Michael Boym's Medicus sinicus," *T'oung Pao* LXXIII, 1987，尤其是第 174—175 页）认为这个名单是卜弥格自己编的。

④ 在该地区流通并引起欧洲专家注意的 252 种植物药中，至少有 21 种可以在何克谏的《生草药性备要》中找到，大约有 60 种收入懒翁的《海上医宗心领・岭南本草》中。

⑤ Angela K. C. Leung and Ming Chen, "The Itinerary of Hing/Awei/Asafetida across Eurasia, 400-1800," In *Entangled Itineraries: Materials, Practices, and Knowledge across Eurasia*, ed. Pamela H. Smith, Pittsburgh: University of Pittsburgh Press, 2019, pp.141-164.

一种小动物的粪便。这种药物来自 Leâo tum 省。”① 也许，为耶稣会士编写这份名单提供信息的人不仅包括医学专家，还包括当地的商人，这份名单是被这个南方地区的各种专家所调和的流通中的药物与医学知识的集合，反映了一种整合不同医学传统，并孕育出新的区域认同的复杂医学文化。

结 论

我们已经在两个时期中看到药物与专家的流动。在第一个时期，我们看到南方药物（以前称为“异物”）北移成为中国普通本草著作中的一个组成部分。我们也看到专家（僧人、官员、医生等）南移进入瘴气弥漫的岭南地区，使用南方药物来治疗当地的疾病。这些物和人的流动将岭南开辟为一个能够进行医学观察和实验的空间，但它仍然是在南方 / 北方有等级差异性的文化关系中被想象。正如黎明楷（Liam Kelley）所指出的，到 15 世纪时，“南方的使者不希望他们的领地和北方地区之间存在任何差异。相反，他们努力……确保他们的领地与中国同步于‘相同的轨迹’。他们这样做是出于一种信念，即相信参与到这个更大的世界中将会［给南方的王国］带来更大的‘利益’”②。政治边界不是一个主要的问题。

在第二个时期，欧洲人的商业、宗教兴趣与活动，以及 17 世纪中期中国南方的政治危机促成了更广泛的药物和专家的全球流动，这种流动创造了一个更为紧密的南方网络。这些由区域的生态一致性和共享的病理学环境所形成的力量，似乎在广阔的岭南地区已经产生了本土化空间

① 在此向 Gianna Pomata 表示感谢，她向笔者展示了这份名单，并帮忙翻译了拉丁文的描述。

② Liam Kelley, *Beyond the Bronze Pillars: Envoy Poetry and the Sino-Vietnamese Relationship*, pp.32–34, 197. 黎明楷认为到 15 世纪晚期，如《大越史记全书》所示，南方把自己认定为一个文明地区，但是却怀有矛盾心理，因为它和中国北方不在相同的水平上。

和新兴的南方动力。在与外部的商业和政治力量的相互作用下，以本土药物为基础的地方医学知识的新建构是动态而多元的。这些空间的发展不仅是对北方的传统政治和文化中心的回应[①]，也得益于和来自西方的商业、宗教力量越来越多的互动。

（本文翻译：杨晓越）

① 对于南方史学“以中国为中心”视角的讨论和“北观”（northward-looking）视角的讨论，参见 Wang Gungwu, “Introduction: Imperial China Looking South,” In *Imperial China and Its Southern Neighbours*, eds. V. Mair and Liam Kelley, Singapore: ISEAS Publishing, 2015, pp.1–15。

阿魏：一个中古外来药名的中国化历程 ①

陈　明（北京大学东方文学研究中心）

受佛教东传以及与波斯（和稍晚兴起的阿拉伯）交流的影响，汉魏至隋唐时期出现了大量的外来词。这些词语有音译、意译和音义兼训的合璧词，形式多样。有的被吸收到汉语词库中，逐渐退去了外来色彩，成为本土词；有的则昙花一现，在历史的长河中无声无息地消失了。对不同的中古外来词而言，其中国化的历程也各不相同，有着较为不同的相遇、采纳、吸收、同化的情形，值得深入研究，以揭示不同语言的交融特征。本文以中古时期的一种域外药用植物“阿魏”② 为例，试图梳理该词的漫长中国化历程，为探讨佛经语言的中国化提供一个实例分析。

一、阿魏一词的最早出现及其在汉译佛经中的诸多译名

阿魏是一种伞形科植物，其拉丁学名为 *Ferula asafoetida*，亦称

① 本文初稿曾以《历代译名及其词义流变：阿魏的文化史之一》为名，发表于《欧亚学刊》新 8 辑，北京：商务印书馆，2018 年，第 143—157 页。今做大幅度的增订，并改现名。特此说明，敬请指正。

② 为行文简洁，除特别必要，以下“阿魏”不再加引号。

Assafoetida。该药用植物不仅在古代和现代的多种语言中有不同的名称（其词形堪称繁多），而且即便就其相关汉译名而言，由于其语源和含义的不同，该词也比一般的外来药名要复杂得多。因此，阿魏一词的中国化进程尤其多变和复杂，必须在多语言、多元文化的语境中进行通盘梳理，才能明晰其变迁与选定的历史脉络。

唐贞观三年（629 年），魏徵受命主编《隋书》，至贞观十年，《隋书》的帝纪、列传部分与梁、陈、北齐、北周四朝史完工。《隋书》卷八十三“漕国传”中，列出了当地的特产“朱砂、青黛、安息、青木等香；石蜜、半蜜、黑盐、阿魏药、白附子”。此后，唐朝李延寿编纂《北史》时，其卷九十七抄录了《隋书》中的上述记载，但末尾写作“阿魏、没药、白附子”。可见，“阿魏”一词应当出现在贞观十年之前。唐显庆四年（659 年），苏敬等编纂的《新修本草》记录了阿魏的性能与功用，“阿魏，味辛，平，无毒。主杀诸小虫，去臭气，破症积，下恶气，除邪鬼蛊毒。生西番及昆仑”[①]。自此该药正式进入中医历代本草著作中，初步确立了阿魏一词在中国医药学著作中的主导地位。《隋书》《北史》《新修本草》都是唐代官方修订的文献，这些与域外物产有关的名物词的译语应该来自主要负责对外交际的官方机构鸿胪寺，是由官方的译语人来确定的。

阿魏显然是一个音译的外来词。对阿魏汉译名的语源，学界早有考察。劳费尔（Berthold Laufer，1874—1934）在《吐火罗语拾遗三题》一文中的“汉语中的一个吐火罗语借词”部分，就讨论了阿魏的词源。[②] 劳费尔推测阿魏或源于吐火罗语，即吐火罗语 B 方言（龟兹语）ankwaṣ (ḍ) 的音译。详细论述又见于其《中国伊朗编》一书中。[③] 亚当斯（Douglas Q.

---

① 苏敬等撰，尚志钧辑校：《新修本草（辑复本第二版）》，合肥：安徽科学技术出版社，2005 年，第 139 页。

② Berthold Laufer, “Three Tokharian Bagatelles,” *T’oung Pao*, second series, vol.16, no.2, 1915, pp.272–281.

③ Berthold Laufer, *Sino-Iranica: Chinese Contributions to the History of Civilization in Ancient Iran, with Special Reference to the History of Cultivated Plants and Products*, Chicago: Field Museum of Natural History, 1919. 劳费尔著，林筠因译：《中国伊朗编》(副标题为《中国对古代伊朗文明史的贡献：着重于栽培植物及产品之历史》)，北京：商务印书馆，2001 年，第 178—189 页。

Adams）的《吐火罗 B 语词典》中列出阿魏之名有 aṅkwaṣ (ṭ)、aṅkwaṣṭä、aṃkwaṣ，对应佛教梵语（或佛教混合梵语）中的 hiṅgu 一词。① 此说与劳费尔之说基本相同。漕国位居中亚，即今阿富汗一带，是阿魏出产之地。初唐时期阿富汗地区流传的语言比较复杂，阿魏一语来自吐火罗语 B 语不无可能。德拉戈尼（Federico Dragoni）新近考察阿魏一词的语源时，得出了如下的推论：

> The history of the word [*awei*] may thus be provisionally reconstructed as follows: Proto-Iranian *angu-ǰatu-> *Sogdian (or *Parthian?) [*-*ǰ*-> *-*ž*-] → Khotanese *aṃguṣḍa*-[*-žat-> -ṣḍ-] → Tocharian *aṅ* (*k*) *waṣ* (*ṭ*) [-*kwaṣṭ* < -*guṣḍ*-] → Chinese and Old Uyghur (independently). ②

因此，德拉戈尼的分析论证了汉语阿魏一词源自吐火罗语的 aṅ (k) waṣ (ṭ) 一词。他的结论也印证了劳费尔的推测。

在敦煌出土的梵语于阗语双语写本《耆婆书》（*Jīvaka-pustaka*）和于阗语写本《医理精华》（*Siddhasāra*）中，阿魏的于阗语写法均为 aṃguṣḍa，这说明有伊朗语背景的该词与其吐火罗语 B 语中的词形是同源的。

1. 兴渠、兴蕖、兴虞、殑渠

阿魏并不是该药用植物在中古汉语中的最早名称，最早名称是汉译佛经中的“兴渠”。从中古音韵来看，“阿”为中古影纽、歌韵（上古影

---

① Douglas Q. Adams, *A Dictionary of Tocharian B: Revised and Greatly Enlarged*, Amsterdam-New York: Rodopi, 2013, p.7.

② Federico Dragoni, “Materia Medica Tocharo-Hvatanica,” *Bulletin of the School of Oriental and African Studies*, 2021.

纽、歌部），“魏”为中古疑纽、未韵（上古疑纽、微部）；而“兴”为中古晓纽、证韵（上古晓纽、蒸部），“渠”为中古群纽、鱼韵（上古群纽、鱼部）。可见，阿魏与兴渠二词的中古音分别拟为 ɑ-ŋĭwəi 和 xĭəŋ-gĭo，二者差异很大①，所对应的原语也完全不同。

“兴渠”一词最早见于后秦（384—417）北印度三藏弗若多罗共鸠摩罗什译《十诵律》。《十诵律》卷二十一等处将兴渠列为五种树胶药之一，即“五种树胶药：兴渠（hiṅgu）、萨阇罗萨（梵 sarjarasa/ 巴 sajjulasa）、谛掖（梵 / 巴 taka）、谛掖提（巴 takapatti）、谛掖婆那（巴 takapaṇṇi），如是等余清净药，是一切盈长得”②。又，《十诵律》卷二十六，“有五种树胶药：兴渠、萨阇罗茶、帝夜、帝夜波罗、帝夜槃那，尽形寿共房宿”③。又，《十诵律》卷四十六，“五种树胶：兴渠胶、萨阇赖胶、底夜胶、底夜和提胶、底夜和那胶”④。兴渠是梵语 hiṅgu（巴利语亦为 hiṅgu⑤）的音译。慧琳《一切经音义》卷六十七引玄应法师音释《阿毗昙毗婆沙论》卷二十七中的“兴渠”一词：“兴渠：此是树汁，西国取之，以置食中。今有阿魏药是也。”⑥又，《一切经音义》卷四十五慧琳音释《梵网经卢舍那佛说菩萨心地戒品经》中的“兴渠”一词：“兴渠：梵语，阿魏药也。”⑦可见，在盛唐之际，中土佛教学者已经知晓阿魏有两种作用——食物佐料和入药。

兴渠，又写作“兴蕖”。可洪《新集藏经音义随函录》卷八解释

---

① 这四个字的中古音韵情况蒙胡敕瑞兄指点，特此感谢！

② 高楠顺次郎、渡边海旭等编：《大正新修大藏经》第 23 册，东京：大藏经刊行会，1924—1935 年，第 157 页上栏。以下凡引《大正新修大藏经》均用简注。

③ 《大正新修大藏经》第 23 册，第 194 页上栏。

④ 同上，第 333 页下栏。

⑤ Kenneth G. Zysk, “New Approaches to the Study of Early Buddhist Medicine: Use of Technical Brahmanic Sources in Sanskrit for the Interpretation of Pali Medical Texts, ”*The Pacific World: Journal of the Institute of Buddhist Studies*, New series, No.11-12, 1995.

⑥ 《大正新修大藏经》第 54 册，第 750 页中栏。另见徐时仪校注：《一切经音义三种校本合刊（修订版）》下册，上海：上海古籍出版社，2012 年，第 1694 页。

⑦ 《大正新修大藏经》第 54 册，第 607 页上栏。另见徐时仪校注：《一切经音义三种校本合刊（修订版）》中册，第 1291 页。

《请观世音菩萨消伏毒害陁罗尼咒经》中的“兴蕖”为“巨鱼反。阿魏也”。①《梵网经》等佛经将其列为五辛之一。②慧琳《一切经音义》卷七十二引玄应法师音释《杂阿毗昙心论》卷四的“兴蕖”一词：“兴蕖：此言讹也，应言兴虞。兴字宜借音嫣蝇反。出关乌茶婆他那国，彼土人常所食者也。此方相传以为芸苔，非也。嫣音虚延反。”③

新罗沙门义寂述《菩萨戒本疏》卷下在解释“五辛”时指出：“兴渠者，婆罗门语唤芸台（苔）为殑渠，虑西域诸寺不听食也。又云：岭南生兴渠，形似倭韭，气味似蒜。若有病余药不治，或应开之。”④此处的“殑渠”与“兴渠”一样，也是hiṅgu一词的音译。

2. 馨牛

除兴渠外，梵语hiṅgu还有其他音译的词形。与《十诵律》翻译时代相近的另一部律典《四分律》(姚秦罽宾三藏佛陀耶舍共竺佛念等译）中也有阿魏的不同译名。《四分律》卷四十二云：“尔时病比丘须阇婆药，佛言：‘听用。是中阇婆者，馨牛（hiṅgu)、馨莪婆提（*hiṅgupatrī)、尸婆梨陀步（*śīvaladravya)、梯夜婆提（巴 takapatti)、萨阇罗婆（娑)(梵 sarjarasa/ 巴 sajjulasa)，比丘有病因缘，尽形寿应服。’”⑤所谓“阇婆药”（梵 / 巴 jatu）就是指树胶药。《四分律》此处所列举的五种树胶药，可以

---

① CBETA, K34, no.1257, p.896, a12.

② 《梵网经》卷二：“若佛子！不得食五辛：大蒜、革葱、慈葱、兰葱、兴蕖。是五种，一切食中不得食。若故食者，犯轻垢罪。”(《大正新修大藏经》第24册，第1005页中栏）

③ 《大正新修大藏经》第54册，第777页下栏。另见徐时仪校注：《一切经音义三种校本合刊（修订版）》下册，第1781页。魏查理认为，“乌茶婆他那国”可对应 *Ja-wuda-sthāna，亦称作 Uḍḍiyāna。参见 Charles Willemen, “Remarks about the history of Sarvāstivāda Buddhism,” *Rocznik Orientalistyczny* 1（2014）。魏查理还认为 Uḍḍiyāna（乌茶婆他那国）实际是指犍陀罗文化区，包括大夏（Bactria）的罽宾。另参见 A. Cunningham, *The Ancient Geography of India*, Delhi: Low Price Publication, 1871, p.81 以及 *The Great Tang Dynasty Record of the Western Regions*, trans. Li Rongxi, BDK America, Inc. 1996, Fascicle XII, p.315。

④ 《大正新修大藏经》第40册，第672页上栏。

⑤ 《大正新修大藏经》第22册，第867页中栏。参见释衍德（SIK Hin Tak）, *Ancient Indian Medicine in Early Buddhist Literature: A Study Based on the Bhesajjakhandhaka and the Parallels in Other Vinaya Canons*, Dissertation of The University of Hong Kong, 2016, p.167, note 88。

与《十诵律》、梵汉本《根本说一切有部毗奈耶药事》的相应部分进行对勘[①]，比较可知，“馨牛”应即梵语 hiṅgu 的音译[②]，指的就是阿魏。但从对音的角度来看，“馨牛”与 hiṅgu 的对音有较大的出入，特别是“牛”字的对音不符，因此，笔者推测，“馨牛”中的“牛”字或许是“固”字之误。

3. 阿魏

阿魏一词在汉译佛经中出现的次数不超过二十次，主要见于 7 世纪下半叶和 8 世纪初唐代汉译的佛教戒律和密教经文，具体有唐代义净译《根本说一切有部毗奈耶药事》《根本说一切有部毗奈耶杂事》，以及《陀罗尼集经》〔大唐天竺三藏阿地瞿多永徽五年（654 年）译〕、《大佛顶广聚陀罗尼经》、《不空羂索神变真言经》（大唐天竺三藏菩提流志译）、《观自在菩萨怛嚩多唎随心陀罗尼经》（唐大总持寺沙门智通译）等。目前尚难以判定阿魏一词最早出现在哪一部汉译佛经中，但无疑要晚于《隋书》，甚至晚于《新修本草》。

值得注意的是，汉译佛经中阿魏一词所对应的原语，与《隋书》中的原语显然不同。唐代义净译《根本说一切有部毗奈耶药事》卷一列举了五种黏药，“五种黏药者，所谓阿魏、乌糠、紫矿、黄蜡、安悉香。阿魏药者，谓阿魏树上出胶。乌糠者，谓娑罗树出胶。紫矿者，树枝上出汁。黄蜡者，谓蜜中残出也。安悉香者，树胶也”[③]。吉尔吉特出土的梵本《根本说一切有部毗奈耶药事》（*Bhaiṣajya-vastu*）虽然并非义净译本的母本，但其中也有关于五种黏药的部分：

---

① 陈明：《印度梵文医典〈医理精华〉研究（修订版）》，北京：商务印书馆，2014 年，第 195—197 页。

② 屈大成：《四分律药犍度注释》，台北：佛陀教育基金会，2019 年，第 142 页。

③ 《大正新修大藏经》第 24 册，第 1 页中栏。

pañca jatūni / hiṅguḥ takastakakaṇīm tadāgataśca /

tatra hiṅguḥ hiṅgu-vṛkṣasya niyāṃsaḥ (niryāsaḥ) //

sarjarasaḥ sālavṛkṣasya niryāsaḥ //

tako lākṣās-taka-karṇī sikthaṃ tadāgatas-tadanyeṣāṃ vṛkṣāṇāṃ niryāsaḥ // ①

义净译本中的“阿魏药者，谓阿魏树上出胶”恰好可对应梵本 tatra hiṅguḥ hiṅgu-vṛkṣasya niyāṃsaḥ (niryāsaḥ)，这说明“阿魏”“阿魏树”“胶”，分别即 hiṅguḥ、hiṅgu-vṛkṣasya、niryāsaḥ 的对译，阿魏就是 hiṅgu 的译名。义净在《南海寄归内法传》卷三中也有“西边乃阿魏丰饶”之语 ②。从对音来看，很明显，阿魏不是 hiṅgu 一词的直接音译，而且在唐代以前的文献中几乎没有出现过。和玄奘法师一样，作为有过天竺多年求法经历的翻译家，义净也喜欢在译本的注释中使用“讹也”“略也”之类标记，来纠正前人的音译词，比如，《根本说一切有部尼陀那目得迦》卷七中就有一例：“是时聚底色迦旧云树提伽者，讹也长者即于其前。” ③ 那么，义净明明知道阿魏不是 hiṅgu 一词的音译，他为什么要用“阿魏”来对译 hiṅgu 呢？换言之，他选择阿魏这一译语的依据是什么呢？要回答这一问题，需要继续对唐代汉译佛经等文献进行如下的梳理。

4. 形俣、形俣

大唐天竺三藏菩提流志译《不空羂索神变真言经》卷二十一《如意阿伽陀药品第四十五》中记载了一个药方，含有“形俣（hiṅgu）、钵怛啰

---

① Sitansusekhar Bagchi ed. *Mūlasarvāstivādavinayavastu,* 2 vols., Buddhist Sanskrit Text No.16, Darbhanga: The Mithila Institute of Post-graduate Studies and Research in Sanskrit Learning, 1967, p.2.

② 义净著，王邦维校注：《南海寄归内法传校注》，北京：中华书局，2009 年，第 153 页。

③《大正新修大藏经》第 24 册，第 444 页上栏。

（pattra）、荜茇（pippalī）”①。慧琳《一切经音义》卷三十九中有一处对“形俣”的解释：“形俣：虞矩反。《毛诗传》曰：俣，容皃大也。”②“形俣”（“形俣”）实乃唐代佛经中有关阿魏的一种新音译形式，它也是梵语 hiṅgu 的音译。

二、阿魏在中古时期本土文献中的诸译名

除了汉译佛经之外，阿魏一物在中古时期的本土文献（与佛教相关的典籍、医学典籍、笔记等）中，也有如下多种不同的译名。

5. 兴瞿

“兴瞿”此名出自玄奘、辩机《大唐西域记》卷十二的“漕矩吒国”条：“宜郁金香，出兴瞿草，草生罗摩印度川（Helmund 河）。”③道宣《释迦方志》卷一引之。慧琳《一切经音义》卷六十八释云：“兴瞿：具俱反。梵语药名。唐云阿魏也。”④“兴瞿”也是梵语 hiṅgu 的音译。

6. 形具

此名亦不见于汉译佛经，而出自赞宁《宋高僧传》卷二十九《唐洛阳罔极寺慧日传》中所引《往生净土集》“别行所书”对“五辛”的解释：“兴渠，梵语稍讹，正云形具。余国不见，回至于阗方得见也。根粗如细蔓菁根而白，其臭如蒜。彼国人种取根食也。于时冬天到彼，不见枝叶。”

---

① 《大正新修大藏经》第 20 册，第 339 页中栏。

② 《大正新修大藏经》第 54 册，第 564 页中栏。另见徐时仪校注：《一切经音义三种校本合刊（修订版）》中册，第 1183 页。

③ 玄奘、辩机著，季羡林等校注：《大唐西域记校注》，北京：中华书局，1985 年，第 954 页、第 956 页注释 4。

④ 《大正新修大藏经》第 54 册，第 754 页上栏。另见徐时仪校注：《一切经音义三种校本合刊（修订版）》下册，第 1707 页。

这是中原佛教徒首次对于阗（今于田县）产阿魏的描述，出自慧日法师的亲身观察。慧日由海路去天竺求法十八年，返程走的陆路，沿着西北丝绸之路途经于阗，于开元七年（719年）返回长安（今西安市西北）。《往生净土集》(即《净土往生集》)并非慧日所著，他的著作是《净土慈悲集》（三卷）。“别行所书”者，说明并非《往生净土集》的原文，但察其内容与叙述口吻，当出自慧日无疑。因此，“形具”一名很可能是慧日游学天竺之后，像玄奘、义净那样用中天竺的读音来评判前代译音为讹误的结果，也有可能是慧日记录在于阗当地所听到的该物名称的发音。

7. 兴宜（具）

此名出自南宋景德寺僧法云编《翻译名义集》卷三“兴渠”条，“兴渠：讹也。应法师：此云少，正云兴宜。出乌荼婆他那国，彼人常所食也。此方相传为芸台（苔）者，非也。此是树汁，似桃胶。西国取之，以置食中，今阿魏是也。慈愍三藏云：根如萝卜，出土辛臭。慈愍冬到彼土，不见其苗”①。很显然，法云是将玄应、慧日（慈愍三藏）两人的解释糅合在一起，而又有所增衍，其中的“此云少”和“根如萝卜”乃是没有根据的臆改。“兴宜”亦不能视为南宋出现的新译名。从词义来说，“兴渠”与“少”没有关系；从字形来看，玄应最初的观点是“正云兴虞”，因此，很可能“兴宜”的“宜”应是“具”字形误，“兴具”与“形具”的发音相似。

8. 央匱

盛唐时期王焘编纂的《外台秘要方》是中古最重要的医籍之一。其卷十三的“鬼气方”部分，摘录了唐代崔知悌《崔氏纂要方》(约成书于

---

① 《大正新修大藏经》第54册，第1107页下栏。

7世纪中期）第七卷中的一个“疗鬼气、辟邪恶、阿魏药安息香方”。崔知悌的原文有注释性的说明：“阿魏药，即《涅槃经》云央匱是也。”①可见，“央匱”也被视作梵语 hiṅgu 的又一个音译词形。不过，崔知悌从当时的《大般涅槃经》写本中抄来的“央匱”一词，在传世的《大般涅槃经》诸译本中并无此写法。该词在《大般涅槃经》中对应的写法是什么，还有待查证。

9. 浅根、截根、阿魏截根、阿魏煎

“浅根”之名见于大谷1074号《药方书》断片。浅根，当即截根，也就是唐代杜佑《通典》所载北庭都护府贡品清单“阿魏截根二十斤”中的“阿魏截根”②。不过，浅根、截根可能不是音译词，而是指所截的阿魏根，如同唐慎微《证类本草》卷九“阿魏”条引“唐本注云：苗、叶、根、茎酷似白芷。捣根汁，日煎作饼者为上，截根穿暴干者为次。体性极臭而能止臭，亦为奇物也。”③

据《天宝二年交河郡市估案》中的大谷3042号《物价文书》，“阿魏煎壹两　上直钱捌文　次柒文　下陆文”④。则当时西域确实有将阿魏“日煎作饼者”，其质量分为三等。这是盛唐时期阿魏的实物在吐鲁番地区使用的例证。

10. 西阿魏

敦煌出土的羽042R《药方》中，有一个“疗人风冷腰冷不定且有疼

---

① 《宋版〈外台秘要方〉》，“东洋医学善本丛书”5，日本东洋医学研究会印制，1981年，第253页。另见王焘撰，高文铸校注：《外台秘要方》，北京：华夏出版社，1997年，第244页。

② 又，《新唐书》卷40载：“北庭都护府土贡阴牙角、速霍角、阿魏截根。”

③ 唐慎微撰，尚志钧等校点：《证类本草》，北京：华夏出版社，1993年，第253页。

④ 小田义久编：《大谷文书集成》第2册，京都：法藏馆，1990年，第10页。另见池田温：《中国古代物价初探——关于天宝二年交河郡市估案断片》，载氏著《唐研究论文选集》，北京：中国社会科学出版社，1999年，第162页。

痛者”之“索边丸”。该药方中使用了“西阿魏”。其原卷中写作“阿西魏”，但前两个字之间有乙转符号，说明其正确的写法是“西阿魏”，应该是指来自西域地区（或者西方）的阿魏。

11. 形虞

此名出自唐代段成式《酉阳杂俎》前集卷十八的“阿魏”条。段成式记录其为北天竺伽阇那国（Ghaznin，现阿富汗的伽兹尼 / 加慈尼）对阿魏的称呼，即“阿魏，出伽阇那国，即北天竺也。伽阇那呼为形虞。亦出波斯国，波斯国呼为阿虞截”①。从当时北天竺的伽阇那来看，阿魏的“形虞”之名亦即梵语词 hiṅgu 的音译②。

12. 阿虞截

《酉阳杂俎》中还保留了域外人士对阿魏的描述，即“树长八九丈，皮色青黄，三月生叶，叶似鼠耳，无花实。断其枝，汁出如饴，久乃坚凝，名阿魏。拂林国僧弯所说同”③。可见，段成式请教过不少在长安的域外人士，所谓“拂林国僧弯”应该是一位来自拜占庭帝国并通晓医药和语言的景教僧。而“阿虞截”一名实乃波斯语 Anguzad 的音译。

以上十几种名称分别代表了六朝隋唐时期阿魏一物的三种不同语源（吐火罗 B 语、梵语、波斯语）及其作为药用的不同形态（截根、煎、饼状）。

---

① 段成式撰，许逸民校笺：《酉阳杂俎校笺》(三)，北京：中华书局，2015年，第1336页。Angela Schottenhammer, “Transfer of *Xiangyao* 香药 from Iran and Arabia to China: A Reinvestigation of Entries in the *Youyang zazu*《酉阳杂俎》(863)," In *Aspects of the Maritime Silk Road: From the Persian Gulf to the East China Sea*, eds. Ralph Kauz and Harrassowitz Verlag, Wiesbaden, 2010, pp.117–152. Cf. pp.135–137.

② 有学者认为“形虞”与“撒阿因”的语音相同，此说不确。

③ 段成式撰，许逸民校笺：《酉阳杂俎校笺》(三)，第1336页。

三、元明时期伊斯兰医籍中的阿魏诸译名

到了元明时期，随着伊斯兰医药的传入，阿魏的新译名亦逐渐出现。其情形梳理如下：

13. 哈昔泥

哈昔泥一名出自元代忽思慧《饮膳正要》第三卷“料物”部分，“哈昔泥：味辛温，无毒。主杀诸虫，去臭气，破症瘕，下恶除邪，解蛊毒。即阿魏”①。哈昔泥或写作“哈昔尼”，是波斯语 kasni（或写作 gha-zni）的音译②，对应蒙古语 gajni，波斯语 gha-zni，因阿魏产于 Ghazni（即阿富汗的伽兹尼）而得名③。在现代蒙古语中，阿魏被称作 šiṅ-gun，则此词当来自藏语 šiṅ-kun。

14. 稳展

《饮膳正要》又云：“稳展：味辛温，苦，无毒。主杀虫，去臭，其味与阿魏同。又云即阿魏树根，淹羊肉，香味甚美。”④劳费尔对“稳展”的语源未有定论。《饮膳正要注释》亦未对之作解释。Paul D.Buell 在《饮膳正要》的英译本 *A Soup for the Qan*（《大汗之汤》）中，直接将“稳展”译作 Anguzhad⑤，与上述“阿虞截”的对音相同。而据 Max Meyerhof 的论文，阿魏的根在阿拉伯语中叫做 ushturghâz⑥，则“稳展”或许是阿拉

---

① 忽思慧撰，刘玉书点校：《饮膳正要》，北京：人民卫生出版社，1986 年，第 151 页。

② Paul D. Buell and Euqene N.Anderson, *A Soup for the Qan*: *Chinese Dietary Medicine of the Mongol Era as Seen in Hu Sihui's Yinshan Zhengyao*,（Sir Henry Wellcome Asian Series）, 2 Rev Exp edition, Leiden: E.J.Brill, 2010, pp.551–552.

③ 劳费尔著，林筠因译：《中国伊朗编》，第 411 页。又，忽思慧著，尚衍斌等注释：《〈饮膳正要〉注释》，北京：中央民族大学出版社，2009 年，第 352—355 页。

④ 忽思慧撰，刘玉书点校：《饮膳正要》，第 151 页。又，明代陈士元《诸史夷语解义》引《饮膳正要》曰：“哈昔泥，即阿魏也。稳展，即阿魏根也。”

⑤ Paul D.Buell and Euqene N.Anderson, *A Soup for the Qan*, p.552.

⑥ Max Meyerhof, “Ali at-Tabari's ‘Paradise of Wisdom', one of the oldest Arabic Compendiums of Medicine”, *Isis*, vol.16, no.1, 1931.

伯语 ushturghâz（或者是受其影响的蒙古语词）的音译。其语源的真相如何，尚有待高明之士论之。

15.《回回药方》中的阿魏诸译名

元明之际，伊斯兰医学传入中土之风颇盛于前代，除前述《饮膳正要》之外，《回回药方》更被后世学者推崇为中世纪波斯—阿拉伯流行的伊斯兰医学知识的“百科全书型”汉译本。《回回药方》中不仅有阿魏饼子、阿魏膏子、阿魏丸方、阿魏马准等诸多方剂，也有阿魏的多种译名，至少可以分为以下四组：

（1）撒阿因、撒额因、撒额冰、撒黑因、撒亦因、撒亦冰

宋岘指出，《回回药方》中，阿魏被称作“撒阿因”（Sa ‘yin），此词与“形虞”音同，其本意或与阿拉伯语词“绵羊”（Ḍa ‘īn，波斯人呼作 Za ‘īn）有关。此谓“撒阿因”的对音等同于“形虞”，证据不足，笔者难以苟同。但谓“撒阿因”的语义与“绵羊”有关，或许不无道理。南宋赵汝适《诸蕃志》卷下“志物”中的“阿魏”条记载了一则神奇的传说：“阿魏出大食木俱兰。……或曰其脂最毒，人不敢近，每采阿魏时，系羊于树下，自远射之，脂之毒着于羊，羊毙，即以羊之腐为阿魏。”① 大食木俱兰（Mukrān），即今伊朗莫克兰（Mukulan）省一带。② 此传说也以图像形式出现在李时珍《本草纲目》等本草类著作的插图本之中（图 1），与明代宫廷画家绘制的《本草品汇精要》卷十九中的阿魏插图（图 2）形成鲜明对比。③

宋岘还认为，《回回药方》中的“撒阿因”，即阿维森纳《医典》中的阿魏树胶（Sikbīnaj），“撒阿因”乃阿魏（Sakb̲īnaj）的别名 Sāghā fyīn

---

① 赵汝适著，杨博文校释：《诸蕃志校释》，北京：中华书局，1996 年，第 198 页。
② 宋岘：《回回药方考释》，北京：中华书局，2000 年，第 64—65 页。
③ 有关阿魏传说的图像可参见王家葵等：《本草纲目图考》下册，北京：龙门书局，2018 年，第 1287—1288 页。

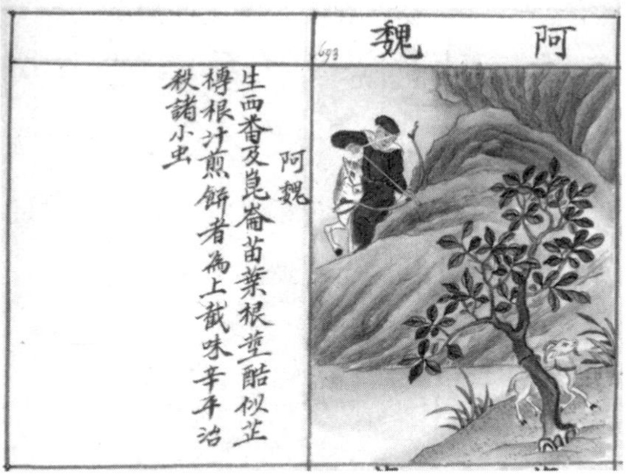

图 1 《中国药用本草绘本》(*Traité chinois de botanique médicale*) 中的阿魏图

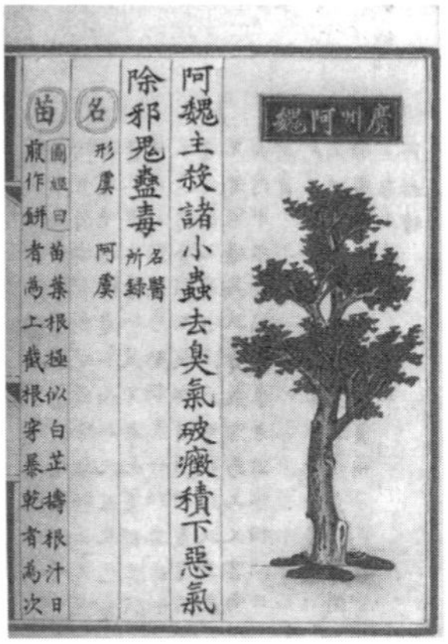

图 2 《本草品汇精要》中的阿魏

的音译 ①。"撒额冰"就是波斯语阿魏树脂 (Sakbīnaj)。②

《回回药方》中与"撒阿因"类似的译名还有"撒额因""撒额冰""撒黑因""撒亦因""撒亦冰"等。宋岘还指出,"撒额因"的对音为 Ṣaghyīn。这组汉译名的对音均与 Ṣaghyīn 有关。

(2)撒吉别拿失、撒吉别拿只

《回回药方》中的"撒吉别拿失",即阿魏树胶 (Sikbīnaj) 的另一种称谓。③《回回药方》中,该词另写作"撒吉别拿只",如"哈必撒吉别拿只"。④ 又,《回回药方》卷之三十"杂证门"的膏子药方中,有"马竹尼可撒吉别拿只方",其中的"可撒吉别拿只"(al-Kāsakibīnaj) 语义不明,与阿魏似乎无关。⑤

① 宋岘:《回回药方考释》,第 16—17 页。
② 同上,第 19—20 页。
③ 同上,第 64—65 页。
④ 同上,第 294 页。"哈必"可能是指波斯语 Ghaznī (Ghaznā),即扎别尔斯坦 (Zābulistan,今阿富汗境内) 的首府。参考 Berthold Laufer, *Sino-Iranica*, p.361; Angela Schottenhammer, "Transfer of Xiangyao 香药 from Iran and Arabia to China", p.136。
⑤ 宋岘:《回回药方考释》,第 80 页。

（3）安古丹 / 安吉（古）丹、安古当 / 安吉（古）当、安诸丹

《回回药方》中有“安古丹膏子”（Anjudhān）、“古阿里失安吉丹方”（Juwarishn al-Anjudhān，即阿魏化食丹）。安古丹、安古当、安诸丹均为阿拉伯语和波斯语阿魏（Anjudhān）的音译名。[①] 安吉丹、安吉当中的“吉”乃“古”字的形误。另，在叙利亚语中，阿魏名为 Agdânâ。

（4）黑黎提提

《回回药方》卷三十中的“马竹尼黑黎提提方”（Ma‘jun al-ḥiltîti），其注解为“即加阿魏合成的膏子药方”，此乃阿魏舐剂。“黑黎提提”就是阿魏的树脂，是阿拉伯语 ḥiltît 的音译。[②]《回回药方》中的“马竹尼谟八的卢里米咱只方”中就注明了“黑黎提提即是阿魏”。《回回药方》中还有如下的几处注释：

黑黎提提（即是阿魏）

黑黎提提（即阿魏净者）

黑黎提提（即阿魏不香者）

墨黎提提（即是阿魏）

很明显，最后的“墨黎提提”应该是“黑黎提提”的形误。

16. 昂古则

明代《回回馆杂字》和《回回馆译语》（会同馆本）“花木门”（第 1141 条）：“阿魏：昂古则。”“昂古则”是指阿魏的根，本田信实指出，其为 angūjha。刘迎胜认为《回回馆译语》中所收的“回回语”是指波斯语。“昂古则”对音应为 anguzha，与唐代“阿虞截”（anguzhad）的对音

① 宋岘：《回回药方考释》，第 14 页。
② 同上，第 307 页。

一脉相承[1]。

波斯语中的阿魏一词早于阿拉伯语。《简明牛津英语词典》曾指出，阿魏的拉丁名 asafoetida 中的 asa，据说来自波斯语的 aza，意思是“乳香脂”（mastic）。实际上，比波斯语更早的苏美尔语中就有了 as 一词，在一个植物名表中有 lasirbitu 一词，明显来自表示阿魏的词 laserpitum。[2]

伊朗《德胡达辞典》（*Loghatnâme*）中收录了阿魏树胶（Anguza），解释如下：

> Anguza：阿魏树胶，又名 anqūza，阿拉伯语作 ḥillīt。是“波斯白芷”或“牛至”（gulpar，此据《波斯语—汉语词典》）枝干上的汁液，通过用刀切割来获取，就像从罂粟（khashakhāsh）中获取鸦片（afiyūn）一样。

这个词还有多个词形上的变化：anqūza, anghūza, angūza, anguzad, anguzhad, anguzha, angūzha。发音相近，均指阿魏。《德胡达辞典》在这些词条下有相似的释义：

> Anguzhad：广义上指树脂，是发出恶臭的树脂。阿拉伯人称其为 ḥillīt。它被叫做 anguzhad 的原因是，它是 angudān 树的树脂，原称 angudān-zhad，在波斯语中 zhad 的意思就是树脂。（引自 *Burhān-i Qāṭi‘*）广义为“树脂”，狭义为“阿魏树胶”，即 angudān。
>
> Anguzha：是 angudān 树的树脂，阿拉伯人称其为 ḥillīt，设拉子人称其为 angusht-ganda（“手指发臭的”）。

---

① 刘迎胜：《〈回回馆杂字〉与〈回回馆译语〉研究》，北京：中国人民大学出版社，2008 年，第 427—428 页。

② R.Campbell Thompson, “The Migration of Assyrian Plant-Names into the West,” *The Classical Review*, vol.38, no.7/8, 1924.

Angudān 树：拉丁语为 ferula asa foetida。属伞形花科（tīra-yi chatriyān）草本植物，两年生，在伊朗多数荒野大量生长，高度 2—2.5 米，根茎直而厚实。又名 abr kabīr，ḥillīt, anjudān。①

《德胡达辞典》中的这些解释可以与《回回药方》中的译名相互印证，从中可以看出阿魏的这些汉语译名分别来自波斯语和阿拉伯语。

四、明代《满剌加国译语》及西域文献中的阿魏

17. 莺孤

阿魏主要出产于波斯、印度西北和中亚，不仅通过陆上丝绸之路流传，也通过海上丝绸之路流传，因此，在东南亚的语言中也留下了阿魏的身影。明代四夷馆所编《满剌加国译语》一书被称作“华人编纂的第一部马来语汉语词典”②。该词典的成书年代有一条线索，其现存版本写有“嘉靖二十八年一月　日通事杨林校正”字样，说明该书至少不晚于嘉靖二十八年（1549 年）。《满剌加国译语》之四“花木”部分，收录了阿魏的译名：“阿魏　asafoetida　莺孤　ying ku inggu。”③

可见，“莺孤”是马来语“阿魏”的音译，对应的马来语发音为 Inggu。该词的中原音韵读音拟为 iəŋ ku。④Inggu 的源头语可能是由梵语

---

① Aliakbar Dehkhodâ, *Loghatnâme*（*Encyclopedic Dictionary*）, vol.3, eds. M. Mo'in & J. Shahidi, Tehran: Tehran University Publications, 1993–1994, p.3083. 又，《波斯语—汉语词典》第 181 页收录的词形为 anqūza（انقوزه）。——以上《德胡达辞典》中的译文以及相关信息，均由北京大学外国语学院西亚系王一丹教授提供，不胜感激！

② 孔远志：《〈满剌加国译语〉——华人编纂的第一部马来语汉语词典》，《东南亚研究》1992 年第 1 期。

③ E.D.Edwards and C.O.Blagden, “A Chinese Vocabulary of Malacca Malay Words and Phrases Collected between A.D. 1403 and 1511（?）,” *Bulletin of the School of Oriental Studies,* vol.6, no.3, 1931. 汉译文：许云樵译《满剌加国译语注》，《南洋学报》第二卷第一辑，1941 年。

④ 有关《满剌加译语》的对音，另请参见林水檺：《满剌加国译语注音》，马来西亚华校教师会总会教育研究中心编印：《教育与研究》第 1 期，1994 年，阿魏的对音见该文的第 46 页。

Hiṅgu 所来的印地语 Ingu。无论如何，该马来语词 Inggu 体现了 16 世纪马来地区与印度文化之间的关联。1801 年，霍威逊（James Howison）的《马来亚方言词典》（*A Dictionary of the Malay Tongue*）也收录了阿魏之名为 Ingo。①

18. 阿味

明代有关西域的文献也不时提及阿魏，其中最著名的是陈诚的《西域番国志》。该书记载：在撒马儿罕之东五百余里的沙鹿海牙（Shahrokia），“地生臭草，根株独立，高不尺余，枝叶如盖，春生秋死，臭气迫人，生取其汁熬以成膏，即名阿魏是也”②。明代的《西域土地人物略》（作者佚名，收入明代马理编纂的嘉靖《陕西通志》卷十《河套、西域》）也偶尔记载当地的一些出产，比如，中亚的亦卜剌城，出沙糖；亦思城，出阿味、阿芙蓉；阿即民城，出阿味；可台城，山下出西天红花；等等。其中的“阿味”，有学者认为即是指阿魏。③《西域土地人物略》所记其出产地与中亚阿魏的实际产地大体相符，阿味与阿魏二者可能为同一物，仅译名用字有别。

除了上述译名（或正名）外，阿魏还有一些别名，比如，因为味道臭而被称为臭阿魏。宋初陶穀《清异录》卷二中引用唐朝侯宁极的《药谱》，列举了“魏去疾：阿魏”一条。④

---

① James Howison, *A Dictionary of the Malay Tongue*, London: The Arabic and Persian Press, 1801, p.82.

② 陈诚著，周连宽校注：《西域行程记 · 西域番国志》，北京：中华书局，1991 年，第 92 页。

③ 李之勤编：《西域史地三种资料校注》，乌鲁木齐：新疆人民出版社，2012 年，第 42 页。

④ 元末明初陶宗仪《南村辍耕录》中亦引之。参见陶宗仪：《南村辍耕录》，北京：中华书局，2004 年，第 200 页。类似的用法还见于明代陈邦俊《广谐史》〔万历四十三年（1615 年）沈应魁刻本〕卷 7，该处引用王义山的《甘国老传甘草（集药名）》一文，将药名拟人化而为文，其中“有阿魏者”就是构拟的人物。

五、《华夷译语》系列、《西番译语》及藏蒙文等典籍中的阿魏诸名

19.《华夷译语》系列中的阿魏名称：盛棍、悻、英古、阿斯萨弗氏达、代弗勒斯德呼克

明廷在永乐五年（1407年）设立了“四夷馆”，以培养对外交往及翻译的人才，并承袭洪武二十二年（1389年）刊行的翰林院侍讲火源洁等所编订蒙汉合璧的《华夷译语》的做法，陆续编辑了供语言学习及对外交流所用的一批双语词汇集。后世将明清时期的这些官方编纂的“译语”“杂字”“来文”统称为《华夷译语》系列。据前辈学者们的研究，《华夷译语》系列可分为四种不同的版本，分别为洪武本（1382年成书，1389年刊行）、永乐本（1407年）、会同馆本、会同四译馆本。日本学界则分别称甲种本、乙种本、丙种本、丁种本。《华夷译语》系列中有“香药门”“花木门”等门类，收录了一批常用的名物词。

德国柏林国立图书馆藏的明万历七年《华夷译语》写本（编号PPN334615730X，共二十四卷）中，既有《西番馆译语》的“香药门”所列“shing kun：阿魏：盛棍”（图3），也有新修《暹罗馆译语》的“花木门”中的“หิง / Hi: ŋ/5 阿魏：悻”（图4）①。阿魏的藏语词形 shing kun 及其泰语词形 Hi: ŋ/5 均源自梵语 Hiṅgu。Hi: ŋ/5 的汉字音译为“悻”，比较独特，笔者仅在《暹罗馆译语》和《华夷译语》系列的《暹罗番书》的“香药门”中，发现了该词（图5）②，而未见于其他文献。阿魏不仅是见于中泰双语词典中的名物词，也是暹罗（泰国）向明清进贡的物品之一③，是当地人所熟悉和使用的一种物品。

---

① 感谢北京大学外国语学院东南亚系熊燃博士、程露同学帮助转写阿魏的泰语词形！

② 图5见于《暹罗番书》(第二册)，载《故宫博物院藏乾隆年编〈华夷译语〉》第十一卷，北京：故宫出版社，2017年，第216页。

③ 德国柏林国立图书馆所藏《暹罗馆来文》中有20篇“来文”，其中涉及暹罗王的贡物清单中就有阿魏。参见韩一瑾、李英：《〈暹罗馆译语〉新考》，《社会科学》2019年第12期。

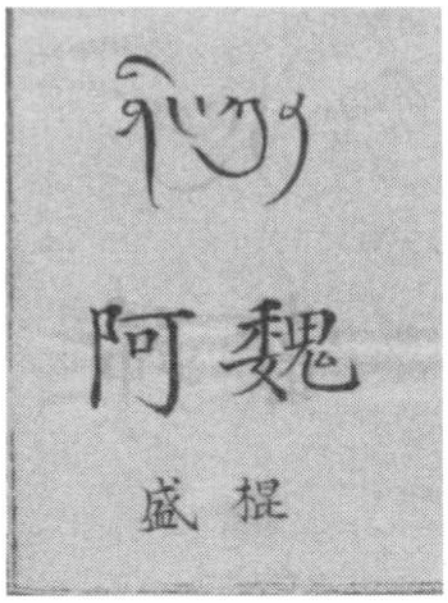

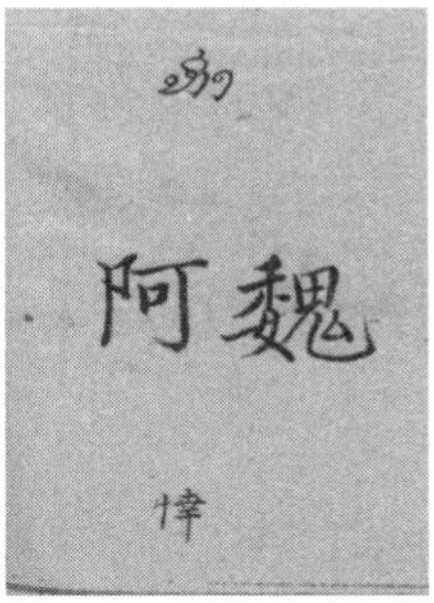

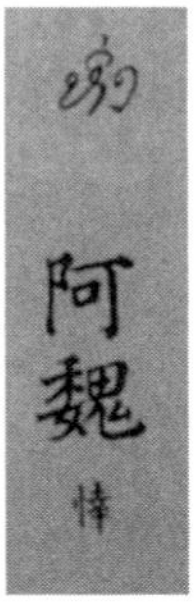

图 3 《西番馆译语》中的阿魏　图 4 《暹罗馆译语》中的阿魏　图 5 《暹罗番书》中的阿魏

《华夷译语》丁种本是清乾隆十三年（1748 年）按照当时重新审定的《西番译语》的体例进行编辑的、次年完稿的六部汉语与欧洲语言（拉丁、法、意、葡、德、英）的双语词汇集，多出自耶稣会士之手。德国学者福克司（Walter Fuchs）首先在北京故宫发现了这六部著作，并对它们做了简要论述①，其后逐渐引起了国际学术界的关注②。这六部中外双语词汇集中均收录了阿魏一词，具体如下：

其一，《暎咭唎国译语》是汉语与英语（English，"暎咭唎"）的双语词汇集，共两册。其"香药门"中收录了"Ingo 阿魏：英古"（图 6）③。这个英文词 Ingo 来自源于印地语 Ingu 的马来语词形 Ingo。很显然，在最早与印度和东南亚接触的时期，英国人接纳了当地对阿魏的命名，后来才在欧洲近代植物学命名原则下，采用了阿魏的拉丁语名称。

其二，《拉氏诺语》是汉语与拉丁语（Latinum，"拉氏诺"）的双语词汇集，共五册，收词 2061 条。其"香药门"中收录了"assa faetida 阿

① Walter Fuchs, "Remarks on a new 'Hua-I-I-Yü'", In *Bulletin of the Catholic University of Peking*, No.8, 1931, pp.91–97. Walter Fuchs, "Das erste deutsch-chinesische Vokabular von P.Florian Bahr", In *Sinica- Sonderausgabe,* 1937, S. 68–72. 感谢李雪涛教授提供福克司的论文与《华夷译语》丁种本的六部文本的资料！

② 李雪涛：《德国汉学家福克司与〈华夷译语〉丁种本之发现》，收入沈国威、奥村佳代子编：《文化交涉と言語接觸——内田庆市教授退职纪念论文集》，东京：东方书店，2021 年，第 179—196 页。有关"不同时代的《华夷译语》及其研究史"概述，见该书第 198—202 页。

③ 《暎咭唎国译语》（第二册），载《故宫博物院藏乾隆年编〈华夷译语〉》第十三卷，北京：故宫出版社，2017 年，第 152 页。

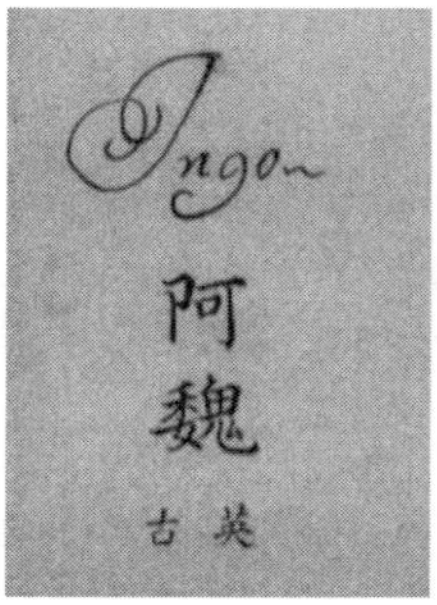

图 6 《嘆咭唎国译语》中的阿魏

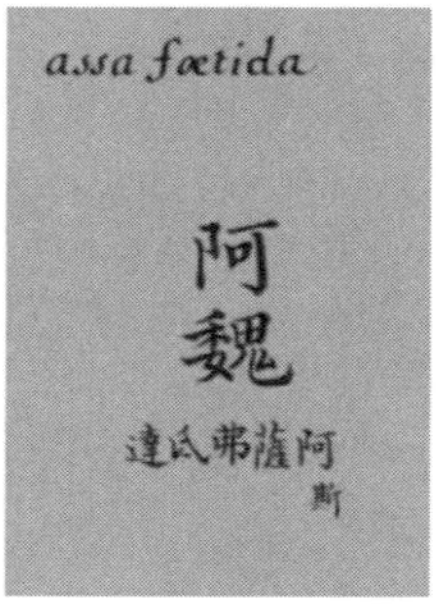

图 7 《拉氏诺语》中的阿魏

魏：阿斯萨弗氏达”（图 7）①。Assafaetida 是阿魏的拉丁语名称，也是此后欧洲医学著作中最通用的阿魏名称。

其三，《播都噶礼雅语》是汉语与葡萄牙语（Portugallia，“播都噶礼雅”）的双语词汇集，共五册，收词 2077 条。其“香药门”中收录了“Asafetida 阿魏：阿萨弗氏达”（图 8）②。很显然，“Asafetida”源自 Assafaetida。

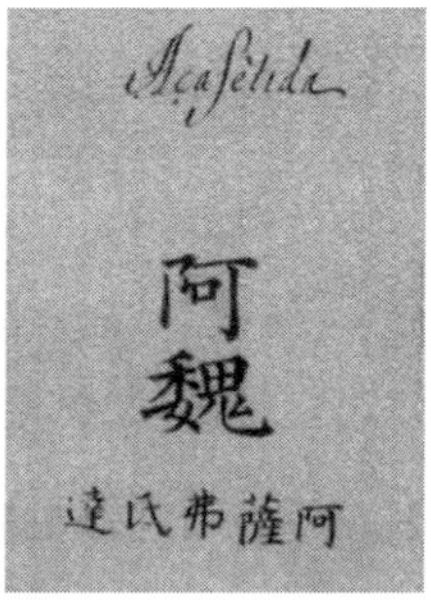

图 8 《播都噶礼雅语》中的阿魏

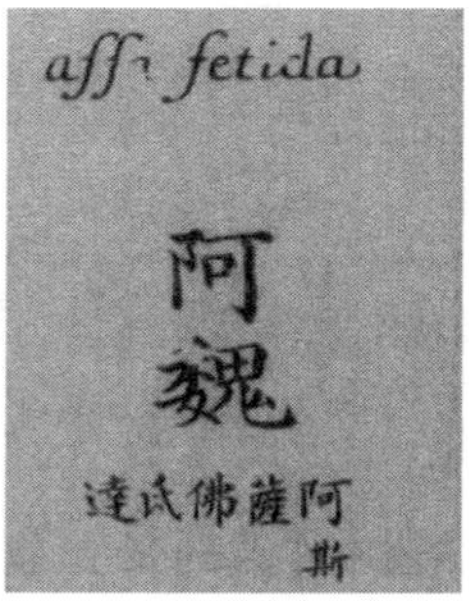

图 9 《伊达礼雅语》中的阿魏

其四，《伊达礼雅语》是汉语与意大利语（Italia，“伊达礼雅”）的双

① 《拉氏诺语》（第五册），载《故宫博物院藏乾隆年编〈华夷译语〉》第十八卷，北京：故宫出版社，2017 年，第 447 页。

② 《播都噶礼雅语》（第五册），载《故宫博物院藏乾隆年编〈华夷译语〉》第十七卷，北京：故宫出版社，2017 年，第 447 页。

语词汇集，共五册，收词2070条。其“香药门”中收录了“assa fetida 阿魏：阿斯萨佛氏达”（图9）①。同样地，阿魏的意大利语名称直接使用了对应的拉丁语之名。

其五，《弗喇安西雅语》是汉语与法语（Francia，“弗喇安西雅”）的双语词汇集，共五册，收词2046条。其“香药门”中收录了“Larme de Laser 阿魏：拉呼墨德拉塞呼”（图10）②。Larme de Laser 一词或许与拉丁语 Laser 有关，其意义有待细考。

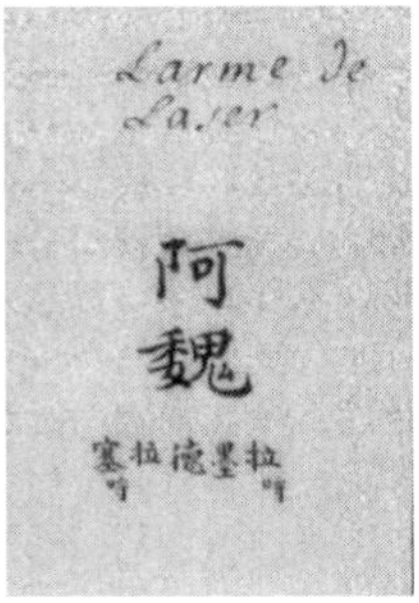

图10 《弗喇安西雅语》中的阿魏

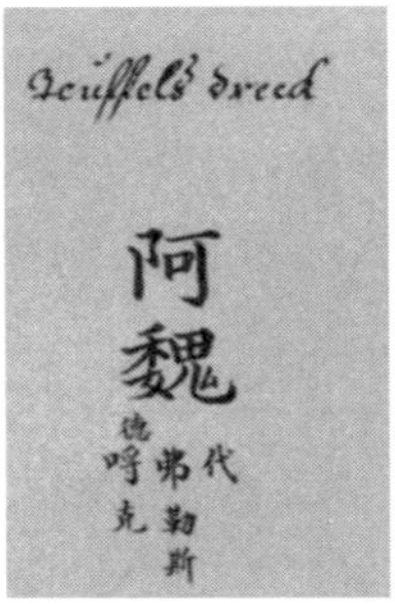

图11 《额呼马尼雅语》中的阿魏

其六，德籍耶稣会士魏继晋（Florian Bahr，1706—1771）编纂的《额呼马尼雅语》是一部汉德（Germania，“额呼马尼雅”）双语词汇表，也有五册，共收词2071条，其内容反映了当时清代仍然秉承的“朝贡体系”的观念③。西洋馆《额呼马尼雅语》的“香药门”中收录了“Teuffels Dreck 阿魏：代弗勒斯德呼克”（图11）④。Teuffels Dreck（意为“魔鬼的污垢”，即“鬼屎”）属于近代中期（1650—1800）德语，现代德语词形写

① 《伊达礼雅语》（第五册），载《故宫博物院藏乾隆年编〈华夷译语〉》第十五卷，北京：故宫出版社，2017年，第447页。

② 《弗喇安西雅语》（第五册），载《故宫博物院藏乾隆年编〈华夷译语〉》第十四卷，北京：故宫出版社，2017年，第447页。

③ 李雪涛：《〈华夷译语〉丁种本与〈额呼马尼雅语〉之研究》，《中国文化》2021年第1期。

④ 魏继晋《额呼马尼雅语》（第五册），载《故宫博物院藏乾隆年编〈华夷译语〉》第十六卷，北京：故宫出版社，2017年，第447页。

作 Teufelsdreck。可见阿魏的德语名称源自对其特性（“性臭”，即味道极其难闻）的描述，而没有使用其对应的拉丁语名称。

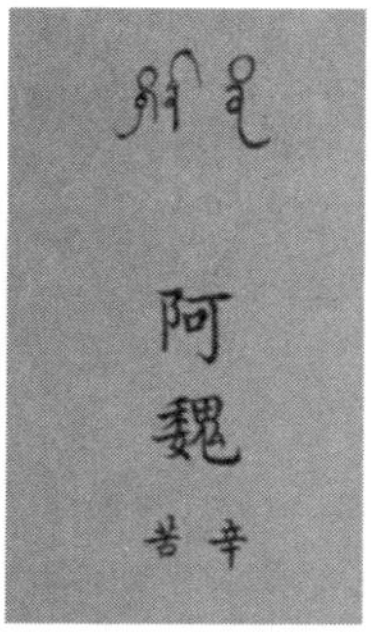

图 12 《缅甸番书》第四册中的阿魏

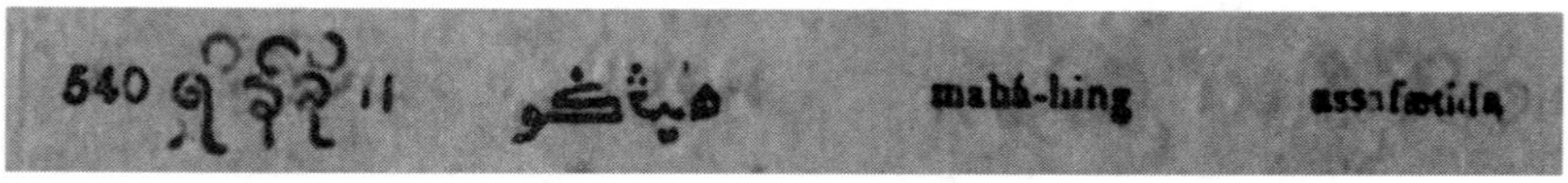

图 13 《缅甸语、马来语和泰语比较词汇集》中的阿魏名称

20. 辛苦

故宫博物院所藏乾隆年编《华夷译语》系列中有《缅甸番书》。该书第四册中的“香药门”列出了“shein kho ၐိ：阿魏：辛苦”（图 12）[①]。该处的“辛苦”是阿魏缅甸语的音译，读作 /çein k‘o/，来源于巴利语（或梵语）hiṅgu。因此，切不可依据“辛苦”的字面意思来理解。阿魏在古缅甸语中写作 hinkiw（对应梵语 hiṅgu），现代缅甸语中写作 rhin:khui[②]，这说明缅甸阿魏的名称及用法亦来自印度。不过，1810 年的《缅甸语、马来语和泰语比较词汇集》（*A Comparative Vocabulary of the Burma, Malay and Thai Languages*）中，第 540 条为四个语种（缅甸语、

① 《缅甸番书》（第四册），载《故宫博物院藏乾隆年编〈华夷译语〉》第十二卷，北京：故宫出版社，2017 年，第 291 页。

② Gordon H. Luce, Bo-Hmu Ba Shin and U Tin Oo, *Old Burma: Early Pagan*, vol.2: *Catalogue of Plates, Indexes*,（Artibus Asiae. Supplementum, vol.25）, 1970, p.36.

马来语、泰语和英语）的阿魏名称（图 13）①。其中，缅甸语的名称为 çein k‘o②，来源于巴利语（或梵语）hiṅgu。又，马来语名称仍为 Inggu。泰语名称为 mahá-hing，可见该词来源于巴利语（或梵语）mahā-hiṅgu（大阿魏）。1905 年，杰拉德（P.N.Gerrard）的《马来语医学术语词典》（*A Vocabulary of Malay Medical Terms*）收录了“Assafoetida: Inggu”一词③，这说明阿魏在马来语中的名称从明代保留了下来，没有新的变化。又，吉姆雷特（John D.Gimlette）的《马来亚医学词典》（*A Dictionary of Malayan Medicine*）中解释了阿魏的名称、产地及药用，相关的名称有 hinggu、inggu、Asafoetida 和波斯语 *Anghozeh*。④

21. 阿咱喳、七（士）姑、阿魏

故宫博物院所藏乾隆年编《华夷译语》系列中有《猓猡译语》五种。《猓猡译语》是云南东川府等地采录的彝汉双语词汇集。其中的“香药门”多列出了阿魏的不同译语。

其一，《猓猡译语》（第二册）的“香药门”列出了“a^{33}-dzo^{33}-$tʂo^{33}$ ：阿魏：阿咱喳”（图 14）⑤。

其二，《猓猡译语》（第三册）的“香药门”列出了“$tshi^{33}$-$gɔ^{11}$ ：阿魏：七姑”（图 15）⑥。笔者怀疑，此处的“七姑”乃“士姑”之误，有可能来自藏语。

---

① *A Comparative Vocabulary of the Burma, Malay and Thai Languages*, Serampore: Printed at the Mission Press, 1810, p.38. 感谢北京大学外国语学院东南亚系张哲博士、南亚系吴小红同学帮忙转写阿魏的缅甸语、马来语词形。

② 张哲认为，该词的发音接近汉语的“央匮”；该词的另外一个缅文发音是 hein go。可见，阿魏的缅甸语词形源自巴利语（或梵语）hiṅgu。

③ P.N.Gerrard, *A Vocabulary of Malay Medical Terms*, Singapore: Kelly & Walsh Limited Printers, Reprinted 1933, p.5.

④ John D.Gimlette, *A Dictionary of Malayan Medicine*, edited and completed by H.W.Thomson, London, New York, Toronto: Oxford University Press, 1939, p.82, 85.

⑤ 《猓猡译语》（第二册），载《故宫博物院藏乾隆年编〈华夷译语〉》第五卷，北京：故宫出版社，2017 年，第 248 页。

⑥ 《猓猡译语》（第三册），载《故宫博物院藏乾隆年编〈华夷译语〉》第五卷，第 458 页。

图 14 《猓猡译语》(第二册) 中的阿魏

图 15 《猓猡译语》(第三册) 中的阿魏

其三,《猓猡译语》(第四册) 的 “香药门” 列出了 “a^{33}-$v\underset{\wedge}{i}^{2}$ (ve^{33}) ：阿魏：阿魏”(图 16) ①。

其四,《猓猡译语》(第五册) 的 “香药门” 列出了 “a^{33}-$v\text{ɚ}^{55}$ ：阿魏：阿魏”(图 17) ②。

后两个彝文词阿魏无疑来自汉语。据胡素华教授指点，以上四个彝文词的前两个是意译，后两个是汉语阿魏的音译。第一个词的三个词素的意思分别为 “阿”“吃”“畏”。第二个的两个词素的意思分别为 “药”“成熟”，可见 “$tshi^{33}$-$g\text{ɔ}^{11}$” 意思为 “成熟的药”。

图 16 《猓猡译语》(第四册) 中的阿魏

图 17 《猓猡译语》(第五册) 中的阿魏

① 《猓猡译语》(第四册)，载《故宫博物院藏乾隆年编〈华夷译语〉》第六卷，北京：故宫出版社，2017 年，第 150 页。

② 《猓猡译语》(第五册)，载《故宫博物院藏乾隆年编〈华夷译语〉》第六卷，第 360 页。感谢中央民族大学胡素华教授在猓猡语转写方面提供的帮助！

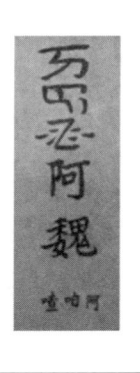

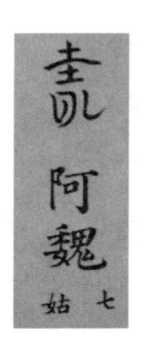

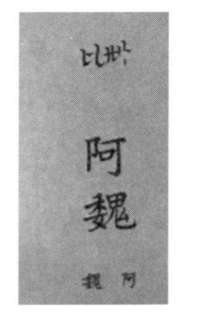

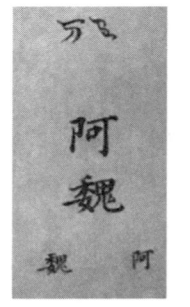

22. 盛棍、升官、舍贵、升桂、身股；阿魏里；支达

乾隆十五年清廷西番馆重新编撰刊印的《西番译语》记录了四川西部、北部的多种地方方言。聂鸿音、孙伯君编著的《〈西番译语〉校录及汇编》一书中的“阿魏”条下列了10种西番语中的读音，抄录如下：

松藩　shing kun　盛棍

象鼻高山　’po be red 阿魏里

草地　shing kun　盛棍

木坪　shing kun　升官

打箭炉　shing kun　舍贵

木里　shing kun　盛棍

白马　’o ’od reg　阿魏

多续　kri tan　支达

栗苏　shing kun　升桂

嘉绒　shing kun　身股[①]

这些地方语言中的阿魏，尽管汉译名的用字和读音有所不同，但“盛棍”“升官”“舍贵”“升桂”“身股”这五个词语应是源自通用的藏语词 šiṅ-kun（阿魏）[②]，而该藏语词无疑来自梵语 hiṅgu。白马的“阿魏”一名直接来自汉语，而象鼻高山的“阿魏里”一词或许也是源自汉语。只有多续地区的“支达”一名来源不明。从使用的时间来看，这些译名所对应的地方语词汇远远早于《西番译语》新定本成书时的乾隆年间。

---

① 聂鸿音、孙伯君：《〈西番译语〉校录及汇编》，北京：社会科学文献出版社，2010年，第335页。

② 劳费尔著，林筠因译：《中国伊朗编》，第188页。

23. 施昂沽安、升官

故宫博物院所藏乾隆年间修订的《西番译语》本，共有9种。其中的“香药门”所收录的阿魏的藏汉对照词语，与上述聂鸿音、孙伯君编著的《〈西番译语〉校录及汇编》中的10个地区的阿魏名称并不完全相同。现梳理如下：

其一，第一种《西番译语》（第五册）的“香药门”，列出了“shing kun ཤིང་ཀུན：阿魏：施昂沽安”（图18）①。“施沽”与前述的“盛棍”“升官”“舍贵”“升桂”“身股”所指相同，对应藏语shing kun。

其二，《西番译语》（第二册），其中的“香药门”列出了“'so be rid སོ་བེ་རིད：阿魏：阿魏里”（图19）②。

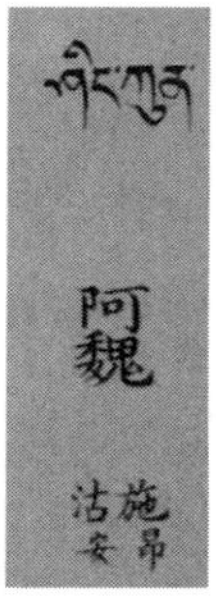

图18 《西番译语》（第五册）中的阿魏

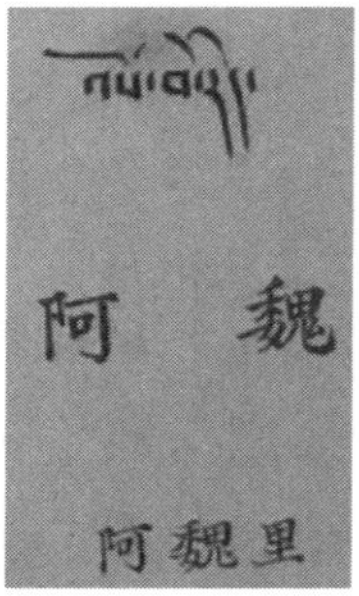

图19 《西番译语》（第二册）中的阿魏

其三，《西番译语》（第三册），其中的“香药门”列出了“shing kun ཤིང་ཀུན：阿魏：身股”（图20）③。

---

① 第一种《西番译语》（第五册），载《故宫博物院藏乾隆年编〈华夷译语〉》第一卷，北京：故宫出版社，2017年，第354页。

② 《西番译语》（第二册），载《故宫博物院藏乾隆年编〈华夷译语〉》第二卷，北京：故宫出版社，2017年，第366页。

③ 《西番译语》（第三册），载《故宫博物院藏乾隆年编〈华夷译语〉》第二卷，第578页。

其四,《西番译语》(第四册),其中的“香药门”列出了“'o 'od rig ཨོ་འོད་རིག:阿魏:阿魏”(图 21)①。

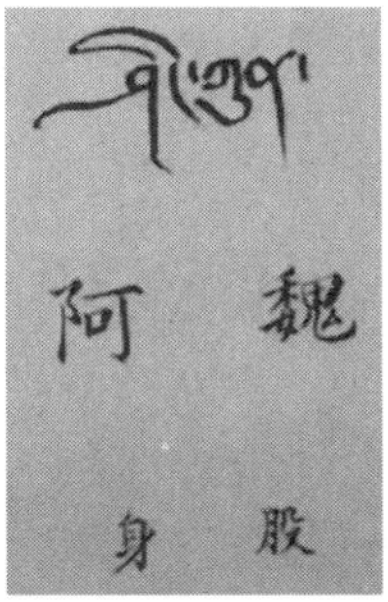

图 20 《西番译语》(第三册)中的阿魏

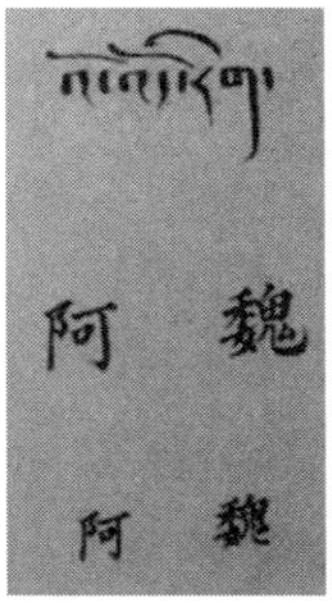

图 21 《西番译语》(第四册)中的阿魏

其五,《西番译语》(第五册),其中的“香药门”列出了“shing kun ཤིང་ཀུན:阿魏:升桂”(图 22)②。

其六,《西番译语》(第六册),其中的“香药门”列出了“shing kun ཤིང་ཀུན:阿魏:升官”(图 23)③。

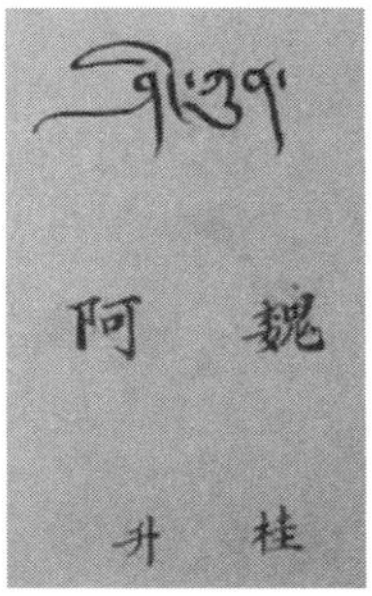

图 22 《西番译语》(第五册)中的阿魏

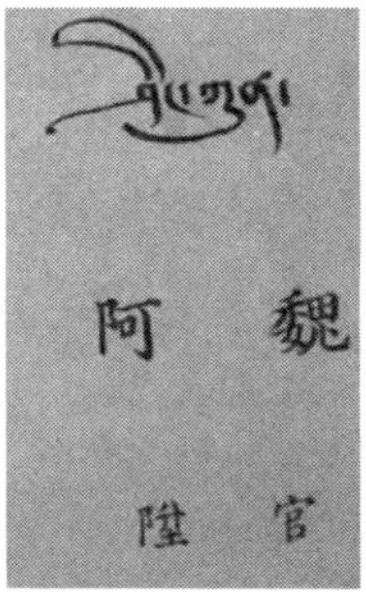

图 23 《西番译语》(第六册)中的阿魏

---

① 《西番译语》(第四册),载《故宫博物院藏乾隆年编〈华夷译语〉》第三卷,北京:故宫出版社,2017 年,第 152 页。

② 《西番译语》(第五册),载《故宫博物院藏乾隆年编〈华夷译语〉》第三卷,第 364 页。

③ 《西番译语》(第六册),载《故宫博物院藏乾隆年编〈华夷译语〉》第三卷,第 576 页。

其七，打箭炉的《西番译语》(第七册)，其中的“香药门”列出了“shing gun ཤིང་ཀུན：阿魏：舍贵”(图 24) ①。

其八，建昌道《西番译语》(第八册)，其中的“香药门”列出了“kri tan ཀྲི་ཏན：阿魏：支达”(图 25) ②。

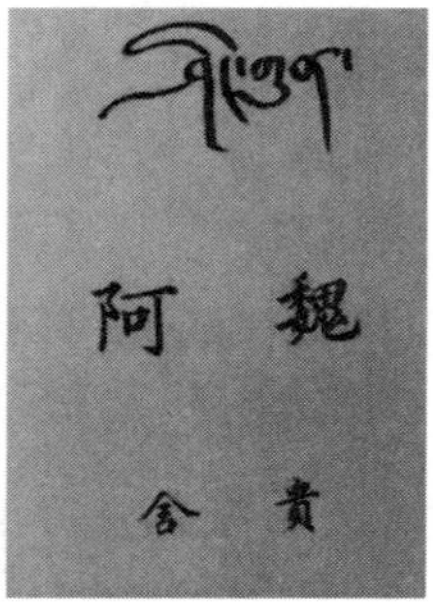

图 24 《西番译语》(第七册)中的阿魏

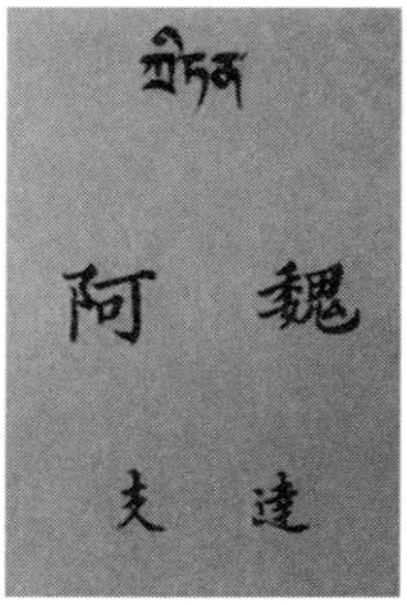

图 25 《西番译语》(第八册)中的阿魏

其九，建昌道《西番译语》(第九册)，其中的“香药门”列出了“shing gun ཤིང་ཀུན：阿魏：盛棍”(图 26) ③。

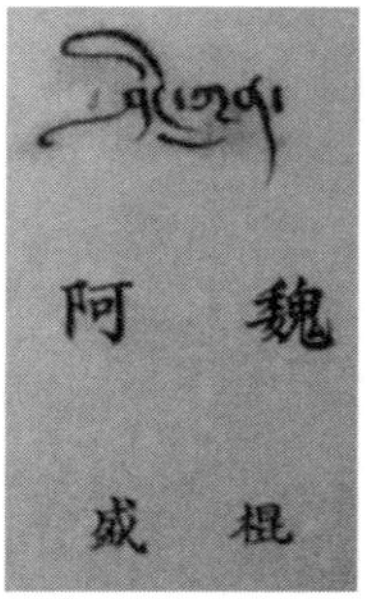

图 26 《西番译语》(第九册)中的阿魏

① 《西番译语》(第七册)，载《故宫博物院藏乾隆年编〈华夷译语〉》第四卷，北京：故宫出版社，2017 年，第 154 页。

② 《西番译语》(第八册)，载《故宫博物院藏乾隆年编〈华夷译语〉》第四卷，第 366 页。

③ 《西番译语》(第九册)，载《故宫博物院藏乾隆年编〈华夷译语〉》第四卷，第 578 页。感谢北京大学南亚学系萨尔吉老师在藏语转写方面提供的帮助！

以上多个地区的《西番译语》中的阿魏名称，有不同的词源，其中，“施昂沽安”“身股”“阿魏”“升桂”“升官”“舍贵”“支达”“盛棍”，来自藏语词 shing kun（shing gun）。而“阿魏里”（'so be rid）、“支达”（kri tan）的词源待考。

24. 辛固、胜棍

除《西番译语》之外，清代的一些藏学文献也收录了阿魏一词的多种地方读音。萧腾麟于乾隆八年撰成《西藏见闻录》（二卷本），该书卷下有“方语”（共收 454 个词语），其中收录了“阿魏辛固”“牛黄翁布楼”等药名[①]。马少云（马揭）、盛梅溪（盛绳祖）纂修的《卫藏图识》刊刻于乾隆五十七年，所载《蛮语》分为天文等 19 类，共收 473 个词语。其中的“香药门”列有“阿魏：胜棍 shing kun”和“牛黄：吉望 gi wang”等 12 种药名[②]。周霭联（1757—1828）《竺国纪游》（《西藏纪游》，四卷本）刊印于嘉庆九年（1804 年），其卷四也采录了“蛮语”，其中包括“阿魏曰胜棍”“牛黄曰吉望”等药名的记录，其内容与《卫藏图识》相同[③]。清代姚莹（1785—1853）《康辅纪行》〔道光二十六年（1846 年）撰成，原名《康卫纪行》〕卷五的《番尔雅》条目乃是采录《卫藏图识》中的《蛮语》而成。《番尔雅》亦分十九篇，其中的《释药》篇收录了 12 种药名，包括“胜棍，阿魏也”和“吉望，牛黄也”[④]。

黄沛翘在光绪十一年（1885 年）纂辑《西藏图考》（八卷本），其卷六“藏事续考”共有“天时”“地理”“人事”“物产”四类，各类亦有“蛮语附”。其中包括了“阿魏胜棍”和“牛黄吉望”等十数种药名[⑤]，其内容

---

① 萧腾麟：《西藏见闻录》卷下，北京：中央民族学院图书馆编印，1978 年，第 15 页。另见王宝红：《清代藏学汉文文献词汇研究》，北京：中国社会科学出版社，2016 年，第 89—107 页。

② 转引自王宝红：《清代藏学汉文文献词汇研究》，第 107—127 页。其中的“香药门”见第 122—123 页。

③ 周霭联：《竺国纪游》，台北：文海出版社有限公司，1977 年，第 263 页。

④ 姚莹著，欧阳跃峰整理：《康辅纪行》，北京：中华书局，2014 年，第 133 页。

⑤ 黄沛翘编：《西藏图考》（《中国边疆丛书》第 1 辑），台北：文海出版社，1965 年，第 377 页。

亦与《卫藏图识》《康辅纪行》相同。周懋琦（1836—1896）《西域释名》（光绪十二至十九年成书）所收药物类名称有12种（朱砂、牛黄、黄丹、白芨、甘草、阿魏、豆蔻、杏仁、冰片、沉香、檀香、藏香），也有“牛黄谓之吉望”“阿魏谓之胜棍”等释义[①]，当是来自《卫藏图识》《康輶纪行》等书。

上述诸书中“蛮语附”所列的词语可能就是来自《西番译语》之类的著作。“辛固”“胜棍”与“盛棍”的发音相同，也是藏语 šiṅ-kun（shing kun）的音译形式。

六、日本江户时期兰学文献中的阿魏译名

25. Duivelsdrek、Assafoetida/ 阿魏

在大航海时代之后，来自西洋的物品和知识逐渐流入东方。作为远洋贸易物品之一的阿魏，其西洋语种的名称也被东西方学者记录了下来。江户时代（1603—1867）之前的日本汉语医书中对阿魏的记载，基本上承袭了中国中医本草与医方著作。进入江户时代，以兰医学为代表的很多欧洲医学知识陆续传入日本。兰学书籍中不时出现阿魏的身影。很显然，阿魏之名及其知识不再是仅仅与波斯、印度和中国有关，而是与作为遥远西洋的欧洲有关。

日本江户时代的几本兰学词典收录了阿魏一词。比如，藤林普山（1781—1836）《增补改正译键》中有“Duivelsdrek：阿魏”。桂川甫安（1797—1844）《兰日对译药物名汇》（*Medicyne stoffe naamen*）中也有“Duivers Drek：阿魏”词条[②]，此处的第1个“r”字母应该是“l”之

---

① 周懋琦：《西域释名》，收入林圣智主编：《“中央研究院”历史语言研究所傅斯年图书馆藏未刊稿抄本·经部27》，台北：“中研院”史语所，2017年，第437页。李贞德老师提供该书资料，特此感谢！

② 收入日本早稻田大学图书馆藏桂川甫安在1810年刊行的自笔本 *Medicyne stoffe naamen*（《兰日对译药物名汇》）上册。

笔误。早稻田大学图书馆藏宇田川榕庵（1798—1846）编《博物语汇》（自笔本）中也收录了“Duivels Drek：阿魏”。藤林普山著、广田宪宽（1818—1888）补正的《增补改正译键》中仍然有“Duivelsdrek. z.m.：阿魏”一词。这几处收录的都是荷兰语的阿魏名称，即 Duivelsdrek，也写作 Duyvels Drek。《兰疗药解》中列出了“Duyvel Sdrek 阿魏：主效解肉积、杀诸虫也”，但未列出 Duyvel Sdrek 的音译词形。《兰疗药解》是对阿兰国阿米的尔法方所撰《兰疗方》（广川獬译）中的药物进行解释。可见，阿魏的荷兰语名称在日本有不同的写法。

1872 年，中村雄吉《普英通语对译》收录了四种文字（英文、日耳曼文、汉文、日文）的词语，其中的“通商货类”下列“Assafoetida，阿魏，Teufelsdreck”。① 奥山虎章《医语类聚》（*A Medical Vocabulary in English and Japanese*）中亦有“Assafoetida，阿魏”。② Assafoetida 本是阿魏的拉丁文名称，后成为阿魏常用的英文名称。

26. 铎乙歇儿牒列吉、铎乙歇儿斯牒列吉、跕乌歇儿斯牒列吉、窋鞁夫低达、铎乙歇儿斯私多笼多、鬼屎、窋鹿低多、安底咄、窋鞁、因臼、因瓦刺、安宙邓、盎杰荡、盎技窋动、蜡泄儿、泄乙非乌模

就阿魏而言，大槻玄泽（1757—1827）译述《兰畹摘芳》〔有宽政二年（1790 年）的抄本〕中的记载尤其值得关注。大槻玄泽首先介绍了和兰船上的阿魏：

和兰舶上有铎乙歇儿牒列吉（Duivelsdrek/Duyvelsdrek）者，鉴其品性极臭，而能止臭。汉人所谓阿魏是也。彼土古今所说，或木或草，纷纷不一定，盖此以舶来之远物，多伪造者。今考和兰本草及医

---

① 中村雄吉：《普英通语对译》，东京府：丸善书店，1872 年，第 39 叶。

② 奥山虎章：《医语类聚》，东京府：名山阁，1872 年，第 20 页。

方诸书，此物亚细亚洲诸地产焉。就中出西利亚国（Syria）者为上好，即采其土产蜡泄儿必丢模（Laserpitium）按白芷、马芹种类之草根，捣烂而榨液汁，日干者也。其脂液者，亚蜡皮亚（Arabia）人谓之它鹿低多（Altiht，即阿拉伯语 Haltit），又名安底咄（Anjuden?），又名它靫（Assa）也。印度人谓之因白（Ingu，即梵语 hingu），又名因瓦刺（Inguva，即 Bombay 的地方语名称 Hingra）。按：天竺国呼为形虞，《涅槃经》谓之央匮，李氏所录与之音相近。又其滴凝坚固者，土人曰安宙邓（Anjuden），又名盎杰荡（Anjudan），又名盎技它动（Anjoodan）。按：《唐本草》阿魏，又波斯国呼为阿虞。共下略此语尾音者也。犹音译亚卢会呼为芦荟也。和兰国药局谓之它靫夫低达（Assafoetida）。夫低达（Foetida）者，罗甸语（Latin）污臭之义，因其香不可堪闻所名云。又单称它靫（Assa），罗甸名蜡泄儿（Laser），又名泄乙非乌模（Silphium），独乙都国①谓之跕乌歇儿斯牒列吉（Teufelsdreck），和兰谓之铎乙歇儿斯私多笼多（Duivels Durt），又名铎乙歇儿斯牒列吉（Duivelsdrek）。共按其名义，鬼屎（Devil's shit / Devil's dung）之义也。是其气味有奇臭故也……②

此段落中出现了阿魏的梵语、阿拉伯语、拉丁语、荷兰语、德语等不同语种的名称。其中，“铎乙歇儿牒列吉”和“铎乙歇儿斯牒列吉”是荷兰语名 Duivels Drek 的音译，阿魏的瑞典语名称也是 Dyvelstrack。“跕乌歇儿斯牒列吉”应该是德语名 Teuffels Dreck/Teufelsdreck 的音译。“它靫夫低达”是 Assafoetida 的音译。“鬼屎”是阿魏在西方的绰号，因为阿魏具有奇臭的味道。大槻玄泽笔下的这些音译词基本上是他自己选定的，

① “独乙都国”，或许对应 Deutsch = Deutschland，即德国。

② 大槻玄泽译述：《兰畹摘芳》，收入肖永芝主编：《海外汉文古医籍精选丛书》，北京：北京科学技术出版社，2017 年，第 171—172 页。

而且他没有条件去参考乾隆年间的《华夷译语》丁种本中相关的音译形式。又，大槻玄泽的按语“天竺国呼为形虞，《涅槃经》谓之央匮”，与明末张自烈的《正字通》中的解说“阿魏，波斯国呼为阿虞，天竺国呼为形虞，《涅槃经》谓之央匮”基本相似。然而，如前所说，在今本《大般涅槃经》中，“央匮”一词踪迹皆无。经检索 CBETA，“央匮”一词也不见于任何一部汉译佛经。很显然，“央匮”要么是误写的词形，要么是一个当时使用而在后世消失了的词语。

七、晚清前后双语辞书与医籍中的阿魏译名

在鸦片战争之前，传教士和商人等欧洲人陆续进入中国。为了方便双方沟通和交流，中西双语的辞书相继出现。此后，受战争的影响和商业的催化，中西双语辞书的种类逐渐增加，规模逐渐扩大。在这些辞书中，虽然没有像《兰畹摘芳》那样同时出现多语种的阿魏名称，但也有不少西方语言的阿魏名称或者相应的音译名。现将其简要梳理如下：

27. 爹部地丁、雅是花利地

大英图书馆藏 Or.7428 抄本 *Chinese and English Vocabulary*，是 19 世纪中期用于日常会话与贸易的双语辞书，可译为《华英通用杂话》。该抄本中的“入口各项货物门”，列出了“阿魏：爹部地丁、雅是花利地”词条①。“爹部地丁”并不是阿魏的英文名称的音译，可能是德文名 Teufelsdreck 的音译。“雅是花利地”则是 Assafoetida 的音译。

---

① 沈国威、内田庆市：《言語接觸とピジン——19 世紀の東アジア（研究と複刻資料）》，东京都：白帝社，2009 年，第 335 页。

28. 哑沙父哟嗰

1860年，子卿原著、福泽谕吉（子囲，1834—1901）译《增订华英通语》中的“通商货类”收录了“阿魏：哑沙父哟嗰、Asafoetida”[①]。“哑沙父哟嗰”是Asafoetida的音译。

29. 阿魏非罗拉、真弟司故能阿魏、恒其息

近代中医典籍中很少见到阿魏的相关译语，只有少量汉译西医著作中提供了阿魏的译语信息。1887年，傅兰雅（John Fryer，1839—1928）与赵元益（字静涵，1840—1902）翻译的英国来拉（John Forbes Royle，1798—1858）初撰、海得兰（Frederick William Headland，1830—1875）和哈来（John Harley）补充的《西药大成》(*A Manual of Materia Medica and Therapeutics*）一书卷五之二收录的阿魏条，体现了大航海时代以来西方植物学界、药物学界对该药认知的极大进步。该书中有关阿魏的名称论述摘录如下：

> 古时梵文谓之阿米拉苦萨（Amera Cosha）。……近有植物学家在彼处查此草，谓之西勒非恩他坡西阿（Thapsia silphium）。……阿非色那（Avicenna）云：乌勒弟脱（hulteet）质有两种。……刚伯法（Kaempfer）名曰弟司故能阿魏（Assafoetida Disgunensis）……立尼由司（Linnaeus）名曰阿魏非罗拉（Ferula Asafoetida）。……以上所言之草，余以为必是真弟司故能阿魏（Asafoetida disgunensis），即刚伯法书中所谓恒其息（Hingiseh）。[②]

---

① 子卿著，福泽谕吉译：《增订华英通语》，日本早稻田大学图书馆藏，快堂藏板，1860年，第27叶。

② 来拉、海得兰同撰，傅兰雅口译，赵元益笔述：《西药大成》卷五之二，光绪十三年江南制造局刊本，第106页。

“阿非色那”（Avicenna）是指中古伊斯兰医学家伊本·西那（Ibn Sina）。“刚伯法”（Engelber Kaempfer，1651—1716）是亲身游历过东方的德国学者。他的书即指拉丁文著作 *Amoentitatum Exoticarum*，音译名为《乞木尼答跕斯》（*Amoentitatum*），是一部“集录印度、支那、日本等物产书也”。该书的意译名称有多种，比如，《外国植物书》《海外珍闻录》等。“立尼由司”（Linnaeus，即 Carl Linnaeus；Carolus Linnaeus）是著名植物学家林奈（Carl von Linné，1707—1778）受封为贵族之前的原名。“乌勒弟脱”（hulteet）源自阿拉伯语阿魏名称 Haltit、Hiltut。“恒其息”是阿魏的德语词形 Hingiseh 的音译。此处的“西勒非恩他坡西阿”（Thapsia silphium）乃植物水飞蓟，与阿魏无关。

30. 阿虚

1890 年，晚清美国医学传教士洪士提反（S.A.Hunter）编译的《万国药方》卷三中的“Asafoetida 阿魏”条提到，“阿魏，又名阿虚。此药原产印度之阿弗干，取该树之汁制成，酒与水均能提出功力，色红黄而白，味苦而辛，其臭颇烈”①。此处的“阿虚”之名或许就是 assa 的音译。

31. 阿魏、阿虞

1822 年，马礼逊（Robert Morrison，1782—1834）的《华英字典》（*A Dictionary of the Chinese Language: in three parts*），“Asafoetida，阿魏，o kwei”。②1828 年，马礼逊《广东省土话字汇》（*Vocabulary of the Canton*

① 洪士提反编译：《万国药方》，光绪二十四年上海美华书局第三次重镌本，卷三，第 106 页。

② R.Morrison, *A Dictionary of the Chinese Language: in three parts*, Part III. London, 1822, p.30.

Dialect）中也有“Assafoetida：阿魏，o gei”一词①。又，1865年，马礼逊《五车韵府》云：“阿魏，O wei, assafoetida。”②

1831年，葡籍汉学家江沙维神父（Joaquim Affonso Gonçalves，1781—1841）在澳门出版了《洋汉合字汇》，该书中有词条“Assa Fetida：阿魏”。此处列出了葡萄牙语名Assa Fetida③。

1841年，美国来华新教传教士裨治文（E.C.Bridgman，1801—1861）的《广东方言汇编》(或译《广东方言撮要》）中有一句话，即“20. Asafoetida is brought from Persian. 阿魏出波斯国。O ngai chut Po csz' kwok”④。与阿魏对应的也是Asafoetida。

1844年，卫三畏（Samuel Wells Williams, 1812—1884）在澳门出版的第二版《中国商业指南》中，中国进口商品目录（按字母顺序排列）的第一种就是“Assafoetida，阿魏 *o wei*”。⑤

1847—1848年，麦都思（Walter Henry Medhurst, 1796—1856）的《英华字典》(或称《英汉字典》）有“Asafoetida，阿魏 o wei”⑥的词条，其相应的手抄本则有“Asafoetida：阿魏”⑦。

1858年，英国入华传教士合信（Benjamin Hobson，1816—1873）《医学英华字释》的“药品目录”中，列出了“Assafoetida 阿魏”。⑧

1866—1869年，罗存德（Wilhelm Lobscheid，1822—1893）《英华字典》也有“Asafoetida 阿魏 o ngai. O wei”的词条。⑨

---

① Robert Morrison, *Vocabulary of the Canton Dialect*, Macao, China: The Honorable East India Company's Press, 1828.

② Robert Morrison, *A Dictionary of the Chinese Language*, vol.2, Shanghae: London Mission Press, London: Trubner & Co., 1865, p.107.

③ Joaquim Affonso Goncalves, *Diccionario Portuguez-China*, Macao: Real Collegio de S. José, 1831, p.73.

④ E.C.Bridgman, *A Chinese Chrestomathy in the Canton Dialect*, Macao: S. Wells Williams, 1841, p.200.

⑤ Samuel Wells Williams, *A Chinese Commercial Guide*, 2nd Edition, Macao, 1844, p.152.

⑥ Walter Henry Medhurst, *English and Chinese Dictionary*, Shanghae: Printed at the Mission Press, 1847-1848, p.75.

⑦ 早稻田大学图书馆藏日本学者中村敬宇1865年的手抄本《英汉字典》第一册中有“Asafoetida：阿魏”。

⑧ Benjamin Hobson, *A Medical Vocabulary in English and Chinese*, Shanghae Mission Press, 1858, p.59.

⑨ Wilhelm Lobscheid, *English and Chinese Dictionary with the Punti and Mandarin Pronunciation*, Hong Kong: The Daily press office, 1866-1869, p.92.

1871年，司登得（George Carter Stent, 1833—1884）《汉英合璧相连词汇》收录了“a^1 wei^4 阿魏：Assafoetida”的词条。①

卢公明（Justus Doolittle, 1824—1880）《英华萃林韵府》也有三个词条：“Asafaedita，阿魏 a wei”“Pill of assafoetida，阿魏丸 o wei wan”“Assafoetida Tincture，阿魏酒 o wei chiu”。②

1873年，英国苏格兰长老会传教士杜嘉德（Carstairs Douglas, 1830—1877）的《厦英大辞典》中的*Dictionary of the Amoy Colloquial Language*部分，有“a-gui，asafoetida”一词。③a-gui就是阿魏的厦门语音。

1882年，荷兰汉学家和田野博物学家施古德（G.Schlegel，1840—1903）主编的《荷华文语类参》中，收录了“Duivelsdrek（Asafoetida）阿魏香，o guī”这一词条。④

湛约翰（John Chalmers，1825—1899）编纂的《英粤字典》中，收录了“Asafoetida：阿魏，oh-ngai”这一词条。⑤

1899年，邝其照《华英字典集成》（*An English and Chinese Dictionary*，原名《字典集成》，有1868、1875、1887年三个版本），其中也有“Asafoetida：阿魏”。该字典的附录《药材名目》中，还有“阿魏：Assafaetida”。⑥

上海基督教方言学会编纂、1901年出版的《英汉上海方言词典》（新版名《晚清民初沪语英汉词典》）中，也有“Asafoetida，阿魏：$ah\text{-}we^0$”

---

① George Carter Stent, *A Chinese and English Vocabulary in the Pekinese Dialect*, Shanghai: Printed and Published at the Customs Press, 1871, p.1.

② Justus Doolittle, *A Vocabulary and Hand-book of the Chinese Language*, Foochow: Rozario, Marcal and Company, 1872, p.23, 360, 494.

③ Carstairs Douglas, *Chinese-English Dictionary of the Vernacular of Spoken Language of Amoy*, London, 1899, p.1.

④ G.Schlegel, *Nederlandsch-Chineesch Woordenboek*, Deel: I, Leiden: E.J.Brill, 1886, p.1036.

⑤ John Chalmers, *An English and Cantonese Dictionary*, Hongkong: Kelly & Walsh, Limited., 6th Edition, 1891, p.13.

⑥ 邝其照：《华英字典集成》，香港：循环日报，1899年，第22、606页。

一词。①

1908年，颜惠庆（1877—1950）《英华大辞典》（*An English and Chinese Standard Dictionary*）中收录了有关阿魏的三个词条。“Asafoetida, Asafetida,（as-a-fet’-e-da）n. A fetid inspissated sap from India, used in medicine. 阿魏，西药（用之以止抽筋者）。”“Devil’s-dirt,（dev’ls-dirt）n. Asafoetida，阿魏。”“Sagapenum,（sag-a-pe-num）n. A Persian gum-resin of service in medicine.（药）阿魏类，波斯树汁，波斯树胶，萨格比奴末树汁，镇静剂用之药材。”②

1909年，法国传教士路易·奥巴扎克（L.Aubazac，1871—1919）编著的《法粤字典》（*Dictionnaire Français-Cantonnais*，新版改名《晚清民初粤语法汉词典》）中，收录了“Assa-foetida：阿魏，o^1 $ngai_3$”。③

1911年，卫礼贤（Richard Wilhelm，1873—1930）《德英华文科学字典》有两个词条：“Ferula scorodosma f.（Steckenkraut），阿魏”“Teufelsdreck m. asafoetida：阿魏”。④

1912年，翟理斯（Herbert Allen Giles，1845—1935）《华英字典》收有“阿魏：asafoetida”。⑤

1913年，商务印书馆编译所《英华新字典》（*English and Chinese Pronouncing Condensed Dictionary*）收有“Asafoetida. Asafetida,（as-a-fet’-e-da）n.（西药）阿魏”。⑥

1916年，赫美玲（Karl Ernst Georg Hemeling，1878—1925）《官话》中收录了五个有关阿魏的词条：“Asafoetida, n.,（devil’s dung or food of the

① 上海基督教方言学会等编著：《晚清民初沪语英汉词典》，上海：上海译文出版社，2018年，第52页。
② 颜惠庆：《英华大辞典》，上海：上海商务印书馆，1908年，第112、600、1965页。
③ 路易·奥巴扎克编著：《晚清民初粤语法汉词典》，上海：上海译文出版社，2016年，第70页。
④ Richard Wilhelm, *Deutsch-Englisch-Chinesisches Fachwörterbuch*, Tsingtau: Deutsch-Chinesischen Hochschule, 1911, p.152, 540.
⑤ Herbert Allen Giles, *Chinese—English Dictionary*, Shanghai: Kelly & Walsh, London: B. Quaritch, 2nd edition, 1912, p.1.
⑥ 商务印书馆编译所：《英华新字典》，上海：上海商务印书馆，1913年，第28页。

gods or narthex)，阿魏。部定。a wei，阿虞 a yü。" "Tincture of —（tincture asafetidae)，阿魏酒。部定。a wei chiu." "Devil's dung（narthex or food of the gods)，阿魏 *o wei*。" "Food of the gods，阿魏。部定。O wei。" "Narthex, n.,（asafetida, devil's dung or food of the gods)，阿魏。部定。o wei。" ①

在以上汉译的西洋药物或植物学著作，乃至晚清的各类中外双语词典中，我们搜寻了阿魏一词的相关痕迹。上述辞书主要涉及了阿魏的英语、德语、法语、葡萄牙语、荷兰语等多种欧洲语言的形式，以及多种中国地方（即广东、厦门、上海等地）方言中的发音，但汉语基本上是以阿魏为主，仅赫美玲的《官话》中多列了"阿虞"一名。在中外双语辞书中，阿魏这个名字已经确定了绝对的位置，未再被该药物的其他汉译名所动摇。

可以说，阿魏一词代表了西方现代植物学知识传入中国的一个缩影。虽然，《西药大成》或《万国药方》乃至《德英华文科学字典》等单一性的文献中，均未提供日本兰学著作《兰畹摘芳》中那么多关于阿魏名称的西方知识，但是综合来看，鸦片战争前后的汉文文献中关于阿魏的语种、译名、地方方言等知识，仍然是中西文化交流潮流中的一幅比较复杂的知识图景。

八、汉籍中对阿魏词义的误读

不论是唐代，还是明清时期，中国学者对前代著述有关阿魏知识的引述或修改中，总会出现一些误释或误读的现象。慧琳《一切经音义》中就有误释之处，该书卷三十九的"毕唎襐俣"条云："襐，音羊

① Karl Ernst Georg Hemeling, *English-Chinese Dictionary of the Standard Chinese Spoken Language*（官话）*and Handbook for Translators*, Shanghai: Statistical Department of the Inspectorate General of Customs, 1916, p.75, 378, 547, 915.

两反。下音隅。梵语药名，古云阿魏也。”①“毕唎𧜟俣”，另译“毕履阳愚药”等，是梵语词priyaṅgu的音译②，断非阿魏。二者绝非一物，因此慧琳的判定有误。有学者在讨论阿魏时，仅据此就认为“毕唎样俣”是指草本阿魏③，而并未辨析二者所对应的梵语原词，故其说难以令人信从。

明代李中立《本草原始》(1612年)卷四对阿魏之名，别有新解：“阿曰呢，魏曰哒，西番语也。一云：阿，我也；魏，畏也。此物极臭，阿之所畏也。《唐本草》谓之熏渠，古人谓之哈昔泥。”李中立进行这样的拆字释名，完全是望文生义，令人不知所云。

又，清代穆石匏《本草洞荃》(1661年)卷一一“阿魏”条亦云：“夷人自称曰‘阿’，此物极臭，阿之所畏也。”这也是对阿魏一词的极大误读。

清代蒲士贞汇辑《夕庵读本草快编》(1697年)卷五“阿魏”条，虽未列举所引书名，但大部分内容抄录前人之著述。“刘纯有云：‘阿魏无真却有真，臭而止臭乃为珍，信矣。”④又，“西域人自称曰‘阿’。此物极臭，阿之所谓也”⑤。这样不知所云的解读，乃是袭用了清代穆石匏《本草洞荃》中的错误，其背后或许体现了作者对年代久远的域外风物已不再明了却又强作解人之心态。

类似的还有《同治太湖县志》卷四十五，其中“阿魏则方音读遏”下注文字为：“阿魏出天山及博克达山，生有定期。每三年而一出。根如莱菔，取其自凝之汁，名肉阿魏，杂伪者名草阿魏，塞外呼阿魏曰遏魏。盖阿有遏音，与阿曲之阿音有别。”上述的解释基本上是从汉字“阿”入

① 《大正新修大藏经》第54册，第560页下栏。
② 陈明：《汉译佛经中的天竺药名札记（四）》，《中医药文化》2018年第4期。
③ 李曌华、王育林：《“庵罗”、“紫铆”、“阿魏”考释》，《中华医史杂志》2015年第1期。
④⑤ 蒲士贞汇辑，贾晓君点校：《夕庵读本草快编》，收入郑金生主编：《海外回归中医善本古籍丛书（第十册）》，北京：人民卫生出版社，2003年，第653—654页。

手，而与该词所对应的域外词语无关，因此，所有的这些解释只能是臆想，与原词的正确含义背道而驰。

此外，受波斯医学文化的影响，新疆维吾尔族对阿魏的使用是最为突出的。维吾尔语中的阿魏名称来自波斯语和阿拉伯语，而不是梵语，也不是汉语。维吾尔族医学著作《注医典》《白色宫殿》《拜地依药书》等均记载了阿魏的药性和效果。其中，《拜地依药书》指出，“阿魏分为两种，一种气味较强，称之为‘依里特提蒙谈’；另一种气味较弱，称之为‘依里特提提依比’”。这样的分类无疑也是秉承波斯医学而来。《维吾尔药志》对阿魏的用法有详细的解释，可以参看。①“依里特提蒙谈”和“依里特提提依比”是现代汉语的阿魏译名，不属于古代范畴，因此，本文不予讨论。

九、藏蒙等少数民族医籍中的阿魏名称

19世纪上半叶，蒙古族医学家占布拉道尔吉（Jam-dpal-rdo-rje，1792—1855）用藏语撰写的《蒙药正典》（又名《美丽目饰》）中记录了阿魏，其主要内容如下：

> 阿魏：用大蒜修制而成的说法是有误的。《时轮大释》中云：“为宝嘎的树分泌的树脂，涂于白线可使其变蓝色。”实际此物状如萝卜，其根一半露于地上，有汁液流出，制成膏剂，黄白色，如干燥的脑髓状。气味极大，不易混淆。《历算日月轮》中云：“阿魏性重热，生巴达干。”又，《言教三十章》中云：“阿魏消化后味辛，开胃。驱虫，驱寒，清心赫依。”

① 刘勇民等：《维吾尔药志》，乌鲁木齐：新疆人民出版社，1985年。

【批注】阿魏：蒙古名为“乌木黑–达布尔日海”。为伞形科植物新疆阿魏（Ferula sinkiangensis K.M.Shen）或阜康阿魏（Ferula fukanensis K.M.Shen）的树脂。《内蒙古药材标准》收载。①

此处的“乌木黑–达布尔日海”，应该是阿魏的蒙古语名字的现代名称。《蒙药正典》共载药600余种，并有500多种药图，每种药物名称均用四种语言（蒙、藏、满、汉）记录。其中的阿魏图形旁注有藏语和汉语阿魏之名（图27、28、29）。

上述《蒙药正典》有关阿魏的内容多来自藏语医药典籍，如帝玛尔·丹增彭措在1736年刊印的《晶珠本草》(又名《药物学广论》)。《晶珠本草》下部《甘露药物味性功效名称广论》第二编“各类药物性能分论”第五章“树木类药物”第七节“树脂类药物”之下，列出了阿魏的内容：

阿魏，šiṅ-kun，Ferula assafoetida L.

阿魏杀虫治寒病，并且治疗心隆症。

《计算日月之轮》(*rtsis nyi zla vkhor lo*）中说：“阿魏性重、热，

图27 《蒙药正典》中的阿魏图

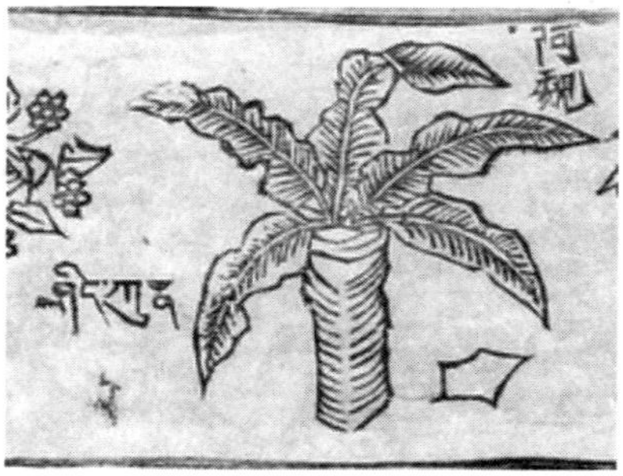

图28 中国国家图书馆藏《蒙药正典》中的阿魏图

① 包哈申主编：《占布拉道尔吉与〈蒙药正典〉研究》，呼和浩特：内蒙古教育出版社，2012年，第168—169页。

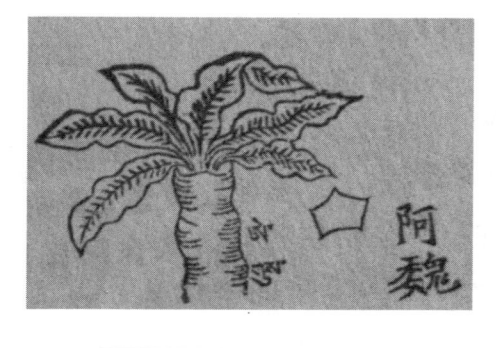

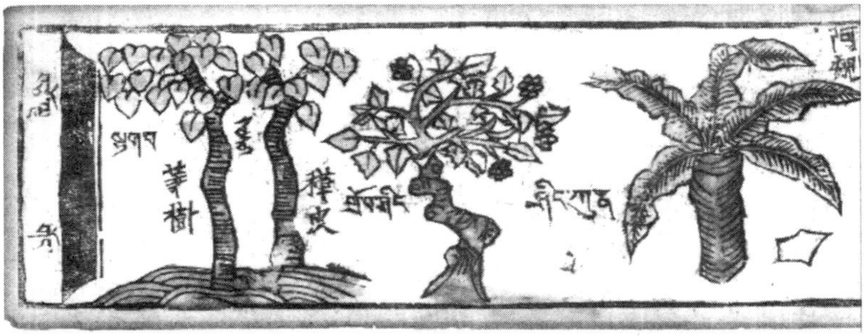

图 29 《蒙药正典》中的阿魏（套色彩图）

生培根，治疗重急隆病有良效。”《明释三十章》（*sum cu pa*）中说：“阿魏化味辛，开胃，治培隆并病，止痛，生赤巴。”巴保（dpav bo）说：“阿魏治隆病，培根病，止痛，生赤巴；化味辛，开胃，效轻；生阳化食。”让穹多吉（rang byung pa/*sman ming rgya mtsho*《药名海》）说：“阿魏治一切隆病。”本品之名有：孜吾切（rtsi bo che）、兴更（hing gu ma）、保尔（bo kka na）、稚青（dri chen）、相苟玛（shing ku ma）。梵语（rgya nag，汉语）中称为阿苟西尔（a ghu shir）。高昌语（khrom）中称为赫都塔（hel tu la tha）。隐语（gab，秘密语，黑话）中称为孜尼（rtsi gnyis，二汁）、脑金刚玛尔（gnod sbyin rkang mar，药叉骨髓）。

本品分为原品和制品两种。原品，《时轮大释》中说：“阿魏原品为保嘎嘎树的树脂，可以将白线染成青色。”状如干脑，气味非常浓烈，不易搞错。或者说，阿魏是在保嘎嘎树的木皮之间，放上一块人肉，由于人肉的效力，吸收树汁，熬膏而成。也有人说，在该树的割口中，涂上人的脑髓，吸收树脂而成阿魏。制品，由蒜等烧成性，配上岩羊脑浆发酵而成，黄色或青色，气味比前者差。①

① 帝玛尔·丹增彭措著，毛继祖等重译：《晶珠本草》，上海：上海科学技术出版社，2012 年，第 123—124 页。

虽然《晶珠本草》中有关阿魏的记载比《蒙药正典》要复杂，但二者的相关内容基本上相吻合。《晶珠本草》中记载了阿魏的九种名称，即藏语五种（孜吾切、兴更、保尔、稚青、相荷玛）、梵语一种（阿苟西尔）、高昌语一种（赫都塔）、隐语二种（孜尼、脑金刚玛尔）。其中的“阿苟西尔”说是梵语，笔者推测该词更像是波斯语“阿虞截”（Anguzad）的转读。当然，这些名称的语源需要进一步探求。阿魏早就传入吐蕃地区，其使用见于8世纪末期宇妥·元丹衮波编纂的《医学四续》(《四部医典》）等早期藏医学典籍，比如，“阿魏，功效是驱虫，医治寒性疾病、心隆病”①。在象雄语中，阿魏的名字是 Shing:gun，与藏语阿魏 šiṅ-kun /shing kun 的名字基本相同。②

结 论

Assafoetida（阿魏）一物的名字在汉语文献中均为音译，自始至终没有出现一个意译名。经初步梳理（见附录），这些不同的音译名至少有 57 个，代表了各个不同时期、不同语言的传译。该物最早的汉译名并不是阿魏，而是兴瞿。

阿魏之名最初应该是通过唐代的国家外事接待机构鸿胪寺，由译语人之手而传入的。官方译语人笔下的阿魏之名并不是像唐代佛经那样多源自梵语文本，而是来自中亚语言，阿魏所对应的原语是吐火罗语的 aṅ (k) waṣ (ṭ) 一词。从唐初开始，阿魏之名也出现在汉译佛经中，多见于密教经文和义净译的律典。但佛教语境中的阿魏译名对应的是梵语

① 宇妥·元丹衮波著，毛继祖、马世林、罗尚达、毛韶玲译注：《医学四续》，上海：上海科学技术出版社，2012 年，第 40 页。

② 罗秉芬、刘英华：《象雄医学文献 I.O.755 试析》，收入黄福开主编：《藏医药研究文集：纪念北京藏医院建院十周年》，北京：中国藏学出版社，2003 年，第 232—242 页。此见第 239 页。

hiṅgu 一词。就该物名而言，官方机构的译名与佛教译场的译名之间出现了交互影响，相互之间的复杂关系值得进一步厘清。就佛经译者而言，南北朝时期多用 hiṅgu 一词的音译“兴瞿”等词形，唐代玄奘法师也用“兴瞿”。该类来自梵语 hiṅgu 的音译词形，绝大部分出现在佛教语境的文献之中。

通过梳理上述阿魏的历代汉译名，我们可以得出以下四种印象：

其一，这些语词不是散乱无关的，而是有一个若隐若现的语言网络，其不同的名称就如同遍布在这些网络上的节点，这些语言包括中古时期的吐火罗语 B 语、梵语、波斯语、于阗语，以及元明时代的阿拉伯语、波斯语、藏语、蒙古语，西南少数民族（彝族等）地区的语言，还有东南亚的马来语、缅甸语、暹罗语（泰语）等多种，甚至有六种欧洲语言（英语、拉丁语、葡萄牙语、意大利语、法语、德语）。阿魏在这些语言中的名称相互之间存在着密切的关联。在波斯本土语言中，阿魏就有许多不同的名称①，这也是导致其汉译名众多的原因之一。因此，只有从纵向和横向两个层面去观察，才能有较为整体的印象。一方面，我们既要看到在中古以来的本草著作和方剂书中，阿魏一名占据主导地位，特别是到了明清时期，其他的那些汉译名基本上成了仅仅用于“博物”的知识，而医疗活动中的实际使用大为减少，即便是《回回药方》中的诸多名称也没有再现其身影；另一方面，我们也要看到在西南和西北这些非汉语族群中，该药名透过前代的语言词汇（如藏语等），将域外的背景隐藏了起来而加以使用。这些所谓少数民族的药物知识谱系中，也不乏与域外文化的联系，而这一点恰恰是以往的研究所忽略的地方。

其二，阿魏的称呼是多样的，既包括了对其叶、根、树脂和整株植

① Peyman Matin, “Apotropaic plants in the Persian Folk culture,” *Iran and the Caucasus*, vol.16, no.2, 2012.

物的称呼，也译介了阿魏的一些别称；中土文人还根据阿魏的药用特性，给它取了本土的绰号。这样就逐渐丰富了对阿魏这一药物的称谓，并且使其积累了更多的文化色彩。类似贯休和尚《桐江闲居》一诗咏及的“静室焚檀印，深炉烧铁瓶。茶和阿魏暖，火种柏根馨”，提升了阿魏在文人情怀下的意象之美。而五代后蜀王衍时期流行的童谣，所谓“我有一帖药，其名曰阿魏，卖与十八子”①，则以预告和调侃地方政治时局的方式，迅速在当地民众中加深了对阿魏药物的共同记忆。

其三，有关阿魏的这些词语的记录与传播的方式也是多样的，既有域外佛教徒的面授和翻译，如译经僧和《酉阳杂俎》中所记的摩揭陀国僧提婆（Deva）等的传授，也有对前代文献的抄录或归纳。我们特别注意到，出现这些词语的文献涵盖了汉译佛经、中土佛教徒的著作（求法录、异域地理、佛经音义、佛教辞书等）、笔记，也包括了医著（本草、方书集）、域外医书译本或编译本（《兰畹摘芳》《西药大成》《万国药方》等）、官方编撰的语言交流手册（《回回馆译语》《西番译语》《满剌加国译语》等）、西方（欧美）传教士编撰的中外双语辞书等，也就是说，阿魏及其相关词语不仅出现于单纯的医学著作（本草、药方集、医学字典等）里，而且在宗教、语言手册、译本、辞书等多元的语境中被记忆、使用和流通。阿魏不同译名的出现场域，也与不同地区的时代、文化和习俗等有密切的关系。

其四，阿魏一词在中国（甚至东亚）的流传将近1500年，可谓岁月绵长。在漫长的岁月中，其域外相关的知识来源在不同的时段经历了多次变化。首先，在中古以佛教为中印交流媒介的时期，阿魏一词多与天竺的梵语hiṅgu一词有关，依托佛经和印度、中亚的医学知识

---

① 宋代吴处厚《青箱杂记》卷七对此童谣的含义有所解释：“衍在蜀时，童谣曰：‘我有一帖药，其名为阿魏，卖与十八子。’其后，衍兄宗弼果卖国归唐。而宗弼乃王建养子，本姓魏氏，此其应也。”见吴处厚著，李裕民注解：《青箱杂记》，北京：中华书局，1985年，第70页。

而流传。其次，在蒙元时期，随着亚洲海上丝绸之路的日渐繁盛以及伊斯兰教的传播，阿魏一词与波斯语（anguzha、anguzhad 等）、阿拉伯语（ḥillīt）之间的依赖关系日益密切，集中体现在《回回药方》之中。阿魏的相关词语也进入到中国少数民族的文化语境之中，并且呈现多元的格局。再次，随着地理大发现和大航海时代的来临，原本是发源于西亚、南亚以及中亚部分地区的阿魏知识在传入欧洲之后，又返传至东亚。此时，阿魏的拉丁语（*Ferula asafoetida* / Assafaetida）、荷兰语（Duivelsdrek）、葡萄牙语（Assa Fetida / Asafetida）、德语（Teuffels Dreck / Teufelsdreck / Hingisch）、法语（Assa-foetida / Larme de Laser）、意大利语（assa fetida）、英语（Ingo / Assafoetida）等欧洲语种的名称，逐渐以新的面貌出现在东亚的文献里。而到了 19 世纪中期鸦片战争前后，依托英国的强大国力，英语在世界各地广泛流通，导致阿魏的英语名称 Assafoetida 占据了中心位置，阿魏的汉语名称也凝固下来，成为唯一选项，而其他数十种音译词形逐渐消失在历史的风云之中，对后世毫无影响。

从唐初的阿魏〔aṅ (k) waṣ (ṭ) 〕到晚清的阿魏（Assafoetida），这一看似简单的选择过程，背后实际上隐藏了长时段的、复杂的世界文化的传播与流变过程。阿魏被最终确定为此物的固定汉语名称，完成其中国化的历程，其原因并不是单一的。

一方面，阿魏一语的确定，与唐代官方译语人有关，他的命名是对此外来物品（药物）的第一个命名，比起其他的汉译名，一开始就占有优势。从官方译语人到佛经译场的译者，阿魏一词的转移有自上而下的效果。义净等佛经翻译者对印度文化与医学也有很多了解，知道 hiṅgu 与阿魏之间的对等关系，选择已经在社会上有一定流行度的阿魏一词来描述此外来物品，更便于一般读者接受。而兴瞿虽最早出现在佛教戒律译本之中，但受众范围受到极大的限制，因为戒律文本属于僧团的内部读物，基本不向非出家人开放。此外，从唐官方组织编撰的《新修本草》开始，历代的本草与医方集中，也基本使用阿魏一名，更从实用的层面进一步奠定了该词的主导地位。

另一方面，就音译词的结构而言，阿魏的“阿”字并不是任意添加的前缀，而是原语 aṅ (k) waṣ (ṭ) 一词的前缀对音。比起兴瞿系列及其他相关的波斯语音译词来看，阿魏的构词形式符合外来语的名词前加“阿”字的用法（或惯例），更符合汉语词汇的样式，切合民众的接受心理，因此，其流行度和使用度更广。

此外，在汉语文献中，阿魏一词的选择与固定，也与中医著作的使用有密切的关系，换言之，无论是在本草、医方集，还是与医药相关的笔记条目中，学者们使用最多的就是阿魏，而不是该物的其他译名。再加上阿魏具有奇臭的特性以及“黄金（或黄芩）无假、阿魏无真”这一民间谚语在不同文体（比如，禅宗语录、蒙书、类书、辞典等）中的广泛流传①，更加强化了阿魏一词在社会语言流通领域内的优势，并且最终定于一尊。

概言之，作为中古以来的域外药名翻译浪潮中的一朵小浪花，阿魏一词的知识图景、译名转换及其用法在古代亚欧的流传之旅②，恰好是人类知识互动与健康维护的历史反映。前辈所谓“一滴水中看到大海”或“凡解释一字即是作一部文化史”（陈寅恪语），此亦其例也。

---

① William Scarborough, translated and arranged, *A Collection of Chinese Proverbs*（《谚语丛话》）, Shanghai: American Presbyterian Mission Press, 1875, p.270.

② Angela K.C. Leung and Ming Chen, “The Itinerary of Hing/Awei/Asafetida across Eurasia, 400–1800”, In *Entangled Itineraries: Materials, Practices, and Knowledge across Eurasia*, ed. Pamela H. Smith, Pittsburgh: The University of Pittsburgh Press, 2019, pp.141–164.

附录：

阿魏的历代译名一览表

序号	译名	出处	时代	作者 / 译者	对应的词语	译名的地点	备注
1	兴渠	《十诵律》	后秦（384—417）	弗若多罗、鸠摩罗什	梵语 hiṅgu	长安	可能是该物最早的汉译名
2	馨牛	《四分律》	姚秦（384—417）	佛陀耶舍、竺佛念	梵语 hiṅgu	长安	“牛”或为“固”字之误
3	阿魏	《隋书·漕国传》	唐贞观十年（636 年）	魏徵	Tocharian *aṅ* (*k*) *waṣ* (*t*)	长安	出自鸿胪寺的译语人之手
		《陀罗尼集经》	永徽五年（654 年）	阿地瞿多	梵语 hiṅgu	长安	
		《根本说一切有部毗奈耶药事》	大周证圣元年至大唐景云二年（695—711）	义净	梵语 hiṅgu	长安 / 洛阳	有梵本《药事》（*Bhaiṣajya-vastu*）可证
4	兴瞿	《大唐西域记》	唐贞观十年	玄奘、辩机	梵语 hiṅgu	长安	
5	形俱	《不空羂索神变真言经》	神龙三年（707 年）	菩提流志	梵语 hiṅgu	长安	
6	央匱	《外台秘要方》	唐天宝十一载（752 年）	王焘	梵语 hiṅgu	长安	引自《涅槃经》
7	阿魏截根	《通典》	唐贞元十七年（801 年）	杜佑		长安	不是音译词，而是指所截的阿魏根
8	形虞	《酉阳杂俎》	9 世纪上半叶	段成式（?—863）	梵语 hiṅgu	长安	“伽阇那呼为形虞”
9	阿虞截				波斯语 Anguzad		“拂林国僧弯所说同”
10	西阿魏	羽 042R《药方》	唐末（或五代）			敦煌	敦煌出土残卷
11	形具	《宋高僧传》	北宋端拱元年（988 年）	赞宁	梵语 hiṅgu	于阗	或许与于阗当地的称呼有关
12	兴宜	《翻译名义集》	南宋绍兴二十七年（1157 年）	法云	梵语 hiṅgu	平江（苏州）	“宜”应是“具”字形误

（续表）

序号	译名	出处	时代	作者 / 译者	对应的词语	译名的地点	备注
13	哈昔泥	《饮膳正要》	元天历三年（1330 年）	忽思慧	波斯语 kasni，对应蒙古语 gajni；波斯语 gha-zni	大都（今北京市）	或写作“哈昔尼”
14	稳展				阿拉伯语 ushturghâz		阿魏的根
15	撒阿因	《回回药方》	元明之交		阿拉伯语 Sa ‘yin	大都	阿魏（Sakb̲īnaj）的别名 Sāghā fyīn 的音译
16	撒额因				波斯语 Ṣaghyīn		
17	撒额冰				波斯语 Sakbīnaj		阿魏树脂
18	撒黑因				阿拉伯语 Sa ‘yin		
19	撒亦因				阿拉伯语 Sa ‘yin		
20	撒亦冰				阿拉伯语 Sa ‘yin		
21	撒吉别拿失	《回回药方》	元明之交		波斯语 Sikbīnaj	大都	阿魏树脂
22	撒吉别拿只				波斯语 Sikbīnaj		阿魏树脂
23	安古丹	《回回药方》	元明之交		阿拉伯语、波斯语 Anjudhān	大都	阿拉伯语和波斯语阿魏（Anjudhān）的音译名。“吉”是“古”之误
	安吉丹						
24	安古当						
	安吉当						
25	安诸丹						

（续表）

序号	译名	出处	时代	作者 / 译者	对应的词语	译名的地点	备注
26	黑黎提提	《回回药方》	元明之交		阿拉伯语 ḥiltîti	大都	黑黎提提的注释有："即是阿魏""即阿魏净者""即阿魏不香者"
27	墨黎提提						"墨"是"黑"的形误
28	昂古则	《回回馆杂字》	明永乐年间（1403—1424）	明代四夷馆所编	波斯语 anguzha		《回回馆译语》同
29	阿味	《西域土地人物略》	明宣德十年（1435 年）或成化十年（1474 年）之后	作者佚名		中国西北、中亚	指阿魏。收入明代马理编纂的嘉靖《陕西通志》卷十
30	莺孤	《满剌加国译语》	明嘉靖二十八年（1549 年）	明代四夷馆所编	马来语 inggu	北京	通事杨林校正。此词源自印地语 Ingu
31	盛棍	《西番馆译语》	明万历七年（1579 年）	明代四夷馆所编	藏语 shing kun	川西	明神宗万历七年《华夷译语》写本
32	悻	《暹罗馆译语》	明万历七年	明代四夷馆所编	泰语 หิง / Hi: ŋ/5	北京	另见《暹罗番书》，源自梵语 Hiṅgu
33	英古	《暎咭唎国译语》	清乾隆十四年（1749 年）	耶稣会士	英语 Ingo	北京	来自源于印地语 Ingu 的马来语词形 Ingo
34	阿斯萨弗氏达	《拉氏诺语》	清乾隆十四年	耶稣会士	拉丁语 assa faetida	北京	欧洲医学著作中最通用的阿魏名称
35	阿萨弗氏达	《播都噶礼雅语》	清乾隆十四年	耶稣会士	葡萄牙语 Asafetida	北京	源自阿魏的拉丁语名称 Assafaetida

（续表）

序号	译名	出处	时代	作者 / 译者	对应的词语	译名的地点	备注
36	阿斯萨佛氏达	《伊达礼雅语》	清乾隆十四年	耶稣会士	意大利语 assa fetida	北京	直接使用了对应的拉丁语名称
37	拉[呼]墨德拉塞[呼]	《弗喇安西雅语》	清乾隆十四年	耶稣会士	法语 Larme de Laser	北京	或许与拉丁语 Laser 有关
38	代弗勒斯德[呼]克	《额[呼]马尼雅语》	清乾隆十四年	德籍耶稣会士魏继晋	近代中期德语 Teuffels Dreck	北京	意为“鬼屎”。现代德语词形写作 Teufelsdreck
39	辛苦	《缅甸番书》	清乾隆十五年前后	会同四译馆	缅甸语 shein kho	北京	来源于巴利语（或梵语）hiṅgu
40	阿咱喳	《猓猡译语》（第二册）	清乾隆十五年前后	会同四译馆	彝语 a^{33}-dzo^{33}-$tʂo^{33}$	西昌	三个词素分别意为“阿”“吃”“畏 / 魏”。此词意即“吃阿魏”
41	七姑	《猓猡译语》（第三册）			彝语 $tshi^{33}$-$gɔ^{11}$	叙永	“七姑”乃“士姑”之误。“$tshi^{33}$-$gɔ^{11}$”意思为“成熟的药”
3	阿魏	《猓猡译语》（第四册）			彝语 a^{33}-$vi̠^{2}$（ve^{33}）		汉语“阿魏”的音译。译语采集地点不明
		《猓猡译语》（第五册）			彝语 a^{33}-$vɚ^{55}$		
42	施[昂]沽[安]	《西番译语》（第五册）	清乾隆十五年前后	会同四译馆	藏语 shing kun	川西	
43	阿魏里	《西番译语》（第二册）		会同四译馆	藏语 'so be rid / 'po be red	松藩	象鼻高山
44	身股	《西番译语》（第三册）		会同四译馆	藏语 shing kun	松藩	嘉绒

（续表）

序号	译名	出处	时代	作者 / 译者	对应的词语	译名的地点	备注
3	阿魏	《西番译语》(第四册)	清乾隆十五年前后	会同四译馆	藏语 'o 'od rig / 'o 'od reg	松藩	白马
45	升桂	《西番译语》(第五册)		会同四译馆	藏语 shing kun	建昌道	栗苏
46	升官	《西番译语》(第六册)		会同四译馆	藏语 shing kun	川西	木坪
47	舍贵	《西番译语》(第七册)		会同四译馆	藏语 shing gun	打箭炉	建昌道
48	支达	《西番译语》(第八册)		会同四译馆	藏语 kri tan	建昌道	多续
31	盛棍	《西番译语》(第一册、第八册)		会同四译馆	藏语 shing gun	建昌道	松藩、草地、木里
49	辛固	《西藏见闻录》	乾隆八年	萧腾麟	藏语 shing kun	西藏	
50	胜棍	《卫藏图识》	乾隆五十七年	马少云、盛梅溪	藏语 shing kun	卫藏	
51	爹部地丁	*Chinese and English Vocabulary*	19 世纪中期		德语 Teufelsdreck	广州（？）	大英图书馆藏 Or.7428 抄本
52	雅是花利地				拉丁语或英语 Assafoetida		
53	哑沙父啲嗰	《增订华英通语》	19 世纪中后期	子卿原著、福泽谕吉译	拉丁语或英语 Assafoetida	广东	
54	阿魏非罗拉	《西药大成》	1887 年	来拉、海得兰、哈来著，傅兰雅、赵元益译	拉丁学名 *Ferula asafoetida*	上海	江南制造局翻译馆译本
55	真弟司故能阿魏				拉丁语 Asafoetida disgunensis		
56	恒其息				德语 Hingiseh		

（续表）

序号	译名	出处	时代	作者 / 译者	对应的词语	译名的地点	备注
57	阿虚	《万国药方》	1890 年	洪士提反	assa	上海	
3	阿魏	《华英字典》	1822 年	马礼逊	英语 Asafoetida	广东	
		《洋汉合字汇》	1831 年	江沙维	葡萄牙语 Assa Fetida	澳门	
		《荷华文语类参》	1882 年	施古德	荷兰语 Duivelsdrek	福建	
3	阿魏	《法粤字典》	1909 年	路易・奥巴扎克	法语 Assa-foetida	广东	来源于拉丁语 Assafoetida
		《德英华文科学字典》	1911 年	卫礼贤	德语 Teufelsdreck	山东	

西藏蚌巴奇本古藏文医书所载寿命吠陀医方
——Hapuṣa 散考 ①

刘英华（中国藏学研究中心北京藏医院）

2006 年，在西藏山南市措美县噶塘蚌巴奇塔的修复过程中，四种塔藏藏文写本被发现。这些写本被判定为苯教文书，并于 2007 年结集出版 ②。这四种文书都与医疗有关，其中包括三部苯教仪轨书、一部医书。后者在正文结束符号之后写有 སྨན་དཔྱད་གཅེས་པ་གྲུབ་པ།（医疗精华成就），紧接着又写了 སྨན་དཔྱད་གཅེས་པ་དྲུབ་པ་ཀུན་བསྡུས་པ། རྫོགས་སོ།（医疗精华成就总集）。按藏文文书体例，文末要交待题名，由此可知该文书的题名为 སྨན་དཔྱད་གཅེས་པ་གྲུབ་པ།《医疗精华成就》，或 སྨན་དཔྱད་གཅེས་པ་དྲུབ［གྲུབ］་པ་ཀུན་བསྡུས་པ།《医疗精华成就总集》，后者是更正式的题名。阿输吠陀医典 *Siddhasāra*（陈明译作《医理精华》，如其作品《印度梵文医典〈医理精华〉研究》）的藏译本题名就是 སྨན་དཔྱད་གཅེས་པ་གྲུབ་པ།。③

---

① 本论文为中国人民大学重点课题“《古藏文词典》编纂”（项目号 21XNL005）的阶段性成果。首次发表于“跨越边际的古代东方医学：对话与互动”国际学术研讨会。此为修订稿。

② 巴桑旺堆、罗布次仁：《当许噶塘蚌巴奇塔本古苯教文书汇编》，拉萨：西藏藏文古籍出版社，2007 年。

③ ཉི་མས་སྲུང་བས། སྨན་དཔྱད་གཅེས་པ་གྲུབ་པ།（日护：《医理精华藏译本》），见藏文大藏经丹珠尔杂部，德格版 No 函，191 叶背 1。

因此，此写本的题名可以译为《医理精华》。当然，这两部书的内容不同。以内容来看，写本正式的书名应该是སྨན་དཔྱད་གཅེས་པ་དྷུབ［སྒྲུབ］་པ་ཀུན་བསྡུས་པ།，可译作《医理精华全集》。从内容和形式上看，它不是全本，只是原文书最后一个专题——泻下疗法的部分。由此，该写本应该称为《〈医理精华全集〉之末篇：泻法篇》。

端智才让①、拉目加②等用藏文发表了该篇的评介文章（笔者和罗秉芬先生做了藏文转录、汉译、注释和初步研究③），明确指出该文书不同于同名阿输吠陀医书《医理精华》(藏译本)。吉毛措发表了对该篇的藏文注释和研究④。拉目加等先后用汉文和藏文发表了对该篇的泻下疗法的专题研究⑤。笔者与合作者对其中一副汉药麻仁方⑥和于阗达利萨散方⑦，以及与《鲍威尔写本》达利萨散方的比较⑧做了专题研究。

该篇载有一副哈布舍泻剂（བཀྲུ་སྨན་ཧ་བུ་ཤ），由哈布舍等15种药组成。该方不见载于存世藏医古籍（如《四部医典》等）。方中包含了多个音译药名和一个非藏医本有的病名。在首次发表的该写本原文（2007年）及第一篇评论（2008年）中，编著者都没有对这些词语做出任何解释，也没有给出它们对应的藏文名。笔者对这些特殊的词语给出了简要说明（2010年），但限于篇幅，没有展开论述。吉毛措对部分药名做了注释

---

① 端智才让、昂青才旦：《藏医〈诊疗荟萃〉初评》，《中国藏医药》2008年第4期。

② 拉目加：《〈医疗精要荟萃〉一书特色评述》，《中国藏医药》2014年第4期。

③ 刘英华、罗秉芬：《西藏山南当许镇蚌巴奇塔出土藏文医书浅析》，《中国藏学》2010年第4期。

④ 吉毛措：《吐蕃王朝时期古文献〈医药的传承〉探讨》，《中国藏医药》2016年第1期。吉毛措：《当许噶唐本巴奇苯教古文献研究》，北京：中国藏学出版社，2016年。

⑤ 拉目加、占堆：《敦煌医书残卷等四部古籍所表述的泻下法探究》，《中国藏医药》2015年第2期。拉目加、占堆：《〈当许医文残卷〉与〈比其黄色经函〉中催泻疗法比较研究》，《中医文献杂志》2015年第5期。

⑥ 刘英华、农汉才：《蚌巴奇本吐蕃医书所载汉方考》，《中华医史杂志》2016年第6期。

⑦ 刘英华、成莉、郑国栋（通讯作者）：《蚌巴奇本吐蕃医书所载于阗泻药方源流考》，《中医药文化》2019年第6期。

⑧ 刘英华、范振宇、王兴伊（通讯作者）：《蚌巴奇本吐蕃医书与鲍威尔写本所载达利萨散方》，《西藏贝叶经研究》(2020，汉文版)，拉萨：西藏藏文古籍出版社，2021年，第15—29页。

（2016 年）。

鉴于该方具有较大的医疗价值和文献研究价值，然而专题论述较为匮乏，本文在既往研究基础上，根据现存梵语文本及其藏文译本，采用文本比较研究方法，对该配方做专题讨论如下，供同行专家参考。

1. 研究材料

该写本的结尾处写有藏文题名 སྨན་དཔྱད་གཅེས་པ་འགྲུབ་པ། (《医疗精华成就》)，存 24 页，基本上可以认定为原书最后一部分的残本。在丹珠尔杂部中也收录了一篇同名的医论 ①，但两者内容不同，仅仅是重名。从内容来看，该写本专门论述泻下疗法，并且显然是西藏医师根据本地和异域的医学经验和医书汇编而成。

哈布舍导泻药方（བཀྲུ་སྨན་ཧ་པུ་ཤ）见于该写本的第 11—12 页（图 1、2），该方组成、配制方法、用法用量和适应症等都有交待。此方共有 15 味药，其中 ཧ་པུ་ཤ，ཧ་ཕུ་ཤ，ནི་ལི་ནི，ས་ཏ་ལ， 和 སུ་བ་རྣམ་ཀྲི་རི 等药名，以及 ནད་སྐྲང་ཐུ་ཁ 和 ཤ་གཟི་ཤུ 等病症名不见于存世本土藏医文献。通过与古印度阿输吠陀医学文献比较可知，这些药名与某些阿输吠陀药名相近，如：ཧ་པུ་ཤ 和 ཧ་ཕུ་ཤ 与 hapuṣā（ཧ་པུ་ཥཱ），ནི་ལི་ནི 与 nīlinī（ནཱི་ལི་ནཱི），ས་ཏ་ལ 与 sabtalā（སབ་ཏ་ལཱ），སུ་བ་རྣམ་ཀྲི་རི 与 svarṇakṣīrī（སུ་རྣ་ཀྵཱི་རཱི）。其拼写上的差异，可能是因为转译自方言，转写不规范或抄写错误所致。据《医疗八支心要注释中的药物异名》，ཧ་པུ་ཥཱ 为 སྤྲ་མའི་འབྲས་བུ，ནི་ལི་ནཱི 为 ནི་ལ，སབ་ཏ་ལཱ 为 ས་ལ，སུ་ཪྞ་ཀྵཱི་རཱི 为 ཙང་སྨན་གྲོལ་བུ。②

现将这个配方的文本转录于下：

---

① ཉི་མས་སྦྱངས་པས། སྨན་དཔྱད་གཅེས་པ་འགྲུབ་པ། བསྟན་འགྱུར། ཇོད་ནོ། ༡༩༡བ་ནས་༢༡༦བ་བར། སྡེ་དགེ་དཔར།（德格版丹珠尔 No 函之 191b–216b）。

② ཟླ་བ་ལ་མངོན་དགས་སྨན་དཔྱད་ཡན་ལག་བརྒྱད་པའི་སྙིང་པོའི་འགྲེལ་པ་ལས་སྨན་གྱི་མིང་གི་རྣམ་གྲངས། བསྟན་འགྱུར། སྡེ་དགེ་དཔར། ཕོད་ཏེ། 27a3–4; 15b5; 26b2; 16a1. བསྟན་འགྱུར། སྡེ་དགེ་པར། ཏེ་པོད། 丹珠尔（德格版）。《中华大藏经丹珠尔（对勘本）》卷 111，北京：中国藏学出版社，2004 年。参见 Vaidya Bhagwan Dash, *Materia Medica of Tibetan Medicine*, Delhi: Sri Satguru Publications, 1994, p.309, 53; 297, 58。

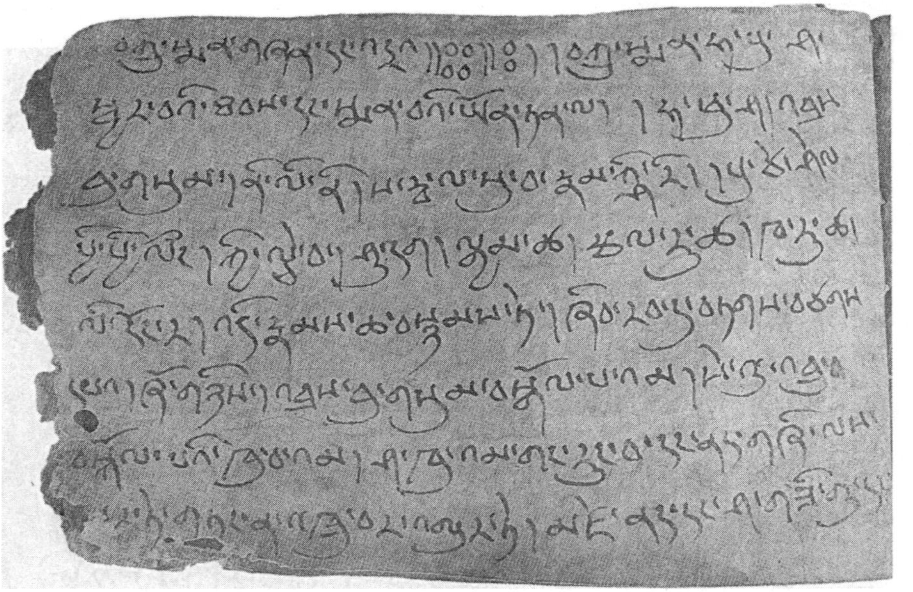

图 1　蚌巴奇本医书《医疗精华成就》第 11 页

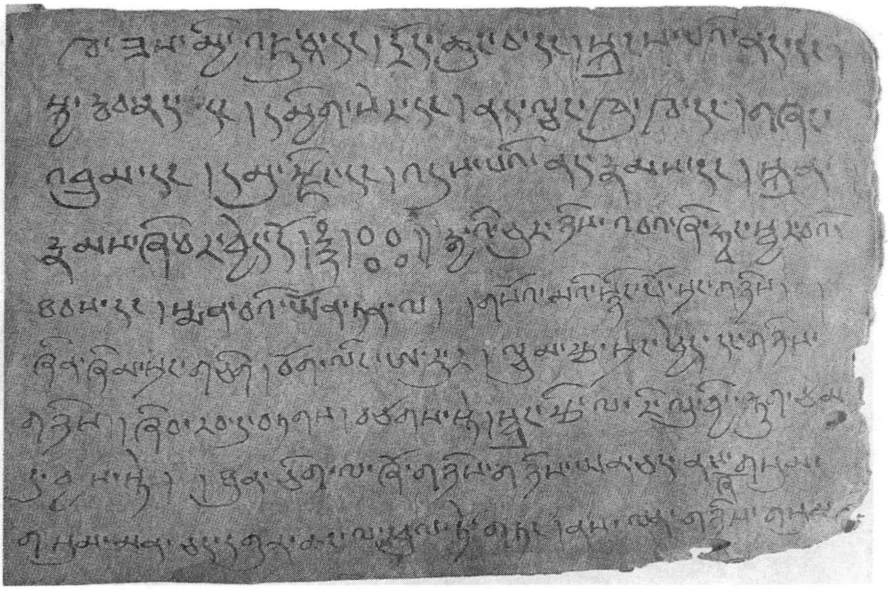

图 2　蚌巴奇本医书《医疗精华成就》第 12 页

བཀྲུ་སྨན་ཧ་པུ་ཤ སྦྱོར་བའི་ཐབས་དང་སྨན་པའི་ཡོན་ཏན་ལ། ཧ་པུ་ཤ། འབྲས་ བུ་གསུམ། ནེ་ལི་ནི། ས་ཏྲ་ལ་སུ་བ་ནྲམ་ཀྲི་རི། པུ་ཙེ་ཤེས ཕྱི་ཕྱི་ལིང་། ཀྲི་ཏྲེ་བ། ཤུ་དག། རྒྱམ་ཚ། རྒྱལ་ཏྲ་ཚ། ཁ་རུ་ཚ། ལི་དོང་ར། འདི་རྣམས་ཆ་བསྙམས་ཏེ། ཞིབ་རབ་ཏུ་བཏགས་བཙགས་ དཔའ། ཞོ་གཉིས་། འབྲས་བུ་གསུམ་བསྐོལ་པ་འམ། སེ་འུ་འབྲུ་ བསྐོལ་པའི་ཁུ་བ་འམ། ཤ་ཁུ་འམ་གང་རུང་བ་དང་ནད་གཞི་ལས་ …

[སྦྱ] ར་ཏེ་གཏང་ན་འཁྲུ་བར་འགྱུར་ཏེ། མཛེ་ནད་དང་ཤ་གཟི་ཀུ་དང་

ཁ་ཟས་མི་འཇུ་བ་དང་། དྲོད་ཆུང་བ་དང་། སྐྲངས་པའི་ནད་དང་། སྐྱ་རབ་ནད་དང་། དམིག་སེར་དང་། ནད་ལྷང་ཁུ་ཁ་དང་། གཞང་ འབྲུམ་དང་། དམུ་ཆིང་དང་། འདུས་པའི་ནད་རྣམས་དང་། སྐྲན་ རྣམས་ཞི་བར་བྱེད་དོ།

【汉译】

刺柏泻药（的）配法（及用法）和功效：刺柏、三果实（诃子、毛诃子、余甘子）、木蓝、藤金合欢、蓟罂粟、有爪石斛、荜拨、秦艽、菖蒲、光明盐、卤盐、紫硇砂、高良姜等，各等分，捣细过筛（备用）。（每服）二钱，根据病情选用三果或石榴煮的汤，或者用肉汤送服，可导泻。麻疯（顽癣？）、白斑症（白驳风？）、饮食不消化、胃火衰弱、浮肿症、目黄（黄疸）、“江库卡”（萎黄）症，痔疮，肾性水肿，（三因）聚合症等以及症瘕（肿瘤），服此药都能够使之消除。

2. 比较研究

哈布舍泻药方中有一些外来语药名和特殊的病名。为正确理解原文内容，追溯该方的来源和流传情况，在本节笔者将对梵语医学经典、古注及其藏译本，以及其他阿输吠陀经典、藏医经典中同名方或近似配方做引证和对比分析。

通过对阿输吠陀经典《八支心要本集》（*Aṣṭāṅgahṛdayam*）及其藏译本（ཡན་ལག་བརྒྱད་པའི་སྙིང་པོ་བསྡུས་པ།）的检索，笔者发现哈布舍导泻药方对应于《八支心要本集》中的哈布舍散（*hapuṣādyaṁ cūrṇam*，此方名是注释者后加的）。后者源自梵语医典《阇罗迦本集》（*Carakasaṃhitā*），在后世经典如

《持弓本集》(*Śārṅgadharasaṃhitā*)中也有收录。哈布舍导泻药方和哈布舍散方的组成和适应症虽不完全相同，但大体相近，后者可能是写本中哈布舍导泻药方的来源。

2.1《八支心要本集》(*Aṣṭāṅgahṛdayam*，略作 AH)

AH（藏译本）治疗部第 13 品中，可见与哈布舍导泻方的药物组成和适应症非常接近的一副药方。引文如下：

ཐ་མའི་འབྲས་བུ་སྣ་[ཏ]་དང་། །འབྲས་བུ་གསུམ་དང་ནི་ལི་ནི། །པུ་ཚེ་ཤེལ་དང་ཀྱི་ལྡེ་བ། །དུར་བྱིད་ཤུ་དག་ས་ཏ་ལ[ས་ལ་དང་] ། །རྒྱམ་ཚ་དང་ནི་ཁ་རུ་ཚ། །པི་པི་ལིང་ནི་ཕྱེ་མར་བཏགས། །སེ་[སེའུ]་འབྲུའི་ཁུ་བའམ་འབྲས་བུ་ནི། །གསུམ་གྱི་ཁུ་བའམ་ཤ་ཁུ་འམ། །བ་གཅིན་དྲོ་འཇམ་ཆུ་ལས་བླུད། །འདིས་ནི་སྐྲན་ནད་ཐམས་ཅད་དང་། །མཆེར་པ་དམུ་རྫིང་ཐམས་ཅད་དང་། །ཤ་བཀྲ་མཛེ་ནད་མ་ཞུ་དང་། །དྲོད་ཉམས་མེ་དྲོད་མ་སྙོམས་དང་། །གཞང་འབྲུམ་སྐྱ་རབ་མིག་སེར་དང་། །རྐང་ལག་ཞ་བའི་ནད་དང་ནི། །རླུང་དང་མཁྲིས་པ་བད་ཀན་རྣམས། །བཀྲུ་སྨན་བཏང་བས་སྦྱུར་དུ་སེལ། ।①

两方的药物、药引子和适应症三方面都非常接近。(见附录表 2—4)

AH 的《自注》及《月光疏》的解释引录如下：

༼རང་འགྲེལ༽ ཐ་མའི་འབྲས་དང་། ཁྲོན་བུ་དང་། འབྲས་བུ་གསུམ་དང་། པུ་ཚེ་ཤེལ་དང་། ནི་ལི་ནི་དང་། ཀྱི་ལྡེ་བ་དང་། ཏ་ལ་དུར་བྱིད་དང་། ཤུ་དག་དང་། རྒྱམ་ཚ་དང་། ཁ་རུ་ཚ་དང་། པི་པི་ལིང་རྣམས་ཕྱེ་མར་བྱས་ཏེ། སེའུ་འབྲུའི་ཁུ་བ་འམ། འབྲས་བུ་གསུམ་གྱི་ཁུ་བ་འམ། ཤ་ཁུ་འམ་བ་གཅིན་ནམ། ཆུ་དྲོ་འཇམ་ཙམ་ལས་གཏང་བུ་འདི་ནི་སྐྲན་ཐམས་ཅད་དང་།། མཆེར་པ་ནབ་དང་། དམུ་རྫིང་ཐམས་ཅད་དང་། ཤ་བཀྲ་དང་། མཛེ་དང་། སྐྱུག་པ་དང་། ཕོ་བའི་དྲོད་མ་སྙོམས་དང་། ལུད་པ་དང་། གཞང་འབྲུམ་དང་། སྐྱ་རབ་ཀྱི་ནད་དང་། མིག་སེར་དང་། །ཞང་ཁུ་ག་དང་། རླུང་དང་མཁྲིས་པ་དང་། བད་ཀན་རྣམས་ལ་ཕན་ཏེ། བཀྲུ་སྨན་འདི་རྣམས་ཀྱིས་སྦྱུར་དུ་སོས་པར་བྱེད་དེ། །འདི་ནི་ཐ་མ་ལ་སོགས་པའི་ཕྱེ་མ་ཞེས་བྱའོ། ।②

---

① པ་གོལ་གྱིས། ཡན་ལག་བརྒྱད་པའི་སྙིང་པོ་བསྡུས་པ། བསྟན་འགྱུར། སྡེ་དགེ་དཔར། ཇོད་ཧེ། ཕོ་མའི་ཤང་གྲངས་213b7-214a2 (213b7–214a2) 对勘本 111—549。《月光疏》引文与本文略异，《月光疏》差异的文字录在方括号中。

② པ་གོལ་གྱིས། ཡན་ལག་བརྒྱད་པའི་སྙིང་པོ་ཞེས་བྱ་བའི་སྨན་དཔྱད་ཀྱི་བཤད་པ། བསྟན་འགྱུར། སྡེ་དགེ་དཔར། ཇོད་ཞེ། ཕོ་མའི་ཤང་གྲངས་242a (242a2–5) Vāgbhaṭṭa, *Aṣṭāṅgahṛdaya-nāma-vaiḍūryakabhāṣya.*

[རང་འགྲེལ 见德格版丹珠尔 E 函 242a2–5]

༼ཟླ་ཟེར༽ ཧ་མའི་འབྲས་བུ་ཞེས་བྱ་བ་ཧ་པུ་ཤ་ལ་སོགས། ས་པའི་སྨན་སྤྱི་མར་བྱས་ལ་སྤྱི་མ་འདི་སེའུ་འབྲུའི་ཁུ་བ་ལ་སོགས་པ་གང་ཡང་རུང་བ་དང་སྦྱར་ཏེ་ཅི་རིགས་པར་བླུད་ན་སྐྲན་གྱི་ནད་ཐམས་ཅད་ལ། སོགས་པ་སེལ་ཅིང་སྤྱི་མ་དེ་བགྲུ་སྨན་དུ་བཏང་བས་ན་ད་གཞི་གསུམ་ཆར་སེལ་བར་བྱེད་དོ།།①［ཟླ་ཟེར། གསོ་བའི་གནས་བཞི་པ། དགུ་རྫིང་གསོ་བ་བཅོ་ལྔ་པ།］

根据以上注释，本方首位药物就是ཧ་པུ་ཤ，与哈布舍方一样。

AH（梵语本）治疗部第 15 品中有与藏译本对应内容，引文如下：

hapuṣāṁ kāñcanakṣīrīṁ triphalāṁ nīlinīphalam /
trāyantīṁ rohiṇīṁ tiktāṁ sātalāṁ trivṛtāṁ vacām // 22 //
saindhavaṁ kālalavaṇaṁ pippalīṁ ceti cūrṇayet /
dāḍimatriphalāmāṁsarasamūtrasukhodakaiḥ // 23 //
peyo 'yaṁ sarvagulmeṣu plīhni sarvodareṣu ca /
śvitre kuṣṭheṣv ajarake sadane viṣame 'nale // 24 //
śophārśaḥ pāṇḍurogeṣu kāmalāyāṁ halīmake /
vātapittakaphāṁścāśu virekeṇa prasādhayet // 25 //［AH.Ci.15.22–25］②

【汉译】

哈布舍、蓟罂粟、三果（诃子、毛诃子、余甘子）、木蓝果、印度龙胆、有爪石斛③、藤金合欢、盒果藤、金钱蒲、岩盐、紫脑砂、长胡椒，将所有药物粉碎。对于各类腹部肿瘤、脾肿大，各类腹部疾病（腹水），白斑症，麻风，虚脱症，消化不良，风症，消化失调，

---

① ཟླ་བ་ལ་དགའ་བས། ཡན་ལག་བརྒྱད་པའི་སྙིང་པོའི་རྣམ་པར་འགྲེལ་པ་ཚིག་གི་དོན་གྱི་ཟླ་ཟེར། བསྟན་འགྱུར། སྡེ་དགེ་དཔར། པོད་གོ་ པོ་མའི་ཨང་གྲངས་ཤན་ནས་ཤབ་བར།།（3a7–3b4）*Candranandana. padārthacandrikāprabhāsa nāma aṣṭāṅgahṛdayavivṛti.*

② B.H.Parāḍakara vaidya ed., *Aṣṭāṅgahṛdayam*（*The Core of Octopartite Ayurveda*）*composed by Vāgbhaṭa, with the commentaries Sarvāṅgasundara of Aruṇadatta and Āyurvedarasāyana of Hemādri*, Varanasi: Chaukhambha Orientalia, reprint 9th edition, 2005, p.694a.

③ *rohiṇīṁ tiktāṁ* 理解为 *rohiṇītiktāṁ, kaṭurohiṇīm*。

水肿（肿胀），痔疮，贫血，黄疸和萎黄症，风素、胆汁素和粘液素病等，应该用石榴汁（dāḍima），（或）三果汤，（或）肉汤，（或）黄牛尿和（或）温水送服此药。这个配方通过导泻治疗体风素、体胆素和体液素（失调）。

2.2《遮罗迦本集》（*Caraka Saṃhitā*，略作 CS）

CS 记载的哈布舍散方与 AH 仅用词略异，内容相同。引录如下：

hapuṣāṁ kāñcanakṣīrīṁ triphalā kaṭurohiṇīm //6 / 13 / 133 /
nīlinīṁ trāyamāṇāṁ ca sātalāṁ trivṛtāṁ vacām /
saindhavaṁ kālalavaṇaṁ pippalīṁ ceti cūrṇāyet // 6 / 13 / 134 /
dāḍimatriphalāmāṁsarasamūtrasukhodakaiḥ /
peyo 'yaṁ sarvagulmeṣu plīhni sarvodareṣu ca // 6 / 13 / 135 /
śvitre kuṣṭhe sarujake savāte viṣamāgniṣu /
śothārśaḥpāṇḍurogeṣu kāmalāyāṁ halīmake // 6 / 13 / 136 /
vātaṁ pittaṁ kaphaṁ cāśu virekāt saṁprasādhayet /
iti hapuṣādyaṁ cūrṇam /［CS.6.13.133cd–137ab］①

【汉译】

哈布舍、蓟罂粟、三果（诃子、毛诃子、余甘子）、有爪石斛、木蓝、印度龙胆、藤金合欢、盒果藤、金钱蒲、岩盐、紫硇砂、长胡椒，将所有药物粉碎。对于各类腹部肿瘤、脾肿大，各类腹部疾病，白斑症，（各种）麻风，疼痛，风症，消化失调，水肿，痔疮，贫血，黄疸和萎黄症，应该用石榴汁（dāḍima），（或）三果汤，（或）肉汤，（或）黄牛尿和（或）温水送服此药。这个配方通过导泻治疗体风素、

① Caraka, Dṛḍhabala, *Caraka Saṃhitā of Agniveśa_with the Āyurveda-Dipikā Commentary by Cakrapāṇidatta*, Varanasi: Chaukhamba Surbharati Prakashan, 2008, p.898a.

体胆素和体液素（失调）。此为哈布舍等散药方。

2.3《八支大集》（*Aṣṭāṅga Saṅgrahā*，略作 AS）的相关内容

学界普遍认为《八支大集》是根据《遮罗迦本集》和《妙闻本集》（*Suśruta saṁhitā*，略作 SS）编写成的，而《八支心要本集》是《八支大集》的精编本。但《遮罗迦本集》中的哈布舍散方不见于《八支大集》，而仅见于《八支心要本集》。这表明《八支心要本集》并非《八支大集》的精编本，而是直接根据《遮罗迦本集》编著的。

尽管《八支大集》没有收录哈布舍散方，但是有一副与之相关的较小的组方，现抄录于下：

trivṛttrāyantihapuṣāsātalākaṭurohiṇīḥ|svarṇakṣīrīṁca saṁcūrṇyagomūtreb
hāvayetryaham //
eṣasarvartukoyogaḥ snigdhānāṁmaladoṣahṛt // 24 //［AS.Kalpa.2.24］①

【汉译】

盒果藤（trivṛt）、印度龙胆（trāyanti）、刺柏（hapuṣā）、藤金合欢（sātalā）、有爪石斛（kaṭurohiṇīḥ）、蓟罂粟（svarṇakṣīrīm），研为细粉，放在黄牛尿中浸泡三天，这配方适用于各个季节，给那些接受了涂油治疗的患者（服用），可以清除过患。

2.4《持弓本集》（*Śārṅgadhara saṁhitā*，略作 ŚDhS）

哈布舍散不仅见载于《遮罗迦本集》和《八支心要本集》（印度医学大三典中的两部），还见载于印度医学小三典之一的《持弓本集》（约 13

---

① Pedapralu Srinivas Rao, *Vāgbhaṭa's Aṣṭāṅga Saṃgraha*, Vol.2, Varanasi: Chowkhamba Krishnadas Academy, 2008, Kalpa S.2.18, Vol.2, p.598; K.R Srikantha Murthy, *Aṣṭāṅga Samgraha of Vāgbhaṭa*, Varanasi: Chaukhambha Orientalia, 2005, 5th edition, vol.2, Kalpa S.2.24, p.559.

世纪）。该书收录了一副 hapuṣā 散方，与 AH 文字略异，内容一样。录于此以供参考。

atha hapuṣādyaṁ cūrṇamjīrṇodarādau

hapuṣā triphalā caiva trāyamāṇā ca pippalī /

hemakṣīrī trivṛccaiva śātalā kaṭukā vacā // 90 //

nīlinī saindhavaṁ kṛṣṇāṁ lavanaṁ ceti curṇayet /

uṣṇodakena mūtreṇa dāḍimatriphalārasaiḥ // 91 //

tathā māṁsarasenāpi yathāyogyaṁ pibennaraḥ /

ajīrṇe plīhni gulmeṣu śophārśoviṣamāgniṣu // 92 //

halīmakāmalāpāṇḍukuṣṭhādhmānodareṣvapi /（ŚDhS. 2.6.90–93ab）①

【汉译】

刺柏果为首的散剂，（用于治疗）不消化、腹部（病）：刺柏（果），三果（诃子、毛诃子、余甘子），印度龙胆，荜拨，蓟罂粟，印度喇叭花，藤金合欢，有爪石斛，水菖蒲，木蓝，岩盐，黑盐②，所有药物做成细粉，用热水、牛尿、石榴的汁、三果汤或肉汤中的（任何）一种送服，对不消化，脾胀大，腹部肿瘤，萎黄症，黄疸，灰白水肿，麻风和其他皮肤病，腹部臌胀和腹水等有效。

2.5《千方集》(*Sāhasrayoga*，略作 SY）

SY 中收录了 AH 的哈布舍散方，但文字略有不同。引文如下：

hapuṣāṁ kāñcanakṣīrī triphalāṁ nīlinīphalaṁ /

---

① P.Himasagara Chandra Murthy, *Śārṅgadhara saṁhitā of Śārṅgadharācārya*, Varanasi: Chowkhamba Sanskrit Series Office, 2nd edition, 2007, p.166.

② kṛṣṇāṁ lavanaṁ 可能是指 kṛṣṇalavanaṁ 黑盐，不过，kṛṣṇāṁ lavanaṁ 两个词分开写，也有可能是指两种药。

trāyantī rohiṇī tiktāṁ sātalāṁ trivṛtāṁ vacāṁ // 22 //

saindhavaṁ kālalavaṇaṁ pippalīṁ ceti cūrṇayet /

dāḍimatriphalāmāṁsarasamūtrasukhodakaiḥ // 23 //

peyo 'yaṁ sarvagulmeṣu plīhani sarvodareṣu ca /

śvitre kuṣṭhve jvare vahrisadane viṣame 'nale // 24 //

śophārśaḥ pāṇḍurogeṣu kāmalāyāṁ halīmake /

vātapittakaphāṁścāpi virekeṇa prasādhayet // 25 // (SY.4. Jūrṇa prakāraṇa.19) ①

2.6《医理精华》(*Siddhasāra*，略作 SiS)

SiS 作者为拉维笈多（Ravigupta，650—？）。蚌巴奇本医书虽与 SiS 同名，但两本书内容不同。SiS 中没有收录哈布舍散方，但在其第 10 章腹部痞瘤疗法（དབྱེ་རྫིང་གསོ་བའི་ལེའུ་༡༠པ）有一副以三果为首的配方，组成和功效与哈布舍散方相近。现将该方梵语文本和藏译本引录如下：

triphalākāñcanakṣīrīsaptalānīlinīvacāḥ /

trāyantīhapuṣātiktātrivṛtsaindhavapippalīḥ /

piped vicurṇya mūtroṣṇavārimāṁsrasādibhiḥ /

sarvagulmodaraplīhakuṣṭhārśaḥ śopha kheditaḥ / ②

འབྲས་བུ་གསུམ་དང་། བྱ་རྒྱུ་དང་། ཏོག་དང་། ཤེ་དྲོད་དང་། ཤུ་དག་དང་། ཁྱི་སྐྱེ་བ་དང་། སྤྱ་མའི་འབྲས་བུ་དང་། ཕུ་ཅེ་ཤེལ་དང་། ཤིང་ཉེ་རོང་དང་། རྒྱམ་ཚ་དང་། པི་པི་ལིང་གི་ཕྱེ་མ་བ་གཅིན་དང་། ཆུ་སྐོལ་བ་དྲོན་མོ་དང་། ཤ་ཁུ་རྣམས་ལས་གང་ཡང་རུང་བ་དང་། སྦྱར་ཏེ་འཐུངས་ན་ཡང་། སྐྲན་དང་། དབྱུ་རྫིངས་དང་། མཆེར་པའི་ནད་དང་། མཛེ་དང་། གཞང་འབྲུམ་དང་། ཁྲག་ཚད་དང་། སྐྲངས་པ་འོར་ཐབས་རྣམས་ཀྱིས་ཉམ་ཐག་པ་ཐམས་ཅད་སེལ་ཏོ།། ③

---

① K. Nishteswar, etc, *Sahasrayogam*, Varanasi: Chowkhamba Sanskrit Series Office, 3rd edition, pp.174–175.

② Ravigupta, *Siddhasārasaṃhitā*, compiled by Emmeric (Steiner).

③ ཉི་མས་བསྒྲུངས་པས། སྨན་དཔྱད་གཅེས་པ་འགྲུབ་པ། བསྟན་འགྱུར། ཏོད་ནོ། སྡེ་དགེ་ཤིང་དཔར། ཚོ་མའི་ཨང་གྲངས་༢༣༡ན། (231a4–5).

【汉译】

三果（诃子、毛诃子、余甘子）、蓟罂粟、腾金合欢、木蓝、金钱蒲，印度龙胆、刺柏、獐芽菜、盒果藤、岩盐、荜拨（捣成粉末）。用黄牛尿、热水、肉汤等服用这种粉末，（可治疗）各种痞块、腹胀、脾肿大、麻风、痔疮和浮肿病。

2.7《成方集》（*Siddhayoga*，又名 *Vṛndamādhava*，略作 VM）

VM 的作者是 Vṛndamādhava（9 世纪）。VM 有一副配方名为"三果散"，它与哈布舍散方组成、用法和功效相近，组成比 SiS 少一味黑盐。现引录于下：

triphalā kāñcanakṣīrī saptalā nīlinīvacāḥ /
trāyantī hapuṣāṁ tiktā trivṛtsaindhavapippalīḥ // 6 //
pibetvicūrṇya mūtroṣṇavārimāṁsarasādibhiḥ /
sarvagulmodaraplīhakuṣṭhārśaḥ śoṣakhedinaḥ // 7//［VW.ch.38.6–7］①

【汉译】

三果（诃子、毛诃子、余甘子）、蓟罂粟、腾金合欢、木蓝、金钱蒲，印度龙胆、刺柏、獐芽菜、盒果藤、岩盐、荜拨捣成粉末。用黄牛尿、热水、肉汤等服用这种粉末，（可治疗）各种痞块、腹胀、脾肿大、麻风、痔疮和痨病耗损。

2.8《医方大集》（*Cikitsāsaṁgraha*，即 *Cakradatta*，略作 CD）

CD 的作者是 Cakrapāṇidatta（11 世纪）。CD 也有三果方，仅主治病种略有差异：

---

① Premvati Tewari, Asha Kumari (Editor and translator) , *Vṛndamādhava or Siddhayoga* (part one) , Varanasi: Chaukhambha Visvabharati, 2006, p.527.

triphalākāñcanakṣīrīsaptalānīlinīvacāḥ /

trāyantīhapuṣātiktātrivṛtsaindhavapippalīḥ // 48 //

pibedvicūrṇya mūtroṣṇavārimāṁsarasādibhiḥ /

sarvagulmodaraplīhakuṣṭhārśaḥ śothapīḍitaḥ // 49 //［Ch.30.48–49］①

【汉译】

三果（诃子、毛诃子、余甘子）、蓟罂粟、腾金合欢、木蓝、金钱蒲、印度龙胆、刺柏、獐牙菜、盒果藤、岩盐、荜拨（捣成粉末）。（用）牛尿、热水、肉汤等服用这种粉末，（可治疗）各种痞块、腹胀、脾肿大、麻风、痔疮和浮肿病。

此三果方有 13 味药，与《遮罗迦本集》的哈布舍散方相比，只少了黑盐。服法和功效也相近。

3. 名词考辨（3.1—3.17 按藏文字母顺序，3.18—3.30 按梵语字母顺序排列）

3.1 ཀྱི་ལྕེ་བ（kyi lce ba）《晶珠》：ཀྱི་ལྕེ་དཀར་པོ的异名有ཏྲ་ཡ་ན和ཏྲ་ཡ་མ་ན，后者正是 trāyamāṇā（ཏྲཱ་ཡ་མཱ་ཎཱ）欠准确的音译。ཏྲ་ཡ་ན应该是 trayanti 的转写。trayanti 见于 AH、SiS、CD 中的三果方。参见 3.22 trayanti 和 3.23 trāyamāṇā 条。

3.2 ཀྲྀཥྞཾ（kṛṣṇāṁ）《异名》：ཀྲྀཥྞ是紫硇砂（藏红盐ཁ་རུ་ཚ）的异名。

3.3 ཁ་རུ་ཚ（kha ru tsha） 紫硇砂。对应于藏语药名ཀྲྀཥྞ。见 3.20 kālalavaṇa 条。

3.4 དུར་བྱེད（dur byid） 同དནྟེ。MCGK 中有印度的དནྟི，即དནྟེ。དུར་བྱེད

① Priya Vrat Sharma trans. and ed., *Cakradatta*, Delhi: Chaukhambha Orientalia, 2007, p.272.

在喜月《药物异名》中写作 ཏུར་བིད་ཉེ་རོང，别名 ཏྲིབྲིཏ。MMTM：trivṛt 藏文名为 ཉེ་རོང 和 ཏུར་བིད，学名为 *Operculina turpethum*（盒果藤）。《晶珠》：ཏུར་བིད 的异名有 ཐུ་མ། དབྱི། མ་དུ་ཀ། ཏྲི་བྲི་ཏ། ཏྲི་བིརྟ། ནི་ཀུམ་བ། ཏྲི་པ། ཏི་ཤ་ར 等。ཏྲི་བྲི་ཏ 和 ཏྲི་བིརྟ། 显然是 tribṛt 或 trivṛt 的转写之异体字。见 3.24tribṛt 条。

3.5 ནད་ལྕང་ཁུ་ཁ（nad lcang khu kha） 绿色病，萎黄症。黄疸病后期，患者皮肤发绿，由此症状而得名。ལྕང་ཁུ 同 ལྗང་ཁུ（绿色），ནད་ལྕང་ཁུ་ཁ 属于 སྐྱ་རབས 病，是 halīmaka 的对译名之一。《医理精华》的藏译本（སྨན་དཔྱད་གཅེས་པ་འདུས་པ།）第 14 章中有 ལྗང་ཀུ་ཁ 和 ལྕང་ཁུ་ཁ，对应于梵文原本中的 harita 和 halīmaka（绿色的）。这一章讲了灰色水肿（སྐྱ་རབས་ནད་དང་།）、黄疸（དམིག་སེར་དང་།）和绿症（ནད་ལྕང་ཁུ་ཁ），分别对应于梵语 pāṇḍu、kāmalā、halīmakaḥ，与此写本罗列的病名一样。

3.6 ནི་ལི་ནི།（ni-li-ni） 据 MMTM，此为梵语 nīlinī（ནཱི་ལི་ནཱི）不准确的转写，学名为 *Indigofera tinctoria*，藏文名通常作 ནི་ལ 或 ནཱི་ལ。SS.1.39.4：nīlinī 等药物是泻药，果实入药。AH（1.15.3）药物功效分组的第 2 组中有 nīlinī，《月光》中说：nīlinī 者，nīlapuṣpā（词义为"蓝花"）也。① 藏译本作：ནི་ལི་ནི་ནཱི་ལ་བྱུམས་པ་སྟེ། མེ་ཏོག་སྔོན་པོ་ཅན་ནོ།。② DhN（1.guḍūci 等部第 101）：nīlī 的名称有 nīlikā，kālā，grāmyā，dolā，viśodhanī，tutthā，śrīphalikā，mocā，bhāravāhī 和 rañjanī 等。其味苦，性热，功效为：下泄（kativāta?），消粘液素，养发，解毒，治腹疾，风素、血液兼症，消灭寄生虫。编译者给出学名为 *Indigofera tinctoria*。BhP（1.1. guḍūcī 等部）：nīlī 的名称有 nīlinī，tūṇī，kālā，dolā，nīlikā，rañjanī，śīphalī，tucchā，grāmīṇā，madhuparṇikā，klītakā，kāladeśī 和 nīlapuṣpā 等。nīlinī 是强泻药，味苦，还可用于养发，消除错觉和眼花。效热，治疗腹膨胀，脾病，痛风，体风素、粘液素疾病，风湿，反胃，醉酒和剧毒。《梵藏》将 ནི་ལི་ནི 释作

---

① *Ashtangahridayam Sri Arunadatta krit Sarvanga Sundara Sri Candranandana krita Padarthacandrika va Sri Hemadri krita Ayurveda Rasayana tika, Rajavaidya Pandita Ramaprasadaji krita tippani sahita.* Bombay: Srivenkate svar Steam Press, 1st edition., 1928, pp.350–351.

② བསྟན་འགྱུར། སྡེ་དགེ་དཔར། བོད་ཀྱི། ཤོ་མ་ ༡༤༥བ། ཐག་ཤེ།

པད་མ་དམར་པོ（红莲花）或 གོ་སྙོད（藏茴香）。另，《晶珠》གོ་སྙོད 的异名写作 ནི་ལི་ནི，或为 nīlinī 之讹。《中植志》中 *Indigofera tinctoria* 对应汉文名木蓝。木蓝一名出自《纲目》，其功效是清热解毒。

3.7 པུ་ཙེ་ཤེལ།（pu tse shel）《异名》：ཀ་རུ་ཀ་རོ་ཧི་ནི，ཨ་གོ་ཀ་རོ་ཧི་ཎི，ཧི་ཀ་ཏ 和 རོ་ཧི་ཎ 等，是 པུ་ཙེ་ཤེལ 的名称。ཀ་རུ་ཀ་རོ་ཧི་ཎི（karukarohini）对应于 CS 的 kaṭurohiṇīm 和 SS 的 rohiṇīṁ。《晶珠》：ཧོང་ལེན 的名为 སྤུ་ཙེ་ཤེལ。སྤུ་ཙེ་ཤེལ 是 པུ་ཙེ་ཤེལ། 的异体字。《晶镜》：ཧོང་ལེན 兔耳草。ཧོང་ལེན 学名是 *Lagetis yumnanensis*，但 MMTM 给出的学名为 *Picrochiza kurroa*。

3.8 བྱ་སྣུ།（vya snu） 在藏译《自注》作 ཚོན་བྱ，在《月光》作 བྱུ་ཏ，《精华》作 བྱ་སྣུ。见 3.14 སུ་བ་ནམ་གྱི་རི 条。

3.9 འབྲས་བུ་གསུམ།（vbras bu gsum） 三果。《异名》：所谓三果，就是诃子、余甘子和毛诃子，ཨ་རུ་ར། སྐྱུ་རུ་ར། བ་རུ་ར།。

3.10 རྩལ་རུ་ཚ（rtsal ru tsha） 角盐。MMTM：རྩལ་རུ་ཚ（德格版）对应于梵语 Viḍa lavaṇa。རྩལ་རུ་ཚ 为 རྩབ་རུ་ཚ 之异体字，即《药物异名》藏译本中的 རྩབ་རུ་ཚ。EIM（卷 5）：Viḍa lavaṇa（人造盐）又称为 kāla lavaṇa 和 kṛtrimakam 等。性热，效锐而燥，用于消粘液素和风素，助消化，引泻，对心脏病、腹绞痛、不消化、腹部肿瘤、肠胃胀气、便秘、泌尿疾病有治疗效果。其制法：（1）海盐 82 份，诃子、余甘子和 Swarji（纯碱）各 1 份，研细（混匀）放入瓦罐中用猛火煅烧而成；（2）海盐 9 份，余甘子粉 1 份，混合后放入瓦罐中用猛火烧，直到二者混成一体，冷却后即成。CS.6.13 和 AH.Ci.15 写作 kāla lavaṇa，在 AH.Ci.6.30 和 AS.Ci.8.36 写作 kṛṣṇa lavaṇa。藏医认为，རྩབ་རུ་ཚ 功效同 ཁ་རུ་ཚ，详见《晶珠》。见 3.20 kālalavaṇa 条。

3.11 ལི་དོང་ར།（li dong ra） 良姜。《晶珠》：སྨན་ས 的别名中有 དོང་ག 和 ལི་དོང་ག。ལི་དོང་ར 显然是 ལི་དོང་ག 的异体字。སྨན་ས 汉译为高良姜，学名为 *Zingiber officinale*。梵语及藏译本的哈布舍方中未见这味药。

3.12 ཤ་གཟི་གུ（sha gzi gu） 白斑症。皮肤黑色素减少所致，局部皮肤颜色浅于周围正常皮肤，而呈白色，由此症状得名。SiS（藏译本）麻风疗法篇第12章（མཛེ་ནད་གསོ་བའི་ལེའུ་༡༢པ）中提到这个病。ཤ་གཟི་གུ 位列 18 种顽固皮肤病的第二位。ཤ་གཟི་གུ的表现是其患处皮肤“颜色像海螺那样”（ཤ་གཟི་གུ་ཞེས་བྱ་བ་ནི་དུང་གི་ཁ་དོག་འདྲ་བ）。ཤ་གཟི་གུ 对译 śvitra。据梵语文本，śvitra 的表现是患病部分的皮肤“色白光泽如同海螺”（ābhāsaṁ śvitraṁ syāc chaṅkhasaṁnibham）。AH（藏译本）柏果散方适应症中有 ཤ་བཀྲ，与泻药哈布舍散方中的 ཤ་གཟི་གུ 相对应，由此可知，蚌巴奇写本中的 ཤ་གཟི་གུ 就是 ཤ་བཀྲ（皮肤白斑），是 śvitraṁ 藏文的意译。

3.13 སརྦ་ལ（sa rba la） 按梵语理解，སརྦ 意为全部，但处方中 སརྦ་ལ 是药名，应该是 saptalā（藤金合欢）之转写。AH（藏译本）侧柏散方中有 ས་ཏ་ལ［ས་ལ་དང］。《自注》中的 ཏ་ལ 在《月光》作 ས་ལ。《异名》：ས་ཏ་ལ 是 ས་ལ 的名称之一。DhN（1. guḍūci 等部第 103）中 sātalā 的异名有：saptalā、sārī、vidulā、vimalā、amalā、bahuphenā、carmakaṣā、phenā、dīptā 和 marālikā 等。其味苦，功效为：排泻，治疗胆素、粘液素兼症、血症，消除腹肿、腹胀。但是生风。AH（1.15.32/45）：sātalā，喜月释 sātalā 为 saptalā、carmakasāhvā、vartakī、smrita，或为 saptalā、brāhmī、brahmasomā、saptalā。① 藏译本：ས་ཏ་ལ་ནི་ཙར་མ་ས་དང་ཞེས་བྱ་བའོ།།②。BhP（1.1.guḍūci 等部）：śātalā 的别名有 saptalā、sāra、vimalā、vidulā、bhūriphena 和 carmakaṣā。其味苦，消化后味辛，性寒，功轻。可增风素、消浮肿，治疗粘液病、腹胀、胆素病、小肠运动失调和血液病。学名为 *Euphorbia pilosa*。由此推测 AH 和《异名》（藏译本）中的 ས་ཏ་ལ 是 ས་ལ 对应于 śātalā（或印地语 sātalā）和 sāra，写本中的 སརྦ་ལ 可能是 ཤཱ་ཏ་ལ（梵语 śātalā）、སཱ་ཏ་ལ（印地语 sātalā）或 སཔྟ་ལ（梵语 saptalā）的误写。

---

① *Ashtangahridayam Sri Arunadatta krit Sarvanga Sundara Sri Candranandana krita Padarthacandrika va Sri Hemadri krita Ayurveda Rasayana tika, Rajavaidya Pandita Ramaprasadaji krita tippani sahita*, p.363.

② བསྟན་འགྱུར། སྡེ་དགེ་དཔར། ཐོད་ཀྱི། ལོ་མ་ ༡༩༡བ། ཐག་པ།

SS（1.38.29–30）：saptalā 属于 śyāmā 组，该组药物治疗腹部肿瘤、中毒、肠胃气胀、腹膨胀、痢疾和嗝逆（udārtanāśana?）。SS（1.39.4）：saptalā 是泻药，根部入药。SS（1.39.5）：saptalā 同时具备引吐、引泻作用。据 IMP（1），梵语 saptalā，印地语 sātalā，学名为 *Acacia sinuata*（藤金合欢）或 *Acacia concinna*。

3.14 སུ་བ་རྣམ་ཀྵི་རི།（su ba rnam kSi ri） ཀྵི་རི 是 kṣīrī（ཀླི་རི）不准确的转写。སུ་བ་རྣམ 或 སུ་བ་རྣམ 是梵语 suvarṇa（金色，金制的）之转写，后者同 svarṇakṣīrī（一种植物名）。此处 སུ་བ་རྣམ་ཀྵི་རི 是 suvarṇakṣīrī（སུ་བ་ར་ཀླི་རི）的转写。SS（1.38.29–30）：suvarṇakṣīrī 属于 śyāmā 为首的一组。该组药物的共同功效是消除腹部肿瘤和解毒，断 ānāha，腹部疾病，堆积大便，去除宿便。（该组药物治疗腹部肿瘤、中毒、肠胃气胀、腹膨胀、痢疾和嗝逆。）SS（1.39.4）: dantī, saptalā, suvarṇakṣīrī, nīlinī 等药物从下部消除体素（导泻）。其中，dantī, saptalā 和 suvarṇakṣīrī 等只用根，nīlinī 只用果实。AH（1.15.3）药物功效分类的第 2 组中有 hemadugdhā,《月光》：hemadugdhā 者即 svarṇakṣīrī（词义为"金乳汁"）。①藏译本作 ཚོན་ཅུ་ནི་སུ་བར་ན་ཀླི་ར་འོ།②。AH（1.15.45/32）：svarṇakṣīrī 属于 śyāmā 为首的一组。该组药物治疗腹部肿瘤、中毒、食欲减退、粘液素病、心痛和排尿困难。阿茹娜德达《诸支美妙》释 svarṇakṣīrī 为 pītadhatūraḥ。③《月光》中释 svarṇakṣīrī 为 tiktadugdhikā。④藏译本：ཚོན་ཅུ 是 tiktadugdhaga，其浆汁苦涩（ཚོན་ཅུ་ནི་ཏིག་ཏ་དུག་དྷ་ག་སྟེ། འོ་མ་ཁ་སྦ་བ་ཡོད་པའོ།）。⑤《异名》中说 སྭ་ར་ན་ཀྵི་རི（svarṇakṣīrī）、ཧེ་མ་དུག་དྷ（hemadugdhā）和 ཧེ་མ་ཀྵི་རི（hemakṣīrī）等 8 个名字都是

---

① *Ashtangahridayam Sri Arunadatta krit Sarvanga Sundara Sri Candranandana krita Padarthacandrika va Sri Hemadri krita Ayurveda Rasayana tika, Rajavaidya Pandita Ramaprasadaji krita tippani sahita*, pp.350–351.

② བསྟན་འགྱུར། སྡེ་དགེ་དཔར། ཇོད་ཀོ། ལོ་མ་ ༡༨༥བ། ཐག་༤།

③ *Ashtangahridayam Sri Arunadatta krit Sarvanga Sundara Sri Candranandana krita Padarthacandrika va Sri Hemadri krita Ayurveda Rasayana tika, Rajavaidya Pandita Ramaprasadaji krita tippani sahita*, p.362.

④ Ibid, p.363.

⑤ བསྟན་འགྱུར། སྡེ་དགེ་དཔར། ཇོད་ཀོ། ལོ་མ་ ༡༩༡བ། ཐག་༥

指 ཚང་སྨན་ཚོན་ཐ。DhN（1. guḍūci 等部第 104）：kṣīriṇī 和 svarṇakṣīrī 二者，其中 svarṇakṣīrī 的异名有 svarṇadugdhā、suvarṇakṣīrikā、hemāhvā kanakakṣīrī、hemakṣīrī 和 kāñcanī 等。BhP（1.1.harītakī 等 部 ）：kaṭuparṇī、haimavatī、hemakṣīrī、himāvatī、hemāhvā 和 pītadugdhā 等是同义（异名）。（按：DhN 将 himāvatī 和 haimavatī 作为 kṣīriṇī 的异名。）hemāhvā 是泻药，味苦，峻泻，造成恶心，引吐，治疗寄生虫、瘙痒、中毒、肠胃气胀及麻风等皮肤病，消粘液素、胆素和血。穆替注释归纳说，《妙闻》等古代经典中的 svarṇakṣīrī（hemakṣīrī，kāñcanakṣīrī）被认定为 *Garcinia morella* 和 *Euphorbia thomsoniana*。而颇婆米什拉所说的 hemakṣīrī（hemadugdhā，kaṭuparṇī）是 *Argemone mexicana*（蓟罂粟），后者是 9—10 世纪后传入印度的。CUMP 中有两种 svarṇakṣīrī，一种又称 kaṅkuṣṭhaprabhavā，旧时认作 hiravī，学名为 *Euphorbia thomsoniana*；另一种又称 śṛgālakaṅṭaka，学名为 *Argemone mexicana*。APTUMP 和 AP 给出学名同后者。EIM（卷 4）：svarṇakṣīrī 味苦、辛，性寒，减液素和胆素，净血液。藏药经典《晶珠》：ཚོན་ཐ 是小狼毒草。

3.15 སེ་འབྲུ（se vbru） 原文中的 སེ་འབྲུ（石榴），在《自注》《月光》中同作 སེའུ་འབྲུ。《异名》：དཱ་ཌི་མ（དཱ་ཌི་མ，dāḍima）是 སེའུ་འབྲུ 的名。

3.16 ཧ་པུ་ཤ（ha pu sha） ཧ་པུ་ཤ 是梵语 hapuṣā（ཧ་པུ་ཥཱ 刺柏）不准确的转写。该药是阿输吠陀常用药之一，在大三典和《佩拉集》（BhS）等医书中都有记载。BW 拼作 havuṣa①。DhN（2. śatapuṣpā 等部第 4）：hapuṣā 的异名有 vipuṣā、visrā、visragandā 和 atigandhikā 等，此外，还有 aparā、aśvatthaphalā、kacchūghnī 和 dhvāṅkṣnāśinī 等。hapuṣā 味辛苦，性热，效重，消除风素、粘液素（症），可治疗痔疮，以及腹部肿块、腹部刺痛、寄生虫等腹部疾病。BhP（1.1.harītakī 等部）给出的

① *The Bower Manuscripts*. Part 1, folio 3, v.3, Plate 8; part 2, r.3, Plate 7; part 2, v.3, v.5, Plate 23. New Delhi: Aditya Prakashan, 1987.

别名有：habusā、visrā、aśvatthaphala、matsyagandhā、plīhahantrī、viṣaghnī 和 dhvāṅkṣanāśinī 等。hapusā 增胃火，味苦，效柔，性热，味涩，难消化，可治疗胆素导致的腹大、风所致痔疮、十二指肠病、腹部肿瘤和腹绞痛。EIM（卷 4）给出 hapuṣā 的学名为 *Juniperus communis*（欧洲刺柏）。哈布舍味辛、苦、涩，效重，性热。可减轻粘液素和风素，开胃，对口炎性腹泻、腹痛、腹部肿瘤、腹泻、痔疮、腹水、消化不良、寄生虫、粘膜炎、便秘，对治疗痛经有效。依其果实可将哈布舍分为两种，一种果实呈鱼形，带有生肉的气味；另一种果实的外形与菩提树果实相似，但是带有鱼腥气。《中植志》（卷 7，第 381 页）对于欧洲刺柏另收录有瓔珞柏、普通柏、欧桧等名称。该书记载："原产欧洲、苏联亚洲部分的中亚细亚和西伯利亚及北非、北美。"据 PSHP（1）：此药名写作 vapuṣa，学名同上。干燥成熟果实入药。AH（藏译本）译为 ཤུ་མའི་འབྲས་བུ（刺柏果实）。《月光》（对勘本第 114 册，第 8 页）说 ཤུ་མའི་འབྲས་བུ 即 hapusha。《异名》：ཧ་པུ་ཤ 等是 ཤུ་མའི་འབྲས་བུ 的异名①。《兰琉璃》（3.13 胆病治疗）：ཤུ་མའི་འབྲུ་ཡིན་པ་མིང་ལ་ཧ་པུ་ཤ་ཞེས་བྱ་བ。《晶珠》：ཤུག་པ་ཚེར་ཅན 的名称中有 ཤུ་མ。又引让迥多杰语"柏树清下部的热，果实滋身如甘露，刺柏功效与之同"。《晶珠》：ཤུ་འབྲུམ（柏实）消胆炎症和痔疮。（ཤུ་འབྲུམ）是 ཤུག་པ 或 ཤུ་མ་ཚེར་མ་ཅན（刺柏）的果实。《简明》：ཤུ་འབྲུམ 高山柏子，学名为 *Sabina squamata*。《梵藏》将 ཧ་ཕུ་ཤ 和 ཧ་ཕུ་ཥ（按：ཕུ 为 པུ 之误）释作 ཤུ་མ 和 ཤུ་མ。刺柏在《晶镜》《名库》释作高山柏。《藏药志》释作滇藏方枝柏。DMP：*Juniperus communis* 分布于东西喜马拉雅地区和北美洲，果实入药，挥发油含松萜，利尿，用于治疗慢性肾炎。IMP（3）收载梵语异名有：Aparajita、Ashvathaphala、Dhmankshanashini、Habusha、Hapusha、Kachhughna、Kaphaghni、Matsyagandha、Plihahantri、Plihashatru、

① 《丹珠尔》（对勘本）第 111 册，第 76—77 页。

Svalpaphala、Vapusha、Vigandhika、Vishaghni、Visra、Visraganga 等。茂密的灌木或略匍匐生长。叶长 5—13 毫米，三楞螺旋形，纤细，顶端锐利，垂直于小枝，叶背凸起，上面凹，色青上有白霜……。果实长 7.5—10 毫米，近球形，青黑色，覆有白霜，顶端可见鳞尖。内含种子 1—3 枚。出自西喜马拉雅，海拔 3810—4267.2 米，欧洲、亚洲、北非、北美等温带和亚热带地区亦可见。其果实味臭，壮阳，滋补。对哮喘、口腔炎、偏头痛、慢性支气管炎、肝病、脾病等有效，还用于阴囊积水，囟门下陷等（pp.2380-2 & pl.922B）。

3.17 ཧ་ཕུ་ཤ（ha phu sha） 同 ཧ་ཕུ་ཤ。见 3.16ཧ་ཕུ་ཤ 条。

3.18 kaṭukā 即 kaṭurohiṇīm，又作 rohiṇīm tiktāṁ，藏文为 ཕུ་ཆེ་ཞེལ，有爪石斛。SS（1.38.22–23）：kaṭurohiṇī 属于 pippalī 一组，该组药物的共同功效是除去粘液素和体风素，缓解鼻炎，治疗食欲减退、腹部肿瘤和绞痛，促进消化，可帮助消化宿食。SS（1.38.33–34）：kaṭurohiṇī 又属于 paṭola 一组，该群药物的共同功效是除去胆素、粘液素和食欲减退，退烧，愈伤，缓解呕吐、瘙痒和中毒。SS（1.38.54–55）：kaṭurohiṇīm 又属于 mustā 一组，该群药物的共同功效是消粘液素，治疗妇女生殖系统疾病，净化乳汁，助消化。BhP（1.1.harītakī 等部）：kaṭukā 的别名有 kaṭvī、tiktā、kṛṣṇabheda、katambharā、aśokā、matsyaśkalā、cakrāṅgī、śakulādanī、matsyapittā、kāṇḍa ruhā、rohinī 和 kaṭurohiṇī 等。其味苦，消化后味辛，消化干、凉和轻，效缓，开胃，营养，减轻粘液素、胆素和发烧，还能治泌尿系统疾病，喘、咳嗽，血液病，烧灼感，皮肤病和寄生虫感染。学名为 *Picrorrhiza kurroa*。见 3.7 ཕུ་ཆེ་ཞེལ 条。

3.19 kāñcanakṣīrīm 见于 CS。kāñcana（金），同 suvarṇa（=svarṇa，金色，金制的）。故此 kāñcanakṣīrīṁ 与 svarṇakṣīrī 同义，后者藏文转写作 སུ་བ་ན་སུ་བ་ན་ཀྵི་རི。见 3.14 སུ་བ་ནམ་ཀྵི་རི། 条。

3.20 kālalavaṇa AH（藏译本）对译为 ཁ་རུ་ཚ。MMTM 将 kālalavaṇa

释作 biḍa lavaṇa。详见 3.10 རྒྱལ་དྲུ་ཚ 条。

3.21 tiktā 又作 rohiṇītiktāṁ、tiktārohiṇīm，同 kaṭukā，即 kaṭurohiṇīm，藏文为 ཕུ་ཅེ་ཤེལ，有爪石斛。见 3.18 kaṭukā 条。

3.22 trayanti 同 trāyamāṇā，印度龙胆。见于 AH 哈布舍散方。参见 3.1 ཀྱི་ལྕེ་བ། 条。

3.23 trāyamāṇā 印度龙胆。SS（1.38.64）：trāyamāṇā 属于 lakṣā 组，该组药物味涩、苦和甘，可帮助消除粘液病和胆素病，治疗麻风（和其他一些皮肤病），寄生虫感染，净化恶疮。SS（1.42.11）：trāyamāṇā 属于苦味药组。BhP（guḍūci 等部）：trāyamāṇā 的别名有 balabhadrā、trāyantī、girijā 和 anujā 等。其味苦、涩，效缓，平息过盛的胆素和粘液素，治疗发烧、心脏病、肠肿胀、痔疮、眩晕、绞痛和中毒。据 IMP（4），学名为 *Gentiana kurroo*。见 3.1 ཀྱི་ལྕེ་བ། 条。

3.24 tribṛt 印度喇叭花（Turpeth）。SS（1.38.29–30）：trivṛt 属于 śyāmā 组，该组药物治疗腹部肿瘤、中毒、肠胃气胀、腹膨胀、痢疾和嗝逆。SS（1.39.4）：trivṛt 是泻药，根部入药。SS（1.42.11）：trivṛt 属于苦味药组。SS（1.44.3）：trivṛt 的根，颜色微红，是根类泻药中最好的。BhP（guḍūci 等部）：saptalā 的别名有白（śvetā trivṛt）黑（śyāmātrivṛt）两种。前者的别名有 tribhaṇḍī、trivṛtā、tripuṭā、sarvānubhūti、saralā、nisotra 和 recanī；后者的别名有 ardhacandrā、pālindī、suṣeṇikā、masūravidalā、kālī、kaiṣikā 和 kālameṣikā。前者弛缓，味美，性燥，效热，可控制过盛的风素，治疗胆素和粘液素增盛，胆素所致发烧，浮肿和内脏疾病；后者是烈性泻药，可造成昏厥，引发烧灼感、昏迷、眩晕，以及咽喉或食道炎。B.Sitaram 说：实际上只有白的。根部入药。学名为 *Ipomoea turpethum*。据 IMP（4），学名为 *Operculina turpethum*，同 *Merremia turpethum*，根部入药。tribṛt 对应于藏文 ཏྲི་བྲྀཏ。《晶珠》：དུར་བྱེད 的别名 བྱི་ས། དཀྲི མ་དུ་ཀ ཏྲི་བྲི་ཏ། ཏྲི་བེནྟ། ནི་ཀུམ་བ། ཏི་ལ། ཏྲི་ཤ་ཀེ།分为三种：ཤ་ས་དུར་བྱེད、ཏྲི་བྲི་ཏ 和 ཀུ་ཏ་ར་ན།。其中，

ཤ་ས་དུར་བྱིད 的根皮色红，为上品；ཏྲི་བྱིད 根色白，浆液多的好，少的次，适中的为中品；ཀུ་ད་ར་ན 根粗大而硬，浆少，为下品。ཏྲི་བྱིད 和 ཏྲི་བིཏ 应该是 ཏྲིབྲྀཏ 不准确的转写。《名库》认为 དན་ཏི 同 དུར་བྱིད，释作“白狼毒”。见 3.4 དུར་བྱིད། 条。

3.25 nīlinī 见 3.6 ནེ་ལི་ནི། 条。

3.26 vacā SS（1.38.22–23）：vacā 属于 pippalī 一组，该组药物的共同功效是除去粘液素和体风素，缓解鼻炎，治疗食欲减退、腹部肿瘤和绞痛，促进消化，可帮助消化宿食。SS（1.38.26–28）：vacā 等为首的二组药物净化乳汁，尤其是止泻和催熟体素。对应于写本的 ཤུ་དག（金钱蒲），学名为 *Acorus gramineus*。

3.27 śvitraṁ ཤ་བཀྲ（皮肤白斑），即写本中的 ཤ་གཟི་གུ。参见 3.11ཤ་གཟི་གུ 条。

3.28 saindhava SS（1.38.37–38）：saindhava 属于 ūṣaka 组，该组药物可除去粘液素，干油脂，缓解结石、沙砾所致的排尿困难和腹部肿瘤。SS（1.42.11）：saindhava 属于咸味药组。CS（1.1.88–91）：sauvarcalā（植物盐），saindhava（岩盐），viḍa（排泄盐），audbhida（土盐）和 samudra（海盐）合称五盐，效滑腻，热、锐，是最好的助消化剂，糊、膏、罨敷、导泻、催吐、油性和非油性灌肠、按摩、进食、催嚏、外用、栓剂、眼膏、涂油等，用于治疗消化不良、风素紊乱，腹部肿瘤、刺痛等腹部疾病。CS（1.25.38）：盐当中 saindhava 是有益的食品。CS（1.26.49）：saindhava 虽然是盐，但其效不热。CS（1.27.300）：saindhava 是最好的盐，味微甘，开胃，助消化，壮阳，明目，不烧灼，消三过。EIM（卷 5）：saindhava（岩盐）。AH（藏译本）译为 རྒྱམ་ཚ，写本哈布舍方有 རྒྱམ་ཚ。藏药翻译为光明盐。

3.29 hapuṣā 见 3.16 ཧ་པུ་ཤ 条。

3.30 halīmaka 病名最早见载于印度古医书《遮罗迦本集》、《迦什波集》（KS）。现存记载该病名最早的写本是 *Bower*。SiS（藏译本）作ནད་ལྗང་ཀྱ་ཁ，与写本的ནད་ལྗང་ཁྱ་ཁ同义。病因是隆（风素）和赤巴（胆汁素）失调，表现为身体颜色发绿，而后逐渐变为蓝色或黄色，焦渴，胃火衰而且懒散、疲倦。AH 记载了这个病名。其藏译本将 halīmaka 意译为ནད་ལྗང་ཁྱ་ཁ（绿色症）和ཀང་ལག་ཞ་བའི་ནད（足痿症）。音译为ཧ་ལི་མ་ཀ（传刻本误作ཧ་ལི་ས་ཀ）。VM（8）贫血症治疗中介绍了 halīmaka 的疗方，Tewari 将 halīmaka 对译为 chlorosis（萎黄病）。Dash 将其释作一种严重的黄疸症。参见 DGDA（第 43 页）。见 3.5 ནད་ལྗང་ཁྱ་ཁ条。

4. 结论

蚌巴奇本古藏文医书中的哈布舍导泻方，是以一副以刺柏（Hapuṣa）为首的药方。从文献来源看，它最早可以溯源到《遮罗迦本集》。但该方未必是直接取自《遮罗迦本集》，而可能是来自《八支心要本集》。与之相似的药方见于《医理精华》梵本及其藏文版。《遮罗迦本集》《八支心要本集》《医理精华》都出自克什米尔地区。蚌巴奇本医书中还有一副于阗导泻方。因此，这副哈布舍导泻方较大可能是源自西部的克什米尔地区，经于阗（今于田县）中转传入西藏。

蚌巴奇本古藏文医书名为《医疗精粹成就》，其藏文题名与《医理精华》之藏译本相同。但是两者内容不同，没有直接关系。

哈布舍导泻方中使用了诸多梵语音译药名，其中部分药物，不是出产于西藏。其中的部分病名仅见于梵语医书的藏译本，而不见于西藏本土医书。该方在藏医临床上没有得到应用。这都表明蚌巴奇本医书是早期的编译本，传播范围十分有限。

哈布舍导泻方来源有据，在印度阿输吠陀沿用至今，药材来源广，制配简易，适应症较广，疗效较好。值得进一步研究开发。

附录：

表 1　哈布舍散药物名称梵、藏、拉、汉语对照表

梵文药名	藏文药名	拉丁文学名	汉文名
hapuṣā	ཤུ་མའི་འབྲས་བུ། / ཧ་པུ་ཥ	*Juniperus communis*	欧洲刺柏
kāñcanakṣīrīṁ/hemakṣīrī	ཙ་སྐྱུ།/སྲོན་བུ།/ཙ་ཙུ།/ ཞུ་བ་རྣམ་གླི་རི།/ཙ་རྩུ།	*Argemone mexicana*	蓟罂粟（《海南植物志》） 刺罂粟（《中国种子植物科属辞典》）
harītakī	ཨ་རུ་ར།	*Terminalia chebula*	诃子
bibhītakī	བ་རུ་ར།	*Terminalia belerica*	毛诃子
āmalakī	སྐྱུ་རུ་ར།	*Emblica officinalis*	余甘子
kaṭurohiṇīm/rohiṇīm tiktām/ kaṭukā/tiktā	ཧུ་ཙེ་ཤེལ།	*Picrorrhiza Kurroa*	有爪石斛
nīlinī/nīlinīphalā	ནི་ལི་ནི། / ཤི་རྡོད།	*Indigofera tinctoria*	木蓝
trāyamāṇā/trāyantī	ཀྱི་ལྕེ་བ། / ཁྱི་ལྕེ་བ	*Gentiana kurroo*	印度龙胆
śātalā/saptalā	ས་ཏ་ལ།/ས་ལ།/ཏ་ལ།/ས་ཏ་ལ།/ཙོག	*Acacia sinuata; Acacia concinna*	藤金合欢
trivṛt	དུར་བྱིད། / ཤིང་ཉེ་རོང་།	*Ipomoea turpethum; Operculina turpethum*	印度喇叭花，盒果藤
vacā	ཤུ་དག	*Acorus gramineus*	金钱蒲（石菖蒲，九节菖蒲）
saindhava	རྒྱམ་ཚྭ། / སྐྱམ་ཚྭ།	—	光明盐
kālalavaṇa/kṛṣṇāṁlavana	ཁ་རུ་ཚྭ།	—	紫硇砂
pippalī	པི་པི་ལིང་། / པི་པི་ལིང་།	*Piper longum*	荜拨，胡椒

（续表）

梵文药名	藏文药名	拉丁文学名	汉文名
—	ཙལ་ཏུ་ཚ།	—	卤盐
—	ལི་ཏོང་ར།	*Zingiber officinale*	高良姜
dāḍima	སེའུ་འབྲུ།/སེ་འབྲུ།	*Punica granatum*	番石榴

表 2　哈布舍散配方组成对照表（附《医理精华》《成方集》《医方大集》三果散）

Carakasaṃhitā ཙ་ར་ཀ་བསྡུ་བ། **遮罗迦本集**	***Aṣṭaṅgahṛdayasaṃhitā*** ཡན་ལག་བརྒྱད་པའི་སྙིང་པོ་བསྡུས་པ། **八支心要本集**		***śārṅgadharasaṁhitā*** **持弓本集**	སྨན་དཔྱད་གཅེས་པ་འགྲུབ་པ། **蚌巴奇写本医书**	***Siddhasāra*** སྨན་དཔྱད་གཅེས་པ་འགྲུབ་པ། **医理精华**		***Siddhayoga* 成方集 / *Cakradatta* 医方大集**	**参考汉译名**
hapuṣā 1	hapuṣā 1	ཤྭ་མའི་འབྲས་བུ། 1	hapuṣā 1	ཧ་ཕུ་ཤ1	hapuṣā 7	ཤྭ་མའི་འབྲས་བུ། 7	hapuṣā 7	刺柏
kāñcanakṣīrī 2	kāñcanakṣīrī 2	བ་སྨྱུ/ཁྲོན་བུ/བ་རུ། 2	hemakṣīrī 5	སུ་བ་ནམ་ཀྵི་རི། 5	kāñcanakṣīrī 2	བ་རྩུ། 2	kāñcanakṣīrī 2	蓟罂粟
triphalā 3	triphalā 3	འབྲས་བུ་གསུམ། 3	triphalā 2	འབྲས་བུ་གསུམ། 2	triphalā 1	འབྲས་བུ་གསུམ། 1	triphalā 1	三果，三实
harītakī 3	harītakī 3	ཨ་རུ་ར། 3	harītakī 2	ཨ་རུ་ར། 2	harītakī 1	ཨ་རུ་ར། 1	harītakī 1	诃子
bibhītakī 3	bibhītakī 3	བ་རུ་ར། 3	bibhītakī 2	བ་རུ་ར། 2	bibhītakī 1	བ་རུ་ར། 1	bibhītakī 1	毛诃子
āmalakī 3	āmalakī 3	སྐྱུ་རུ་ར། 3	āmalakī 2	སྐྱུ་རུ་ར། 2	āmalakī 1	སྐྱུ་རུ་ར། 1	āmalakī 1	余甘子
kaṭurohiṇī 4	rohiṇītiktā 5	ཕུ་ཅེ་ཤེལ། 5	kaṭukā 8	ཕུ་ཅེ་ཤེལ། 6	tiktā 8	ཕུ་ཅེ་ཤེལ། 8	tiktā 8	有爪石斛
nīlinī 5	nīlinīmphalā 4	ནེ་ལི་ནི། 4	nīlinī 10	ནེ་ལི་ནི། 3	nīlinī 4	ཤི་དྲོད། 4	nīlinī 4	木蓝
trāyamāṇā 6	trāyamāṇā 6	ཀྱི་ཤྲེ་བ། 6	trāyamāṇā 3	ཀྱི་ཤྲེ་བ། 8	trāyantī 6	ཁྱི་ཤྲེ་བ། 6	trāyantī 6	印度龙胆
śātalā 7	śātalā 7	ས་ཏ་ལ/ས་ལ/ཏ་ལ། 9	śātalā 7	ས་ཏ་ལ། 4	saptalā 3	ཏོག 3	saptalā 3	秦艽
trivṛt 8	trivṛt 8	ཏུར་བྱིད། 7	trivṛt 6	—	trivṛt 9	ཤིང་ཉེ་རོང་། 9	trivṛt 9	印度喇叭花
vacā 9	vacā 9	ཤུ་དག 8	vacā 9	ཤུ་དག 9	vacā 5	ཤུ་དག 5	vacā 5	水菖蒲

（续表）

Carakasaṃhitā ཙ་ར་ཀ་བསྡུ་བ། 遮罗迦本集	*Aṣṭaṅgahṛdayasaṃhitā* ཡན་ལག་བརྒྱད་པའི་སྙིང་པོ་བསྡུས་པ། 八支心要本集		*śārṅgadharasaṁhitā* 持弓本集	སྨན་དཔྱད་གཅེས་པ་འགྲུབ་པ། 蚌巴奇写本医书	*Siddhasāra* སྨན་དཔྱད་གཅེས་པ་འགྲུབ་པ། 医理精华		*Siddhayoga* 成方集 / *Cakradatta* 医方大集	参考汉译名
saindhava 10	saindhava 10	རྒྱམ་ཚྭ། 10	saindhava 11	རྒྱམ་ཚྭ། 10	saindhava 10	རྒྱམ་ཚྭ། 10	saindhava 10	光明盐
kālalavaṇa 11	kālalavaṇa 11	ཁ་རུ་ཚྭ། 11	kṛṣṇāṁlavana 12	ཁ་རུ་ཚྭ། 12	kṛṣṇāṁlavana 12	—	—	紫硇砂
pippalī 12	pippalī 12	པི་པི་ལིང་། 12	pippalī 4	ཕྱི་ཕྱི་ལིང་། 7	pippalī 11	པི་པི་ལིང་། 11	pippalī 11	荜拨
—	—	—	—	རྒྱལ［རྒྱབ］་ཚྭ། 11	—	—	—	卤盐
—	—	—	—	ལི་དོང་ར［ག］། 13	—	—	—	高良姜
14 味	14 味	14 味	14 味	15 味	14 味	13 味	13 味	—

说明：表 2—4 中药物、药引子和病名后面的数字表示其在原文中出现的次序。原文中的三果或三实是一组药，包括诃子、毛诃子和余甘子三种药，表 2 中给出其总称的组分名称，但共用一个序号。

表 3　哈布舍散药引子对比表（附《医理精华》三果散药引子）

Carakasaṃhitā ཙ་ར་ཀ་བསྡུས་པ།	*Aṣṭaṅgahṛdaya Saṃhitā* ཡན་ལག་བརྒྱད་པའི་སྙིང་པོ་བསྡུས་པ།		*śārṅgadharasaṁhitā* 持弓本集	སྨན་དཔྱད་གཅེས་པ་འགྲུབ་པ། 蚌巴奇写本	*Siddhasāra* སྨན་དཔྱད་གཅེས་པ་འགྲུབ་པ། 医理精华		*Siddhayoga* 成方集 / *Cakradatta* 医方大集	参考汉译名
dāḍimarasa 1	dāḍimarasa 1	སེའུ་འབྲུ་བསྐོལ་བའི་ཁུ་བ། 2	dāḍimarasa 3	སེ་འབྲུའི་ཁུ་བ། 1	dāḍimarasa 3	—	—	石榴汤
triphalārasa 2	triphalārasa 2	འབྲས་བུ་གསུམ་བསྐོལ་བའི་ཁུ་བ། 1	triphalārasa 4	འབྲས་བུ་གསུམ་གྱི་ཁུ་བ། 2	triphalārasa 4	—	—	三果汤
māṁsarasa 3	māṁsarasa 3	ཤ་ཁུ། 3	māṁsarasa 5	ཤ་ཁུ། 3	māṁsarasa 5	ཤ་ཁུ 3	māṁsarasa 3	肉汤
mūtra 4	mūtra 4	—	mūtra 2	བ་གཅིན། 4	mūtra 2	བ་གཅིན 1	mūtra 1	黄牛尿
sukhodaka 5	sukhodaka 5	—	uṣṇodaka 1	དྲོ་འཚམས་ཆུ། 5	uṣṇodaka 1	ཆུ་སྐོལ་བ་དྲོན་མོ 2	uṣṇavāri 2	热水

表 4　哈布舍散配方主治功效适应症对照表（附《医理精华》《成方集》《医方大集》三果散）

Carakasaṃhitā ཙ་ར་ཀ་བསྡུས་པ། **遮罗迦本集**	***Aṣṭaṅgahṛdayasaṃhitā*** ཡན་ལག་བརྒྱད་པའི་སྙིང་པོ་བསྡུས་པ། **八支心要本集**		***śārṅgadharasaṁhitā*** **持弓本集**	སྨན་དཔྱད་གཅེས་པ་འགྲུབ་པ། **蚌巴奇写本医书**	***Siddhasāra*** སྨན་དཔྱད་གཅེས་པ་འགྲུབ་པ། **医理精华**		***Siddhayoga*** **成方集 /** ***Cakradatta*** **医方大集**	**参考** **汉译名**
sarvagulma 1	sarvagulma 1	སྐྲན་ནད་ཐམས་ཅད། 1	gulma 3	སྐྲན་རྣམས། 12	sarvagulm 1	སྐྲན། 1	sarvagulm 1	各种肿瘤
plīhni 2	plīhni 2	མཆེར་པ། 2	plīhni 2	—	plīha 3	མཆེར་པའི་ནད། 3	plīha 3	脾肿大
sarvodara 3	sarvodara 3	དམུ་རྡིང་ཐམས་ཅད། 3	ādhmānodara 11	དམུ་རྡིང། 10	udara 2	དམུ་རྡིངས། 2	udara 2	腹胀
śvitra 4	śvitra 4	ཤ་བཀྲ 4	—	ཤ་གཟི་གུ 2	—	—	—	白斑
kuṣṭha 5	kuṣṭha 5	མཛེ་ནད། 5	kuṣṭha 10	མཛེ་ནད། 1	kuṣṭha 4	མཛེ། 4	kuṣṭha 4	麻风
sarujaka 6	ajaraka 6	མ་ཞུ 6	ajīrṇe 1	ཁ་ཟས་མི་འཇུ་བ། 3	—	—	—	消化不良
savāta 7	sadana 7	མེ་དྲོད་མ་སྙོམས། 8	—	—	—	—	—	
viṣamāgni 8	viṣamānala 8	དྲོད་ཉམས། 7	viṣamāgni 5	དྲོད་ཆུང་བ། 4	—	—	—	胃寒
śotha 9	śopha 9	—	śopha 4	སྐྲངས་པའི་ནད། 5	śopha 6	སྐྲངས་པ་འོར་ཐབས་རྣམས་ཀྱིས་ཉམ་ཐག་པ། 6	śotha 6	水肿
arśa 10	arśaḥ 10	གཞང་འབྲུམ། 9	arśaḥ 6	གཞང་འབྲུམ། 9	arśaḥ 5	གཞང་འབྲུམ། 5	arśaḥ 5	痔疮
pāṇḍurog 11	pāṇḍuroga 11	སྐྱ་རབ། 10	pāṇḍu 9	སྐྱ་རབ་ནད། 6	—	—	—	贫血
kāmalāyāṁ 12	kāmalā 12	མིག་སེར། 11	kāmalā 8	དམིག་སེར། 7	—	—	—	黄疸
halīmaka 13	halīmaka 13	ཀང་ལག་ཞ་བའི་ནད། 12	halīma 7	ནད་ལྔང་ཁྲ་ཀ 8	—	—	—	萎黄症
vātaṁ pittaṁ kaphaṁ 14	vātapittakaphā 14	རླུང་དང་མཁྲིས་པ་བད་ཀན་རྣམས། 13	—	འདུས་པའི་ནད་རྣམས། 11	—	—	—	三素聚症
—	—	—	—	—	—	ཁྲག་ཚད། 7	—	血热
—	—	—	—	—	—	—	*śoṣa 6*	虚劳
14 项	14 项	13 项	11 项	12 项	6 项	7 项	6 项	—

缩略语对照表

AH Vāgbhat, *Aṣṭāṅgahṛdayam*

AP P.H.Kulkarni etc., *The Ayurvedic Plants*, Delhi: Sri Satguru Publications, 2004

APTUMP Vaidya V. M.Gogte, *Ayurvedic Pharmacology & Therapeutic Uses of Medicinal Plants*, Bharatiya Vidya Bhavan, 2000

AS Pedaprolu Srinivas Rao, *Vāgbhaṭa's Aṣṭāṅga Saṅgrahā* (Vol.2), Varanasi: Chowkhamba Krishnadas Academy, 2008

BhS V.S.Venkatasubramania Sastri, *Bhela Samhita*, New Delhi: Central Council for Research in Indian Medicine & Homoeopathy, 1977

BhP K.R.Srikhanta Murthy, *Bhāvaprakāśa of Bhāvamiśra*, Varanasi: Chowkhamba Krishnadas Academy, 2008

BW August Friedrich Rudolf Hoernle, *Bowel Manuscript* (3 vols), Calcutta 1893–1912.(Archaeological Survey of India, New Imperial Series, 22)

CS Caraka, Dṛḍhabala, *Caraka Saṃhitā of Agniveśa with the Āyurveda-Dīpikā Commentary by Cakrapāṇidatta*. Varanasi: Chaukhamba Surbharati Prakashan, 2008

CD Cakrapaṇidatta, *Cakradatta*, ed. and trans. Priya Vrat Sharma, Delhi: Chaukhambha Orientalia, 2007

CUMP Priya Vrat Sharma, *Classical Uses of Medicinal Plants*, Chaukhambha Visvabharati, 2004

DhN Priya Vrat Sharma, *Dhanvantari-Nigaṇṭuḥ*, Delhi: Chaukhambha Orientalia, Rp.2008

DGDA S.R.Sudarshan, *A Descriptive Glossary of Diseases in Ayurveda*, Delhi: Sri Satguru Publications

DMP A.S.Sandhu, A.P.Singh, *A Dictionary of Medicinal Plants*, New Delhi:

Black & White, 2005

EIM S.R.Sudarshan, *Encyclopaedia of Indian Medicine*, Mumbai: Ramdas Bhatkal for Popular Prakashan Pvt. Ltd., 2005

KS P.V. Tewari, *Kāśyapa saṁhitā vṛddhajīvakīya tantra*, Varanasi: Chaukhambha Visvabharati, 2006

MCGK *SMan dpyad gces pa vgrub pa kun bsdus*，山南当许镇嘎塘蚌巴奇塔写本之四《医疗精华成就总集》

MMTM Vaidya Bhagawan Dash, *Meteria Medica of Tibetan Medicine*, Delhi: Sri Satguru Publications, 1994

PSHP C.R.Karnick, *Pharmacopoeial Standards of Herbal Plants*（Vol.1）, Delhi: Sri Satguru Publications, 1994

ŚDhS P.Himasagara Chandra Murthy, *Śārṅgadhara saṁhitā of Śārṅgadharācārya*, Varanasi: Chowkhamba Sunskrit Series office, 2007

SiS Ravigupta, *The Siddhasāra of Ravigupta* (Vol.1), *The Sanskrit Text*, ed. R.E.Emmerick, Wiesbaden: Franz Steiner Verlag GMBH, 1980

VM P.V.Tewari & Asha Kumari, *Vṛndamādhava or Siddha Yoga*（2 vols）, Varanasi: Chaukhambha Visvabharati, 2006

《晶镜》 嘎务：《藏药晶镜本草》，北京：民族出版社，2019 年

《晶珠》 帝玛尔·丹增彭措：《晶珠本草》，北京：民族出版社，1986 年

《纲目》 李时珍：《本草纲目》，北京：人民卫生出版社，1957 年

《异名》 喜月：《八支注释药物异名集》（藏译本），藏文大藏经丹珠尔，德格版 He 函

《月光》 喜月：《八支心要集注疏·词义月光》（藏译本），藏文大藏经丹珠尔，德格版 Ko 函、Kho 函、Go 函

《梵藏》 四川省阿坝藏族羌族自治州藏文编译局：《梵藏对照词典》，兰

州：甘肃民族出版社，1996 年

《精华》 SMan dpyad gces pa vgrub pa,《医疗成就精华》(藏译本)，藏文大藏经丹珠尔杂部（德格版）No 函

《自注》《八支心要集自注》(藏译本)，载《藏文大藏经丹珠尔》，德格版 E 函

《兰琉璃》 德斯·桑杰甲措：《兰琉璃》，拉萨：西藏人民出版社，1982 年

《简明》 李多美：《简明藏医词典》，北京：民族出版社，2009 年

《名库》 格尔·格桑扎西：《实用藏药名库》，西宁：青海民族出版社，1999 年

《中植志》《中国植物志》，北京：科学出版社，2004 年

论蒙医药古籍《美丽目饰》的特点及学术价值

包哈申（内蒙古医科大学）

《美丽目饰》是蒙医药学三大经典著作之一，由著名蒙医药学家占布拉道尔吉用藏文著成，成书于19世纪。全书约35万字，由北京嵩祝寺木刻版印刊（图1）。该书全称为《医病甘露无误识别善巧明鉴所现妙状·华丽眼饰》，藏名为《色斯日密格占》，蒙古名《乌吉斯古冷·尼敦其木格》，汉译为《无误蒙药鉴》《蒙药正典》《美丽目饰》。该书共收录570种（细分为879种）药材，每种药材下详细著录产地、来源、形态、药用部位、性、味、功能、主治、采收季节、炮制方法等。本文通过将《美丽目饰》与相关古籍文献对比研究，系统总结了《美丽目饰》的特点及学术价值。

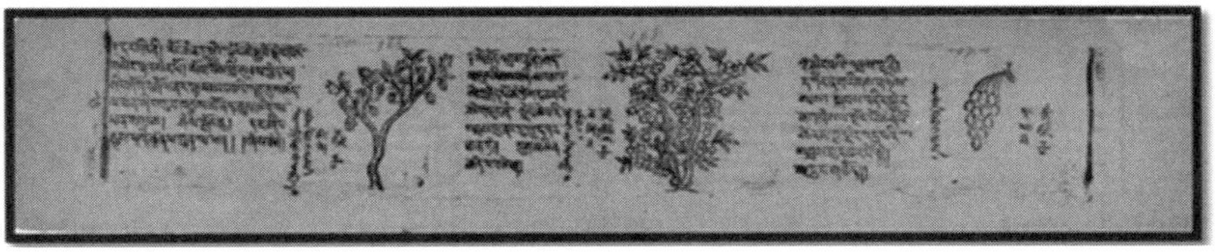

图1 《美丽目饰》内页

一、首次对蒙药进行刻版图解

在《美丽目饰》成书之前，已有藏药经典《晶珠本草》及蒙药经典《认药白晶鉴》和《认药学》著作问世，但这些著作均没有药材的图解。占布拉道尔吉的《美丽目饰》记载了570种药材，附有561幅图解（如图2、3），其中只有汤类2种、草本类6种及动物类2种未附图解。以本草类药材为例，占氏为140种药材附了214幅图解。其中附9幅图的有1种、附5幅图的有2种、附4幅图的有3种、附3幅图的有8种、附2幅图的有40种、附1幅图的药材有79种。只有对6种药材没有附图解，即年土布巴、僧格吉格美德、饶格保觉莫介、冬那格端赤、都德孜岗沙莫、洒杜格等。《美丽目饰》是蒙、藏医学史上流传至今的唯一带有图解的药材典籍，长期以来在药材的识别、采收、利用、学习、研究以及纠正蒙药讹误等方面起到了重要的参考作用。

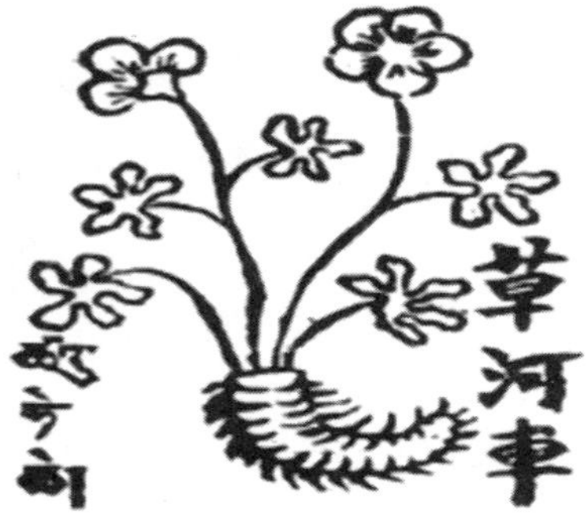

图2　拳参（草河车）

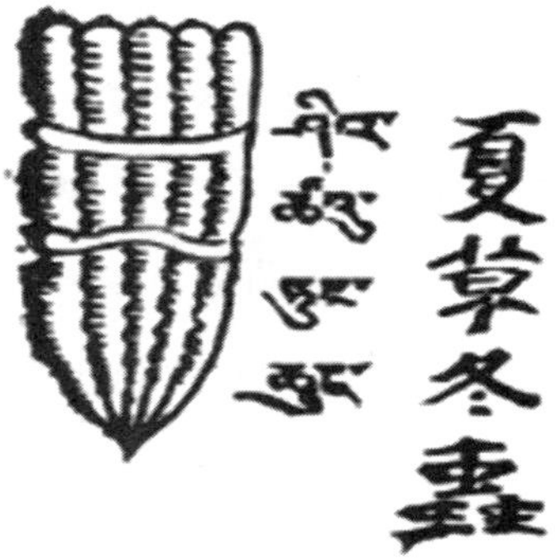

图3　冬虫夏草

二、首次用蒙古文记录了蒙药名称

蒙医学虽然有着2700年的悠久历史，在发祥和形成时期，还未发现用文字记载的书籍资料，直到14世纪忽思慧用汉语撰写了《饮膳正要》。16 世纪佛教传入蒙古高原后，蒙古人受佛教影响，学习了藏文，在寺庙曼巴扎仓接受蒙医学的教育，并用藏文撰写蒙医学著作。不过，在罗布桑丹金扎拉森、伊希巴拉珠尔等著名蒙医学家都用藏文创作的时候，公·关布扎布和占布拉道尔吉等蒙古族医学家却力争用自己的母语创作医学作品或记录蒙药名称。在 18—19 世纪，公·关布扎布完成了论著《藏汉文注解药材名称》，用蒙古文撰写了《药方》一书；占布拉道尔吉在《美丽目饰》里首次用蒙古文记录药材名称，在插图上做了标注（图 4）。以草本类药材为例，在 140 种药材中记录了 24 种药材的蒙古文名称，即莲花、紫草、草木犀、人参果、白茅根、棕叶芦、木贼、水绵、菟丝子、木蝴蝶、菊花、木橘、止泻木、苘麻、棉花、蘑菇、马勃、黑粉菌、独行菜、大麻、翠雀花、黄蒿、山银柴胡、藜。其中少数几种药材的藏文名称也用蒙古文做了音译记录，这些蒙古文名称在蒙古高原一直沿用至今。占布拉道尔吉一生中的大部分时间都身居藏区工作和学习，是精通藏文的学者。但是他重视本民族文化，用蒙古文命名和记录药材，这在蒙医学史上是独具一格的，也是这位学者为创作具有民族特点和地方特色的蒙药学而努力奋斗的体现。

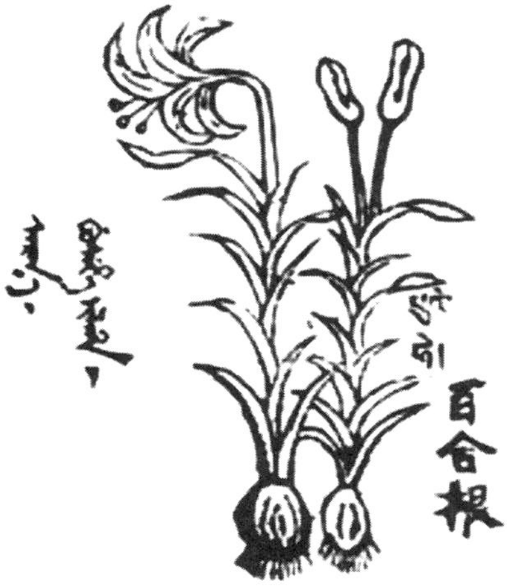

图 4　有蒙古文名称的百合根

三、用四种文字注解蒙药名称

蒙藏医药中药材名称的汉、藏、蒙古、满文名称的确定是一件较棘手的工作，对此的研究起步也较晚。18 世纪上半叶，公 · 关布扎布著成《藏汉文注解药材名称》。虽然该书对 350 种蒙药的名称进行了藏汉对照注解，但是，受当时历史条件的限制，书中存在很多错误[①]。19 世纪，占氏编著《美丽目饰》时，在图解上附以蒙古、满、藏、汉文 4 种文来注解蒙药材名称。

以前，由于未看到《美丽目饰》的木刻版原本，所以蒙医界的一些学者认为占氏对 570 种蒙药名称均做了 4 种文字的注解。近年来，笔者通过研究北京嵩祝寺木刻版《美丽目饰》，发现 561 种蒙药图谱中只对 49 种药材名称用 4 种文字做了注解，分别是珍宝类 14 种、石类 4 种、木本类 13 种、汤类 4 种、草本类 8 种、动物类 6 种；204 种药材名称用 3 种文字做了注解，分别是珍宝类 14 种、石类 13 种、土类 12 种、滋补类 7 种、木本类 20 种、汤类 6 种、草本类 34 种、动物类 98 种；61 种药材名称用 2 种文字做了注解，分别是珍宝类 4 种、石类 8 种、土类 2 种、滋补类 4 种、木本类 17 种、汤类 11 种、草本类 10 种、动物类 5 种；137 种药材名称用 1 种文字做了注解，分别是珍宝类 3 种、石类 11 种、土类 7 种、滋补类 4 种、木本类 26 种、汤类 28 种、草本类 55 种、动物类 3 种；4 种药材名称只用了藏音标注汉文，分别是动物类 3 种、草本类 1 种。另外，还有 106 种药材名称没有文字注解，分别是珍宝类 2 种、石类 8 种、土类 9 种、木本类 15 种、汤类 12 种、草本类 54 种、动物类 6 种药材。

《美丽目饰》的 561 幅药图，大部分用 3 种或 4 种文字做了注解。

① 公 · 关布扎布：《藏汉文注解药物名称》，北京，1734 年木刻版。

不论是在当时还是在现在，都有很高的学术价值和实用价值，对蒙古、藏、汉、满族医药文化的交流和交融起到了积极的促进作用。尤其在当时，蒙藏医药从业人员的汉语水平有限，对汉语和梵语名称进行藏文音译注解（图 5），对于只识藏文的蒙藏医药人员而言更便于他们购药等操作。

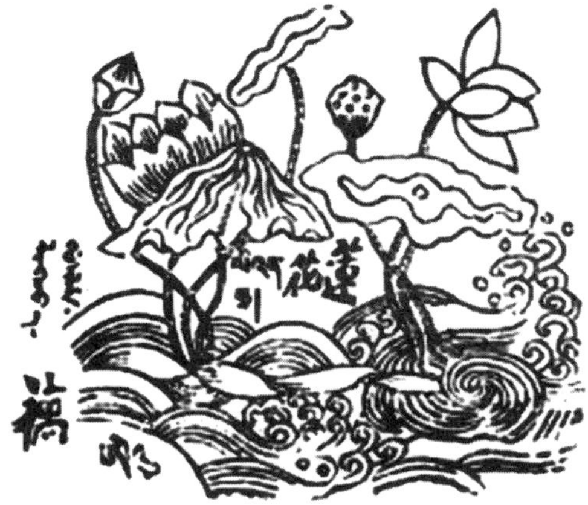

图 5　有藏文音译的莲花图

四、纠正蒙药使用讹误

占布拉道尔吉在编撰《美丽目饰》时，引用了很多前人作品里的观点，如《无垢水晶鬘》《医宗要旨》《兰琉璃》《晶珠本草》《认药白晶鉴》等蒙古、藏族医药经典著作，以及古印度医学典籍，如《医经八支》《八支心髓药论释》《八支心髓解明句仪月光》《百方篇》《阿婆药仪轨》《药学成就精要》等。据统计，占氏所参考的古籍文献有 120 余种。

虽然前人的著作中有很多精辟的认识，但出于种种原因，在上述著作以及实际医疗实践中，存在一些药材记录讹误、使用错误的现象。正如占氏《美丽目饰》所指出的，“而今，我们有些身处边远地区的医生，由于未曾见到上述《释难》，未能继承前辈医师之规范仪则，而常常出现某些不应出现的失误或不妥之处”，尤其是“依从大译师毕若杂纳或作者不明的《依名释义》中的错误”①，银朱被称为水银、孔雀石被称为代赭石、黄丹被称为禹粮土、鲜姜被称为山奈、射干被称为波棱瓜子、银朱被称为红粉……

占氏又指出，“由于现在的有些医生各持己见，不学习经典著作，普遍存在与《释义》不符之处，顽固坚持了误讹，而药物名称混淆现象加剧”②，出现了将普日乐布混为马钱子、木鳖混为苦碟子、广木香混为川木香、草乌叶混为森巴、大托叶云实混为芡实、干姜混为山奈、黄芩混为香青兰、木腰子混为黎豆、苦参混为决明子等现象。此外，占氏还指出，“有一部分与中药药名相混淆”或者因“随公·关布扎布的笔误所致”③，将山楂误为栀子、芍药误为土木香、黄芪误为宽筋藤等。

针对这些讹误，占氏在撰著《美丽目饰》时进行了认真纠正，基本改变了当时由于药物名称混淆所导致的临床用药混乱局面。

为进一步验证占布拉道尔吉对讹误的纠正是否准确，笔者通过研究古籍文献记载，对所涉药材的产地、来源、形态、药用部位、性、味、功能及主治等方面进行了考证工作。以木鳖子为例。木鳖子，蒙古名为“桃木–阿拉坦–其其格–乌热”，别名斯日吉么道格其瓦，其来源为葫芦科植物木鳖（*Momordica cochinchinensis*）的成熟种子。《内蒙古蒙药材标准》有记载。据古籍文献记载，德斯·桑杰甲措在《兰琉璃》中云：“将木鳖子认用为丝瓜子是错误的。”且占布拉道尔吉在《美丽目饰》中云：“丝瓜其外形似木鳖，叶，茎绿色，草丝包裹状，开黄花，果皮如蛇般扁长，果实状如椰子被草丝包裹，种子色黑、扁状如无头甲虫，切莫将两者混之。”丝瓜子为葫芦科植物丝瓜的成熟种子，其味苦、性凉、有毒且有上引希拉、解毒之功效，故能治疗巴达

---

① 占布拉道尔吉著，罗布桑等译：《蒙药正典（中文版）》，呼和浩特：内蒙古人民出版社，2006年，第6—7页。

②③ 占布拉道尔吉著，根敦扎拉森译：《蒙药正典（蒙文版）》，呼和浩特：民族出版社，1988年，第10—11页。

干、希拉及毒症。木鳖子虽为葫芦科木鳖的成熟种子，但其主要功效为治疗胃肠道希拉病、肝热及脾热。上述两者虽为同一科植物，但功效截然不同，故不可同等应用。由此可得，《美丽目饰》的纠正准确无误。

五、审定了蒙药材种类

《美丽目饰》里对蒙药采用了两种传统分类方法，即根据自然归属分为宝类、石类、土类、营养类、树类、汤类、草类、动物类等 8 大类；再进一步对草本类 140 种药材，根据其不同的入药部位予以分类，即依照药用植物入药部位的相同与否分为根、叶、花、果实、地上部分、全草类等。后者对掌握药材植物的形状特点、对照同属药材有很大帮助。《美丽目饰》对同类品种之间的不同细节的介绍尤为精细。下面以萨日德玛、泵阿、益母草等药材的类别（《美丽目饰》里对每一种药材都附加了图片）为例，用列表（表 1—3）来展示这位学者高超娴熟的认药技能。

表 1　9 种萨日德玛

药材名称	种　类	生长处	形　态	功　能
萨日德玛	黑色萨日德玛	生于草甸边缘	花色黑蓝，叶上有毛，席地而生，虽与其他萨日德玛相似但最大不超过木碗	引毒
	紫色萨日德玛	生于高山	根状如筋，叶小而扁，叶状如小豆叶，花色红紫，状如角勺，果荚状如蚂蚁或棘豆果荚	利水肿
	白色萨日德玛	生于岩崖土质坚硬的地方	叶茎小而有白色绒毛，花色白	利水肿和浮肿
	蓝色萨日德玛	生于沙地	花色蓝红，枝叶分展地面	功效略小于白者
	红色萨日德玛	生于草甸土质坚硬的地方	茎直立，状如胜幢，叶短，花红色下垂	清血性刺痛，续血脉
	蓝红色萨日德玛	生于山坡丘陵	茎枝短小，叶蓝色有毛，花色蓝红，具果荚，种子扁，肾形	医虫病、刺痛病、炭疽、肿痛

（续表）

药材名称	种　类	生长处	形　态	功　能
萨日德玛	黄色萨日德玛	生于乡间	叶大于其他萨日德玛的叶子，茎细长，花似黄色旗帜，果荚与种子长势如花色萨日德玛	清脉热、疮伤热，疗失血
	麻雀萨日德玛	生于山间	虽与黑色萨日德玛相似，但茎细，叶薄而稀，花色蓝红而艳丽，种子如花色萨日德玛种子，果荚如系好的口袋	能放水袋般的水
	毒萨日德玛	生于洼地	叶叠生，柔软，花色紫白，气味有毒	驱鬼魅

表2　4种泵阿花

药材名称	种　类	别　名	生长处	性　味	形　态	功　能
泵阿	泵嘎日	无毒者		性凉，味苦	茎细，底部有三至四个叶瓣，小而具七至八个裂瓣，花为白色	能医瘟疫，解毒，清希日热
	泵玛日	尼日必沙尼、墩布玛日布	生于印度南部，门隅，杂日山等地	味苦	花红如紫草茸者之根，根状如萝卜，如拇指或羊粪般大小，断之有光泽，透明，坚硬，有蓝、红、紫色，具油润	能解毒清热
	泵色日	开黄花且有光泽者之根	生于印度等地	味极苦	状如白菖蒲，极黄	利胆病
	泵纳格	曼钦、墩布	生于阴面、林中	性温平，消化后凉	茎高，叶如艾叶，有花者之根，以花色分为五类	能医邪祟、心赫依、黄水等病

注：白、黄、红三种颜色的可以药用，黑色者药和毒均可用。

表3　3种益母草

药材名称	种类	颜色	生长处	形　　态	质量
益母草	大	白		大白者茎方形，细而多节，节上生叶伸向四面，叶似荨麻叶，无蜇刺，花色白黄	上品
		黑	生于田间或黑土地带	黑色者状如上述，茎方形，有纵棱，叶黑，粗糙，花色白或红，状如飞天。种子黑色，三角形，状如荞麦粒	上品
	中	蓝	生于阴面山坡下部	叶柔软且油润，茎方形坚硬，高一尺许	中品
		红			
	小	白	生于沼泽交界的旱地	叶小，黑色，茎小，长三至四指，花淡白色，多数。种子黑色，状如芝麻	下品
		蓝		蓝色者虽如上述所说，茎方形，叶小，圆形，浅裂，油润，有疹粒，花为蓝色	

除上述药材之外，占氏还对纳得玛加尔玛、纳得玛门布、纳得玛吉布玛、纳得玛由劳等 4 种纳得玛，巴布嘎尔布、巴布色尔布、巴高德等 3 种巴布，3 种蓝刺头，黑和白 2 种棘豆，黄和黑 2 种明占，白、蓝、黑 3 种榜占，黑和白 2 种秦艽花，紫和黄 2 种马先蒿，白和黑 2 种赛拉等药材的产地、形状、性味、功能进行了详细的鉴别并分别附图。

以上是占布拉道尔吉在长期研究实践和吸取古籍文献精髓的基础上认真总结自己认药经验的成果，这些丰富的研究成果对正确识别蒙药以及继承和发展蒙药遗产提供了宝贵的资料。尤其是对每种药材的附图说明，成为后来学者鉴定药材种类的可靠依据。

六、标注了蒙药的汉文名称

18 世纪以后，清朝的政局日渐平稳，满、蒙古、汉族的关系日益融洽。许多蒙古族药材商人赴中原地区开展药材贸易，同时汉地的药材也流入蒙古高原，蒙医使用汉地药材也屡见不鲜。不言而喻，当时的蒙医从业人员也遇到了很多困难，或者因汉语水平有限而导致沟通不畅，或者缺乏药材识别能力，采购人员经常买错药材，从而影响了方剂的药效，这不但不能治愈疾病反而使之加重，甚至危及生命的现象也时有发生。在这种情况下，为了准确辨认药材和消除混淆，占氏在《美丽目饰》中为大部分药材标注了汉文名称，其中对公·关布扎布《藏汉文注解药材名称》的汉文名称进行了考证，并且继承了其精华，纠正了其讹误，尤其对公·关布扎布未标注汉文名称的进行了补充标注。

《美丽目饰》记载了 140 种草本类药材，其中 73 种药材标注了汉文名称。以果实类、草本类药材为例，标注了 21 种蒙药的汉文名称，并对 12 种蒙药的汉文名称进行了藏文音译注释。其中首先继承了公·关布扎布标注的 12 种蒙药的汉文名称，即葫芦干、金丝木鳖、番木鳖、牛膝、草决明、香菜子、巨胜子、云南巨胜、蛇床子、茴香、胡萝卜、猫儿眼，其次纠正了《藏汉文注解药材名称》中把木瓜和苘麻子误认为“相绿”和“线麻子”等错误。最后补充标注蘑菇、马粪泡、小赤豆、棉花子、丝瓜子、黑疸、客瓜子7种蒙药的汉文名称，但遗憾的是把止泻子的汉文名称误写作“客瓜子”。占氏标注的葫芦干、金丝木鳖、丝瓜子、木瓜、草决明、苘麻子、蛇床子、小茴香、棉花子、蘑菇等蒙药的汉文名称流传至今，已成为了蒙藏医药学通用的名称，番木鳖和巨胜子则成为了蒙医药学所通用的名称。香菜子、胡萝卜、猫儿眼、马粪泡、黑疸等成为了这些药材的汉文别名。

占氏在标注蒙药的汉文名称时，发现蒙医和藏医学者们所使用的药材存在差异，虽然同名却是不同的植物。因此，占氏未用藏医学者们惯用的药材，而是用在蒙古高原地区生长且蒙医学者们惯用的药材的汉文名称进行了标注。例如，蒙医和藏医均使用“查干赛拉”，蒙医使用菊科植物莴笋的白色干燥成熟果实，藏医使用伞形科植物香旱芹的干燥成熟果实，对此，占氏标注蒙医使用的查干赛拉的汉名为“巨胜子”。这也更加突出了他利用地方药材资源的主张以及完善具有民族特色的蒙药学研究体系的学术思想。《美丽目饰》成为当时蒙医学者使用的重要药材字典，减少了从中原地区购买药材时所遇到的混淆现象，并且多数汉文名称流传至今，已成为蒙藏医学所通用的名称。

七、完善蒙医传统灸疗

占布拉道尔吉不仅是蒙药学家，也是一位卓有见地的传统疗术学家。传统疗术包括针刺、灸疗、火针、放血、罨敷、浴疗、色布苏疗法等治疗方法。《美丽目饰》的第四部分详细介绍了放血、针刺、灸疗的300多个穴位和60多种疗术器具，并附了4幅人体灸疗穴位图（如图6）和14

幅疗术器具图。

灸疗是蒙医疗术学的重要内容，也是临床上经常使用的治疗方法，《黄帝内经素问·异法方宜论》云："北方者，天地所闭藏之域也，其地高陵居，风寒冰冽，其民乐野处而乳食，藏寒生满病，其治宜灸焫。故灸焫者，亦从北方来。"① 蒙古高原的方位、自然环境以及饮食习惯等，正与《素问》中的"北方"和"其民乐野处而乳食"的记载相符。这表明，在北方高原地区，蒙古民族的祖先们很早就掌握并运用了灸疗来治疗疾病。8 世纪，藏医药经典《四部医典》也明确记载了《蒙古灸疗》。随着时间的推移，灸疗技术也逐渐得到了完善。

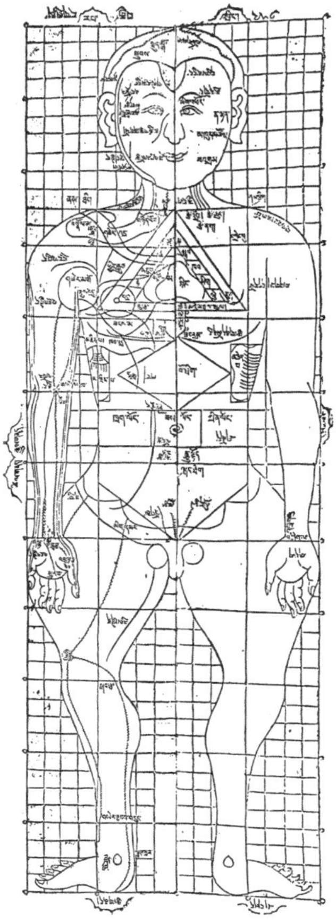

图 6　灸疗穴位图

《四部医典》的《后序医典》"疗术"章提出了 44 个灸疗穴位，分别是头部 5 个、胸部 10 个、背部 20 个、四肢 9 个。② 由于穴位数量较少，不能满足临床需求，因此，后来的学者不断增补，并尽量使穴位定位准确，操作技术标准化。占布拉道尔吉以古籍文献记载为基础，总结临床经验，新增了 82 个灸疗穴位及其准确定位，并详细阐述了各自的适应症。这在 19 世纪之前的著作中是少有的。新增的 82 个穴位，分别是头部 20 个、胸和背部 24 个、四肢 38 个。至此，新增的 82 个加上《四部医典》中的 44 个穴位，共计 126 个灸疗穴位，基本满足了临床需求。

① 《黄帝内经素问》，北京：人民卫生出版社，1963 年，第 81 页。
② 宇妥·元丹贡布：《四部医典》，呼和浩特：内蒙古人民出版社，1977 年，第 192 页。

对《美丽目饰》中记载的126个灸疗穴位进一步分析，可以发现占氏不仅采用了《四部医典》第四部——《后续医典》的相关内容，也吸收了第三部——《秘诀医典》的部分内容。如《秘诀医典》水肿病章的治疗方法指出：“火灸锁骨上窝（相当于中医学的‘天突’穴位）及第一、第十二脊椎处。”① 所以占氏认为“火灸锁骨上沟处，可治胸痛、咳嗽、干咳等症”②。因而该书的灸疗内容十分详细、阐明深刻，有很高的学术价值和使用价值。

综上所述，《美丽目饰》无论是在蒙药图解方面，还是在以多种文字注解蒙药名称方面，抑或是在纠正蒙药名称混淆讹误、完善和系统化蒙医传统疗术方面，都具有重要学术价值，极大地促进了蒙医药学的发展。

① 宇妥·元丹贡布：《四部医典》，第1127页。
② 柳白乙拉主编：《蒙药正典》，北京：民族出版社，2006年，第431页。

中世纪的中国科技文化对日本社会的影响

武田时昌（京都大学人文科学研究所）

一

由于自古便从中国引进了高水准的科技力量，直到今天，日本还在经历着一系列社会性文化变革。在农业、建筑、军事、医学、天文学等领域，因其所受的影响、融合的程度不同，这些科技力量在日本的本土化历程上亦有诸多不同表现。

在医学上，丹波康赖氏的《医心方》(撰写于894年，下同)，梶原性全氏的《顿医抄》(约1304年)、《覆载万安方》(简称《万安方》，1331年)，僧有邻（有林）氏的《福田方》(约1365年）等医学著作逐一问世。它们把从中国传来的新成果杂糅到已有的知识中，尝试对医学理论体系做出整体性的把握。而与医学形成鲜明对比的是，天文历学、术算方面的著作却少之又少，至江户时期，理论研究方面的作品仍然匮乏。所施行的历法，还是唐朝长庆二年（822年）到景福元年（892年）之间使用了71年的（长庆）宣明历，而且从日本贞观四年（862年）用到贞享元年（1685年），使用长达823年之久，其间竟无一次改历。宣明历是派遣到从中国东北部跨至朝鲜半岛北部建国的渤海国（698—926）的外交使节团带回来的。当时，日本与唐朝互遣使节的同时，与渤海国之间也有着活跃的贸易往来。就中世纪而言，不单是中国中央政权及少数民族政权如渤海国等对日本产生影响，朝鲜半岛的百济、新罗、高丽等地的影响也是不可忽视的。

就数理天文学的发展、创新来讲，并就直到涩川春海氏才终于创制了贞享历取代宣明历这个状况而言，很多人也许会认为日本历史上的天文历学不是很发达。但是要知道，和中国相同的是，日本每年都会颁布注有历注记载的日历，为人们提供从事社会生活所不可或缺的行动指南。并且，以中国的历运说为依据频繁更换年号，一直持续到明治元年导入一世一元制为止，仅此事例而言也是可以大书特书一笔的。

改元的理由有几种，除了因天皇的更替而进行代始改元以外，还有祥瑞改元、灾异改元、革年改元等。所谓的革年改元，即指根据《易纬》的“辛酉革命”“甲子革令”、《诗纬》的“十周参聚”“气生神明”“戊午革运”“辛酉革命”“甲子革政”之纬说，以郑玄注为依据，于辛酉年、甲子年施行的改元变革。革年改元是由文章博士三善清行的意见封事而肇始的。他于昌泰四年辛酉年（901年）二月二十二日，受醍醐天皇之命把政治建议书进行密封然后提出。原题是“請改元応天道之状”（请改元以应天道之状），此后被称作“革命勘文”（革命檄文）。意见中指出，此时的昌泰四年恰与《易纬》《诗纬》中号召的辛酉革命的年头相当，因此建议改元。他还于前年十月十一日上奏了《預論革命議》（《提前探讨革命》）一文，论述了次年的二月恰逢“帝王革命の時期、君臣が相克し合う時運”（帝王革命之时期，将是君臣相互伐克之运时）的问题。①

---

① 参见武田时昌：《纬书历法考：前汉末经学与科学的交流》，收入山田庆儿主编：《中国古代科学史论》，京都：京都大学人文科学研究所，1989年，第55—120页；《三善清行〈革命勘文〉所引纬书（转下页）

三善清行的建议十分有说服力，昌泰四年七月十五日，日本改元号“昌泰”为“延喜”（选定者：纪长谷雄），开了辛酉改元的先河。六十年后的天德五年辛酉年（961 年），由于同样恰逢辛酉革命的年头，“応和”又进行了改元。进而三年后的応和四年甲子年（964 年）亦以恰逢甲子革令的年头为由改元号为“康保”。此后，以三善清行的“革命勘文”为规范，辛酉改元、甲子改元遂成为惯例，直至明治元年一世一元的制度被采用为止，仅有两次例外。

所谓的两次例外，一次是永禄四年（1561 年），处于皇权衰微的战国时代；另外一次是元和七年（1621 年），处于谶纬说遭到以朱子学为根据的学者的批判的江户时代。辛酉改元和甲子改元，在中国亦不曾有过先例，日本却依据纬书和引用纬书的唐代术数类书断然施改年号。直至 2019 年 5 月以《万叶集》为凭选定“令和”为止，日本的元号基本上以中国典籍为出典方针，进行选定。这也可以说是极其特别的接受和容纳中国文化的范例了。

从这样的认识来讲，有关日本中世纪贵族社会日历文化的形成的研究，更应得到瞩目才是。笔者特别想要强调的是，天文历术与占术相结合的知识领域——阴阳道的形成和发展，在研究接受和容纳中国科学的历史领域中始终是个轴心的论题。日本的阴阳道以唐代术数学为基础，日本史研究中对它的研究相当热门，但缺乏理论性的研究和考察。特别是和道教的养生术、风水术以及和中国占术之间的相关性是有必要进行探讨的。通过探讨，我们将会看到，日本对中国的自然观、生命观乃至带有道教特点的习俗和信仰并不是原模原样地照搬，而是以佛教文化作为衬底，这一点需要格外留意。

（接上页）历运说》，收入《中村璋八博士古稀记念东洋学论集》，东京：汲古书院，1996 年，第 965—982 页；《中国古代历运理论：数理与发展》，收入水上雅治主编：《年号与东亚：改元的思想与文化》，东京：八木书店，2019 年，第 547—572 页；《汉代历运说的形成与数理》，收入《国立历史民俗博物馆研究报告》第 233 集，2022 年 3 月，第 13—59 页。

二

真正的中国式医疗技术的引进，来自中日两国之间的使节派遣、贸易和舶来客往来。在近几年的飞鸟京、藤原京、平城京的发掘调查中，考古人员发现了几枚有关医药的木简。在从 1999 年开始的飞鸟京苑池遗址的第 4 次发掘调查中，出土了一枚墨书有“西州续命汤”的处方木简。正面刻有“西州续命汤方　麻黄□　石膏二两”(其他还有“石命方”的刻字)，背面能判读出“当归二两　杏人卌枚　干姜三两”“水九〔升〕”等文字，与《千金方》《外台秘要方》中记载的药方吻合。于是，各家报纸报道，发现了“最古老的配方”。考古学者认为该简抄录的范本是《千金方》。小曾户洋、真柳诚两氏却对此提出异议，他们认为在木简形成的 7 世纪的下半叶，《千金方》还未输入日本的可能性极高，认为出处应是《集验方》等其他药方书。[①] 然而作为医生的教科书之用的《小品方》《集验方》等医书是什么时候传来的不是很明确。虽然无法判定配方的范本来源于何处，但却可以断定，此简所载之方是引进大唐律制后创立起来的日本医学初创时期的古方古药。

奈良时代的药品现存于东大寺正仓院，是正仓院的珍贵文物。天平胜宝八年（756 年）六月二十一日，在圣武天皇驾崩七七忌日时，由光明皇太后、孝谦天皇把圣武天皇生前曾经珍爱过的大约 650 件遗物并 60 种药品一同奉献给东大寺卢舍那佛。那些药品的名单，包括品名和分量，被记录在东大寺奉献账簿之一的《種々薬帳》(《种种药帐》) 之中，现存物 38 种。还有，此后东大寺还保管了十几件追加收藏的账簿外的药品。

账簿内记载的药品被供奉的两年前，吉备真备、大伴古麻吕等遣唐使一行让鉴真和尚同船搭乘回国，可以想见，那时船载的物品中药品一

① 小曾户洋、真柳诚：《关于飞鸟京庭园出土的木简〈西州续命汤〉的来源》，《日本医史学杂志》第 48 卷第 3 号，2002 年 9 月。

定不在少数。鉴真是日本律宗的开山鼻祖，精通医药，东渡日本时带来了大量的药品等物，被看做是日本的神农氏、汉方鼻祖。

在《医心方》里，有数处引用鉴真和尚传授的药方（《鉴上人秘方》）。《医心方》卷八，“脚气入腹方”第八中，作为苏（思敬）的药方有：

苏（思敬）方、水研紫雪、服之立下。

丹波康赖的标注中引有鉴真之言，大意是紫雪之外再加上红雪、诃梨勒丸亦可（《鉴上人秘方》）。

今按、紫雪方、鉴真云、若脚気冲心、取一少两、和水饮之。又可服红雪五六两。又呵梨勒丸、良。

诃梨勒是使君子科美禄叶兰的果实，单宁的含量很多，在佛教医学中被看作神奇的果实而倍受重视。因为这一味药的使用，我们或许需要深入地考虑一下经由佛僧之手传来的中国佛教医学对日本的强烈影响等问题，然而，《医心方》引用的鉴真方，佛教色彩并不是很浓郁。比如，针对心脏的疼痛，他开具的方子是，用浓醋加白葱而成的汤药（卷六，“治心痛方”第三），以及随适年龄的钟乳石服用法（卷一九，“鉴真服钟乳随年齿方”）等，这些只不过说的是常用药的配方而已。紫雪、诃梨勒、钟乳床（钟乳石的石片），记载于《种种药帐》中的60种药品中也含有这几种成分。

这其中，紫雪尤其引人注目。这是个含有黄金成分的合成药，含有把金石的成分转变成类似药剂的红雪（绛雪）、碧雪等。在唐朝，紫雪、红雪是在十二月（腊月）腊日那一天由皇室下赐给臣下们的礼物之一。腊日，据魏时的高堂隆《魏台访议》中的说法，是根据王朝所属五德的三合关系来选定的。唐王朝属于土德，在三合关系里，土是“未中生，戌中盛，辰中结”。所以，把冬至后的第三个辰日定为腊日。从冬至的次日开始数，第二十五日到第三十六日之间，也就是十二月里大寒节气的前后八日的年末。于是，唐王朝在迎接新年的时候，赐予臣下们礼物。至今在杜甫、白居易、刘禹锡等的诗文中还能找到吟诵恩赐的诗句。从这些诗句来看，下赐的礼品中有口脂、面脂、澡豆（肥皂之类），再加上紫雪、红雪，新年的日历（日历簿）、钟馗的画也包含在里面。

紫雪、红雪肯定是由遣唐使们传出来的，竟风传成灵丹妙药。只一点，便与其他的生药不同：它们的制药法不简单，一向依赖于从中国直接进口。直至日宋贸易时代也人气不减，倍受欢迎，在藤原明衡的《新猿乐记》（11 世纪中叶）里记载的“进口商品”一栏中还提及此事①。

在平安贵族的日记里，能看到治疗的实例。《春记》长历三年（1039 年）十月，在源经相临终之际，他的主治医生（和气相成）给了紫雪、红雪的处方。可见，紫雪、红雪是作为起死回生的最终手段。另外，就从掌有关白重要职务的藤原赖通，还常在民部卿源道方那里采购，就能看出它们是中世纪贵族秘密珍藏的珍品。

另外，诃梨勒丸也为贵族的难治之症起了很大作用。据《御堂关白记》《小右记》记载，藤原道长的饮水病（糖尿病），藤原实资的赤痢、风病都服用了诃梨勒丸。单个的诃梨勒也成了辟邪的护身符。到了室町时代，以诃梨勒的果实为主题的辟邪柱子装饰也出现在市场上。

到了江户时期，通过学习《和剂局方》等医书，日本人掌握了紫雪的制法，不用依赖进口了。而使本土化紫雪流行的首创者，是第一代将军德川家康。据传还留下一个与这件事相关的小插曲：他刚满 2 岁的小孙子德川家光罹患重病时，他竟拿着珍爱的紫雪亲自跑来，保住了孙子的生命。

---

① 关周一：《唐物的流通和消费》，收入《国立历史民俗博物馆研究报告》第 92 集，2002 年 2 月，第 87—111 页。

此后，紫雪除了成为德川家的家传药以外，在加贺藩，藩医成为顾问就调剂它，与“耆婆万病丸”“乌犀丸”一起作为加贺三味药贩卖于市。

如上所述，紫雪和诃梨勒，在作为解毒、镇痛、起死回生的万能药被珍重的同时，还在社会上、文化上也引人注目过。

三

到了明代后期的嘉靖（1522—1566）、万历（1573—1619）年间，中国出版了许多科学方面的经典图书，这些图书甫一出版便被输入到日本并被翻印，进而在社会上广泛流传。同时，西方耶稣会的传教士渡海至东洋，为促进传教，他们积极地参与科学启蒙活动。其科学知识虽然带有亚里士多德宇宙论色彩，但还是给日本科学技术的方方面面带来了非常大的冲击。在数学方面，以明代民间流行过的珠算算法为基础，日本做出了突破，兴起了日本数学——和算。这些科学方面的探索让近代科学文化在日本本土绽开了蓓蕾。

医学方面也是这样。随着明清医书的引入，加上在长崎逗留的荷兰医生带来的红毛医学，在日本，中西医学混合形成了独特的近代医疗文化。可是，与天文学、数学不同，在江户之前近代医学就已经开始了胎动。各个领域都争先恐后地出版医书的事实就是佐证。

学界一般认为，近代医学的形成，是由以曲直濑道三氏为首的战国大名的主治医生和僧医们开拓出来的，不过，萌芽期要上溯至打开战国时代帷幕的“应仁・文明之乱”（1467—1477）的前后。从中世纪向近代转换的具体状态，不是很清楚。促成转换的主要原因，可以列出的是，日中贸易和远渡中国的佛僧等带回来的典籍部分被保存和传承，不过其传来的具体时间不明了，因为可供了解僧医和民间医生的活动细节的线索极少。但可以明确指出的是，医师们开始出入贵族和僧侣们的文化沙龙，不单能参阅贵族和僧侣们收藏的典籍，而且能与他们一起研究医书，这种高涨的形势成为促进近代医学发展前进的驱动力。考察由中世纪向近代转变的起点，探究中国医疗文化在日本的开拓和发展，可以从画卷中窥得一二。

中世纪绘有许多画卷，它们的主题非常丰富，比如有产妇分娩的场景和医师登场的画面。让笔者觉得有趣的是《职人歌合绘卷》。“歌合”（赛歌）是一种游戏，两个人按定好的题目互相吟咏和歌，裁判评定其优劣。这种游戏在中世纪贵族之间很流行。所谓“职人歌合绘卷”，是画各种手艺人仿效贵族赛歌的场面的作品。在最古的“东北院职人歌合”中，设定的是建保二年（1214 年）的秋天，在东北院的念佛会上手艺人等聚集起来赛歌。除此之外，还存有《鹤冈放生会职人歌合》《三十二番职人歌合》《七十一番职人歌合》等四种五个作品。推测其成立年代，大致如下：《东北院职人歌合》建保二年左右，《鹤冈放生会职人歌合》弘长元年（1261 年）左右，《三十二番职人歌合》明应三年（1494 年）左右，《七十一番职人歌合》明应九年左右。

在画卷里，要把赛歌的两个人物作为一对进行描绘。在《东北院职人歌合》的第五本（东京国立博物馆藏曼殊院旧藏本，高松宫家本，美国弗瑞尔美术馆本）中，医师和阴阳师、锻冶师和木匠、磨刀匠和铸造师、巫女和赌徒、渔夫和商贾，五组手艺人登场。之所以医师和阴阳师配对，那是因为得了病的时候，既招来医师使其看病的同时，还得让阴阳师祈祷让恶鬼退散，得到保佑。还有，巫女配以赌徒，笔者觉得也是很奇妙的组合；在第十二本（群书类从本）中，换成了赌徒和船夫为对。可是，当时的巫女把赌徒作为搭档进行活动的事实，业已由以网野善彦为首的日本中世史研究者们证实。①

① 网野善彦：《职人歌合》(*Iwanami Seminar Books* No.106)，东京：岩波书店，1992 年；《中世纪日本的百姓和职能民》，平凡社选书第 170 册，东京：平凡社，1998 年。

《医心方》就可以作为其中的一条线索。半井家本《医心方》虽然聚齐了30卷全本，但其中包含了一些在传承过程中散佚，之后根据其他版本的写本来补充的内容。另外，还有一些把具注历和公文使用过的纸张再利用，在背面写上正文的内容。在第25卷纸背的内容里，列举了加贺国的长官应执行的诸多事项，其中并列记着“双六别当事”“巫女别当事”。这说明在律令制下，地方衙门同时管理着玩双六的赌徒和巫女。也可以说，赌徒和巫女在当时扮演了相似的社会角色。

例如，在《饿鬼草纸》的第2段（东京国立博物馆藏河本家本）“伺婴儿便饿鬼”中描绘了产房情景。产房里有产妇、产婆，加上穿着白衣服的佣人，还有正向新生儿偷偷靠近的饿鬼。站在左侧推拉门处的男人，正在鸣弓以驱除邪气，铺着地板的地方放着里面有米和陶器的押桶，地上还散落着碎了的陶器碟子，鸣弓、打撒（散米）、摔陶器都是祈祷安产的方术。老僧和巫女在产房隔壁的房间里为产妇和新生儿加持祷告。有意思的是，在脱了小褂穿红色袴，晃着脑袋弄乱头发的巫女身边，放着双六的博弈盘。因此，笔者认为这个博弈盘是为了与饿鬼决胜负，打败并令其逃走的法器。

双六是和围棋一样深受平安贵族们喜爱的博弈游戏代表，等待妻子们产子的男人们就曾为了消磨时光而沉迷于它。在《长谷雄草纸》（永青文库藏）中，就有和鬼进行双六较量的场面。有一个不容置疑的事实是，作为博弈、双六的名人，在赌博被看做犯罪的时代之前，拥有看穿筛子慧眼的艺人是被高看一眼的。这些画卷将从中国传入经过日本化而固定下来的分娩风俗和巫术完美地呈现了出来。

四

《七十一番职人歌合》记录了各自咏唱的和歌，加上判者的判词（关于优劣的评语）和手工艺人的台词。《七十一番职人歌合》的创作背景是，“应仁・文明之乱”开启了战国时代序幕，京都一片荒乱，时局动荡不安。71对142种职人来进行关于月和恋的赛歌。医师和阴阳师作为第34组登场。各自咏唱的和歌和判词被记录下来，之后还添加记录了二人的对话台词。①

医师对阴阳师说：

殿下（摄政、关白的尊称，在这里指关白一条冬良）想要续命汤和独活散，立刻调配一下就开方吧。

之后，阴阳师说：

我今天也把“晦日消灾”用的祓串拿过去。

所谓的“晦日消灾”，是指六月末日、十二月末日在宫中或者贵族的宅邸举行的度夏、过年的神事。这种风俗，在各地流传至今。特别是六月的仪式被称为“度夏的大消灾”，很多神社每年会举行，在流水里放纸人、钻茅草圈等形式很有名。《年中行事绘卷》描绘了六月消灾的场景：阴阳师站在院子里进行恶灵退散的仪式，让孩子们在正殿里钻茅草圈。茅草圈来源于苏民将来的传说，它的流行和阴阳师有很大的关系。祇园祭时，从山矛上撒下来的象征消灾祛邪的粽子上，也有“苏民将来子孙也”的牌子。对于疾病的流行，在还没有疫苗这样的有效防治手段的当时，医师和阴阳师只有合力向不治之症发出挑战。

另外，关白亲自请求紧急处方的事情，应该也不是寻常事。药名

① 下房俊一：《注解〈七十一番职人歌合〉稿（十五）》，岛根大学法文学部纪要文学科编第23号，1995年，第1—23页。

“续命（延续生命）”“独活（只活一人）” 也暗示了病情的严重。从创作年代考察，很容易联想起明应九年九月二十八日驾崩的后土御门天皇病情恶化的事情。

后土御门天皇即位三年发生了“应仁·文明之乱”，几次搬迁皇居，不断遭遇着不幸和苦难。在悲惨的生活中五次提出了生前退位，但都因室町幕府的财政吃紧而未通过。在当今引起热议的终身在位制就是从后土御门天皇开始的，而这项制度的缘起实际上有着如此悲惨的内情。更加悲惨的事情是，后土御门天皇驾崩之后也因为没有钱举行葬礼，结果只能把遗骸放在了清凉殿北侧的黑户御所里。在 42 天后的十一月十一日夜里才终于被埋葬，从皇宫迁到了泉涌寺（《后法兴院记》）。画卷的台词里面，可能也暗含了仰慕天皇的人们对于延命、苏生的祈祷和对幕府冷漠的批判之情。

提到续命汤，就不得不说一下东晋末期掌握实权的刘裕的有名逸事。因为敌将广州刺史卢循送给了他“益智粽”，所以他还礼了“续命汤”。〔典出《三十六国春秋》。根据《资治通鉴》，此为义熙元年（405 年）之事。〕对“益智”（智力增进），用“续命”（存续生命）来回答的互赠，充满了才智。

续命汤，是由杏仁、麻黄、桂枝（或者桂皮）、人参、当归、川芎、干姜、甘草、石膏组成的合药，今天也会用在由脑溢血引起的半身不遂、语言障碍等的治疗中。在《千金方》中，把它称为“大续命汤”，同时记载了去掉当归、石膏、干姜，加入了附子、防风、芍药、防己、黄芩、生姜的“小续命汤”，和去掉人参、加入黄芩的“西州续命汤”。西州续命汤在日本是从古代就开始使用的药方，这个在开始的部分已经提到过了。

而独活散是五加科独活的根茎干燥之后的以独活为中心的散药。《外台秘要方》第十五卷中引用的《古今录验》里能看到此药名，宋代的

《太平圣惠方》《普济本事方》《三因方》中刊载的配方各不相同。它曾作为中国的新药赢得了人们的青睐。从这个方面来看，就出现了古药和新药的并用。随着元、明医学的导入，日本旧有的医术得到升级，并表现出逐渐向着日本独有的风格发展的趋势。

五

画卷上医师的形象是，头戴硬冠帽，穿着作为贵族装束的狩衣、袴，可以看出他们出入宫廷的身份；左手边应该是装了 2 种药的纸药袋，看上去有文字，应该是写了药名和处方，身体的一侧放了调剂用的乳钵和乳棒。

那么，画上的医师是谁呢？因为画卷的创作，是在后土御门天皇驾崩的时期，能给越来越危笃的天皇开药方，应该是天皇家的御典医或者足利将军义政、义尚的侍医，总之，一定是非同寻常的名医。

作为中世纪的御医典，《医心方》由和气家的后裔半井家和丹波家世袭，两家虽是竞争对手关系，但由于这个时期，和气·半井家从丹波家得到了养子，两家的关系非常融洽。即是说，在 15 世纪后半叶活跃的御典医有半井（和气）明茂（1402—1483）和丹波重长（？—1490）两位，丹波重长的长子成为了半井明茂的养子，即半井明重（1462—1519），而且，重长的次子利长（？—1507）也成了兄长（明重）的养子，迁户到半井家成为了典药头。

半井利长的儿子明亲（？—1547），初代驴庵，据传永正（1504—1521）年间曾到访明朝。另外，他的儿子有明英、光成两兄弟，兄长（明英）也在天文九年（1540 年）到访明朝。弟弟光成（1522—1596），通称瑞策，之后剃发自称第二代驴庵。治好了皇后的病，被正亲町天皇赐予《医心方》30 卷（国宝）的，正是这个人。到了江户时代，半井家作为医师也十分活跃。另一方面，半井家的养子明重的儿子有明孝和保重，虽然保重继承了丹波家业，但之后的业绩并不显著。

画卷中登场的医师形象，可以想象，和半井明茂、丹波重长及他的儿子们即继承半井家的明重、利长其中的一个是有吻合可能的。但是，在这个形象原型的判定上，和他们有竞争关系的还有另外一个活跃人物——竹田定盛（原名昭庆，1421—1519）。①

关于天皇驾崩前后的记录，《御汤殿上日记》中最详尽。这部作品是在皇居御汤殿旁边的休息室里，根据天皇身边女官的轮替而记载的值班日记。据此记载，在天皇临终前照看他的侍医，是“药师寺円俊”，就是竹田定盛的次子竹田高定。四月的出诊，父子俩一同出席，竹田高定根据父亲的指示进行了治疗是可以想象的。竹田定盛被将军、天皇所信赖，和贵族、僧侣的交往也很密切。他的存在非常瞩目，也曾是词书的作者三条西实隆的主治医生。因此，画卷里的医师的原型，最合适的应该是竹田定盛。

竹田家从祖父竹田昌庆开始便世代行医。据传竹田昌庆曾到访明朝，并将医书、本草书、铜人像带回了日本；从金翁道士那里学来了“牛黄丸”，它也成为了祖传家药。从《御汤殿上日记》及《实隆公记》可以了解到，竹田定盛在出诊中把“牛黄丸”献给了官员和僧侣，使它发挥了很大的作用。在实际被服用的特效药中，一定包含了“牛黄丸”。虽然在画卷台词里，为了更符合病状而称之为“续命汤”“独活散”，但这种特效药很容易和“牛黄丸”的形象重叠起来。

使用牛黄的药方，《和剂局方》卷一记录的“牛黄清心丸”广为人知。之后，明代的万全（号密斋，1495—1580）减去了其中的二十九味

① 新村拓：《古代医疗官僚制度研究：典药寮的结构》，东京：法政大学出版局，1983 年；《日本医疗社会史研究：古代中世纪时期的人们生活与医疗》，东京：法政大学出版局，1985 年。大鸟寿子：《医师与文艺：室町时代的医师竹田定盛》，东京：和泉书院，2013 年。

药，又做了新的改良（《痘诊世医心法》卷十一及《景岳全书》卷六十二引用的万氏牛黄清心丸，配方为黄连、黄芩、山枝仁、郁金、辰砂、牛黄六味），吴塘（号鞠通，1736—1820）在万氏牛黄清心丸中追加了犀角、雄黄、真珠、梅片、麝香，用蜜做成丸并用金箔包裹，称为安宫牛黄丸（《温病条辨》卷一）。在这之后，牛黄丸就和紫雪丹、至宝丹并称为“温病三宝”（或“凉开三宝”“救急三宝”），成为了清代代表性的万能药。在明清医学发展传播的过程中，竹田家的家传药是早期引入中国医药的一个事例。

竹田定盛的著作中有部养生书《延寿类要》。和他交往甚密的三条西实隆因为对医学十分关心，便向后土御门天皇讲解了这部养生书，并使得昭庆可以去进讲《和剂局方》。作为天皇、贵族的侍医，和气家、丹波家、竹田家的医师们可以经常出入由贵族、僧侣举办的娱乐性的歌会、茶会等文化沙龙。这样，医师们就和贵族、僧侣建立了知识网络，一起研究由中国传入的医书。贵族、僧侣等也开始写一些《史记·扁鹊传》和《难经》等的抄物（讲稿、笔记类），并尝试做一些医说的注释、解说。因此，一直被秘藏的医籍被广泛知晓，最新的医学知识得到共享。这给因为医师世袭化而一直处于封闭状态的医学界注入了新鲜空气，成为医药学实现从中世纪到近代的巨大转变的前兆。不久，医书出版的风潮兴起，日本近代医学的基础逐渐被构建起来。从上述室町后期的医书研究和医疗实践中，我们能够看出日本接受汉籍的典型方式。

（本文翻译：白云飞、刘青）

从《存真环中图》到《顿医抄》《万安方》等
——宋代脏腑、经脉学说在中日两国的传承 ①

何慧玲　肖永芝（中国中医科学院中国医史文献研究所）

在中国北宋庆历（1041—1048）年间，由宜州（今属广西壮族自治区）州吏吴简命医官与画工合作解剖并绘制的《欧希范五脏图》，是被公认的中国现存最早的人体解剖图。原书早已亡佚，但其图被宋人杨介收入《存真环中图》中，杨氏还补充绘制了部分人体脏腑图和十二经脉图。杨介之图在国内亦极为罕见，仅有中国国家图书馆收藏的抄本一部（图1），因被馆方视为孤本珍藏，长期未对外公开，故中日两国学者一度认为该书已散逸不传。2014年，此本《存真环中图》被收入《中医古籍孤本大全》中，由中医古籍出版社影印出版，学者方能得见其面目，从而也推翻了《存真环中图》早已失传的说法。

《存真环中图》的绘图在日本医籍《顿医抄》、《覆载万安方》(以下简称《万安方》）中较为完整地保存了下来，其文字则部分保存于日本僧人

① 基金项目：中国中医科学院“十三五”第一批重点领域科研项目（ZZ10-011-1）。

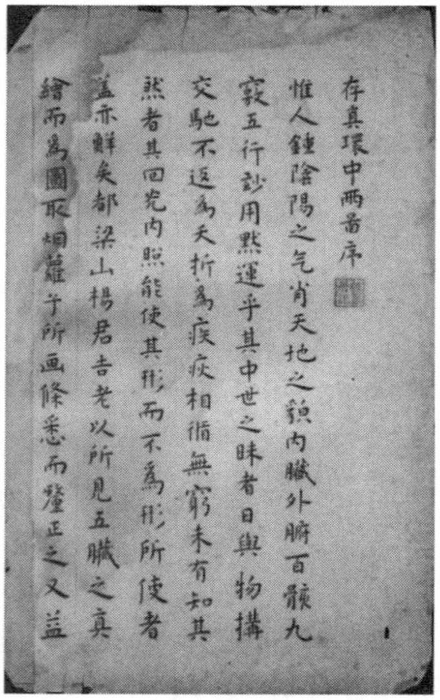
存真環中兩番序
惟人鍾陰陽之氣肖天地之貌內臟外腑百骸九
竅五行妙用默運乎其中世之昧者日與物搆
交馳不返爲夭折爲疾疢相循無窮未有知其
然者其回光內照能使其形而不爲形所使者
蓋亦鮮矣都梁山楊君吉老以所見五臟之真
繪而爲圖取烟蘿子所畫條悉而釐正之又益

图 1 《存真环中图》 中国国家图书馆藏抄本

月舟寿桂（号幻云，1470—1533）对《史记》作的标注（以下简称“《史记》幻云注”）中，反映出在不同的历史阶段日本对中国宋代解剖学和经脉学说的学习与接受。日本著作中的这些相关内容，成为研究中国古代解剖、经脉，以及中日两国医学交流的珍贵史料。

本文里，笔者将《存真环中图》中的图文与日本现存《顿医抄》《万安方》等多个传本所载图文逐一对照分析，参考日本保存的宋版《史记》幻云注，以此为核心探讨宋代解剖学、经脉学说在中日两国的传承流变。

本次研究的材料主要有以下几种：

〔宋〕杨介《存真环中图》，1113 年，中国国家图书馆藏抄本（图 1）；

［日］梶原性全《顿医抄》，1304 年，日本京都大学图书馆富士川文库藏抄本、日本国立公文书馆内阁文库藏抄本；

［日］梶原性全《万安方》，1331 年，日本国立公文书馆内阁文库藏延享二年（1745 年）抄本、中国台北故宫博物院藏日本天保三年（1832 年）抄本；

〔元〕滑寿《十四经发挥》，1341 年，日本早稻田大学图书馆藏和刻本；

［日］月舟寿桂（幻云）《史记》标注，日本国立历史民俗博物馆藏宋本《史记》（见 1992 年オリエント出版社"东洋医学善本丛书"28）。

一、《存真环中图》的源与流

宋代杨介《存真环中图》由《存真图》和《环中图》两部分构成。丹波元胤《中国医籍考》载《史记》幻云注云："存真，五脏六腑图也；环中，十二经图也。"① 存真图，即为脏腑图；环中图，意为经脉图。中国国家图书馆所藏抄本《存真环中图》书首载有两篇序文，依次为政和三年（1113 年）洛阳贾伟节《存真环中两图序》、政和二年杨介自序。由此可以推知，《存真环中图》当成书于宋徽宗政和二、三年间。"此本足厥阴肝经"之末载有耿延禧绍兴五年（1135 年）《后序》一则，言："泗州杨吉老为《存真环中图》……永嘉令李处廉简伯将取而刊行，以广慈惠，故乐书其后云。"② 知此书或曾于 1135 年刊行。此刻本今虽并未得见，但国家图书馆所藏《存真环中图》当是据此刻本抄绘而成的。

关于杨介生平事迹的史料记载较少，明代徐春甫《古今医统大全》略述其传曰："杨介，号吉老，泗州人。世医，名闻四方。"③ 杨介的著作有《伤寒论脉诀》《四时伤寒总病论》《存真环中图》，前二书均已亡佚。

《存真环中图》书首贾伟节《存真环中两图序》载："都梁山杨君吉老，以所见五脏之真，绘而为图，取烟萝子所画，条悉而厘正之。又益之十二经，以存真环中右之。"由此可知，杨介在绘制脏腑图时参考了烟

① 丹波元胤：《中国医籍考》，北京：人民卫生出版社，1956 年，第 182 页。
② 杨介：《存真环中图》，北京：中医古籍出版社，2014 年，第 1112—1113 页。以下该书引文皆用此版本，不再另出注。
③ 徐春甫：《古今医统大全》（上册），北京：人民卫生出版社，1991 年，第 32 页。

萝子之图，并已厘正其错误。在《道藏》所收《修真十书·杂著捷径》卷十八中，载录有烟萝子《体壳歌》，其下绘制六图，依次为烟萝子首部图、烟萝子朝真图、内境左侧之图、内境右侧之图、内境正面之图、内境背面之图。前两幅为道家修炼图，后四幅为脏腑图。烟萝子的四幅脏腑图，除肝、脾的位置与人体实际相反外，其余脏腑位置基本正确。

《存真环中图》杨介自序言："宜贼欧希范被刑时，州吏吴简令画工就图之，以谓详得其状，或以书考之则未完。崇宁中，泗刑贼于市，邓（郡）守李夷行遣医并画工往视，决膜摘膏，曲折图之，尽得纤悉。介取之校之，其自咽喉而下，心肺肝脾胆胃之系属，小肠大肠腰肾膀胱之营叠，其中经络联附、水谷泌别、精血运输、源委流达，悉如古书，无少异者。于是以背面左右所见之形分绘之，参以黄帝之经、法士之论，较然切著，虽未经研综，经方之士或批图则卒知之。"

杨介在上段序言中描述了宋代历史上发生的两次人体解剖事件。第一次为庆历年间宜州处决并解剖欧希范等人之事。南宋赵与时《宾退录》载："庆历间，广西戮欧希范及其党，凡二日剖五十有六腹。宜州推官吴简皆视详之，为图以传于世。"①宋代叶梦得《岩下放言》谓："世传《欧希范五脏图》，此庆历间杜杞待制治广南贼欧希范所作也……与（蒙）干挟其酋领数十人皆至。杞大为宴犒，醉之以酒，已乃执于坐上。翌日，尽磔于市，且使皆剖腹，刳其肾肠，因使医与画人一一探索，绘以为图。"②以上两书记载的是《欧希范五脏图》的来历。《欧希范五脏图》最为显著的特征是在人体喉部绘有三个孔窍，错以为咽喉部有三个独立的通道，各通食、水、气，且三者间互不相通，这种认识与人体解剖实际不符；此外，肝在右，脾在左，与实际解剖位置相符，纠正了此前烟萝

① 赵与时、徐度：《宾录　却扫编》，收入《历代笔记小说大观》，上海：上海古籍出版社，2012年，第37页。

② 叶梦得：《岩下放言》，收入朱易安等主编：《全宋笔记第二编（九）》，郑州：大象出版社，2006年，第348—349页。

子图的错误；其余脏腑位置和形态基本符合人体解剖实际。第二次是崇宁（1102—1106）年间泗州府（治所在今江苏宿迁一带）刑戮犯人并解剖尸体的事件。从杨介自序可知，主持此次解剖的太守李夷行派遣医生与画工合作完成解剖与绘图，之后杨介加以校正，形成《存真图》，“悉如古书，无少异者”。经杨介校正后的《存真图》由三方面内容构成：一是保留了宋代上一次解剖实践后绘制的《欧希范五脏图》；二是在校正的过程中又绘图纠正了前者咽喉部有三个通道的错误；三是将背面、左右各个方向所见之形分别绘制成图。

吴简主持绘制的《欧希范五脏图》原图已佚。《存真环中图》第一幅图文字部分针对该图脏腑分布和生理病理特点进行了详细解说：“宜州推官吴简云……喉中有窍三,一食，一水，一气，互令人吹之，各不相类戾……”从这些记载可知，此图即为《欧希范五脏图》。

中日两国学者曾经普遍认为《存真环中图》原书已经失传，但其中的《存真图》部分被后世的一些藏象类著作收录。例如，学者靳士英等经过详细考证后提出：“明清诸多脏腑图与内景图均以《存真图》为蓝本，或原图引用，或衍化成新图，影响长达七百余年。”①又如，元代孙焕重刊《玄门脉诀内照图》，载有人身正面、人身背面、肺侧、心气、气海膈膜、脾胃包系、小肠水分膀胱阑门（原无图名，此名为笔者所加）、命门大小肠膀胱之系 8 幅图②，与《存真环中图》大体相同。明代王圻《三才图会》所绘人身正面图、人身背面图③，均同于《存真环中图》。清人严振《循经考穴编》五脏正面图、五脏背形图、气海膈膜之图、阑门水谷泌别之图、肺右侧之图、右肾命门之图、五脏总系于心之图 7 幅图，与《存真环中图》中所绘相同；另有一幅题为《欧希范五脏图》的，与《存

---

① 靳士英：《五脏图考》,《中华医史杂志》1994 年第 2 期。

② 彭静山编：《华佗先生内照图浅解》，沈阳：辽宁科学技术出版社，1985 年，第 25—39 页。

③ 王圻、王思义：《三才图会》(中)，上海：上海古籍出版社，1988 年，第 1390 页。

真环中图》第一幅图《欧希范五脏图》基本相同，唯喉有二窍。[①]

《存真环中图》中的《环中图》部分为经脉图，“其所绘十二经脉图亦被模仿，似是形貌大致相同，根据朝代变换衣着，流传至明清”[②]。如明代高武《针灸聚英》、杨继洲《针灸大成》等书中的十二经脉图，其人形与《环中图》颇为类似。

杨介《存真环中图》在1304年以前就已经传到日本，在镰仓时代（1185—1333）的著名医籍《顿医抄》《万安方》中较为完整地保存了下来；在室町时代（1336—1573）的《史记》幻云注中也有大量文字转录。

二、《存真环中图》与《顿医抄》的绘图对照

《顿医抄》由日本镰仓时代著名僧医梶原性全编撰，成书于嘉元二年（1304年），主要以和文撰写。全书50卷，为综合性医学全书，内容涉及脏腑经脉形候、临床各科、房中养生、内景图谱等各个方面，广泛征引中国唐宋以前的医学文献，反映了日本镰仓时期的医学特色。该书著成后一直未经刊刻，仅以抄本形式流传，据日本《国书总目录》所载，现今至少有18种抄本存世。[③]《顿医抄》的京都大学富士川文库藏本卷四十四，收载有7幅脏腑图（缺《正背图》《脾胃包系图》）和11幅经脉图（缺《足太阳膀胱经脉图》）；日本内阁文库藏本卷四十四为《五脏六腑形并十二经脉图》，收录有9幅脏腑图和12幅经脉图。这两种《顿医抄》的抄本，在各图之下均配有阐述脏腑功能或经脉循行流注的文字。

---

① 严振：《循经考穴编》，上海：群联出版社，1955年，第355—369页。
② 靳士英、靳朴：《〈存真图〉与〈存真环中图〉考》，《自然科学史研究》1996年第3期。
③ 国书研究室：《国书总目录》卷6，东京：岩波书店，1977年，第197页。

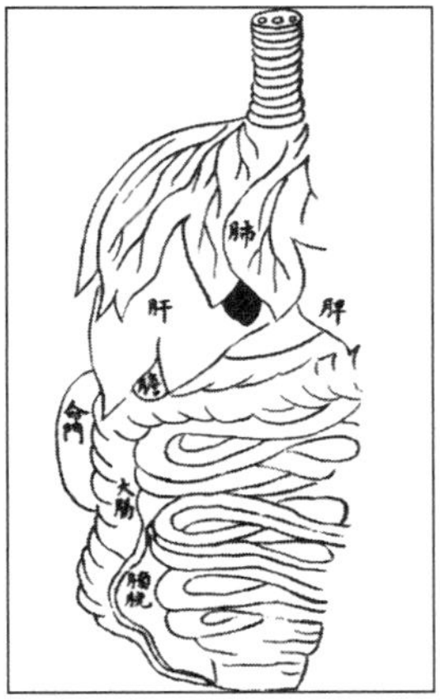

《存真环中图》
中国国家图书馆藏抄绘本

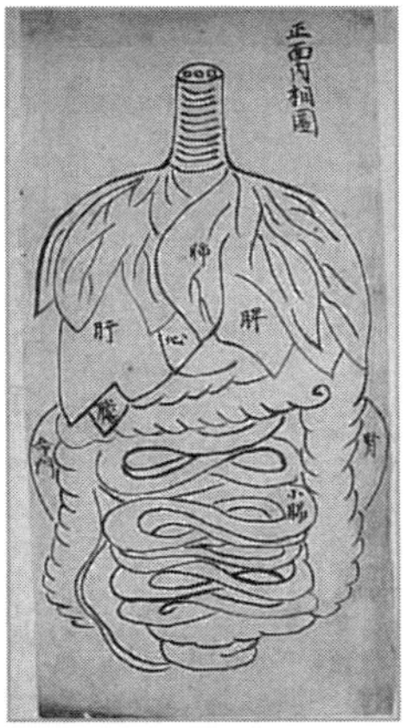

《顿医抄》 日本京都大学
图书馆富士川文库藏抄本

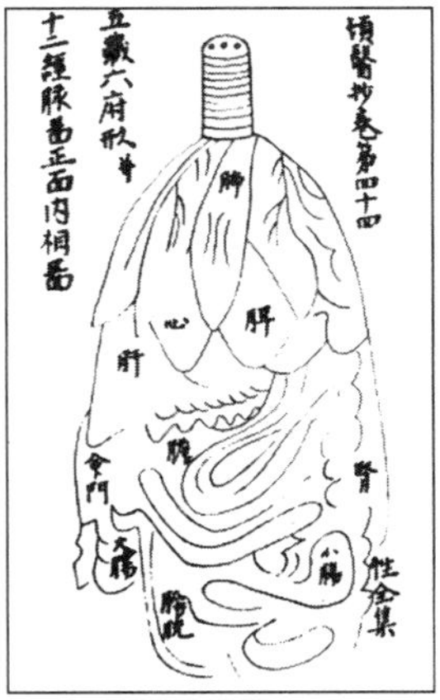

《顿医抄》 日本国立
公文书馆内阁文库藏抄本

图 2　欧希范五脏图（正面内向图）

在中国国家图书馆藏本《存真环中图》中，《存真图》部分包含《欧希范五脏图》《五脏正图》《五脏背图》《肺已下右侧可见心系系于青髓下通于肾》《五脏系通于心心通五脏系》《气海膈膜》《脾胃包系》《阑门水谷泌别》《右肾为命门主司精血并大小肠膀胱之系》9 幅脏腑图。除《五脏正图》外，其余各图之下均配以文字论说。

《顿医抄》京都大学富士川本和内阁文库本中第一幅图《正面内相（向）图》与《存真图》第一幅《欧希范五脏图》基本相同（图 2）。其余各图，京大富士川本所绘与《存真图》相应之图基本相同；而内阁文库本各图，其脏腑的分布与《存真图》相同，仅存在脏腑形状和位置上下的微小差异。由此可知，《顿医抄》京大富士川本、内阁文库本中的脏腑图都是仿照杨介《存真图》来绘制的。

《环中图》第一段文字言："其法本于古书而杂在诸经，后世扁鹊、皇甫谧、甄权乃其人也，各就而正之。今略其大要，绘而图之，若阴阳表里之殊，经脉流注之道，皆内外相贯始终，度数如环之无端，因名之曰《环中图》。"杨介所绘《环中图》，按照十二经脉的流注顺序排列，即手太阴肺脉、手阳明大肠脉、足阳明胃脉、足太阴脾脉、手少阴心脉、手太阳小肠脉、足太阳膀胱脉、足少阴肾脉、手厥阴心包脉、手少阳三焦脉、足少阳胆脉、足厥阴肝脉，这种排列顺序与晋代皇甫谧《针灸甲乙经》、元代滑寿《十四经发挥》等前代和后世针灸著作一致。（图 3）

《顿医抄》的十二经脉图，则以手三阴三阳六经、足三阴三阳六经的脏腑表里关系为序排列，即手太阴肺脉、手阳明大肠脉、手少阴心脉、手太阳小肠脉、手厥阴心包经脉、手少阳三焦脉、足阳明胃脉、足太阴脾脉、足太阳膀胱脉、足少阴肾脉、足少阳胆脉、足厥阴肝脉。这种排列方式，究竟是梶原性全编撰《顿医抄》时参考了《环中图》的其他版本，还是根据杨介书中的一段有关手足经脉脏腑表里关系的论述而改变了经脉的排列顺序，目前尚不得而知。

《顿医抄》京大富士川本，除缺失足太阳膀胱脉外，其余 11 幅经脉图与杨介《环中图》在人物衣着形态、经脉走向和穴位标注方面，整体构图的相似度极高，可以认为是模仿后者所绘。

但是，《顿医抄》的内阁文库本，则在人物形态、着装、穴位标注、构图方面与杨介之图差异较大，且 6 条足经仅画出下肢图，而非人身全图。学者黄龙祥首先发现二者之间的差异并解释了出现这种差异的原因：“传世本《顿医抄》中原抄自杨介《环中图》的十二经脉图也被后人用《十四经发挥》图替换……就十二经脉图而言，《顿医抄》已被改成《十四经发挥》图，尽失《环中图》旧貌。”①

三、《存真环中图》与《万安方》的绘图对照

《万安方》共 62 卷，是日本镰仓时代最具代表性的汉方医学名著，

① 黄龙祥：《中国针灸学术史大纲》，北京：华夏出版社，2001 年，第 340 页。

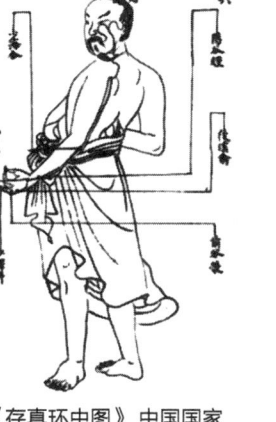

《存真环中图》中国国家
图书馆藏抄绘本

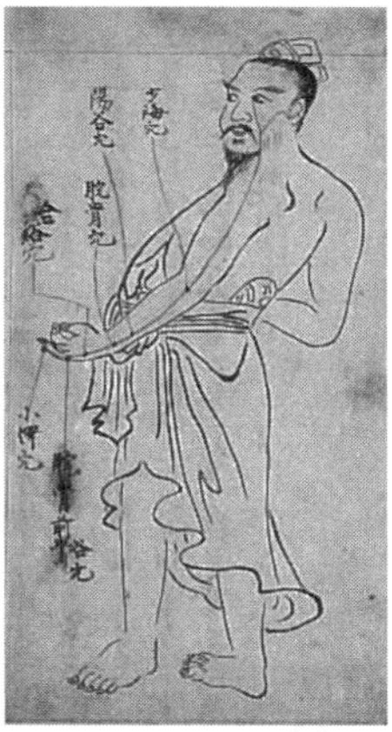

《顿医抄》日本京都大学
图书馆富士川文库藏抄本

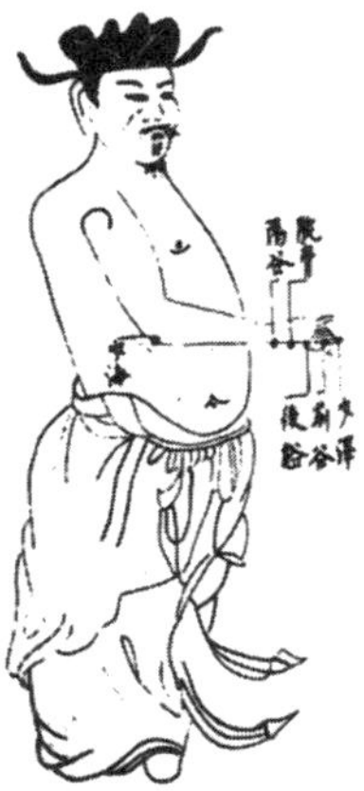

《顿医抄》日本国立
公文书馆内阁文库藏抄本

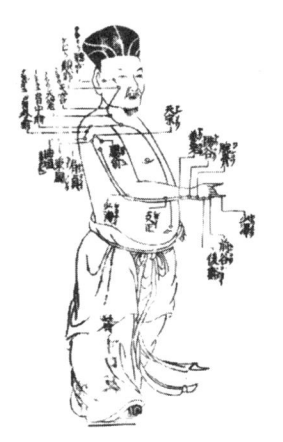

《十四经发挥》日本早稻田
大学图书馆藏和刻本

图 3　手太阳小肠经图

被日本医学界推崇为“本邦方书之大典”，亦由著名僧医梶原性全所撰。在《顿医抄》成书之后不久，梶原性全又看到了宋徽宗赵佶敕撰《圣济总录》（1111—1117）一书，认为该书较《太平圣惠方》内容更为丰富，于是萌生了重新编纂一部比《顿医抄》更加完备的家传医书的想法，《万安方》由此于1331年诞生。现今所见《万安方》的卷第五十四为“脏腑经脉形候”，绘有正面图、前向图、背图、右右同向图等五脏六腑图 9 幅，另有十二经脉循行及要穴之图 12 幅，共计 21 幅。此书现存抄本至少有 17 种，① 台北故宫博物院文献馆也藏有其抄本一部。

笔者目前所能见到的《万安方》有两个抄本，其一为内阁文库藏延享二年抄本，其二为台北故宫博物院所藏日本天保三年抄本。这两个抄本之间具有传承关系，将书中的脏腑图和经脉图两相对照，知其构图基本一致。笔者将《万安方》两个抄本中的前向图和背图，与《存真图》的五脏正图、五脏背图对比，发现肝胆和脾的位置、形象相似，但标注的肝胆与脾的文字正好相反，系此书标错；两图中的其他脏腑位置、形状基本与《存真图》一致。将其余各图逐一对比，各脏器的位置、形状亦基本相同（图 4）。《万安方》中的十二经脉图排列顺序与《顿医抄》一致。

杨介《环中图》在各穴位名称之后附载对应的井、荥、输、经、合字样，这些字样在《万安方》中未见，仅见穴位名称。《万安方》中部

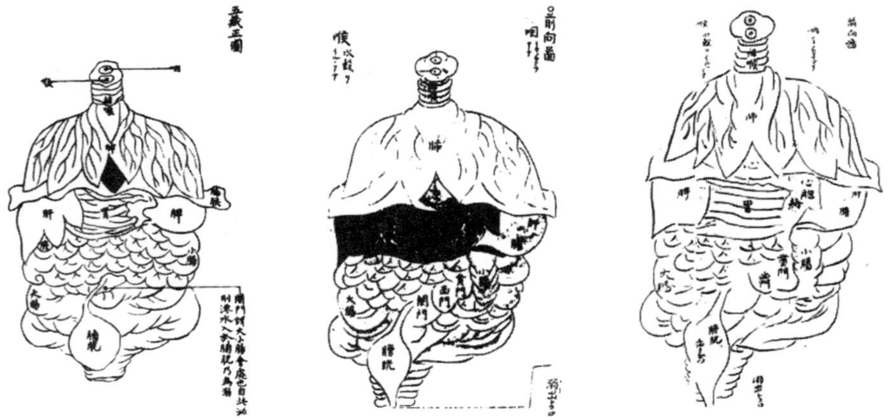

《存真环中图》 中国国家图书馆藏抄绘本　　《覆载万安方》日本公文书馆内阁文库藏抄本　　《覆载万安方》 台北故宫博物院藏抄本

图 4　五脏正图（前向图）

① 国书研究室：《国书总目录》卷 7，第 484 页。

分经脉图的穴位比《环中图》标注得少，主要体现在足阳明胃脉，未标示陷谷、内庭、厉兑三穴；足太阴脾脉，无太白、大都二穴；手太阳小肠脉，无少海、阳谷、后溪、前谷四穴；足太阳膀胱经脉，未标出京骨、通谷二穴；足少阴肾经，少标然谷一穴；足少阳胆经，未标明丘墟穴。

四、《存真环中图》与《史记》幻云注等的文字对照

今所见杨介《存真环中图》除五脏正图无论说外，其余各图均有文字以解释相应各图。其中，《存真图》文字主要引用“黄帝书”“扁鹊”及《灵枢》《针灸甲乙经》《脉经》《太平圣惠方》等，尤以引用“黄帝书”条文最多；《环中图》十二经脉图之下的文字内容，多引自《针灸甲乙经》卷之二“十二经脉络脉支别第一上”，每一经脉文字均略去《甲乙经》各段最后一句“为此诸病，盛者……虚者……”之类的文字。①

现日本国立历史民俗博物馆收藏着一部宋版《史记》，书中有室町时代僧人幻云的注文（图5）。在幻云注文中引用了很多《存真环中图》的

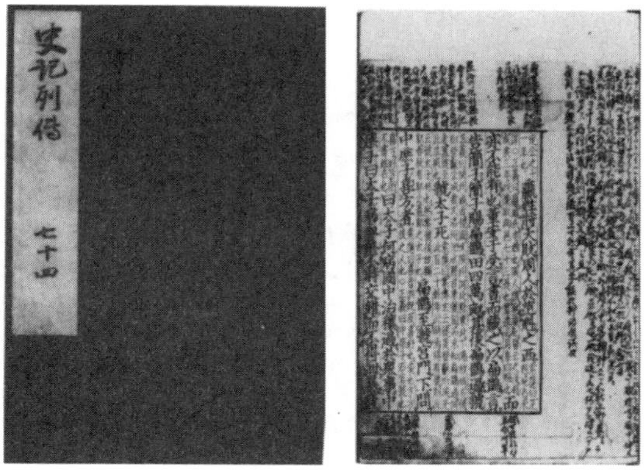

图5　宋版《史记》及其中的幻云注　日本国立历史民俗博物馆藏本

① 皇甫谧：《针灸甲乙经》，北京：人民卫生出版社，1956年，第22—24页。

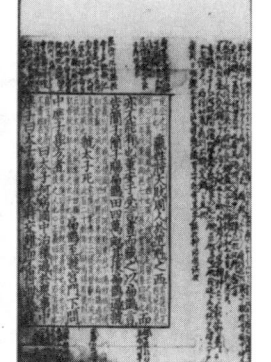

文字，这些内容又被日本江户时代（1603—1867）著名医家丹波元胤《中国医籍考》转载。今将中国国家图书馆藏本《存真环中图》与《史记》幻云注所引《存真环中图》中的文字进行对照，参考黄龙祥《中国针灸学术史大纲》辑录出的幻云相关引文①，将其结果举例列如下表（见表1）。从表中可以看出，《史记》幻云注所引杨介原文，与中国国家图书馆藏本《存真环中图》中的文字相似度极高，系同出一源，个别差异基本为文字的讹倒、衍文或缺字，且多属于抄写讹误。这个结果，可以从一个侧面佐证国家图书馆所藏抄本的来源基本可靠。

表1 《存真环中图》与《史记》幻云注引《存真图》文字对照表

	《存真环中图》国图抄本	《史记》幻云注引《存真环中图》
存真环中两图序	杨君，吉老，以所见……以“存真环中”右之。	杨君，吉老，以所见……以“存真环中”名之云。
杨介自序	邓守李夷行	郡守李夷行
	尽得纤悉	得尽纤悉
	介取之校之	介取以校之
	其自咽喉而下	其自喉咽而下
	小肠大肠腰肾膀胱之营叠	小肠大肠腰肾膀胱之营累
欧希范五脏图论述	令人吹之，各不相类戾，肺之下则有……小肠之下……大肠之旁则为……若心，有大者、小者、短者、长者、曲者、直者，有有窍者、无窍者……所绘为肝则独片者，有二片、三片者，肾则……脾则……若蒙赶多圹肺且损黑；欧诠少得目疾，则肝有白点。此又别内外之应。	令人吹之，各不相戾，肺之下有……小肠下……大肠之旁则有……若心有大者、小者、方者、长者、斜者、直者，有窍者、有无窍者……所绘为肝有独片者，有二片者，三片者，肾有……脾有……若蒙赶多病咳则肺且口黑；欧诠少得目疾，肝有白点。此又别内外之应。
五脏背图论述	咽门已下为手足三阳	咽门以下言六腑为手足三阳
五脏背图论述小肠手太阳经	与今所绘脏同	与今所绘脏象同

① 黄龙祥：《中国针灸学术史大纲》，第360—363页。

（续表）

	《存真环中图》国图抄本	《史记》幻云注引《存真环中图》
五脏背图论述大肠手阳明经	传导之官，化物出焉	传导之官，变化出焉
	广肠，又曰肛门，言其处如釭车形，故名，即广肠也……直肠者，广肠也。	广肠，又名肛门，言其处似车形，故曰肛门，即广肠也……肠者，广肠也。
五脏背图论述膀胱足太阳经	膀胱，胞室也	膀胱，为胞之室也。
手少阴心脉	循臑内后廉行太阳阴、心主之后	循臑内后廉行太阴、心主之后

《顿医抄》《万安方》所载脏腑图和经脉图，每幅图后都附有日文解说，阐述五脏六腑的脏象、功能及十二经脉的循行路径、主要病证及主治要穴等，两书内容基本相同。经比较，《顿医抄》正面内相（向）图和《万安方》正面图的汉语译文，与《存真环中图》第一图（《欧希范五脏图》）的文字论述基本相同；而其余各图的文字内容，与《存真环中图》差异较大，当是梶原性全在《存真环中图》的基础上，参考其他文献，结合自己的见解改编而成。

结　论

成书于13世纪的宋代杨介《存真环中图》，保留了数十年前的《欧希范五脏图》，并在此基础上，根据宋代的又一次解剖实践，纠正了《欧希范五脏图》的部分错误，并新绘“以背面左右所见之形”，构成杨介书中《存真图》部分；此外，杨介又依据《黄帝内经灵枢》《难经》《针灸甲乙经》等著作中的经脉经穴学知识，主要引用西晋皇甫谧《针灸甲乙经》的内容，绘出《环中图》部分，并对经脉循行流注及代表经穴做了详细的解读。

在一个相当长的时期，中日学者普遍认为宋代《欧希范五脏图》《存真环中图》完整的原书均已失传，但其中的图文不同程度地保存在后世的藏象或针灸著作中。

中国国家图书馆所藏抄本《存真环中图》是长年未对外公开、近年才引起学者关注的传本，被视为此书的存世孤本。笔者将此本图文与《顿医抄》《万安方》对照，又将其文字与《史记》幻云注对照后，基本可以确定，此本是杨介《存真环中图》比较可靠的传本之一。

杨介《存真环中图》编绘成书后不到百年即传入日本，日本人很好地学习和保存了杨介书中有关脏腑、经脉的知识，杨介书中的脏腑图和经脉图在成书于14世纪的日本医著《顿医抄》《万安方》中被转绘下来，其文字则经过改编载于二书；至15世纪，僧人幻云《史记》标注中也保存了《存真环中图》的大量文字内容。

《顿医抄》《万安方》两书均有较多抄本传存至今，其中与今存《存真环中图》所载脏腑图和经脉图最为接近的，是京都大学图书馆富士川文库收藏的抄本《顿医抄》，但此本以前较少受到学者的关注。

中国元代滑寿《十四经发挥》传入之后，在日本产生了较大影响，日本人不断学习新传来的中国医学知识，滑寿的十四经学说及其书中所绘人体十二经脉图得到日本医家的认可，因此有人将滑寿书中之图插换到《顿医抄》的一个抄本中，此本至今尚保存于日本国立公文书馆内阁文库，一直受到中日两国学者的高度重视。

读《李朝实录》关于“当归”的史料 ①

李贞德（“中研院”历史语言研究所）

前　言

朝鲜半岛自高丽（918—1392）至李朝（1392—1910）皆提倡乡药，不仅编纂方书，而且普查全国药材，尝试以本土物产疗病救急。② 唯学者指出，朝廷推广有其困境，官民大多仍以唐药为贵，而乡药作为东国特色之一环，在 16 世纪以降渐见衰退。③ 近年来中朝交流史渐受瞩目，医疗知识与药物

---

① 本文初稿发表于“跨越边际的古代东方医学：对话与互动”国际学术研讨会（北京：北京大学，2018 年 9 月 22—23 日），感谢陈明教授邀请与会，郑洪教授批评指教，以及与会学者惠赐宝贵意见。二稿宣读于“中研院”史语所讲论会（台北：“中研院”史语所，2019 年 4 月 8 日），承蒙张哲嘉教授之评论并提供重要史料和研究信息，在此一并致谢。

② 早期的研究，见三木荣《（补订）朝鲜医学史及疾病史》（京都：思文阁出版社，1991 年）中的《朝鲜医学史》第 67—69 页：介绍高丽晚期《乡药惠民经验方》《三和子乡药方》《乡药简易方》和《东人经验方》等；第 128—132 页：讨论李朝初期《乡药济生集成方》、世宗时代巨著《乡药集成方》，乃至乡药图书的谱系。三木此书于 1955 年初版、1962 年再版，可谓奠立了朝鲜医学乡药特色的论述基础，同时期的韩国学者亦以乡药为半岛医学独立发展之例证，见金斗钟：《韩国医学史》，首尔：探求堂，1966 年初版，1981 年再版，第 206—219 页。近年仍有学者以《乡药集成方》的出版切入，讨论中国医学在朝鲜的本土化，见이경록：《“향약집성방” 의 편찬과 중국의료의조선화》，《医史学》2011 年第 2 期。

③ 见 Soyoung Suh, *Naming the Local: Medicine, Language, and Identity in Korea since the Fifteenth Century* (Cambridge, MA: Harvard University Asia Center, 2017), Chapter One, “Local Botanicals, or *Hyangyak*: the Correct Name of Herb and Self,” pp.11–40。该书以朝鲜精英对乡药的态度模棱两可、《乡药集成方》（转下页）

之竞合亦引起关注。① 然而，针对本草的研究仍以珍品为主，文献中频繁出现者，如人参，引起学者的高度兴趣，一般通用本草，却论之者寡。②

中医里有句俗话叫“十方九归”，“归”即当归。当归宛如中医药王，用量大而用处广，然而，其在中国医史上的形象，亦曾经历转变。③ 当归具排除客血内塞之效，初上历史舞台，便以止痛闻名。④ 曹操曾赖当归汤舒缓头疼，中古医方多称“当归止痛，用之不已”；倘若对治妇人，则以安胎助产为主。⑤ 然而，5—13 世纪之间，妇产独立成方在中国医史上发展成熟，在“妇人以血为本”的身体认知脉络下，具调血功能的当归逐渐跨出胎产范畴，得以以单方形式治疗月水不通。两宋之间，以当归命名之妇人诸方，不仅用于孕产妇人和调经室女，甚至对七七数尽之后五十行经之人，也有帮助。⑥ 当归成为全方位补养女性的本草，至李时珍为其释名，称“当归调血为女人要药”，其妇科圣药形象益发深植人心。⑦ 19 世纪末甚至以“通经万用药”之名远传欧洲，经德国药厂提炼

（接上页）刊印后未受重视，以及部分药材如甘草至 19 世纪仍未能本土化为例，说明乡药政策未必如前辈学者所论般基础稳固、发展顺利。

① 过去研究多探讨中国医药知识东传，近年则不乏分析反馈情形者，如朝鲜成药清心丸等回流中国，在明清时代广受欢迎的现象，即有不错的研究。见陈明：《“吸毒石”和“清心丸”：燕行使与传教士的药物交流》，《中华文史论丛》2009 年第 1 期。

② 人参的传播与运用，近年就有中英文两部专著，见蒋竹山：《人参帝国：清代人参的消费与医疗》，杭州：浙江大学出版社，2015 年，以及 Seonmin Kim, *Ginseng and the Borderland: Territorial Boundaries and Political Relations between Qing China and Chosŏn Korea, 1636–1912*, Berkeley: University of California Press, 2017。

③ 当归从止痛良方到女人要药的形象演变，讨论见李贞德《女人要药考——当归的医疗文化史试探》，《“中央研究院”历史语言研究所集刊》2017 年第 3 期。

④ 东汉初年的武威医简包括当归者四条，是目前可见最早的记载，其中较清晰的两条即用于止痛。见甘肃省博物馆、武威县文化馆合编：《武威汉代医简》，北京：文物出版社，1975 年，第 2 页《第一类简》no.11—12，第 16—17 页《木牍》no.87，第 17ab 页《木牍》no.88。其中一简一牍治疗瘀血疼痛与外伤疮痂，另二牍文字相同，为妇科膏药，唯用法不明。

⑤ 《神农本草经》虽曾称当归可治“妇人漏下绝子”，陶弘景集注时却未采此说。其《本草经集注》标榜当归具排除客血内塞之效，在《序录》所列“八十节诸病通用药便览”中，却仅出现在心腹冷痛、齿痛和虚劳三小节中，至于所有和女人相关的疾病项下，包括崩中、月闭、无子、安胎、堕胎、难产、产后病，以及下乳汁等，尽管药名众多，则完全不见当归。显然在陶弘景的判断中，当归并非妇科优先用药。不过，张仲景《金匮要略》建议妊娠常服当归散，可保易产无疾苦，确实受到后世医家陆续抄录。当归在中古医方通说的定位，及其在妇人方中的运用扩大，讨论见李贞德《女人要药考》，第 521—588 页。

⑥ 李贞德：《绝经的历史研究——从“更年期”一词谈起》，《新史学》2018 年第 4 期。

⑦ 李贞德：《女人要药考》，第 521—588 页。

为调经浸膏，20世纪初不仅回销中国，亦激励国产新药开发，至今在华人社会中仍被视为维护妇女健康的重要资源。①

当归在中西医药传统中皆具性别面向，在朝鲜半岛的情况如何，则尚乏人问津。朝鲜半岛自4世纪起便有和中国医药交流的记录，当归搭载各类本草方书，向东远传，在朝鲜半岛的运用、形象及其与妇科医学发展之关系，令人好奇。20世纪中叶，中国台湾地区曾尝试移植韩国当归，以利药用，却因地道药材观念影响而未能落地生根。②晚近药学研究仍企图分辨中日韩三地当归之异同，并不认为三者功效一致。③然此似非古人观点；朝鲜王朝医生奉命随使节团燕行上京，至明廷确认药材种类时，当归从未列入核对清单，其在唐药与乡药名实辨析的过程中，如何定位，值得一探。当归虽非如人参之类的珍稀药材，却是东亚诸地皆生产运用之本草，或可作为认识半岛医学本土化历史的另一种指针性范例。

承上，本文拟以当归为例，以《李朝实录》④（以下简称《实录》）为基础，试探朝鲜半岛面对唐药、实行乡药的情形。《实录》虽非医药典籍，却能反映朝鲜王廷六百年的统治方针与动向，以之为起点，有助于总揽全局、掌握长时段的发展趋势。六百年间，王廷承继高丽末期展开的乡药运动及刊刻集大成之作，同时汇聚中国医方并重新分类出版，之后又撰作新书、推广东医文化。⑤凡此，皆可在《实录》中窥得究竟。

---

① Jen-der Lee and Chih-hung Chen, “Eumenol—Merck’s Patent Emmenagogue and its Chinese Connections, 1896-1961”, *East Asian Science, Technology and Society: An International Journal*, 2023.

② 因1949年后台湾省无法输入川陕甘等地的地道当归药材，曾尝试自韩国移植相近品种，然最终未受药商和医家青睐。相关研究，见张嘉芮：《地道药材的东亚转移：台湾当归的兴起与科学争议，1957—1972》，阳明大学科技与社会研究所硕士论文，2015年。

③ 如김선애，오혜경，김지영，홍진우，조수인：《참당귀，중국당귀，일당귀 및 그 구성 생화합물의 약리작용에 대한 고찰》，《韩国医学杂志》2011年第4期。

④ 国史编纂委员会编：《朝鲜王朝实录》，首尔：国史编纂委员会、东国文化社，1955—1958年。又称《李朝实录》。

⑤《乡药集成方》（1433年）、《医方类聚》（1445年）和《东医宝鉴》（1610年）被称为朝鲜医学史的三大巨著。

而这六百年，也是中国妇科医学再经转变，当归的女人要药形象却益见鲜明的时期。[1] 故而，本文将以李朝为主，辅以高丽史事，先搜罗《实录》中提及当归的条目，依序检视其背景脉络，再透过同时代的相关史料，说明所涉议题。虽然逐条分析，目的却不在细究单一事件，而在通观数百年来半岛君民认识并运用当归的演变历程，一探其在本草交流史和妇科发展史上的位置，尝试指出可进一步开展之课题。

托古籍数字化之福，《李朝实录》中与当归有关的史料唾手可得。目前检获一百零一条，九成乃世宗时代（1418—1450）地理志中说明产地者，另一条来自明廷赐赠、一条出于日人进献、一条规范采收宜忌、一条作为横征暴敛的象征，以上多发生在15世纪前后，仅最末五条涉及16世纪末和18世纪之疾病与治疗。需说明的是，因部分史料过于冗长，不宜在正文全引，为求格式一致，暂将一百零一条史料皆置于附录中。其中《世宗实录·地理志》载记繁琐，为求一目了然，以图表呈现。

一、当归作为东北亚各国外交赠礼之末项

朝鲜半岛自4世纪开始即有与中国药物交流的纪录，而当归罕见记载。文献所及，半岛进贡多以人参为主，而中国赐赠，则以书籍为重。梁武帝时高丽和百济皆多次进献方物，陶弘景《本草经集注》曾载其人参

---

① 学者研究指出，宋代妇人方虽在性别化身体观的基础上卓然独立，至明清时却有朝向“去性别化”发展的趋势，不再强调男精女血的差异，转而标榜“男妇两科同一治”的方论。较早的分析见 Charlotte Furth, *A Flourishing Yin: Gender in China's Medical History, 960–1665*（Berkeley: University of California Press, 1999）, Chapter 4, “Rethinking *Fuke* in the Ming Dynasty,” pp.134–154。晚近吴一立的专著则申论在清代士人医家眼中，男女形异实同，皆由天地间同一套原则演绎并管理，儒医从天理切入，掌握全面性的知识，是代代相循、专攻一科的世医所未能参透的。见 Yili Wu, *Reproducing Women: Medicine, Metaphor and Childbirth in Late Imperial China*（Berkeley: University of California Press, 2010）, “De-exoticization of Female Difference”, pp.42–51。尽管如此，历代医家仍常标举“妇人以血为本”作论，若以用药情况看来，当归调血乃女人要药的形象，似乎不降反升。见李贞德《女人要药考》，第521—588页；李贞德《绝经的历史研究》，第179—223页。

赞，并评论百济人参优于高丽者。① 往后朝鲜半岛不时向隋唐朝廷进贡人参、牛黄、松子等，而中国则以医经药典回礼。至新罗（669—935）统一，孝昭王元年（武周长寿元年，692 年）首置医学、设博士、招学生，《本草经》亦在教材列，便是来自中国。② 其余辗转求赐之书，如《贞元广利方》等，恐不一而足。③ 唯本草医方所载动植矿物，半岛生产未必周全，断简残编中所见之诊病疗疾，宗教仪式似仍居上，直至 10 世纪，药物运用情形仍仅见蛛丝马迹。④ 高丽成宗八年（988 年）便曾称因“闻朝野士庶之病者，未能见医，亦无药物，不得瘥者多矣”，而下赐医药。⑤ 此虽为仁政修辞，但医药实作之文献付之阙如，现代学者遂难以深入追查，而成宗所赐医药，究竟是半岛本地所产，还是宋廷致赠珍稀，亦无从判定。

11 世纪初，高丽和大宋的交往因契丹阻挠而中断，虽然半岛内部偶见刊刻医经本草书籍的记录，文献记载亦显示民间商贩仍有药物贸易，但官方恢复正式交往则要到 11 世纪末。⑥ 其间，“宋商”仍纷至沓来，

---

① 唐慎微撰，尚志钧等校点：《证类本草》，北京：华夏出版社，1993 年，卷 6 第 149 页载：“陶隐居云……乃重百济者，形细而坚白，气味薄于上党，次用高丽，高丽即是辽东，形大而虚软不及百济。百济今臣属高丽，高丽所献兼有两种，只应择取之尔，实用并不及上党者……高丽人作人参赞曰：三椏五叶，背阳向阴，欲来求我，椵树相寻。”三木荣推测《证类本草》此段应出自陶弘景《本草经集注》，见氏著《朝鲜医学史》，第 7 页。

② 此处提及的《本草经》，三木荣推测或为陶弘景集注本加上唐高宗敕命苏敬编修之《新修本草》(659 年)，见氏著《朝鲜医学史》，第 14 页。金斗钟亦采此说，并主张《新修本草》此时已声名远播，见金斗钟：《韩国医学史》，第 67 页。其余博士教授经典，包括《甲乙经》《素问经》《针经》《脉经》《明堂经》《难经》等，见金富轼：《三国史记》，收入“东亚民俗学稀见文献汇编”第一辑“韩国汉籍民俗丛书”卷 39，台北：万卷楼，2012 年。

③ 唐德宗贞元十九年（803 年）新罗贺正使朴如言欲抄写 796 年新出之《广利方》回国一事，见刘禹锡：《代淮南杜司徒奏新罗请广利方状》，收入李昉等奉敕编：《文苑英华》卷 644《状十七》，北京：中华书局，1966 年，第 3306 页。最近的讨论，见李贤淑：《中世纪医学在朝鲜的起点》，《韩国古代史探究》2012 年第 10 期。

④ 如《医心方》收录《新罗法师方》《新罗法师观秘密要术方》和《新罗法师秘密方》等四首，唯一提及的本草是续随子。倒是百济虽有禁咒治疗的传统，甚至派员赴日指导，但《医心方》卷 15 治肺痈、卷 16 治疗肿，收录《百济新集方》两首，皆以本草治疗。前者以黄耆水煮服用，与《肘后方》同，后者以菊叶合茎捣汁顿服。百济、朝鲜半岛，以及中日古代的禁咒师历史，讨论见张寅成：《古代东亚世界的禁咒师》，收入林富士主编：《宗教与医疗》，台北：联经出版公司，2011 年，第 69—92 页。

⑤ 郑麟趾等纂修：《高丽史》卷 3，台北：文史哲出版社，2012 年，第 41 页。

⑥ 史载高丽显宗二十一年（宋仁宗天圣八年，1030 年）遣使入贡后，经 43 年未曾有官方交往。此次高丽使节团共 293 人，贡献物品除金银器外，亦包括人参。见《宋史》卷 487，第 14045 页。又，朝鲜半岛刻书事业不辍，《高丽史》卷 8 第 115 页载文宗十二年（1058 年）忠州牧进献新雕医书，除《八十一难经》《伤寒论》《小儿药证病源八十八论》之外，亦有《本草括要》。次年安西都护府亦进《肘后方》。半岛君民若欲运用这类医经药典，势必需要来自中国的药材。

商品不一而足，但与此相关的史料多仅注明犀角、象牙等珍品，一般药物罕见提及。① 明知有医人往返，却不能确定诊治药材为何。② 至文宗二十五年，高丽奉表遣人经登州赴宋献礼，次年宋廷派医官至朝鲜半岛，后文宗再差高官绕道明州进贡谢恩。③ 两度出使，礼物皆包括1000斤的人参和2200斤的松子，数量庞大，显为半岛特产。宋廷因文宗之请，在1073年派医官王愉、徐先等随团出使。至1078年安焘率团访问高丽，双方正式重新通使，宋使返国前，高丽文宗以风痹痼疾上书神宗，请求赐赠医药，宋廷遂于1079年再派医官随使到访，并携来大批药材，这其中就有当归。这是首次在文献中见到当归实物东传朝鲜半岛的记载。④

当归作为中国对朝鲜半岛的赠礼，并未名列前茅。《高丽史》载1079年宋神宗差“翰林医官邢慥等，往彼看医，兼赐药一百品”，当归排在第八十名，远在清单首列沉香、木香、丁香等香药之后，也不如其他风痹用本草，如防风祛湿之羌活（55）、益气之黄耆（45）或养血之赤芍药（66）来得优先，当然，就更比不上百品之外，宋帝额外赏赐的牛黄、龙脑、朱砂和麝香珍贵了。⑤

值得注意的是，宋廷选赠药品，全部注明产地，而当归则明言来自

① 外交隔绝之前，中国各地商人前往高丽贸易者，便不绝如缕，如显宗十三年和十八年，先后有广南人陈文遂交易香药、江南人李文通出售书册597卷等记录，见《高丽史》卷4第66页，卷5第70页等。1030—1073年隔绝的43年间，从文献记载来看，民间贸易交流仍频繁。王力军：《宋代明州与高丽》（北京：科学出版社，2011年）第49—51页“表一：1030—1069年宋丽海商往来一览表”整理出《高丽史》卷5—8中宋商往返42例。回查内容，可见各种贸易“土物”之记载，虽不知细目，猜想药品应亦在列，唯不知是否包括当归。

② 如《高丽史》卷8第115页载文宗十二年“八月乙巳泉州宋商黄文景来献土物”，完全未提及医药，但次年在《高丽史》卷8第116页则载：“秋八月戊辰，宋泉州商黄文景、萧宗明，医人许朝东等将还，制留宗明、朝东等。”可见，黄文景等人前往朝鲜半岛时，定然备有药材，并且文宗重视医人，特别挽留。只是土物药材的具体内容为何，不得而知。

③ 登州在今山东，明州即今浙江宁波。高丽与宋朝的政治与文物交流，讨论见黄宽重：《宋代中韩文物的交流》，载氏著《宋史论丛》，台北：新文丰出版社，1993年，第105—144页。宋神宗联合高丽抵制契丹辽朝，以及安焘出使的诸多面向，最近的讨论，见王力军：《宋代明州与高丽》，第44—68页。

④ 1071—1073年，文宗数次请求医药，以及高丽与宋廷医官药品往返事，见《高丽史》卷8第124—125页，卷9第29—30页。宋神宗元丰元年（高丽文宗三十二年，1077年），宋廷派遣安焘率团出使，高丽文宗王徽拜乞医药事，见《宋史》卷487《外国传·高丽·文王徽》第14047页。

⑤ 医官与药品清单，见《高丽史》卷9，第135—136页。

蜀州。中国古代以秦归为贵，至唐仍赞宕州（今属甘肃陇南市）最胜。不过，宋初的一百年间，当归已从陇西山谷原生拓展到川蜀平地栽种，苏颂《本草图经》（1061年）便称："今川蜀、陕西诸郡及江宁府、滁州皆有之，以蜀中者为胜。"宋廷显然是以地道药材来展现重新通使的诚意。① 尽管如此，这似乎也是《高丽史》中唯一提及当归的一次，之后宋丽之间交流频繁，北宋联丽制辽，南宋初年仍通过明州与之贸易，却不复见当归踪影，显然不是高丽急需索求的中国物产。再一次看到半岛官方记载中国当归东传，已经是三百多年后，亦即《李朝实录》中最早的一条当归史料，出现在1406年明廷回赠朝鲜的礼物清单中。（见附录1）

李氏朝鲜建立以来，不断有明廷赐赠药材的纪录，1406年的这次包括当归，在十八味药中排名第十三，和1079年的清单类似，属中后段。不同的是，明廷使节韩帖木儿等带来的各种药品，皆未标明产地，是否蜀归，难以确知，其质量恐不敷诊治所需，显然朝鲜半岛对此常备用药，已能自给自足。来自中国的当归，不是医疗必需品，而是礼物，并且是在遇有特殊的交流事件时，才会入选礼物清单。

朝鲜开国太祖李成桂（1392—1398年在位）晚年久病不愈，强势王子李芳远连续两次发动政变（史称王子之乱，1398、1400年），终得继位（太宗，1401—1418年在位），其间宗室斗争不断、父子关系紧张。朱棣于1402年夺建文帝位，即遣使赴朝鲜宣抚，李成桂以太上王名义，在旅居处招待明使。李芳远尝试阻挠、招降、亲征，直至该年年终才将李成桂软禁，并歼灭其余党。其间，李芳远于1402年十月即先派专使赴明致

① 宋代当归蜀中最优，见苏颂：《本草图经》卷6《草部中品之上》，合肥：安徽科学技术出版社，1994年，第151页。地道药材的讨论，见王家葵、王佳黎、贾君君主编：《中药材品种沿革及地道性》，北京：中国医药科技出版社，2007年，第121—125页，第22条"当归"，除讨论本草书中当归品种沿革与地道产区之外，也揣摩其名称来源并提到古代社会中的香草。最近研究，参见李贞德《女人要药考》，第533—539页。至于唐宋之间地道当归从陇西转移至蜀中，除因需求量增而扩大栽种外，是否亦与宕州等重要产地于唐末没入吐蕃有关，值得进一步考察。

贺，表达对永乐帝政权的认同，也确立自己的统治正当性。①

永乐四年（1406年）四月，明成祖（1402—1424年在位）以将举行皇考妣荐扬之典为由，向朝鲜要求进献其治下耽罗（今济州岛）法华寺的三座铜佛像。司礼监太监黄俨等人出使，既有原朝鲜火者韩帖木儿等随行，明使便欲自行前往耽罗，太宗惧其滋扰，先派人将铜佛像从耽罗运往罗州再转至京城。铜佛像七月抵达京城，黄俨要求太宗先行礼拜，未料遭拒，双方起了争执。朝鲜群臣恐怕黄俨等人进谗言将导致永乐恼怒于朝鲜，竟请听从明使之议，直至太宗坚持不拜才作罢。②《太宗实录》1406年十二月二十二日条（见附录1）所载韩帖木儿等代表永乐来访，便是在贡献铜佛像、回礼赐赠的脉络下进行的。由该条可知，明使携来大量礼品，除珍宝如珊瑚、丝绢、象牙、犀角以及四部经史外，另有十八种药材，当归虽不常见于历次医药交流的记录中，此次却名列赠礼清单。类似情况，也见于朝鲜与日本的外交活动中。

《李朝实录》中第二次提及当归（见附录2），是在世宗五年（1423年），也是在恢复邦交时作为礼物出现的。室町幕府（1336—1573）首任将军足利义满（1358—1408）曾向明廷朝贡，受封日本国王。其子义持（1386—1428）却和明朝断绝政经关系，放任倭寇骚扰。李成桂在1392年建立朝鲜王朝之前，即以打击倭寇声名大噪。在李成桂在位末

---

① 朱棣于1402年六月“靖难”成功后，即遣使以登极诏谕朝鲜，李芳远十月即派专使致贺，使永乐帝对朝鲜抱持好感，而开展新的宗藩关系。成祖于永乐元年二月遣太监黄俨出使朝鲜，随行者除都指挥高得、左通政赵居任和宦官曹天福之外，另有原朝鲜火者（阉人）朱允瑞和韩帖木儿等。明廷向朝鲜索求火者，以补宦寺之缺，自明太祖即然，成祖赓续，且次数大增。永乐元年十月，黄俨等人再度出使朝鲜，即为此而来，而韩帖木儿与朱允瑞则负责点收朝鲜所选“年少无臭气火者六十名”。黄俨其人其事，以及永乐朝多次派宦官出使的细节与意义，讨论见陈学霖：《永乐朝宦祸举隅——黄俨出使朝鲜事迹缀辑》，载氏著《明代人物与传说》，香港：香港中文大学出版社，1997年，第129—189页。

② 李芳远以不信佛，并且铜佛乃治下耽罗所进、非天朝所赐为由，不愿在进献给明朝前先向之礼拜。此事当时就曾引起朝鲜群臣议论，担忧明廷使者向永乐谗诉，至世宗元年末仍余波荡漾。李芳远不拜铜佛事，后写入朝鲜《国朝宝鉴》，在中宗十六年（1521年）还被提出来作为对待明廷不合理要求的处理原则之一。李芳远不拜铜佛引发争议之事，见《李朝实录·太宗实录》卷11第17—26页、卷12第4页。后续担忧，见《世宗实录》卷6第4页、《中宗实录》卷42第42页。不过，这些情况，在《明实录》中皆未见记载。事情发展的综述，参见陈学霖《永乐朝宦祸举隅》，第142—145页。

期和太宗时代，日本经九州岛、对马岛和朝鲜庆尚道进行贸易，唯倭寇仍时有出动。对马岛于1419年发生饥荒后，海盗活动更加猖狂，侵犯中国沿海回程途中，亦劫掠朝鲜忠清道和黄海道等地。李芳远此时虽已退位，由其子李裪继任（即世宗），却仍以太上王名义，派兵征讨，史称“己亥东征”(日本则称为“应永外寇”)。不但对马岛上慌乱，室町幕府也因担忧明廷兵援朝鲜而惴惴不安。之后虽以朝鲜大胜、对马岛当主宗氏求和而暂歇，但双方关系紧张，直到1422年李芳远过世才稍见缓和。①

《世宗实录》1423年二月五日此条（见附录2）下连续记录了三位日方的进献者。第一位是左卫门大郎，该条首尾两度提及此人，他是对马岛豪强，也是倭寇。《李朝实录》自1415年起，每年都有他献礼的数据，有时独自行事，有时和当主宗氏一起。世宗大王1418年即位时，他也曾以祝贺之名送礼，并获回赠大量布匹。但1419年冬季他致书礼曹时，《李朝实录》便以“对马贼”相称，显然是在斥责其从事海盗活动。己亥之役落幕后，左卫门大郎亦自1421年起重新频繁派人送礼，包括龙脑、犀角、硫磺之类，有时直接致书庆尚道官员，遭“人臣义无私交”为由婉拒；有时被礼曹指责“辞颇不恭”，但他继续派人送礼，请求朝鲜归还战争中俘虏的对马倭人。此条之后，直到1428年他去世前，都有进献土物的纪录。②1423年此条所载赠礼，则主要是硫黄（9000斤）和丹木（苏木，1000斤）。

第二位进献者是小早河常嘉，《李朝实录》中亦载为小早河常贺、平常嘉等，头衔是作州刺史、美作守等，亦曾直称其为“日本国京都小早

---

① 对马宗氏后承诺制止倭寇，以换取到朝鲜定点贸易的权利，至1443年签订合约，获取贸易的专属权利。15世纪日朝关系史，讨论见中村荣孝：《日鮮關係史の研究》上册《五、室町時代の日鮮關係》，东京：吉川弘文馆，1965—1969年，第141—202页。

② 左卫门大郎又名三味多罗，或称对马岛都万户、早田万户，因对马当主宗氏之故，亦参与对朝贸易，但基本上乃海贼之首，见中村荣孝《日鮮關係史の研究》，第167页。朝鲜前期以对马和庆尚道为主的日朝交流，讨论见李泰勳《朝鲜前期（薺浦）からみた日朝交流》，《九州产业大学国际文化学部纪要》2014年总第57期。

河常贺”，笔者推测此人即直属幕府的贵族小早川则平（1373—1433）。①他自1408年（应永十五年）起便奉足利义持之命派遣使节赴朝鲜贸易，并曾于1414年协助九州岛探题涩川满赖（1372—1446）调停当地豪强诸族纷争。② 1423年赠礼之前，小早河常嘉先以李芳远去世为由，遣使上书表达慰问，在获得正面回应后，便以十一种珍品上献（见附录2）。其中数量排前面的，仍属苏木（500斤）与硫黄（2000斤），当归则名列数量最少者之一（2斤）。

左卫门大郎、小早河常嘉之外，同条数据提及的源道镇，即前述涩川满赖，就是第三位进献者。他自1396年出任九州岛探题后，便以博德为据点推动和朝鲜的贸易。《李朝实录》自1397年至1438年皆有其致书礼曹、求赠获赐的记录。最初官职即载为九州岛探题，后则或称九州岛节度使、关西探题将军、九州岛牧、九州岛总管等。③ 1419年倭寇事起，源道镇遣人报书，建议朝鲜加强海防。己亥东征前，礼曹奉命答书，称两国原本交好，对马贼背恩生衅，将自速天祸，要求源道镇处理，直言："阁下苟能明正其罪，以惩后来，刷还被掳人口，以永两国之好，岂不美哉！"④停战后，源道镇亦曾请求返还俘虏，1423年正月二十八日便先以九州岛前总管的名义修书礼曹，谢还被掳人口，并献硫磺、丹木等，获朝鲜回赠正布。⑤故二月五日此条（见附录2）称其"仍献"与"又书"，

---

① 直称"日本国京都小早河常贺"，见《世宗实录》卷7第4页载世宗二年正月初五甲辰事。小早川则平称美作守，见"小早川氏系图"，其子持平继其后，《世祖实录》卷30第36页记载1463年七月五日"小早川美作守持平"等来献土物。感谢张哲嘉教授提供推定小早河常嘉即小早川则平之考证资料。

② 上田正昭等监修：《日本人名大词典》，东京：讲谈社，2002年，第776页，"こばやかわ - のりひら【小早川則平】"条。

③ 《太祖实录》卷12第12页记载太祖六年（1397年）十二月二十九日："日本关西道九州岛岛探题源道镇，使人献礼物，求《大藏》。"《李朝实录》检得五十三条源道镇资料，称呼各异，但皆显示其为日本政府透过九州岛与朝鲜政商交流的关键人物。源道镇即涩川满赖，重要事迹讨论，见中村荣孝：《日鮮關係史の研究》，第176页。涩川满赖小传，见《日本人名大词典》第925页，"しぶかわ - みつより【渋川満頼】"条。

④ 《世宗实录》卷4第12页载世宗元年六月二日乙亥事。

⑤ 《世宗实录》卷19第9页载世宗五年正月二十八庚戌事。同次致书献礼者，还有骏州太守源省和肥州太守源昌清，礼物中亦包括大量的苏木和硫磺。

而其所进，依旧包括大量苏木（1000 斤）和硫黄（3000 斤、1500 斤）。

苏木并非 15 世纪日本土产，却常占献礼之大宗。苏木用作染料，消耗量大，硫黄制作火药，为军用必需，应当都是极受欢迎的礼物。① 倒是当归，从《本草和名》（918 年）可知，在 10 世纪初已属于日本本土药材，19 世纪甚至被视为本国名品，但在这次复交献礼中，却位居中后，数量亦少，显然不符诊疗之需。②

从高丽到李朝，当归在外交赠礼中总共仅出现过三次，第一次是在宋丽复交时，第二次是在李芳远进献铜佛像（但不礼拜）之后，第三次是则在日朝战迄、求还俘虏的脉络中。较之其他礼物，当归三次皆排名中后，李朝两次受赠则数量偏少，推测其象征意义超过实质作用。当归因其名称寓意，在中国史上自第三世纪起便被视为相招芳草，历经宋明至近代初期，都有读书人引为譬喻，传达心志或政治动向。朝鲜文人的文集中，不乏以送当归、种当归或食当归等行动表明情谊者。③ 虽然，在上述三次外交致书中，皆未见参与者以当归之相招譬喻作论，但作为恢复交情（乃至求还俘虏）的赠礼，穿插其间，似乎亦颇合宜。最重要的是，不论致赠方的中国、日本，或收受方的高丽或朝鲜，皆未将当归视为必需外求之物。那么，当归是何时成为朝鲜本地药材的呢？

---

① 《李朝实录》中不乏九州岛、对马、萨摩、肥州、筑前等日本各地进献苏木的记载，对马使者甚至曾自言乃掠夺南蕃船所得，见《太宗实录》卷 12 第 29 页。15 世纪东亚海上贸易中苏木等货物流通，讨论见陈国栋：《郑和船队下西洋的动机：苏木、胡椒和长颈鹿》，载氏著《东亚海域一千年》，台北：远流出版公司，2005 年，第 103—126 页。感谢陈国栋教授提示相关信息。而朝鲜依赖日本进献硫黄制作火药，15 世纪下半叶曾盘点火药库中存货，因担心"今倭人未有来献者，必有穷尽之时"，而提议依世祖（1455—1468 年在位）时例调查搜寻本土替代品。见《成宗实录》卷 75 第 28 页载成宗八年（1477 年）正月二十八建言一事。

② 深江仁辅：《本草和名》（918 年），收入与谢野宽、正宗敦夫、与谢野晶子编纂校订：《日本古典全集》，东京：日本古典全集刊行会，1926—1928 年。卷 8 载当归："和名也末世利，一名宇末世利，一名加波佐久。"眉批小注则称："又，于保世利。"之后不久编成的律典《延喜式》（927 年）在"典药寮"中也提及当归。另，虽然当归在中国和朝鲜也都出产，但明治时代却将之视为日本特产，在标榜药材时，忽略中朝双方。感谢陈明老师提供早稻田大学之数字信息"各国药品名集鉴"，其中可见黄芩和附子皆标示为中朝日三方物产，但当归却仅标示为日本药品。

③ 当归自 3 世纪以来作为相招芳草，最近的讨论，见李贞德《女人要药考》，第 526—532 页。15 世纪朝鲜文人赠送当归草表达情谊，如李承召《次韵谢人送当归》，收入《三滩集》，首尔：景仁出版社，1996 年，第 42 页。

二、当归作为精益求精的本土物产

继外交赠礼之后，《李朝实录》第三次见载当归（见附录3），是世宗十七年春典医监提调黄子厚（1363—1440）建言处理药材十件事，其中提及当归的采收方式，特别要求“江原道宁越当归，经霜一二度后，教谕亲监采取，带土上纳”。世宗大王将其提案下礼曹商议，得到的结论是：“依上言施行，唯宁越当归，除带土，勿洗净上纳。”而世宗亦从之。

黄子厚，忠清道怀德县人，历任太宗、世宗两朝内外官职，《李朝实录》中记载其对中央与地方政务之各种建言，并以善晓医药故常提调典医。① 他曾因揭露政敌高价受纳劣药（即“内药局案”）而遭斗争牵连，也曾在世宗三年以副使身份出使明廷前，受太上王李芳远之命广求“本国不产之药”。② 世宗九年，他在罗州牧事任上，为“广救生之路”，建言重印高丽末期出版的《乡药救急方》(1236年)，并将该书送往忠清道刊行。③ 六十九岁（1431年）时出任汉城府尹，宣称不信所谓蛊毒之术、风水之学。④ 世宗十六年《乡药集成方》即将完成，黄子厚上言批评其未尽之处。他指出该书既标榜乡药，应是为不学方书、不采唐药之

---

① 《世宗实录》卷90第31页载黄子厚于世宗二十二年八月二十一日卒，享年七十八，并附小传。近年来其人其事颇引起韩医学界的兴趣，至少有两篇期刊论文和一篇学位论文介绍，但征引材料大多不出《实录》内容，如이민호、하정용、박상영、안상영、안상우:《黄子厚의〈鄕藥集成方〉批判과 그 含意—鲜初의 鄕藥 開發 및 對民醫療政策과 관련하여》,《朝鲜东方医学杂志》2008年第2期，其中有黄子厚年谱；又，고대원，김남일，차웅석，《醫人黃子厚 인물 연구》《한국의사학회지》,《朝鲜医学史杂志》2010年第2期，其中有黄子厚上下五代之家谱；고대원:《醫人黃子厚의 생애와 의학사적 의의》，庆熙大学基础韩医学科硕士论文，2011年。

② 内药局案发生在太宗十六年（1416年）三月，黄子厚受罚事见《太宗实录》卷31第21—22页。黄子厚曾于太宗十五年出使北京，后再度以副使赴明朝求药之事乃发生于世宗三年冬十月，但行前接见并命其求药者，乃太上王李芳远，事见《世宗实录》卷13第19、23页。

③ 《世宗实录》卷37第11页。自三木荣以来，学者大多将《乡药救急方》放在丽末鲜初乡药运动的脉络中讨论，视之为济民善政的一环，不过近年也有学者主张：该书乃为困于战事一时无法取得唐药之高丽贵族所设，非为平民百姓广采本土药材救急之用。其论据为：出刊年代乃蒙古人侵、高丽贵族避难江华岛之时；药方不重伤寒、疾疫、灾荒致死之症，反而着墨美容除臭、酗酒宿醉等问题，并有纳入金子等贵重品项的方剂；疾病观以六淫论为主，重视私人问题而非公众传染病，如痘疹等。见이현숙， 권복규，《고려시대 전염병과 질병관“향약구급방”을 중심으로》,《朝鲜历史回顾》2007年总第88期。不过，若以黄子厚重印该书观之，不论13世纪时编纂的背景原因为何，后人仍然能借之以救济民生。

④ 任府尹和不信蛊毒事，分见《世宗实录》卷53第11页，《世宗实录》卷55第16页。

非医学人所设，然而其内容却繁杂难辨，既不分药毒之有无，也不论大人、小儿、老虚病人服药多少，造成“无知之人如当迫切，不知何药可用，治病尤难”的困境。他主张若真要实用，应效法古人，以“百一选方”“易简方”“撮要”或“经验良方”等精简形式发行医方，并在各方之下，“注脚乡名、药毒、老少服法，令愚民易晓，则用药中而治病易也”。此外，相较于运用本草医方，黄子厚更重视针灸，提醒若医者明了针灸孔穴，便能一针见效，不费一钱之药，因此建议“依上国习医之法，各立专门，令铸钟所铸成铜人，依点穴之法而试才”①。

黄子厚上言后，世宗命礼曹商榷以启，但未见下文，十天后，《乡药集成方》编成并附权采序文刊布，八十五卷皇皇巨著，显然不是黄子厚理想中的简易救急手册。虽然，《乡药集成方》即将出版，黄子厚的批评才见诸奏章，但推测应非临时起意，因为他自太宗时代起即任医事又出使寻药，显然对朝廷医药政策颇多想法，只是恐怕未必皆获世宗采纳。②反之，主编《乡药集成方》的卢重礼，虽较黄子厚辈分稍晚，却深受世宗信任，不仅参与全国乡药普查，更在乡药巨著出版次年（1434年），再度奉命编成《胎产要录》，其中“上卷详论胞胎教养之法，下卷具载婴儿将护之术”，是朝鲜首部妇幼专著，具体呈现了依人用药的观点。③

尽管黄子厚对《乡药集成方》的批评并未获得世宗正面响应，却不稍减其继续建言之意。1434年正月，他在典医监提调任上，请求政府正

---

① 《世宗实录》卷60第36页“典医提调黄子厚上言”条。

② 学者或主张世宗除了想扩大运用乡药之外，亦重视医方使用之便捷，虽然未采用黄子厚等保守派的意见以经验良方等形式出版，却在编纂《乡药集成方》的过程中大量参酌《太平圣惠方》来取代《圣济总录》，便是因前者所收方剂较后者简易好用，且疾病分类系统更为清楚合理之故。世宗的努力及其与黄子厚的异见，参见김성수:《조선 전기 鄕藥 정책과〈鄕藥集成方〉의 편찬》,《朝鲜历史期刊》2015年总第171期。

③ 卢重礼在世宗朝担任内医官三十余年，深受信任，赏赐不断，甚至破格受封至正三品，以医人而为堂上官，仅此一人。他在1452年去世时，《文宗实录》卷12第29页称：“重礼业医，精于其术，近世之医，罕有其比。性谦恭，为内医数十年，终始敬慎……虽微贱者问药，必谆谆命之，无倦色……故人以重礼为贤云。”关于卢重礼的仕宦生涯、推广乡药，以及对朝鲜妇产医学的贡献，讨论见이민호、안상영、권오민、하정용、안상우:《世宗代의 醫官 盧重禮의 삶과 醫史學에의 貢獻—鄕藥 및 産婦人科 醫學의 發展과 관련하여》,《朝鲜东方医学杂志》2008年第2期。

视医药制度，以及药材采收、炮制等问题。这次进言十事，黄子厚先批评掌药因无专人专法，常一问三不知，“用药之法，略不讲究”，造成药剂不精、成材者少，故而建议应“各别立法，令习医者永为遵守”。之后，他分别针对生地黄采收、熟地黄蒸作、药色地黄之种植等规范，详细说明。接着，黄子厚检讨药物上贡流程，认为负责的官员不知药理，“不分畏恶相反”，将各种气恶毒物“一箱内交杂入盛”，应当改进，未来“异器监封”，而负责的教谕应“亲着单子，授医院生徒上纳”。最后，他强调清心元需用之蒲黄宜以全穗上纳，苏合元需用之白术应“择大圆根，不去皮洗净，只去粗毛上纳”，并以济州所产玳瑁等用处不多、可能囤积的药为例，主张应将“不紧之药减数，紧用之药加数详定”，以免浪费并因应不时之需。

就是在这个涉及药务制度与流程的十条建言脉络中，黄子厚提出当归的采收规范（见附录3）。从其上言可知，江原道宁越所产当归是关注的焦点，但他并未说明何以当归应带土上纳。礼曹对黄子厚提出的所有意见，皆建请世宗同意，唯修正了当归上缴形式，却也未说明何以上缴前应去土，但不宜先洗净。若参考中国本草典籍可知，当归自古即以肥润者为上选。5世纪的陶弘景曾批评世人用药谬误，举例即包括“当归酒洒取润”，至11世纪苏颂标榜蜀归，亦称：“以肉厚而不枯者为胜。”12世纪初寇宗奭则提醒医生病家，选用当归时应留意“市人又以薄酒洒，使肥润，不可不察也”[①]。当归药用，既采根部，带土不洗，直接上纳，推测黄子厚的考虑，应为求其原貌，避免采收贡献者上下其手，如酒洒取润之类。然而，江原道宁越当归上缴朝廷，属于贡赋，若参考燕山君六年（1500年）那一则史料（见附录5），可知征收当归以重量计算。换言之，倘若

① 陶弘景的批评，见陶弘景著，尚志钧、尚元胜辑校：《本草经集注（辑校本）》卷1《序录》，北京：人民卫生出版社，1994年，第32页。苏颂盛赞蜀归，见《本草图经》卷6《草部中品之上》，第151页。寇宗奭的提醒，见寇宗奭撰，顾正华、常章富、黄幼群点校：《本草衍义》卷9，北京：人民卫生出版社，1990年，第57页。

带土，恐有虚报之嫌，因此礼曹采取折衷办法，主张应先去土，但不可洗净。

如前所述，现存文献首见中国当归实物东传朝鲜半岛，是在安焘出使高丽次年（1079年），较之半岛最初接受中国本草典籍，晚了将近五百年。这五百年间，半岛医疗若需用当归，恐不会全来自两国贸易，必得仰赖本土物产。《乡药救急方》的附录《方中乡药目草部》记载了当时可用之乡土本草一百八十种，当归名列第三十四，文称：“当归，俗云旦贵草，味甘辛，温，无毒，二八月采根，阴干。”① 除了在地俗名与唐药不同外，其余性味、采收季节与处理方式皆与中国本草书所载类似。② 高丽末年，各种乡药医方陆续出版，现已亡佚但书名可知的，就包括《乡药惠民经验方》《三和子乡药方》《乡药简易方》三种，推测其中应皆包含当归的性味、功能和治病医方。

李朝建立次年（1393年），全罗道按廉使金希善上书，建议选择识字谨厚的两班子弟学习《乡药惠民经验方》，并要求各道“定属采药丁夫，以时采取药材”。太祖六年设置济生院，“令各道每岁输纳乡药材”，当归既早于一个半世纪前便被收入乡药本草书中，想必亦在采取输纳之列。③ 次年，编纂前述《乡药简易方》的权仲和，奉命与金希善、赵浚、金士衡等共同集撰《乡药济生集成方》。该书今虽不存，但权近（1352—1409）所作的序文倒是保存在他的诗文集《阳村集》中。权近清楚申论了两百年来推广乡药的背景，主要在于人地有别。他首先指出，朝鲜处于“东方远中国，药物之不产兹土者，人固患得之之难也”，其次，“国俗往往能以一草而疗一病，其效

---

① 大藏都监：《乡药救急方》，日本宫内厅书陵部所藏三卷印本，收入金信根编：《韩国科学技术史资料大系》，汉城：骊江出版社，1988年，《方中乡药目草部》，第93页。

② 《神农本草经》以当归甘、温，《本草纲目》当归“气味”则在“甘、温、无毒”之后，附注称：“别录曰：辛，大温。（吴）普曰：神农、黄帝、桐君、扁鹊：甘，无毒。岐伯、雷公：辛，无毒。李当之：小温。（李）杲曰：甘、辛，温，无毒。”

③ 两事分见《太祖实录》卷3第2页及卷12第4页。

甚验”，再者，“五方皆有性，千里不同风，平居之时，饮食嗜欲酸咸寒暖之异宜，则对病之药，亦应异剂，不必苟同于中国也”①。换言之，朝鲜半岛因地理位置的关系，不易取得中国药材，且风土习俗既与中国相异，患病用药宜与本地相应而与中国有别，何况本土既有甚具疗效之草药，更应发扬光大。基于此，序文列举当时得见之乡药医方，以为新书之谱系背景，上述现已亡佚者便是在此脉络中提及。②

李朝虽致力于推动自高丽以来的乡药政策，但医经药典既然主要来自中国，便需确认本土药材确与中国出产者效验无别。世宗五年卢重礼等医官被派遣随使节团赴中国调查乡药与唐药异同，其中有六种乡药被认定为“新得真者”，另八种因与中国所产不同，令今后废去勿用。③这十四种有疑义的药材中未见当归，可知半岛君臣百姓，最迟自13世纪起，便不认为本土当归与中国传来者有差别。④李朝后期的各种农书中，当归亦频繁出现，唯不再见“旦贵草”之名，倒是多用僧庵草、辛甘菜称呼。⑤20世纪的学者虽曾以当归为例，说明乡药与唐药可能同

---

① 权近：《乡药济生集成方序》，载氏著《阳村集》卷17，首尔：景仁文化社，1999年，第13—15页。权近序文之思想背景与影响，最近的讨论，见 Kang Yeonseok and Kim Jaehyun, “Preface to the Compendium of People-Saving Prescriptions Made with Native Korean Herbs,” *Asian Medicine* vol.11（2016）。关于高丽至李朝乡药医方的累积与谱系，讨论见三木荣《朝鲜医书志》第一部，大阪：学术图书刊行会，1973年，第6—39页。

② 学者考察乡药运动的政治思想史背景，主张宋代以来君臣的儒家仁政论影响了丽末鲜初的“理生”政策，特别着重农业技术与医疗开发，故而乡药医书出版蓬勃，而权近此序持此仁政医国的观念亦显露无遗。见李泰镇：《乡药集成方编纂的政治思想背景与意义》，《震檀学报》1999年总第87期。此外，中国医学自《内经》以来的方土观念，以及理学强调天地人互相感应，或亦有助于权近申论东人应用东国医药，凡此课题皆有待学者深究。最近相关的讨论，可见 Soyoung Suh, *Naming the Local*, p.31, 149。

③《世宗实录》卷19第27页作“卢仲礼”，学者认为乃史官误记，见前引《世宗代의 醫官 盧重禮의 삶과 醫史學에의 貢獻—鄉藥 및 産婦人科 醫學의 發展과 관련하여》，第1页注1。

④ 世宗派员赴明廷确认药材，调查合格者，包括漏芦、柴胡、木通、威灵仙、白敛、藁本，不同而废用者，包括丹参、防己、厚朴、紫莞、川芎、通草、独活、京三棱。

⑤ 见이광호：《전래 농서에서의 채과류 분류와 명칭의 혼란》，《朝鲜语言与文学》2011年总第111期。其中提及当归并其异名之农书，包括《山林经济》（1715年）、《增补山林经济》（1766年）、《海东农书木刻本》（18世纪）、《海东农书成大本》（18世纪后半叶），以及《农政会要》（1834年）等。当归异名表，见第102页，其下注解并表示《东医宝鉴》亦以当归即为僧庵草之根（승엄초불휘），认为朝鲜时代此三称谓乃同物异名。

名异物，也可能同物异名，不过，15 世纪自世宗君臣以降的习医士人，似乎从未质疑过朝鲜当归与中国出产者在功效上的落差。① 即便如此，从 1433 年《乡药集成方》最末的炮制说明和 1434 年黄子厚的上言来看，运用经验已超过两百年的乡药，其采收炮制等流程仍有特别注意的必要。

《乡药集成方》卷首至第七十五卷，依照疾病分类，介绍对治之乡药医方；最末十卷则为乡药本草，先一卷概论，再九卷各论。第七十九卷论当归，说明性味、主治，依序引录《神农本草经》、陶弘景《集注》、甄权《药性论》、《日华子》、苏颂《本草图经》等介绍当归的文字。亦即，几乎完全抄录 12 世纪《证类本草》当归条下内容，仅在最末加上《珍珠囊》一段话，说明当归“其用有三”，即可作为心经药、和血药，并治诸病夜甚。换言之，所有知识皆引自截至当时中国最重要的本草典籍。② 但第七十六卷《乡药概论》“诸品药石炮制法度”一节介绍当归的处理方式时，却在最末引了一段未见于各本草书的文字：

当归。凡使先去尘，并头尖硬处一分已来了，用酒浸一宿，至明漉出用。若要破血，则使头一节硬实处。若要止痛止血则用尾。若一时用，则不如不使，服食无效，单使妙也。或拣如马尾重半两以上，气香味甜者为上，微炒去芦，酒浸半日，不可太过，久则失味，洗净

---

① 金斗钟《韩国医学史》第 208 页指出，世宗时三度派员赴明廷问药，就是为了确认名实异同。接着他以淫羊藿、当归和石膏为例，特别说明朝鲜、日本和中国所产当归皆异。然而，三次遣使问药的 62 种乡药中，有疑义的 14 种，废弃不用的 8 种，从来都没有当归。从《乡药救急方》附录《方中乡药目草部》中称“当归，俗云旦贵草”来看，编者是将两地当归视为同物异名，而非同名异物。换言之，怀疑朝鲜当归与中国、日本所产不同的，不是世宗时代的君臣和医家，而是现代学者。亦即，此为一近代生药学范畴下的新课题，而非高丽或李朝历史上的困惑。

② 俞孝通、卢重礼、朴允德编著：《乡药集成方》，收入金信根编：《韩国科学技术史资料大系》卷 79，第 355—356 页。校注标点本，可参郭洪耀、李志庸校注本《乡药集成方》卷 79，北京：中医药出版社，1997 年，第 834 页。本文以下引用，以校注标点本卷页为准，唯其中错漏文字颇多，引文另根据金信根大系所收刻本重新断句标点。又，各论中所引《真珠囊》一段，查张元素《珍珠囊》和李东垣《珍珠囊补遗药性赋》，皆无类似段落。李东垣书中虽称当归“其用有四：头止血而上行、身养血而中守、梢破血而下流、全活血而不走”，但重点和《乡药集成方》此处所论不同。

慢火焙干，切秤用。[①]

这段文字的前半，和各论中的条目相同，主要抄自《证类本草》引《雷公》炮制之法，但从“或拣如马尾”起的后半，却不见于《证类本草》当归条下。翻检15世纪以前的中国方书，可知乃剪接13世纪陈自明《妇人大全良方·辨识修制药物法度》中的文字而来。

陈自明认为：“药有宜火、宜酒者，有用子、用皮者，有去子、去皮者，有去苗、芦者，有别研入药者，有煎成汤去滓后入者，若此之类，各各不同。”为免罗列诊治医方时重复说明，在卷一之先，便将各种药物辨识修制方法“备于前，无复更注于逐方之下”。其中，当归应“拣如马尾重半两以上，气香味甜者为上，微炒”，且和五味子、车前子、菟丝子、香附子、肉苁蓉等共十三味药物一起“并去芦，酒浸半日，不可太过，久则失味。洗净、慢火焙干，切，方秤分两”[②]。可说是为其妇人方书量身定做的备料说明。世宗十二年详定诸学取才经书诸艺中，医学项目所列之中国书便包括了陈自明的《妇人大全良方》。[③] 显然，《乡药集成方》的编纂者熟悉这批方书，故而在本草诸籍的文字之外，另选入具针对性的细节，作为处理乡药辨识修制的补充信息。

虽然，朝鲜半岛运用本土当归，至此已有两百年左右的历史，但乡药巨著的编者却像在教导使用新药般，期望读者亦步亦趋地学习。如特别交代备料重量与质量，应“半两以上，气香味甜”，并在前段抄录《证类本草》“酒浸一宿”后，再引陈自明“酒浸半日”之说，提醒留意药物修制中的时间因素。这种态度，和黄子厚在《乡药集成方》出版次年，

---

① 俞孝通、卢重礼、朴允德编著，郭洪耀、李志庸校注：《乡药集成方》卷76，第794页。

② 陈自明撰，余瀛鳌等点校：《妇人大全良方》，北京：人民卫生出版社，1996年，第4—5页。

③ 世宗十二年诸学取才经书诸艺数目中，医学部分罗列之中国本草医方，包括《和剂方》《和剂指南》《御药院方》《济生方》《济生拔粹方》《圣济总录》《危氏得效方》《妇人大全》《瑞竹堂方》《百一选方》《千金翼方》等，见《世宗实录》卷47第28页。

于上言药务十条中，特别强调当归采收注意事项类似，显示朝鲜半岛虽然使用本地药材，但因和剂诊治的根据来自中国医书，故而在选取和备料等各方面，仍慎重其事、精益求精。

不过，这段抄自《妇人大全良方》的文字，在十二年后金礼蒙等编成的《医方类聚》，以及近两百年后许浚的《东医宝鉴》中皆已不复见载。《医方类聚》引《和剂局方》“论炮制三品药石类例”介绍当归时，仅提示去尘、酒浸、焙干、微炒，之后便称“各依本方”，没有规范备料时特定的选材、时间与重量。①《东医宝鉴》基本上亦采取“各依本方”的态度，不再总括性地规范备料的重量或时间，而是在对治各种疾病的方剂中分别说明当归的用量和处理方式。此外，在《汤液篇》中则综合征引中国本草方书，针对个别修制法进一步解释其背后原因，如当归“酒浸助发散之意也”“需用酒制痰以姜汁浸透者导血归源之理也”“酒洗去土，则无满闷”等等，②并在“草部”综述当归时指出，“治上酒浸、治外酒洗、血病酒蒸、痰用姜汁妙”。③一方面对于个别药物修制和功能的认知显然更加精进，另一方面有些基本备料原则显已驾轻就熟，不需如百多年前《乡药集成方》仿佛新手食谱般一一说明。若以下面“当归入药和剂治病”一节的多方运用来看，朝鲜半岛对此常备用药，应已有了不必细说的默会知识。

三、当归作为贡纳税赋之要项

按顺序浏览《李朝实录》，当归第四度出现（见附录4），是在《世宗

① 金礼蒙辑，浙江省中医研究所、湖州中医院校：《医方类聚》卷1《总论一·和剂局方》“论炮制三品药石类例·草部”，北京：人民卫生出版社，1981—1982年，第10页。
② 许浚编著：《东医宝鉴》,《汤液篇》卷1“修制法”，清光绪十六年（1890年）刻本，第1页。《东医宝鉴》所引皆可见于《本草纲目》“当归”条下。
③ 同上，《汤液篇》卷3《草部下》“当归”条，第10页。

实录·地理志》，其中载明朝鲜八道物产与药材，从中可知，至15世纪初期，当归在半岛可说处处有之，且皆山野自生，而非种养药材。① 其中，又以江原道各层级之行政区皆出产最为醒目。以之参照1434年黄子厚之建言，以及1500年燕山君（1494—1506年在位）征收的情形，可知江原道为当归主要来源，而宁越郡所产最受重视。

《燕山君日记》燕山君六年正月二十日记载了一件君臣意见不合的事，这段记载是《李朝实录》中第五度提到当归（见附录5）。燕山君需要五类物品，其中珊瑚、生金和苏木，朝鲜半岛不产，赖贸易输入②，被议政府拒绝。另外两类——箭竹和当归，虽为本地物产，但或因转输不易，或因量大，也遭到议政府的反对。燕山君不得已，不但说明用途，并且同意外国输入者暂缓，本地生产者减量征收。③ 但数日之后，正月二十七日，议政府仍然不愿照办。

箭竹用于制箭，是军事必需品，早在15世纪初期，朝廷即令各处种养，但因风土有别，至15世纪中叶，除南方的全罗道生产稳定之外，南部庆尚道、忠清道，以及半岛中部的江原道亦稍有，至于国境极北的咸吉道则全无。④ 燕山君显然有意移植全罗道之箭竹，唯因其横征暴敛的记录，不获朝臣支持，故终未果。有趣的是，燕山君的这些要求——珊

① 《世宗实录·地理志》记录分“药材”和“种养药材”两类，而当归在每一笔记录中皆列于“药材”中，不属“种养药材”范围。依《世宗实录》卷85第22页载世宗二十一年议政府建言称“诸般乡药，并皆种养，山野自生药材，趁节采取”观之，半岛多处皆有山野自生当归。比较奇怪的是，成宗十二年（1481年）修成的《东国舆地胜览》，目前所见四处当归产地，皆注明乃中宗二十五年增修时新补，不知是否因当归出产过于普遍，难以视为某地特产，故在初编时未见列入？四处标示出产当归者，见卢思慎、徐居正等编，李荇、洪彦弼等增修：《新增东国舆地胜览》卷32、46，首尔：明文堂，1994年。

② 苏木，原不产于朝鲜半岛，多赖庆尚道与日本贸易输入。李朝初期，因苏木珍稀而诏命减量使用，见《太宗实录》卷21第8页，太宗十一年二月一日载：“苏木，非本国所产，器玩宜用质素。”但因其大量运用于器物和药品，直到15世纪中叶，仍可见明廷需索造成的压力，见《世祖实录》卷4第2页，世祖二年（1456年）五月二日载：“苏木，非本国所产，然明使索之甚切，不可不听。凡贸易毋过禁约，亦毋过滥。”另，燕山君称：“金虽非土产，然国家所储，比银为多。”其实，银亦非朝鲜半岛所产，故若需用于陪葬或赏罚，亦颇多顾虑，世宗朝多次提及。如《世宗实录》卷33第2页世宗八年秋七月八日所载，《世宗实录》卷40第11页世宗十年闰四月八日所载等。

③ 燕山君生母因妒忌遭赐死，养母崇佛，影响君主信仰活动。除因所费不赀之外，也同与崇尚儒学的朝臣不和有关。此处其特别说明生金将不用作佛事，可见一斑。

④ 见《文宗实录》卷4第17—18页，文宗元年冬十月十日江原道观察使李师元上书议论。

瑚、生金、苏木、箭竹，在君臣对话中皆提及其用途与意义，唯独当归，需量甚大，却无特别解释。按其最初要求 30 硕，让步后减至 20 硕。1 硕约 124 斤，30 硕当归近乎 2 吨。① 燕山君为何需要如此大量的当归，完全未见说明，究竟当归在朝鲜半岛作何药用，值得进一步考察。

四、当归入药和剂治病

《李朝实录》的最后五条当归史料，皆在治病药方的脉络中出现，除一条在 16 世纪末，以乌药顺气散加当归等本草治疗宣祖（1567—1608 年在位）寒气脚痛外，其他四条皆在 18 世纪。分别是以当归龙荟丸治疗景宗（1720—1724 年在位）火热升降、以金匮当归散治疗英宗（1724—1776 年在位）世子嫔宫厌食昏眩、以当归须散治疗英宗世子李愃（思悼世子、庄献世子，1735—1762）落伤，以及以当归承气汤治疗正祖朝（1776—1800）大臣尹九宗（1740—1792）的狂疾。以下依序说明。

首先讨论附录 6 之医案。宣祖因寒湿之气而左足疼痛，医官主张可以进针或散剂治疗，但因天冷，担心寒气随针穴入侵，故建议先服温经行湿之药，即乌药顺气散。乌药顺气散，北宋《和剂局方》称其可“治男子妇人一切风气，攻注四肢，骨节疼痛，遍身顽麻，头目眩晕。及疗瘫痪，语言謇涩，筋脉拘挛。又治脚气，步履艰难，脚膝软弱”等，透过“散寒行气以止痛”的乌药，搭配麻黄、陈皮、川芎、白僵蚕、枳壳、白芷、甘草、桔梗、干姜合成。此次加入酒洗当归尾等其他本草，记录于宣祖三十一年（1598 年）三月三日，结果十天后，三月十二日时，《实录》载称“已进乌药顺气散而不效”，宣祖依然“筋骨重坠、脚

① 或谓 2018 年中国当归产量每亩平均能达 120 公斤，年产鲜货 24 万吨，鲜货折干年产总量也有 6 万吨，则 2 吨并不困难。不过，若参 9 世纪《通典・食货》所载各郡上贡可知，当归的重量在 7 斤到 10 斤，合计一年贡献总量也不过六七十斤。由于目前尚未得见 15 世纪朝鲜半岛其他计算当归产能的数据，若取古今数据的中数，则燕山君的要求恐仍难以负荷，所以议政府最终未予同意。

力萎弱，不能竖立”。医官再提各种加减配方，并建议服用延年益寿不老丹保护肠胃，并饮五加皮酒驱避风寒阴雨。但宣祖决定暂停治疗，令称：“药则勿为，俟日气和暖后受针为当，此外无可为之事。”并警告：“不老丹，拙医不可自己心加入。五加皮酒，知道。”① 显然对医药亦有定见。

其实，《乡药集成方·风病门》诸卷未见收录乌药顺气散，乌药也不见于该书最末乡药本草名单中。不过，世宗时命金礼蒙等整理中国一百五十余种方书编成的《医方类聚》确见收录包括《和剂局方》等多种中国医书之乌药顺气散方，并称若湿气重则加苍术、槟榔，脚不能举动则加羌活，左瘫右痪则加当归等药，可见乃朝鲜王廷学习中国医书、仰赖唐药的治风处方。② 不过这次运用当归治病的经验并不成功，宣祖不仅暂停此剂，也担心其他药方的不良影响。③

再论附录7。《李朝实录》中当归入药治病的纪录，还有景宗服用当归龙荟丸一事。景宗有痼疾而无子，自为储君时便曾引起继位疑虑，导致群臣各拥其主的局面。甫即位，便命王世弟李昑（后来的英宗）为王嗣并辅理政务，又多次自称病根深沉。景宗元年（1721年）冬，药房请入诊议药，却遭拒绝，王称：“病根，非特一时之症。若从吾愿，安心调治，或有一分之效，不此之为，徒费心虑，昼夜勤劳，则虽有奇药，将焉用哉？”仿佛因政务而心力交瘁，但也有大臣上书说他“虽以疾病为辞，元无形显之症”，期望他勉力为之，不欲世弟扩权。④ 既涉及领导中心的强弱和党争，《李朝实录》便多处记载景宗和朝臣争论其健康、疾

① 《宣祖实录》卷98第5—6页。

② 太平惠民和剂局编，刘景源点校：《太平惠民和剂局方》卷1《治诸风附脚气》，北京：人民卫生出版社，1985年，第44—45页。朝鲜所引，见《医方类聚》卷19《诸风门七·和剂局方》“治诸风·乌药顺气散”第511页。

③ 倒是五加皮酒，《乡药集成方》便以之治疗风痹不仁，四肢挛急疼痛，显然是朝鲜王廷熟悉的药方，见《乡药集成方·风病门》，第17页。

④ 景宗自述病深难治，见《景宗实录》卷5第9页载元年十月十四日事。司直李光佐上疏以“临朝听事，具有定制”论景宗并无明显病状，见《景宗实录》卷5第5页载元年十月十一日事。

病与治疗之事。二年，任舜元论药院议药之失，指责首医李时圣“术本庸下，为人狂悖”，请求汰换之议，应也可在此权斗脉络中理解。撤换首席医官的提议，景宗延至次年才处理，不过，他似乎肯定诸医议药精详，决定服用当归龙荟丸。①

当归龙荟丸出自《丹溪心法》，朱震亨称“治内有湿热，两胁痛”，具清肝泻火之效，明清医家承引者众。② 其中配料，《乡药救急方》附录《方中乡药目草部》中虽有当归，但未见列龙胆和芦荟。不过，《医方类聚》确曾引录多条而治法相似。另，宣祖时御医许浚（1539—1615）编纂之皇皇巨著《东医宝鉴》，此时备受重视。③ 该书《肝病治法》卷中列“当归龙荟丸”一条，称用以治疗“肝脏实热胁痛”。④ 景宗曾自述受火热所苦，称：“病根内伤，心火滋漫，火热升降之际，精神莫索，昏不觉察……予之火热，渐至难医之境。”也曾发生大臣入奏公务时，突然“上火热忽升，心气大发，诸臣惶惧而退”的情形。⑤ 如此看来，以当归龙荟丸降火调养，应该可行。⑥

然而，景宗痼疾未得根治，在位四年即崩卒，阴谋论甚嚣尘上，亦不乏剑指继任者之论。英宗元年（1725 年）群臣议论内医官罪过，主张龙荟丸属烈药，不应用于至尊，三番两次要求处罚执事医官，英宗多未

---

① 《景宗实录》卷 13 第 2 页载景宗三年七月十六日：“上召承旨，教曰：‘首医李时圣，严教之后，犹不谨慎，拿鞫定罪。’”

② 朱震亨撰，浙江省中医药研究院文献研究室编校：《丹溪医集》，北京：人民卫生出版社，1993 年，《丹溪心法》卷 4《胁痛七十一》“当归龙荟丸”，第 384—385 页，又如《丹溪手镜》卷之中《胁痛四十二》，第 618 页，以及《脉因证治》卷上《二十五、胁痛》，第 758 页等多处提及。后世承引，如龚廷贤《寿世保元》戊集五卷“胁痛”，第 38 页，便以当归龙荟丸治疗内有湿热，两胁甚痛，视为伐肝木之气、泻肝火之要药。其他如徐春甫《古今医统大全》等亦皆见载。

③ 《李朝实录》中提及《东医宝鉴》，除了成书次年曾由光海君（1608—1623 年在位）下颁诸道外，之后就在景宗元年和清廷交往的脉络中。见《景宗实录》卷 3 页 16 载元年四月二十五日事。

④ 《医方类聚》条见卷 197《杂病门三》第 311 页引《新效方》。《东医宝鉴》条见《内景篇》卷 3《肝脏》第 3 页“当归龙荟丸”条。

⑤ 景宗自称火热难医，见《景宗实录》卷 5 第 7 页载景宗元年十月十三日；火热忽升导致诸臣惶惧，见《景宗实录》卷 6 第 13—14 页载景宗二年三月十七日。

⑥ 《东医宝鉴》肝病治法下列当归龙荟丸方：“治肝脏实热胁痛，当归、草龙胆、山栀子、黄连、黄柏、黄芩各一两，大黄、芦荟、青黛各五钱，木香二钱半，麝香半钱，右为末，蜜丸小豆大，姜汤下二三十丸。”

加理会。[1] 唯此过程皆未涉及当归，推测或与前引宣祖以乌药顺气散加当归治疗足疼（附录 6），以及下文正祖时代尹九宗以当归承气汤治疗狂疾（附录 10）的情况类似，当归因非主要成分，入药治病虽未见效，亦无争议。倒是《英宗实录》中两度提及以金匮当归散治疗嫔宫，是《李朝实录》所载当归入药和剂治病的五个例子中，唯一涉及女性、过程中全无争议，并效验无误者，即附录 8 之例。

附录 8。嫔宫乃朝鲜王世子妃之称，英宗二十八年时的世子，正是下文附录 9 提及的李愃。世子嫔惠庆宫洪氏于 1752 年秋末冬初生下后来的正祖李祘（1752—1800），而此条中描述她在三月间厌食昏眩，推算正是怀孕初期。妊娠不适，以金匮当归散调治，可说是中医当归药用方式中最典型的一种。中国医者处理胎产困扰，最早可见的药方，大概就是张仲景（145—208）《金匮要略》中的“当归散”了，“妊娠常服即易产，胎无疾苦，产后百病悉主之”[2] 的说法被后世奉为圭臬。高丽末期的《乡药救急方》虽介绍了当归，唯现存版本残缺不全，未见《金匮要略》此条，不过《乡药集成方》中便已将金匮当归散完整抄录，作为妇人滑胎用例，此后《医方类聚》《东医宝鉴》亦皆征引，只是《东医宝鉴》是用作安胎用药。[3]《英宗实录》此条并且提及太宗时初见、世宗时设为定制的医女。医女的出现显示朝鲜此时已深受儒学男女授受不亲规范的影响，医官身为男性，已无法直接诊视嫔妃，需由医女先行，再与之商议确定用药。[4]

---

① 李时圣、李公胤因景宗病情恶化、驾崩而遭撤换、谴责事，分见《景宗实录》卷 13 第 2 页：景宗三年七月十六日事，以及《英宗实录》卷 3 第 35 页：英宗元年正月二十七日。

② 张仲景著，徐忠可论注：《金匮要略》卷 20，北京：人民卫生出版社，1993 年，第 304 页。汉代以降，医家多认为妇人妊娠宜服当归散等，讨论见李贞德：《女人的中国医疗史——汉唐之间的健康照顾与性别》第三章“生产之道与女性经验”，台北：三民书局，2008 年，第 71—138 页。

③ 《乡药集成方·坐月门》滑胎例，第 625 页。其余《妊娠疾病门》《产后门》等虽亦引当归散，唯出自《圣惠方》和《妇人大全良方》，此不赘。《医方类聚》卷 221《妇人门十六》“妊娠一”第 377 页引“金匮方”。《东医宝鉴·杂病篇》卷 10《妇人》“半产”，第 5 页亦引“金匮当归散”，并称之为安胎圣药。

④ 医女虽颇引起大众的兴趣，但严谨的学术研究似乎不多。较早的论著，见金斗钟：《近世朝鲜의 醫女制度에 關한 研究》，《亚细亚女性研究》（首尔：淑明女子大学校亚细亚问题研究所）1962 年第 1 号。21 世纪初则有一篇博论有较全面的分析，见安商璟：《朝鮮時代의 醫女制度에 關한 研究》，庆山大学校大学院保健学博士学位论文，2000 年。

而金匮当归散作为安胎良方，应为各阶层男女医者的共识，是半岛医学运用当归的常态做法。

附录9。英宗前后三朝因继承问题，颇多宫廷斗争，世子李愃遭饿死，则引起各种臆测。① 浏览《英宗实录》中关于世子的记载，可见其父子关系紧张，此条史料即在此脉络中出现。英宗于三十三年十一月初，质疑世子何以数月未曾晋见，而于十一月十一日召见问责。李愃得知便恐慌涕泣，拜见时因应答不符期待遭到训斥，大臣或进言，建议英宗不要太过威严，吓到儿子，但无济于事。会面完毕，李愃退出时，“下阶昏窒不能起”，两天后来报说世子落伤，英宗除了惩罚负责的东宫官员，同时也派员诊病议药。②

当归须散被收入16世纪李梴所著《医学入门》中，此书记载其可用于缓解妇人产后瘀血疼痛，亦可治疗折伤杖疮。③ 事实上，当归因其活血止痛功能，自公元1世纪以降的中国文献中，便常见作伤科用药。④《东医宝鉴》以之治疗跌打损伤造成的气凝血结、胸腹胁痛，此处对治英宗世子摔伤，应属合理。⑤ 不过，医官到诊时，李愃最初的反应是“不知痛处”，诊断后也对议药表示疑义，最终则以遵从“圣教”、秉定处方作结。从整个十一月《英宗实录》记载英宗对李愃的不信任、对中官的不满，以及对医官诊病回报的保密情形来看，派员

① 学者或根据世子嫔惠庆宫洪氏的回忆录，怀疑李愃有忧郁症。惠庆宫洪氏尝撰《恨中录》，称世子疯了，无药可救。见 Hyegyonggung Hong Ssi, Hangjungnok English translation, *The Memoire of Lady Hyegyong: the Autobiographical Writings of a Crown Princess of Eighteenth-Century Korea*, translated with introduction and annotations by Jahyun Kim Haboush, Berkeley: University of California Press, 1996。

② 《英宗实录》卷90，第26—29页。

③ 李梴：《医学入门》，收入《古今图书集成·医部全录》卷377《外科跌打金刃竹木破伤门》，北京：人民卫生出版社，1988—1991年，第468页“折伤”，第469页“杖疮”。

④ 李贞德：《女人要药考》，“五、通说与医方：当归止痛，用之不已”，第546—550页。

⑤ 《东医宝鉴·杂病篇》卷9《诸伤·攧扑堕落压倒伤》第2页“当归须散”条下载：“治打扑损伤致气凝血结、胸腹胁痛。当归尾一钱半、芍药、乌药、香附子、苏木各一钱，红花八分、桃仁七分、桂皮六分、甘草五分，右剉作一贴，酒水相半煎服。”当归须散至今仍是韩医伤科研究课题，见 Ji Won Bak, Boo Yong Sim, Dong Hee Kim, “The effects of Danggwisusan on restoration ability in wound induced animal models,” *The Korea Journal of Herbology* 29 (2014)。

检查和开出基本止痛方剂，除了治疗伤病之外，或也有监视管束的意味。

面对政治斗争，企图托病保身者，史上不乏案例。① 倘若山雨欲来之际，突然称病，即使举证历历，大概仍难取信于虎视眈眈的政敌。《李朝实录》中最后一条当归数据（附录 10），应亦可作如是观。正祖时代言官柳星汉因直谏犯上，政敌借机罗织，讨声四起。② 此时同僚尹九宗却称病返家，闭门谢客，遂引起质疑。有人举报尹九宗在通过惠陵（景宗端懿皇后陵）时不依规定下马，且狂言乱语，官府于是决定拿问。刑曹访查各级相关人员，其中尹九宗寄居的岳家证实其前一年便曾突发狂疾，以至长期失眠，痛苦委顿，甚至“狂言妄说，罔有纪极，短衣乱发，奔出大道”，造成群众围观。虽然尝试以当归承气汤和大承气汤对治却无效，最终是服用以大黄、芒硝合成之猪心丸才大致痊愈，而受邀诊疗的医员证辞亦同。③

承气汤，《金匮要略》中即见，用以治疗热燥病症导致的胡言乱语。其中，小承气汤以大黄、厚朴、枳实入药，大承气汤则加上芒硝，前者处理“下利谵语者，有燥屎”状，后者则对治妇人产后“日晡时烦躁者，不食，食则谵语”，后世医家承袭加减运用甚多。④ 至金元，则出现以当归、甘草代替厚朴、枳实，并以当归命名者，如刘完素（约 1120—1200）的当归承气汤，以当归、大黄、甘草、芒硝，用生姜加枣煎服，治疗“阳狂奔走，骂詈不避亲疏”，称此乃阳有余而阴不足，并说明“大黄、芒硝去胃中实热，当归补血益阴，甘草缓中”等。李东垣（1180—

---

① 古代中国史的例子，参见李建民《汉代“移病”研究》，《新史学》2001 年第 4 期。

② 柳星汉的评价，见《正祖实录》卷 41 第 74 页载正祖十八年（1794 年）十二月三十日条下。

③ 尹九宗此案重大，《正祖实录》在总结并评价正祖一生时还特别提及。见《正祖实录·附录·行状》第 42 页。

④ 以“承气汤”检索“中研院”汉籍电子文献数据库中医书类，获得超过 2800 笔数据，其中颇多提及对治阳狂谵语者。张仲景以承气汤缓解屎燥谵语和产后谵语，分别见《金匮玉函方论》（北京中医社修补清光绪间江阴朱文震刊本，1923 年）《呕吐哕下利病脉证治第十七》第 35 页、《妇人产后病脉证治第二十一》第 5—6 页。

1251）、朱震亨（1281—1358）医集所录相仿。① 朝鲜《医方类聚》引徐彦纯《玉机微义》之当归承气汤治疗“燥热、里热，火郁为病”，以及李恒《袖珍方》（1391年）之当归承气汤治疗“热攻于上，不利于下，阳狂奔走，骂詈不避亲疏”，四种本草组合皆同，只是分量稍异。②《东医宝鉴》采用更多，在卷一《内景篇》“癫狂”条下便首录当归承气汤，治疗“阳狂奔走骂詈”，显然是朝鲜时代对治狂疾的标准疗法之一。

不过，《正祖实录》此条史料显示，治愈尹九宗狂疾的不是当归承气汤而是猪心丸，其中包含的大黄和芒硝，实亦当归承气汤和大承气汤的主要成分，只是剂型不同。然而，刑曹论罪，完全未就汤丸等方剂着墨，而是主张“邪狂之疾，非猝发猝差之症”，认为尹九宗是为了逃避政治责任才佯装狂疾。尽管同情者举其乡里目击发狂事件为其辩护，他还是未能逃过一劫，在遭受连番审讯之后死于狱中。③ 由此看来，不惟当归，其他药材在此故事中亦皆仅配角而已。

结　论

本文以《李朝实录》为史料范围，以当归为例，尝试发掘朝鲜半岛学习中国医药的一个侧面。过去学者或以乡药政策为朝鲜医学独立发展之明证，或称唐药向来占据重要地位，至近代未歇。唯因针对特定药物之研究不多，细节演变如何，少见着墨。当归属通用药材，2世纪前之出土资料便已见载，传世文献最早在3世纪时也可阅得，至迟在7世纪应已随着《本草经》之东传而为韩人所知。从13世纪高丽王朝之乡药本草

① 见刘完素：《素问病机气宜保命集》卷中《热论第五》，收入《古今医统正脉全书》，北京中医社修补清光绪年间江阴朱文震刊本，1923年，第34—35页；李东垣：《东垣医集》之《活法机要·热证》，北京：人民卫生出版社，1993年，第357页；朱震亨撰，浙江省中医药研究院文献研究室编校：《丹溪医集》之《脉因证治》卷上《十四、热》，第731页。

② 见《医方类聚》卷63《伤寒门三十七·热·攻里之剂》第472页引《玉机微义》当归承气汤，以及《医方类聚》卷153《诸虚门十一·诸虚》第459页引《袖珍方》当归承气汤。

③ 《正祖实录》卷34第51页载十六年（1792年）闰四月十五日事。

编目来看，半岛人民已认定土产之“旦贵草”即中国之当归，并纳入救急方剂中使用。

遗憾的是，韩人最早何时取得中国当归实物，如何比对外来品种与本土物产，又怎么判断两者性味功能相同，从而可以放心地将俗名“旦贵草”的乡药纳入包含当归的中国医方中治病，这些问题，皆因史料阙如而无从得知。不过，《李朝实录》中提及当归的百余条史料，巧妙地说明了当归在半岛医疗文化中的位置。本文虽非刻意为之，但《李朝实录》中当归史料出现的顺序，却刚好呈现了从唐药到乡药的发展轨迹，一是从外交赠礼到土产药用，二是从详细规范采收、传输和备料方式，到后续和剂治病且运用自如。六百年间，朝鲜运用当归，先继接受中国医药知识再加上本土增删的情形，在《实录》中具体而微地展示了出来。

《李朝实录》中当归第一次出现是作为1406年明廷答谢朝鲜稍早进献铜佛像的回礼。在赠品清单中，当归列在中后段，而非首选。这种排名位置，和1079年宋丽复交时宋神宗赠礼高丽文宗相同，也和1423年日朝停战后日人进献礼品时类似。并且此后一直到20世纪初李朝覆亡，《实录》也未再见明清中国或幕府日本致赠当归的记载，反倒是1681年朝鲜翻译官以当归作为见面礼送给对马岛藩医，显示半岛君民视当归为优质乡药的态度。① 15世纪前半叶是当归作为东北亚正式交流品项的尾声，17—19世纪清韩宗藩贸易的药材项目中未见当归，1721年日本幕府将军德川吉宗调查的朝鲜药材中也没有当归。② 个中原因，应即各地皆

---

① 田代和生：《江戸時代朝鮮薬材調査の研究》，东京：庆应义塾大学出版会，1999年，第47页注11引宗家文书《(国元·表书札方）每日记》。除了当归，因外交任务前往对马的翻译官使李俊汉赠送给对马藩医古藤细茶的，还有黄芩、细辛、川芎等十八种药材，以及《东医宝鉴》《医林撮要》等医书。

② 清韩药材贸易清单，见张存武《清韩宗藩贸易》(台北：“中研院”近代史研究所，1985年）第144—145页引“唐药材契变通节目（1796年）”。享保六年（1721年）幕府将军德川吉宗为施行国内自主政策而展开国内外物产调查，针对朝鲜药材的调查清单中未见当归，参见近世历史资料研究会译编《江戸時代における朝鮮薬材調査の研究》1、2（东京：科学书院，2010、2011年）收录之《药材禽兽御吟味被仰出候始终觉书》原文与解读篇。德川吉宗的政策和影响，研究者众，最近综合性的讨论，见Federico Marcon, *The Knowledge of Nature and the Nature of Knowledge in Early Modern Japan* (Chicago: Chicago University Press, 2015), Part 3, “Inventorying Resources: 1716–1736,” pp.111–152。

有类似土产，且被认定性味功能相同。

不过，认定性味功能相同，可以依方入药治病，也经历了一段学习操作的过程。《李朝实录》中第二组当归史料，便是在1434年规范采收土产上纳的脉络中出现。当归药用既以根部为主，带土洗净与否，既关乎药材品质，也牵涉到赋税的分量。这部分在中国本草书中少见议论，最晚到12世纪初就已经是确定的、默认的知识了，但在15世纪的朝鲜还有典医监官员上言提醒。同时期编纂完毕、下颁全国的《乡药集成方》，在说明当归性味、功能、采收与炮制流程时，除了原原本本地抄录中国本草经典外，也特别选取了方剂书中的备料讯息，按部就班地指示处理方式，包括选材、分量、酒浸时间等细节，期待读者亦步亦趋地学习使用。

不论是医官进言当归上纳形式，还是君主横征暴敛大量当归，着眼点都在江原道宁越产者。其实，15世纪朝鲜八道皆产当归，可说处处有之，但若以1423年世宗大王的全国普查（附录4）来看，江原道产地确实最为密集，分量亦多。16世纪之后，当归再度出现在王廷记载的《实录》中时，已不复处在外交赠礼或本草药论的脉络，而是入药和剂、运用自如。所治之病，包括湿寒脚气、心热发火、外伤疼痛、孕产昏眩，乃至狂疾。虽然部分用法难以直接对应中国方剂，但大部分皆可在前此东传的中国典籍中找到根源，特别是止痛与安胎，反映了当归自初登历史舞台以来的主要功效。

值得注意的是，《李朝实录》所载五个当归入药和剂的故事中，唯一显示诸医共识、病人服药未见波折的，正是以金匮当归散对治嫔宫胎孕不适的例子。以英宗世子妃在该条记录后六七个月即产下健康的继承人来看，药效明显。当归和女人的关系，是除了从唐药到乡药的发展之外，本文对半岛医疗传统好奇的另一个课题。《李朝实录》故事仅止于此，倒是《医方类聚》曾引明代《寿域神方》中的一剂方子：以胡椒加乳香研末，建议“男用生姜汤调下，女用当归酒调下”，以“治一切心痛”。①百多年后许浚《东医宝鉴》亦引，只是将当归酒改为“女用当归汤”。②截至目前，学者研究朝鲜医学中的身体观和疾病分类，未见特别区分男女的态度。③ 不过，若以当归为例，从用药的角度切入，或许还有进一步考察的空间。

附录：《李朝实录》当归史料全文及产地列表

1.《太宗实录》卷 12 页 38

太宗六年十二月二十二日丁未：朝廷内史韩帖木儿、杨宁等来。上以时服，率百官出迎于盘松亭，结山棚，百戏前导，至昌德宫。帖木儿宣敕，赐王珊瑚间茄蓝香帽珠一串、纻丝三十匹、熟绢三十匹、象牙二只、犀角二个，《通鉴纲目》《汉准》《四书衍义》《大学衍义》各一部，片脑、沉香、束香、檀香、苏合油、白花蛇、朱砂、麝香、附子、金樱子、肉苁蓉、巴戟、当归、乳香、没药、藿香、零陵香、甘松香等药材十八味。帝喜我进铜佛，故有是赐。

2.《世宗实录》卷 19 页 12

世宗五年二月五日：左卫门大郎使人献土物。

---

① 《医方类聚》卷 94《心腹痛门三・附胸胁痛》“寿域神方・心痛部”，第 303 页。

② 许浚编著：《东医宝鉴》，《外形篇》卷 3《胸》“单方”，第 6 页。实则，明清以降的诸多本草医方，包括《本草纲目》皆引此条，以胡椒加乳香研末后男女分别以姜汤和当归酒服下，用以对治心腹疼痛，且大多称出自朱权的《寿域神方》。但许浚在此条中所引，除女用当归汤而非当归酒外，亦称引自《丹溪心法》，唯查现存《丹溪心法》未见，或许此方元明之际始出？

③ 朝鲜医学中的性别课题研究者寡，近年来吴一立以《东医宝鉴》为例分析其中反映出来的身体观，指出许浚虽征引中国医药方书，却将其中列于妇人方的月经病，归为胞宫病变，而胞宫则男女皆具，因而淡化了妇人身体的特殊性。见 Wu Yi-Li, “The Menstruating Womb: A Cross-cultural Analysis of Body and Gender in Hŏ Chun’s *Precious Mirror of Eastern Medicine,*” *Asian Medicine* 11（2016）。

小早河常嘉使人上礼曹书曰：“承先考皇帝登仙，初闻悲骇，至忘饮食。想圣躬孝履恋哀之极，坐感于怀，海路渺然，不能躬拜素帏，无处乎逃罪。是故差使行人释祖禅奉书阁下，伏愿闻达。今春奉书使回告曰：‘甚受厚慰。’并所付珍贶，不堪欣喜者也。不腆小礼，香七十斤，水牛角八本，苏木五百斤，白练纬一段，陈皮八十斤，芭豆十斤，当归二斤，常山五斤，连翘二斤，麒麟血二斤，硫黄二千斤。”

礼曹佐郎成念祖答书曰：专人陈慰深感。土宜五升布三百八十匹，以谢厚意。

源道镇修书于礼曹，仍献藿香五十斤、蓬莪木二十斤、白檀三十七斤、胡椒十斤、白芷二十斤、黄芩二十斤、丁香皮二十斤、草果二斤、缩砂十斤、附子一斤、唐丝三斤、枇杷叶二十斤、白鸡二十斤、苏木一千斤、象牙三十斤、硫黄三千斤，回赐正布七百六十匹。

源道镇又书曰：伏惟，皇考皇帝圣文悬日月之曜，神武震雷霆之威，允是百王之宗，足为万世之法。仁浃于寓内，义溢于异邦。是以，我国君深修邻交之好，数凭通礼之使，有年于兹，音耗不绝，每知康安，以祝以祷。承登仙，不知所措，如丧考妣，况于圣睿乎？遂使行人通信，往代拜礼之仪，海路渺茫，枉赐尊恕。不腆土宜，载在别笺。丹木三百斤，枪子二十本，硫黄一千五百斤。回赐五升布二百六十匹。

左卫门大郎修书于政府，献土宜，丹木一千斤、硫磺九千斤，回赐正布一千二百二十匹。

3.《世宗实录》卷 63 页 13—14（世宗十七年春正月三十日）

前此，典医监提调黄子厚上言：“每年进上之药，临时问之，则皆曰不知，此无他，无知禄官等，自以为本监无褒贬，一年相递之职，勤不勤，终无利害也。用药之法，略不讲究，二番受禄，则多般辞避，只利于己，无益于公，非徒剂药不精，而成才者亦少。臣愿进上剂药诸事，各别立法，令习医者永为遵守。

“一、进上事则毋得相推，令六品以上，事知官员专掌。

“一、熟地黄烝作法。生地黄，霜降前以草盖置，经霜一二度后，以木钉采取，去芦头，其细根与青嫩叶，各别分置。择大根洗净时，沈水者为地黄，为上；半浮半沈者为人黄，次之；浮水面者为天黄，又次之。择地黄日干时，细根与青嫩叶，捣绞取汁浸地黄，待色黑正干，石鼎柳甑烝之。初以暂时酒浸通润，入布帒安甑中，其帒上润米十余粒置之。又以布帛盖烝，其未熟则谓之一烝；出暴干，其未干则谓之一干，如此九蒸九干。二度始不即浸酒，只用洒酒。若甑底尖短、鼎水上煎地黄，则无用的然。其法又曰：‘黑豆借色，伪通天下，自烝作也乃佳。’然则外方医院，烝作地黄，虽色黑滋润，依法与否，未可知也。

“一、种药色地黄，因白花盐造作，七月摘叶过多，每年不实。外方贡纳生地黄，例于八月上旬报礼曹，九月氷冻前上纳。九月望后来者退之。

“一、外方各官贡药上纳时，不知药理守令等，不分畏恶相反，如闾茹、闾芦、草乌头气恶毒物及有臭虎骨、虫鱼诸胆，一箱内交杂入盛未便。如此相反毒药及气恶虫鱼诸胆，异器监封，教谕亲着单子，授医院生徒上纳。

“一、清心元所入蒲黄，以全穗上纳。

“一、江原道宁越当归，经霜一二度后，教谕亲监采取，带土上纳。

“一、牛峰白术内，苏合元入用一二斤，择大圆根，不去皮洗净，只去粗毛上纳。

“一、苍术米泔浸用为多，不浸用者亦多。外方医院生徒，一以色白为要，浸水无度，又以米粉借色。臣愿各官所纳元数内，一半去皮，一半不去皮洗净，只去粗毛上纳。

“一、紧用之药，每年不敷，其不紧之药，年年留置，民间采取之弊，用不用皆同。不紧之药减数，紧用之药加数详定。济州所产玳瑁，用处不多，前案付十分之一详定可也。”

乃令礼曹磨炼以启。礼曹启：“依上言施行，唯宁越当归，除带土，勿洗净上纳。”从之。

4.《世宗实录·地理志》卷148页4—卷155页13所载世宗五年调查的当归产地

排序	道	府 / 牧 / 大都护府 / 都护府 / 郡	牧 / 都护府 / 大都护府 / 郡 / 县	出处卷页
1	**京畿道**			**148/4**
2	京畿道	广州牧	洋根郡	148/7—8
3	京畿道	广州牧	砥平县	148/9
4	京畿道	铁原都护府		148/16—17
5	京畿道	铁原都护府	永平县	148/17
6	京畿道	铁原都护府	安峡县	148/18
7	**忠清道**			**149/2**
8	忠清道	忠州牧	丹阳郡	149/3—4
9	忠清道	忠州牧	清风郡	149/4
10	忠清道	忠州牧	堤川县	149/5
11	忠清道	清州牧	沃川郡	149/7
12	忠清道	清州牧	黄润县	149/11
13	忠清道	清州牧	报恩县	149/12
14	**庆尚道**			**150/1—2**
15	庆尚道	庆州府	密阳都护府	150/5—6
16	庆尚道	庆州府	大丘郡	150/8—9
17	庆尚道	庆州府	昌宁县	150/10
18	庆尚道	安东大都护府	醴泉郡	150/15
19	庆尚道	安东大都护府	义兴县	150/19
20	庆尚道	安东大都护府	比安县	150/20
21	庆尚道	尚州牧	星州牧	150/22
22	庆尚道	尚州牧	善山都护府	150/23
23	庆尚道	尚州牧	陕川郡	150/23
24	庆尚道	尚州牧	金山郡	150/24
25	庆尚道	尚州牧	闻庆县	150/26

（续表）

排序	道	府 / 牧 / 大都护府 / 都护府 / 郡	牧 / 都护府 / 大都护府 / 郡 / 县	出处卷页
26	庆尚道	尚州牧	军威县	150/26—27
27	庆尚道	晋州牧	山阴县	150/34
28	**全罗道**			**151/2**
29	全罗道	全州府	珍山郡	151/5
30	全罗道	全州府	锦山郡	151/5
31	全罗道	全州府	高山县	151/9
32	全罗道	南原都护府		151/16
33	全罗道	南原都护府	长水县	151/19
34	全罗道	南原都护府	茂朱县	151/19
35	全罗道	南原都护府	镇安县	151/19
36	全罗道	长兴都护府		151/20—21
37	全罗道	长兴都护府	同福县	151/26
38	**黄海道**			**152/1—2**
39	黄海道	黄州牧	遂安郡	152/5
40	黄海道	黄州牧	谷山郡	152/5
41	黄海道	黄州牧	新恩县	152/5
42	黄海道	延安都护府	牛峰县	152/10
43	黄海道	丰川郡	文化县	152/12
44	黄海道	丰川郡	殷栗县	152/12—13
45	**江原道**			**153/1—2**
46	江原道	江陵大都护府		153/2—3
47	江原道	江陵大都护府	襄阳都护府	153/3—4
48	江原道	江陵大都护府	旌善郡	153/4
49	江原道	江陵大都护府	平昌郡	153/4—5
50	江原道	原州牧		153/5
51	江原道	原州牧	宁越郡	153/6
52	江原道	原州牧	横城县	153/6
53	江原道	原州牧	洪川县	153/6
54	江原道	淮阳都护府		153/7
55	江原道	淮阳都护府	金城县	153/8
56	江原道	淮阳都护府	金化县	153/8
57	江原道	淮阳都护府	平康县	153/8—9
58	江原道	淮阳都护府	伊川县	153/9
59	江原道	三陟都护府		153/9—10

（续表）

排序	道	府 / 牧 / 大都护府 / 都护府 / 郡	牧 / 都护府 / 大都护府 / 郡 / 县	出处卷页
60	江原道	三陟都护府	平海郡	153/10
61	江原道	三陟都护府	蔚珍县	153/10
62	江原道	春川都护府		153/11
63	江原道	春川都护府	狼川县	153/11—12
64	江原道	春川都护府	杨口县	153/12
65	江原道	春川都护府	麟蹄县	153/12
66	江原道	杆城郡		153/12—13
67	江原道	杆城郡	高城郡	153/13
68	江原道	杆城郡	通川郡	153/14
69	江原道	杆城郡	歙谷县	153/14
70	**平安道**			**154/1—2**
71	平安道	安州牧	成川都护府	154/9—10
72	平安道	安州牧	顺川郡	154/10—11
73	平安道	安州牧	价川郡	154/11
74	平安道	安州牧	德川郡	154/11
75	平安道	安州牧	孟山县	154/12
76	平安道	安州牧	殷山县	154/12
77	平安道	安州牧	阳德县	154/13
78	平安道	义州牧	铁山郡	154/14—15
79	平安道	朔州都护府		154/16—17
80	平安道	朔州都护府	宁边大都护府	154/17
81	平安道	朔州都护府	云山郡	154/18
82	平安道	朔州都护府	泰川郡	154/19
83	平安道	江界都护府	闾延郡	154/20
84	**咸吉道**			**155/1—2**
85	咸吉道	咸兴府		155/2—3
86	咸吉道	永兴大都护府		155/4—5
87	咸吉道	安边都护府		155/7—8
88	咸吉道	吉州牧		155/10
89	咸吉道	吉州牧	庆源都护府	155/10—11
90	咸吉道	吉州牧	端川郡	155/12
91	咸吉道	吉州牧	甲山郡	155/12—13
92	咸吉道	吉州牧	镜城郡	155/13

5.《燕山君日记》卷 36 页 8，卷 36 页 13

议政府启："命贸珊瑚笠缨二十，其直甚高。又命庆尚道输进苏木三千斤。今者适有使命，驿路骚扰，又命工曹进生金十斤，金非我国之所产，皆自倭国来。又命全罗道船运箭竹丛，一年三次，每次以五十丛为数。其意必欲封植于此，以验其生枯，将培养也。然土性风气，与南方殊异，必不得生，但有弊而已。又命江原道采进当归根三十硕，江原土瘠民稀，采取之弊必多，请皆停之。"传曰："珊瑚缨欲用于王子女嘉礼，今若以一时贸入为难，则每于嘉礼时，贸用可也。苏木待秋输送。金虽非土产，然国家所储，比银为多。亦欲用于王子女嘉礼，非如造佛像事也。箭竹减三次，只以百丛一次进之，当归根减十硕。守令之为民害者，非不多也，而政府不言，每论予此等事何耶？"

（卷 36 页 8。燕山君六年正月二十日）

议政府启："全罗道饥荒太甚，民不聊生。今者命采进箭竹百丛，请更减其数，并载漕船以输。江原道人物鲜少，今者命进当归根二十硕，其弊不赀。请更减数，以除民瘼。全罗道救荒事，已令该曹磨录，然更下谕其道监司，申明检举何如？"传曰："箭竹丛、当归根，姑勿采进。救荒事，依所启。"

（卷 36 页 13。燕山君六年正月二十七日）

6.《宣祖实录》卷 98 页 3（宣祖三十一年三月三日）

药房都提调李元翼、提调洪进、副提调申湜启曰："臣等伏闻医官之言，玉候寒气一样，而痛在左脚，似有浮气。受针施药之事，臣等与医官商议，寒湿之气，随气流注，今在左脚，必须用温经行湿之剂。乌药顺气散，加苍术七分，当归尾酒洗，白术、防己酒洗，槟榔、羌活各五分，桃仁泥、白茯苓各六分，元入麻黄，用和节，三服进御为当。此药剂进何如？施针行气，似为无妨，而近日日气似冷，点穴之际，恐或寒气袭虚。然明日吉日，当观日气温和与否，施针何如？”答曰：“依启。”

7.《景宗实录》卷 10 页 39〔景宗二年（1722 年）十二月二十四日〕

左承旨任舜元上疏，论药院议药之失，又论首医李时圣，术本庸下，为人狂悖，请汰去时圣，择置首医，答曰：“当归龙荟丸，诸医烂慢商确议定，当进焉。”

8.《英宗实录》卷 76 页 6、卷 76 页 7

己卯。命剂入嫔宫所进金匮当归散。时嫔宫有厌进昏眩之候，诸医诊察议药，遂有是命。

（卷 76 页 6。英宗二十八年三月十八日）

乙酉。药房言：“御将洪凤汉，率医女入诊嫔宫，退出后，与诸医详议，金匮当归散加入五贴制入之意，敢启。”

（卷 76 页 7。英宗二十八年三月二十四日）

9.《英宗实录》卷 90 页 29（英宗三十三年十一月十四日）

院提调李𬤇，率医官入对于宽毅合。𬤇问候，东宫曰：“不知痛处矣。”诸医诊候讫，𬤇请议药，东宫曰：“议药何为？”𬤇曰：“圣上特命入诊议药矣。”东宫曰：“既有圣教，则议药可也。”遂以当归须散，秉定而退。

10.《正祖实录》卷 34 页 48—49〔正祖十六年（1792 年）闰四月十日〕

刑曹启言：“司谏院当该掌务书吏文应祥、陪书吏李益中、喝导尹金梦、姜必臣、吴圣谦等处查问，则应祥以为‘以掌务书吏，长在直房，官员去就，举行而已。无他所知’云。益中、金梦、必臣、圣谦等以为‘自尹九宗除拜后，逐日待令于其家，而前月二十五日，谓有身病，症势猝重，其家年少曰“病候猝剧，无以供仕。吏隶之留待无益，即为退去”云。且一见其推窗叫痛而已，长时闭门，不见其面，故病势轻重，不得详知’云。幼学全浩天、医员李朝昌等处查问，则浩天以为‘因九宗亲查李长兴所邀，去月念后，往见九宗之病，则症是癫狂，故四关、顖门等穴，连为下针’云，朝昌以为‘为李长兴所邀，往见九宗，则症是心疾，先用当归承气汤三贴，终不下泄，故大承气汤又用二贴，终不快泄，又用猪心丸显效’云。崇陵守仆李成位、山直崔介福、书员朴恒仪等处查问，则成位以为‘九宗有邻陵往来，而辄乘肩舆行过，惠陵红箭门外告以下马，则九宗辄曰：“霎过可也。”如是者数三次，至于此陵亦下马乎之说，无所闻知’云。介福、恒仪以为‘九宗过惠陵时，直过不下之状，虽未目见，而得闻于当番陵隶，则互相传说，果得闻知’云。谏院吏隶等所供，则邪疾所祟，因奴子之言，露髻出门，又托洞人之传，而渠辈目见，无过推窗一叫，此不足以证其狂易。且带隶来留，有何厌若之端，费辞逐送，使不得接迹者，莫晓其意。所供极漫漶，请并严刑得情。医人辈所供，则五六贴汤药、三四次试针后，即有显效，几至差复云者，太涉神速，不可准信。至于陵卒所供，则乘蓝舆直过红箭门之状，一一直告，闻来不觉心寒骨惊。究厥心肠，万剐犹轻。请令王府，严加鞫问，处以当律。”又启言：“尹九宗食主人前府使李淴处，九宗狂病真假，多般诘问则‘九宗自昨年秋，忽发心病，屡朔辛苦，至今二月，诸症得差，上京供仕。当其乡居发病时，未见其症形，而忽于去月念后，数日不得着睡之余，委顿苦痛，渐至于狂言妄说，罔有纪极，短衣乱发，奔出大道者，为再次，过去行人，无不环观。诸症转甚，日加一日，故邀致医人，试针屡次，少无其效。又用承气汤五贴，无甚动静，末乃以大黄、芒硝之属，作猪心丸用之，则大体差减，几乎如常，而言语间，犹有殊常之事。以渠所见，明知其真狂’云矣。大抵邪狂之疾，自非猝发猝差之症，而九宗之病，发于大论方张之际，差于台职既递之后，五日之间，变狂为常者，求之事理，初不近似。李淴之言，不过出于姻娅曲护之意，固当更加盘问，而系是朝官，请移义禁府处之。”允之。

朱权的养生思想在朝鲜的传播[①]
——从福井崇兰馆本《活人心》谈起

刘 青（弘前大学）

《活人心》(又称《活人心法》) 是明代文人朱权的著作，被朝鲜第一医书《东医宝鉴》多次引用，是至今仍被韩国医学界推崇的重要养生书。该书的朝鲜安玹跋本和朝鲜庆州本，有多部存世，历来关于《活人心》的研究也多围绕这些版本展开。本稿从明刊本《活人心》入手，特别是福井崇兰馆本《活人心》，是尚未被介绍过的新出资料，并通过对《医方类聚》以及《退溪先生遗墨：活人心方》的检讨，来初步探讨朱权的养生思想在韩国的传播及影响。

一、关于《活人心》明刊本及书名

《活人心》是明初文人朱权（1378—1448）的著作。朱权是明太祖朱

① 关于《活人心》及朱权养生思想的讨论，参见笔者文章：《朱権『活人心』の朝鮮と日本における伝播—諸本の比較を通して—》,《人間・環境学》第 27 巻，京都大学人間・環境学研究科紀要，2018 年;《朱権の養生思想の形成と展開—『活人心』『神隠』を中心に—》,《東方宗教》，135 号，日本道教学会，2021 年。本稿在以上两篇文章的基础上做进一步讨论。

元璋的第十七子（一说第十六子），自号臞仙，别号涵虚子、玄洲道人、丹丘先生等。洪武二十四年（1391 年）被封为宁王，封地为大宁（在长城喜峰口外），永乐元年（1403 年）改封南昌。身为皇室子孙，朱权后半生“弃轩冕之荣而嗜蓑笠，厌华屋之广而幕岩穴，舍千乘之贵而甘一农之贱”①，政途不顺的他，寄心黄老、道教、养生、戏曲，在这些领域也完成了多部作品。

《活人心》是他在养生方面的代表著作，成书时间无定说。另有《活人心法》《活人心方》等书名。全书大概两万字，由上下两卷构成，上卷以“治未病”为主旨，由“中和汤”、“和气丸”、“养生之法”、“治心”、“导引法”（包含八段锦、去病延寿六字法、四季养生歌、脏器保养等内容）、“保养精神”、“补养饮食”七个部分构成，包含了养生思想、养生术及食疗等内容。下卷以“治已病”为目的，由“玉笈二十六方”和“加减灵秘十八方”两部分构成，共记载了 44 种常用药方。序文中提到：“此书方虽不多，皆能夺命于悬绝，虽司命莫之神也。凡为医者而能察其病而用之，止此一书，医道足矣。人能行其修养之术而用之，止此一书，仙道成矣。”正是此书的著述目的。

据笔者的调查，《活人心》目前有五种版本存世，分别为明刊本、朝鲜安玹跋本、朝鲜庆州本、日本刊本（早稻田本）、江户写本。②明刊本有两部，其中一部现藏于台湾“中研院”傅斯年图书馆。此版本为残本，下卷的 14 种药方散佚，且由于时间和保存等问题，很多文字难以辨认。另一部出现在福井崇兰馆医书中，现由日本文化厅委托寄藏于日本杏雨书屋。

现存的福井崇兰馆医书包括了从南宋到清代的中国医书以及朝鲜时

---

① 朱权：《神隐》下卷，内阁文库本，自序。

② 关于其他版本的详情，参照上述论文《朱権『活人心』の朝鮮と日本における伝播－諸本の比較を通して－》。

代的医书共计154件，2018年举办的杏雨书屋开馆40周年纪念展示会中，包括《活人心》在内的一部分医书被首次公开展示。此版本的《活人心》作为新出现的资料，在过去的研究中都未曾提到。

福井崇兰馆是京都医家福井家的宅邸。江户末期，从福井枫亭（1748—1795）、福井榕亭（1753—1844）、福井棣园（1783—1849）到福井恒斋（1830—1900），福井家的各位医师除了在临床医学上十分活跃之外，也作为藏书家收藏了大量医书。大正到昭和年间，其家藏古书流入市场①。另外，卷首的“三角氏图书记”，是京都医家三角氏的藏书印。三角氏家亦代代从医，到三角了敬（1759—1824）的各代都非常注重收集善本医书。三角氏的收藏散佚之后，一部分进入了福井家，一部分收入京都综合资料馆（今名历彩馆）②。而此本正是经历了三角家的收藏，而后进入福井崇兰馆。福井崇兰馆本《活人心》为现存明刊本中的唯一全本，刊刻清晰。另外，据池田寿的推测③，此本极有可能是宁藩刊刻的原刻本。

对于两部明刊本的版本信息，总结如下。

（一）台湾“中研院”傅斯年图书馆藏本（以下简称：“中研院”本，图1）

二册二卷，线装。半框19.5×13.7厘米，四周双边有界（序文无界），黑口双鱼尾版心记丁数及“活”字。序文半叶五行，行十一字。正文半叶八行，行十八字。双行小注。有日本人训点，天头有注。序文首页有藏书印两枚，无法判明。卷头有三枚藏书印，分别为“史语所弢藏珍本图书”“傅斯年图书馆”“东方文化事业总委员会藏图书印”。从此本

---

① 小曾户洋：《福井崇蘭館とその藏書》，第117回日本医史学会总会杂志上发表。

② 武田科学振兴财团・杏雨书屋编：《杏雨書屋の藏書印（杏雨書屋特別展示会；第65回）》，2006年。

③ 池田寿：《福井崇蘭館本に関する覚書》，《杏雨》增刊号，2019年。

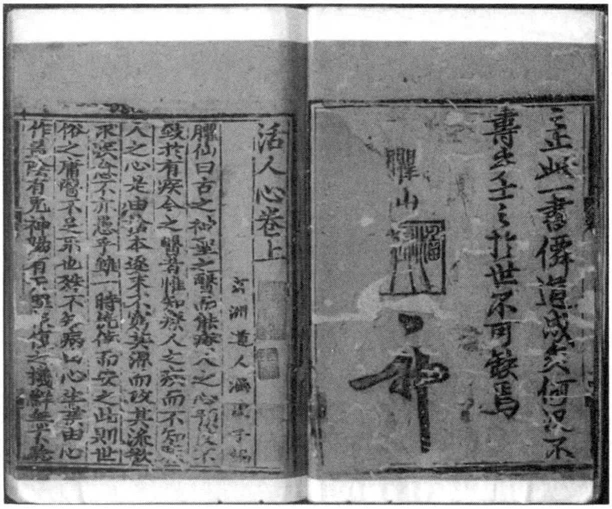

图 1　明刊本《活人心》(“中研院”本)

的训点来看，此本曾在日本流传。

本书的卷头书名为《活人心》。有序（朱权自序）。无目。终页有后人加刻“心卷下　终”。通过比较，笔者发现此本为残本。下卷的第三十一丁之后，从药方“小柴胡汤”的后半，包含药方“不换金正散”“十神汤”“生料五积散”“二陈汤”“参苏散”“香苏散”“经验对金饮子”“加减玄武汤”“五苓散”“四君子汤”“乌药顺气散”以及“四物汤”的前半部分均散佚。

（二）日本文化厅寄藏杏雨书屋藏福井崇兰馆本（以下简称：崇兰馆本，图 2）①

二卷一册，线装。半框 22.1 × 14.7 厘米。四周双边有界（序文无界），黑口双鱼尾。版心记丁数及版心书名“活”。序文半叶五行，行十一字。正文半叶八行，行十八字。双行小注。有训点、朱引及天头注。

① 根据笔者实地调查及上述论文《福井崇蘭館本に関する覚書》整理。

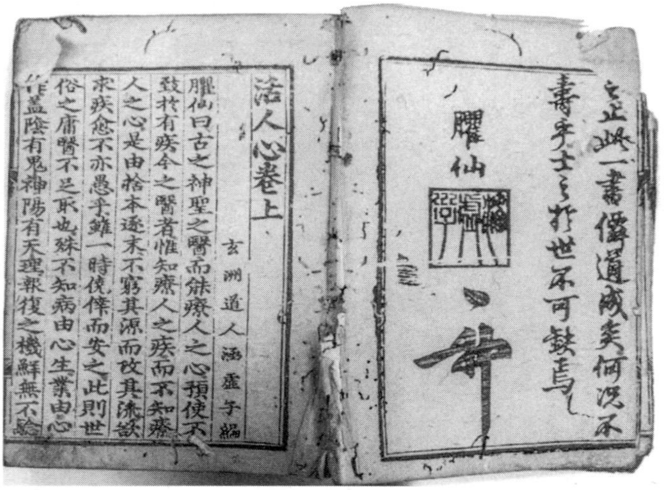

图 2　明刊本《活人心》(崇兰馆本)

序文首页有“三角氏图书记”印。

封皮提“明宁献王著 / 臞仙活人心　原刻”。卷头书名为《活人心》，有序（朱权自序）。无目。内容完整。在破损或虫蛀的地方，有补入字迹。其中，三十七丁、三十九丁、四十四丁、五十四丁为散佚后手抄补入。并且，在六十五丁后，手抄添加“又六十五”两页，添加了“神仙加味延寿丹”“加味金花丸”的内容。卷末同一笔迹手写“聚宝门外来宾楼姜普成谨施”①。

笔者以崇兰馆本为底本，与“中研院”本进行了对校，校勘结果如下：

1. 序文　一叶 b　太朴既散：“朴”字“中研院”本作“卦”，小字修正为“朴”。

2. 二叶 b　心君：“君”字“中研院”本作“古”，小字修正为“君”。

3. 三叶 a　逐物则意移，= 则神驰，= 则气散，= 则病生，= 则陨矣：

① 金陵书坊，根据张秀民《明代南京的印书》记载，来宾楼姜家似为专门印《大藏经》的经坊，现在可看到它宣德九年（1434 年）印刷的《大藏尊经》残部约 100 册。

“中研院”本未使用重文符号。

4. 上卷　三叶 b　仡々终：“中研院”本未使用重文符号。

5. 七叶 b　招魔引魅：“魅”字“中研院”本作“溽”，小字修正为“魅”。

6. 下卷　二十九叶 b　硫黄一两三味：“中研院”本作“一两二味”。

7. 二十九叶 b　橘皮为形：“形”字“中研院”本作“末”。

8. 三十叶 a　龙齿二两：“中研院”本作“一两”。

9. 三十叶 b　喫死牛马瘟毒：“瘟”字“中研院”本作“肉”。

10. 三十三叶 b　干生姜二钱：“中研院”本作“三钱”。

11. 四十九叶 b　大便结秘：“秘”字“中研院”本作“闭”。

12. 五十八叶 b　无问日数：“日”字“中研院”本作“目”。

与崇兰馆本相比，“中研院”本的下卷出现了几处讹字。从整体来看，崇兰馆本字迹清晰；从下图的配图（图 3、4）也可以看出差别。笔者由此推测，崇兰馆本为明代原刻本，而“中研院”本则可能是明代的后印本。

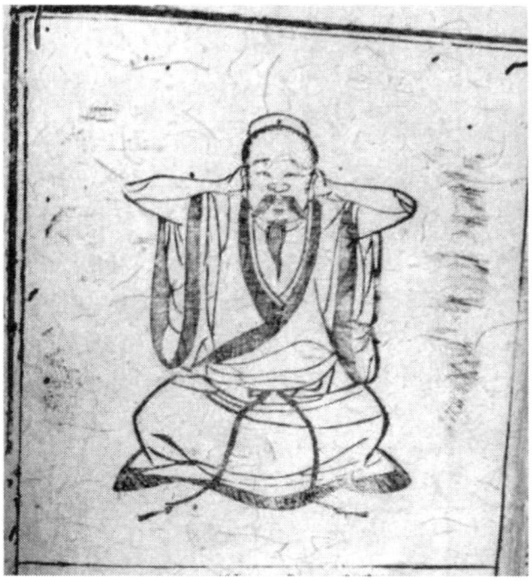

图 3　崇兰馆本

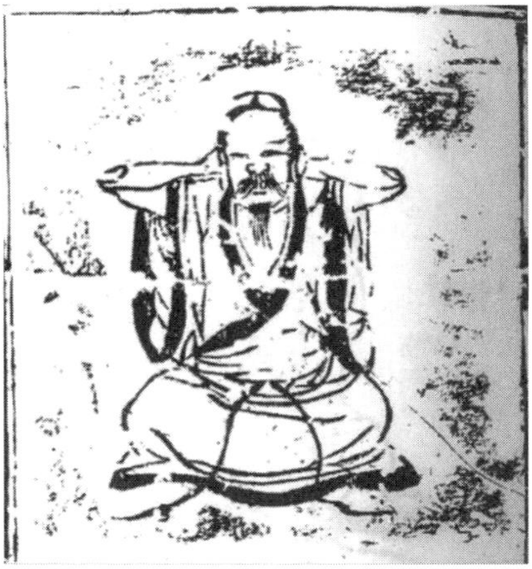

图 4　“中研院”本

关于书名问题，本书的常用书名为《活人心法》，在各种藏书目录及相关论文中，也出现了《活人心》《活人心方》《新刊京本活人心法》《臞仙活人心法》等书名。在本书的作者自序中提到“今述其二家之说、自成一家新话、编为上下二卷、目之曰活人心、谓长存救人之心、欲全人之生、同归于寿域也”，即是书名为《活人心》，取“救人之心”之意。崇兰馆本和“中研院”本的卷头书名也均为《活人心》。《百川书志》《国朝献征录》《江城名迹》的记载也均为《活人心》，明代养生书籍《遵生八笺》《食色绅言》引用该书时，也使用了“活人心书曰”“活人心云”之语。本稿使用书名《活人心》。

二、《医方类聚》中引用的《活人心》

《医方类聚》是朝鲜王朝时代，由世宗命令文官、医官等编纂的国家级医方百科全书。根据《朝鲜王朝实录》的记载，此书从 1443 年开始编纂，至 1445 年完成了 365 卷本。随后，文官梁诚之等又受命对原稿进行校正①，于 1477 年正式刊印了 30 部②，它是由 266 卷 264 册构成，合计记载药方约 5 万条，是由 950 万字构成的巨著。《医方类聚》引用了从先秦时代到明初约 153 种中国的医书③，并且它对引用部分不加增减和修改，对于散佚医书的考察研究具有重要的价值。在江户时代，根据《医方类聚》的引文，江户医学馆制作了名为《医方类聚采辑本》的 30 余部医书的复原本。

《医方类聚》的原刻版，有壬辰之乱时被带回日本之说④，现在，仅

---

① 《世祖实录》卷 18，国史编纂委员会本，1971 年。
② 《成宗实录》卷 80，国史编纂委员会本，1971 年。
③ 李倩：《〈医方类聚〉所引中国古代医籍研究》，北京中医药大学硕士论文，2006 年。
④ 多纪元坚：《時還讀我書》下卷，富士川文库本，京都大学图书馆藏。

存的朝鲜版藏于日本宫内厅书陵部①。江户末期，喜多村直宽（1804—1876）以朝鲜版为底本，辅以各种写本补充了原版12卷的残缺内容，对木活字板进行了再刻。之后出版的朝鲜东洋医科大学本，北京人民卫生出版社本也都是在此活字板的基础上进行增减而成的②。

《医方类聚》引用《活人心》共计29处，其中上卷9处，下卷18处，有2处被重复引用，所以共计29处。分布在《医方类聚》的诸风门、伤寒门、眼门、齿门、咽喉门、血病门、心腹痛门、水肿门、赤白浊门、诸痢门、解毒门、痈疽门、膏药门、杂病门、养性门中。

具体的引用内容，如表1所示（表格排序以《医方类聚》篇目为序）：

表1 《医方类聚》引用《活人心》内容

编号	《医方类聚》的篇目	《医方类聚》的卷数	相对应的《活人心》篇目及内容
1	诸风门　十二	卷之二十四	下卷“玉笈二十六方”药方：辟巽锭子
2	诸风门　十二	卷之二十四	下卷“玉笈二十六方”药方：捉虎丹
3	伤寒门　三十七	卷之六十三	下卷“加减灵秘十八方”药方：加减玄武汤
4	伤寒门　三十七	卷之六十三	下卷“加减灵秘十八方”药方：五苓散
5	眼门　七	卷之七十	下卷“玉笈二十六方”药方：宋真宗皇帝敕封琼液膏
6	齿门　三	卷之七十三	下卷“玉笈二十六方”药方：神功散
7	咽喉门　四	卷之七十六	下卷“玉笈二十六方”药方：玉关金钥匙
8	血病门　二	卷之八十五	上卷“补养饮食”：柏汤
9	心腹痛门　三	卷之九十四	下卷“玉笈二十六方”药方：神灵丹
10	水肿门　四	卷之百二十九	下卷“玉笈二十六方”药方：丹房奇术不服药自去水
11	赤白浊门　二	卷之百三十四	下卷“玉笈二十六方”药方：天下第一部药
12	赤白浊门　二	卷之百三十四	下卷“玉笈二十六方”药方：玉露丸
13	赤白浊门　二	卷之百三十四	下卷“玉笈二十六方”药方：金锁丹
14	诸痢门　六	卷之百四十一	下卷“玉笈二十六方”药方：感应丹

① 宫内厅书陵部版《医方类聚》现存250卷152册，为缺本。
② 真柳诚：《喜多村直寛による『医方類聚』の復刊》，《漢方の臨床》39卷12号，1992年12月。

（续表）

编号	《医方类聚》的篇目	《医方类聚》的卷数	相对应的《活人心》篇目及内容
15	解毒门　四	卷之百六十四	上卷“养生之法”：酒虽可以……饥则尤宜忌之
16	痈疽门　九	卷之百七十八	下卷“玉笈二十六方”药方：玄灵散
17	痈疽门　九	卷之百七十八	下卷“玉笈二十六方”药方：天浆
18	膏药门　二	卷之百九十四	下卷“玉笈二十六方”药方：神授东华益算膏
19	杂病门　三	卷之百九十七	下卷“玉笈二十六方”药方：至圣来复丹
20	杂病门　三	卷之百九十七	下卷“玉笈二十六方”药方：归神丹
21	杂病门　三	卷之百九十七	下卷“玉笈二十六方”药方：捉虎丹
22	杂病门　三	卷之百九十七	下卷“玉笈二十六方”药方：灵宝丹
23	养性门　三	卷之二百一	上卷：臞仙曰……乃可长生
24	养性门　三	卷之二百一	上卷“中和汤”
25	养性门　三	卷之二百一	上卷“和气丸”
26	养性门　三	卷之二百一	上卷“养生之法”：脾好音乐……后遂无患、人之劳倦……户枢不蠹也、夏一季……久则成患、水之在口……甚高可也、后汉王真……不生诸疾
27	养性门　三	卷之二百一	上卷“治心”
28	养性门　七	卷之二百五	上卷“导引法”
29	养性门　七	卷之二百五	上卷“去病延寿六字法”：总诀、吹肾气、呵心气、嘘肝气、呬肺气、呼脾气、嘻三焦、四季养生歌

引用的《活人心》上卷内容包括柏汤、中和汤、和气丸、治心、导引法、去病延寿六字法和本卷开篇的一部分内容。引用下卷内容分别为药方：辟巽锭子、捉虎丹、加减玄武汤、五苓散、宋真宗皇帝敕封琼液膏、神功散、玉关金钥匙、神灵丹、丹房奇术不服药自去水、天下第一部药、玉露丸、金锁丹、感应丹、玄灵散、天浆、神授东华益算膏、至圣来复丹、归神丹、灵宝丹。

通过对上表的分析，笔者得出以下结论。首先，在《医方类聚》的“养性门”中，多处引用了《活人心》上卷养生术的内容。其次，在《医方类聚》的“解毒门”（上表第15项）和“养性门”（上表第26项）中都引用了该书上卷“养生之法”处的相同内容。而“解毒门”是通篇引用，“养性门”却做出了取舍，省略了中间的几处内容。最后是，《医方类聚》中多次引用了《活人心》下卷“玉笈二十六方”中的药方，而“玉笈二十六方”基本上为朱权首创的药方①。

本稿以崇兰馆本《活人心》为底本，对《医方类聚》的引文内容进行了校对。《医方类聚》使用了日本宫内厅书陵部的朝鲜原本②。文字异同如下：

1.《医方类聚》齿门　三　卷七十三

神功散

《活人心》：牙疳（小字）神功散　　▲省略

2.《医方类聚》咽喉门　四　卷七十六

玉关金钥匙

《活人心》：咽喉（小字）玉关金钥匙　　▲省略

3.《医方类聚》咽喉门　四　卷七十六

玉关金钥匙　淮乌　三钱、寿域神方　二钱（割注）

《活人心》：玉关金钥匙　淮乌　三钱（割注）　　★校勘，补注

4.《医方类聚》心腹痛门　三　卷九十四

神灵丹

《活人心》：心疼（小字）神灵丹　　▲省略

5.《医方类聚》诸痢门　六　卷百四十一

感应丹　前三味别研

《活人心》：感应丹　前三味另研（只有安玹本作“别研”）　　●误

6.《医方类聚》杂病门　三　卷百九十七

灵宝丹　乳香　各半两

① 参见上述论文《朱権の養生思想の形成と展開－『活人心』『神隠』を中心に－》。

② 朝鲜版《医方类聚》第 63 卷缺，第 129 卷破损严重，目前无法确认。本次校勘暂不讨论异体字。

《活人心》：灵宝丹　乳香　各半钱　　●误

7.《医方类聚》养性门　三　卷二百一

荣胃昏乱

《活人心》：荣卫昏乱（其他朝鲜本均作“胃”）　　●误

在上述比较中，第1、2、4项为小字部分的省略，第5、6、7项涉及《医方类聚》的讹误。笔者在之前的论文中对《活人心》的两种朝鲜刊本和明刊本做了文字校对，发现了近200处不同①，相比较而言，它与《医方类聚》引用部分的文字差异非常少。

笔者对第3项异同进行了考证。此处加入的小注，是对在《活人心》和《寿域神方》中出现的相同药方进行比较而做的补注。根据《医方类聚》的凡例：

一　诸方以世代先后，分门编入，不分细目。

一　一门内一药重出，而治症、药材、服法无加减，则于初见处，书某方同；大同小异，则其异者分附；小同大异，则全方附录。

可见第3项是按先后顺序引用，对于同药方的异同进行了补注。从编纂顺序来看，《活人心》不仅排在《寿域神方》之前，也排在朱权的《运化神枢》《神隐》之前。其中可以确定的是，《神隐》成书于“永乐六年”②，因此可以推断《活人心》的成书在此之前。同时，结合朱权的生平和著述情况来看，关于养生及道教类著作基本都是他到南昌（1403年）之后写成的。而且，《活人心》使用了“玄洲道人涵虚子”的署名，从朱权作品来看，这个署名也出现在他迁封南昌之后，因此基本可以确定此书刊刻于迁封南昌之后。综上，笔者推断《活人心》的成书年代应该在

① 参见上述论文《朱権『活人心』の朝鮮と日本における伝播：諸本の比較を通して》。

② 朱权：《神隐》下卷，自序。

1403 年到 1408 年之间。

三、李退溪的手抄本

在《医方类聚》引用《活人心》之后，朝鲜王朝的著名儒学者、朱子学的集大成者李退溪（1501—1570）也亲自抄写了《活人心》上卷的内容。李退溪在年轻的时候，困于“心疾”①，在自学养生与医药知识的过程中，对《活人心》产生了极大兴趣，抄写并保存了此书。李退溪一生中多次因病辞官，并最终归乡建立陶山书院，专念学问与教育。“李退溪提倡存养省察、穷理之说，特别对朱子学中的心学内容十分重视”②，因此不难理解，注重“疗人之心”的朱权著作会引起他的注意。

目前，《退溪先生遗墨：活人心方》藏于韩国上溪光明堂，影印本由退溪学研究院出版。通过比较，笔者认为李退溪手抄本的内容与明刊本系统最为接近。关于李退溪手抄本只存上卷的问题，一种可能是，李退溪只感兴趣于上卷的养生思想及养生法，因此只抄写了上卷；也有可能是李退溪抄写时，明刊本《活人心》已是残卷（只存上卷）。

《退溪先生遗墨：活人心方》影印本刊载了李家源的《〈活人心〉解题》，他判断“此手抄本为李退溪年轻时的笔迹”，即此手抄本比安玹跋本和庆州本更早完成。如果上述“李退溪抄写时，明刊本《活人心》已是残卷”的假设成立的话，那么在安玹跋本和庆州本刊刻时期，因为没有下卷，所以必须寻找新的底本。这也解释了为什么现存安玹跋本、庆州本的内容，尤其是下卷与明刊本差异较大。从这个结果推测，当时并没有合适的底本，但是刊刻者努力做了最大程度的复原。

---

① 韩国文集编纂委员会编：《退溪先生文集》，1993 年，卷 8《擅弃丰基郡守推考缄答状庚戌正月》，第 3 册，第 6 页：“矣身病在心腑，辗转深痼，自壬寅・癸卯年始”，“辞免司宪府执义启，壬子五月二十六日”，“小臣素有虚劳心气之疾，自癸卯・甲辰年以后，病势益深”。

② 友枝龙太郎：《李退渓—その生涯と思想》，首尔：退溪学研究院，1985 年，第 36 页。

朝鲜王朝初期，使臣伴同医员频繁出使明朝，亲自学习明医学，并将药材和医书带回朝鲜。然而，由于自然地域的差别，在朝鲜获得和明朝同样的药材并非易事。在学习明代医书的同时，临床上找到同样的药材或者使用同等剂量十分困难。因此，由当地医官对医书上的药方进行核对、实验，以及临床上进行修正，这些情况也可以想象到。

《活人心》朝鲜安玹跋本的主导者安玹，字仲珍，号雪江，官至左议政。精通医方，曾领导内外医局。根据《明宗实录卷》记载，安玹曾在医院做教育统领。在中宗生病时，药房的提调（官名）曾奏请和安玹讨论治疗方案①。由此来看，由安玹来主持对《活人心》中的药方进行考察和修正，这种情况也具有很大可能性。

结　论

最后，对《活人心》的书名变化问题，笔者按时间顺序重新梳理如下：

1. 明刊本“中研院”本、明刊本崇兰馆本的书名为《活人心》。
2. 《医方类聚》引用时，使用了《臞仙活人心方》。
3. 李退溪手抄之时，使用了《活人心方》。
4. 朝鲜安玹跋本（1541 年）使用书名《新刊京本活人心法》。
5. 朝鲜庆州本（1550 年）使用书名《活人心法》。
6. 和刻本（早稻田本，1653 年）使用书名《臞仙活人心法》。
7. 《千顷堂书目》中记载“活人心　三卷”，《明史艺文志》中记载“活人心　三卷”。
8. 《天一阁书目》中记载“活人心法　二卷　明元洲道人涵虚子　嘉

① 《明宗实录》卷 12，《中宗实录》卷 105，国史编纂委员会本，1971 年。

靖二十九年　陕西市政司葛守礼重刊”。

可见此书书名是按照《活人心》→《活人心方》→《活人心法》的顺序发生变化，并且这个变化出现在传入朝鲜之后。

以上，本稿调查了“中研院”本和福井崇兰馆本《活人心》，并进一步分析了朝鲜国家级医书《医方类聚》对《活人心》的引用，以及李退溪的手抄本背景。从中观察出，朝鲜文人在引用《活人心》的时候，更重视其“疗人之心”的养生术和养生思想的内容。对该书的药方部分，也有可能做了本土化的选择和修改。

《活人心》的朝鲜庆州本，漂洋过海传入日本，成了和刻本（早稻田本）的底本，给日本养生思想的发展也带来了波澜。笔者今后的研究也将以此为方向，做进一步探讨。

何为大黄？
——全球流动、历史演进与形象变迁

林日杖（福建师范大学学报编辑部）

大黄，现在一般对应蓼科大黄属植物，主产于我国青藏高原及甘肃等西部地区，西部周边国家亦有所出产。大黄具有多种多样的用途，长期以来被视为重要的药材，主要以根茎入药。商品的流动，推动了全球化的展开与深化。大黄是世界全球化前率先全球流通的重要商品之一。大黄史与边疆民族史密切相关，借此，边疆民族史与全球史互相交融。融入不同医学体系的大黄，在边疆民族史与全球史互动的整体背景下，对不同医疗体系有着重要影响。而大黄的形象、内涵随之日益多元化。加之，近代植物学还有一个形成发展的时期，人们对大黄的准确认识经历了曲折漫长的历程。何为大黄？显然并非那么不言自明。无论是研究大黄与明清中外关系，还是讨论贸易对药物、医疗的影响，对于世界大变局中的药材本身进行专门考察都是必要的。对大黄的阐释，可以从特定层面推动对医疗史、全球史及物质文化史的理解。

一、大黄是药材吗?

(一)大黄是中药吗?

据考古发现,中华先民很早就使用了大黄。秦汉时成书的《神农本草经》明确记载:“大黄,味苦寒,主下瘀血、血闭、寒热,破症瘕积聚,留饮宿食,荡涤肠胃,推陈致新,通利水谷,调中化食,安和五臓。”①唐代医圣孙思邈的《千金方》、明代李时珍的《本草纲目》,也都对大黄的药用价值做了详细记载。清乾隆七年(1742年),敕修《医宗金鉴》撰成,该书收录了大量使用大黄的药方。在漫长的历史进程中,中医形成了不同的医派;各医派对大黄的理解并不完全相同。综观之,医籍里的“大黄”系统主要有三类:一是大黄各种异名的产生和流传;二是正品、伪品大黄的区分;三是因中药炮制方法不同而造成的药性各异的各种大黄。中医对大黄的理解,奠定了大黄在中西医学界的基本形象。尽管大黄属植物有约60种,但中西方广泛认同的大黄,其实主要是中医正品大黄,而中医正品大黄只有3种;大黄正品与否的标准在于该大黄是否具有中医强调的泻下功能。中医对大黄的认识,在一定程度上影响了来华西人的大黄观念,并通过他们对西方社会对大黄的认识进一步产生影响。

可见,大黄是一味历史悠久的中药。然而,作为药材,大黄就只是中药吗?大黄可以不是中药吗?

(二)大黄是藏药吗?

藏医药对大黄的独特分类及认识,可以从1736年刊印的藏医学名著《晶珠本草》中体现出来。《晶珠本草》下部第二编“诸药性能各论”对各种藏药进行了介绍。其中第六章第40种为大黄,第41种为亚大黄,

① 黄奭:《神农本草经》,北京:中医古籍出版社,1982年,第267页。

第42种为曲玛孜。藏药中，“大黄”品名有：君扎、斑玛扎仁、西卜相、冬木纳合卡曲、赛尔保奥丹、札卜相、萨奥加保赛尔多合等。其中“茎粗长，有节者，为大黄，也称黑大黄；无茎，叶柄小者，为小大黄，称为白大黄，又叫山大黄；生长在山沟，茎多，状如蓼茎，叶象橐吾叶，无叶柄，叶子同前而粘衣者，为中大黄，称为曲笨巴、曲居木、肖邦巴、肖赤那保、若交尔等”。“亚大黄”品名有：曲扎、曲穷巴、拉曲、赛尔东、巴青巴、拉高、曲巴、夏拉合建、加保贝尔赛尔建等。其根名曲扎，茎名曲，叶名曲洛，干名曲冈。亚大黄根像大黄根而有皱纹。“本品也作为中大黄或称为红大黄。”“曲玛孜”，又名札卜琼、孜达合毛、居普、卡卓拉普、居如木如等。在“大黄”“亚大黄”与“曲玛孜”三种藏药中，“大黄”“亚大黄”可以纳入现代植物学蓼科“大黄属”的范围（亚大黄包括了藏北大黄、穗花大黄、歧穗大黄）；而“曲玛孜”则既包括大黄属内的小大黄，也包括大黄属之外的西伯利亚蓼。① 可以说，藏医学对大黄的理解，具有明显的特点，既不同于现代植物学也不同于中医学。

可见，大黄确实是重要的藏药。藏医药是在广泛吸收、融合古代医药学，包括中医药学、印度医药学和大食（即阿拉伯帝国）医药学等理论的基础上，通过长期实践所形成的独特的医药体系，迄今已有上千年的历史，是我国较为完整、较有影响的民族医药之一。那么，大黄首先是中药，还是藏药？大黄进入藏药体系，是受中药影响吗？还是相反（考虑到大黄主产于青藏高原）？

（三）大黄是阿拉伯药材吗?

本文讨论阿拉伯医学，是基于地跨欧亚非三洲的阿拉伯帝国（632—

① 帝玛尔·丹增彭措著，毛继祖等译注：《晶珠本草》，上海：上海科学技术出版社，1986年，第93—97页。又及，近年出版的藏医药名著《医学四续》一书所附“动植物汉文、拉丁文学名对照”，亚大黄仅对应一种现代植物，即穗序大黄（*Rheum spiciforme*），恐不确。参见宇妥·元丹衮波著，毛继祖、马世林、罗尚达、毛韶玲译注：《医学四续》，上海：上海科学技术出版社，2012年，第335、340页。

1258，唐贞观六年—南宋宝祐六年 / 蒙古宪宗八年）的历史影响而展开的。[1] 先看看阿维森纳（Avicnna 或 Ibn Sīnā，980—1037）等阿拉伯医家对大黄的认识。阿维森纳“不仅是持续发展了十一个多世纪的希腊医学的巅峰，也是将希腊的医学实践发展了至少两个世纪之久的阿拉伯医学的巅峰”。所著的医学百科全书《医典》“取代了最早的医学全书并且在至少六个世纪里一直是医学上的‘圣经’。它不仅在中世纪，而且在文艺复兴时期，都是医学的圣经，并且它还使文艺复兴时期的医学存活了至少一个半世纪之久”。在文艺复兴时期，阿维森纳的著作出现了许多文种的版本，充分体现出阿维森纳著作对明清时期欧洲医学的重大影响。[2] 据研究，“《医典》的历史影响是巨大的，在问世约一个世纪后，便由意大利的翻译家杰拉勒德译成拉丁文，在西方深受欢迎。15 世纪的最后 30 年内发行了 16 次，到 16 世纪又发行了 20 多次，甚至 17 世纪后半叶仍有人刊印和阅读”[3]。阿维森纳强调：“用大黄之油汁涂搽，治疗筋腱断裂、神经疼痛和抽筋。”[4] 阿维森纳的出生地布哈拉，自唐朝以来就是丝绸之路上的重要商业城镇，与中国相邻，是阿拉伯文明与中华文明交融的重要场所之一，有利于阿维森纳获取有关中国大黄的信息。阿拉伯人对中国大黄非常推崇：“强肝健胃以及促进其它内脏功能最有力的大黄，治疗急性腹泻、痢疾和慢性发烧最有效的大黄乃中国大黄，而事实上，最有镇静作用、渗透性最强的也是中国大黄。”[5] 关于这一点，法国汉学家费琅（Gabriel Ferrand, 1864—1935）于 1913—1914 年出版的《阿拉伯波斯突厥东方文献辑注》一书还有更多的相关记载。

---

① 阿拉伯帝国疆域包括了当今的伊朗。本文讨论阿拉伯医学，地域上包括伊朗，这与当下对阿拉伯地区的理解有所不同。

② 这个部分的引文和评述来自乔治·萨顿著，郑诚、郑方磊、袁媛译，杨惠玉校：《文艺复兴时期的科学观》，上海：上海交通大学出版社，2007 年，第 91—104 页。

③ 江晓原主编：《科学史十五讲》，北京：北京大学出版社，2006 年，第 122 页。

④ 费琅辑注，耿昇、穆根来译：《阿拉伯波斯突厥人东方文献辑注》，北京：中华书局，1989 年，第 289 页。该书将阿维森纳译作“阿维凯奈”。

⑤ 同上，第 296 页。

进入了阿拉伯医学《医典》及其他医籍数百年的大黄，还必须且只能视作中国药材，即只能视作中药吗？从西方传入中国的药材，数百年后还得被看作西药吗？可否将阿魏剔除出传统中药，只因其有外来药材的背景？[①]类而言之，宋儒将佛教视为外来宗教，我们现在还将佛教视为外来宗教吗？答案不言自明。破除思维惯性，动态地看待有关问题是重要的。进入了《医典》及其他阿拉伯医籍数百年的大黄，已然是阿拉伯药材了。

（四）大黄是西药吗？

古罗马医生迪奥斯科里德斯（Dioscorides，约40—90）认为："大黄产于博斯普鲁斯海峡西岸地区，并从这里运往它地。这是一种根茎，黑色，与大矢车菊根相似，只是大黄较小，里边呈血红色。大黄无味，质软且轻。最优质的大黄不会生虫，稍带黏性，略有收敛性，放入口中咀嚼，即成黄色和藏红花色。内服，可治疗胃肠道胀气、胃弱、一切疼痛、腱衰、脾肝肾病、腹痛、膀胱和胸部疼痛、神经抽痛、子宫疾病、坐骨神经痛、咳血、哮喘、打嗝、肠溃疡、腹泻、周期性发烧、蛇咬伤等。用伞菌同样的剂量和赋形剂同时下药。此药和醋一起涂擦在瘀斑和脓疮外，瘀斑和脓疮便会消失。把大黄和水一起制成糊剂敷在慢性炎症处，炎症就会治愈。大黄有收敛性，而且略有热性。"[②]

明清时期，迪奥斯科里德斯的著作在西方社会流传甚广，其作品不仅很快被译为阿拉伯文，而且出现了东方和西方两种阿拉伯文版本系统。

---

① 关于阿魏，可重点参看北京大学陈明教授的研究成果。如陈明：《历代译名及其词义流变：阿魏的文化史之一》，《欧亚学刊》新8辑，2018年，第143—157页；Angela K. C. Leung and Ming Chen, "The Itinerary of Hing/Awei/Asafetida across Eurasia, 400–1800", In *Entangled Itineraries: Materials, Practices, and Knowledge across Eurasia*, ed. Pamela H.Smith, Pittsburgh: University of Pittsburgh Press, 2019, pp.141–164；陈明：《阿魏：一个中古外来词的中国化历程》，《中国古典学》第2卷第1期，北京：北京大学出版社，2022年，第241—291页。

② 费琅辑注，耿昇、穆根来译：《阿拉伯波斯突厥人东方文献辑注》，第288页。

拉丁文著作也有两个版本系统，其一可以追溯到6世纪早期。不同语言版本的问世，使得“任何能够阅读希腊文、阿拉伯文或拉丁文的医生都可以使用迪奥斯科里德斯著作”。他的作品还在学术圈之外获得普及，并在16世纪的西欧产生了不少于四种语言的译本，包括意大利文（1542—1547，明嘉靖二十一年—二十六年）、德文（1546，明嘉靖二十五年）、西班牙文（1555，明嘉靖三十四年）、法文（1559—1579，明嘉靖三十八年—万历七年）。此外，16世纪以来还出现了越来越多的评论迪奥斯科里德斯的著作。① 凡此种种，体现了迪奥斯科里德斯对阿拉伯医学及西方医学的影响。迪奥斯科里德斯著作中有关大黄的论述，亦由此在阿拉伯世界及欧洲得到广泛传播，不仅对西医产生了影响，而且促进了西方大众对大黄的进一步认识。

此外，传统西医还深受阿拉伯医学的影响。其中，体液疗法对泄下作用的强调，强化了大黄在传统西医中的重要地位。

明清以来，传统西医逐渐向近代西医转化。但直至晚清时期，大黄在西医中仍占有重要地位。这可以从晚清来华西人著述收录的有关药方反映出来。英国伦敦会传教医师合信（Benjamin Hobson，1816—1873）所著、1857年（咸丰七年）出版的《西医略论》② 及1858年出版的《医学英华字释》等书即收有不少有关大黄的药方。如，《医学英华字释》“药品名目”就收有“大黄膏”“大黄冲水”“哑罗大黄丸”“黄连大黄丸”“大黄丸”“大黄干姜丸”“大黄青礬丸”“大黄姜末散”“大黄”“大黄酒”等药。③

美国公理会传教士卢公明（Justus Doolittle，1824—1880）在《英华萃林韵府》（*A Vocabulary and Hand-book of the Chinese Language*）介绍有：Rhubarb，大黄 ta’huang；Rhubarb mixture，大黄水 ta’huang shui；White

---

① 乔治·萨顿著，郑诚、郑方磊、袁媛译，杨惠玉校：《文艺复兴时期的科学观》，第156—161页。

② 合信著，管茂材同撰：《西医略论》，咸丰七年上海仁济医院刊本。

③ Benjamin Hobson, *A Medical Vocabulary in English and Chinese*, Shanghai Mission Press, 1858, pp.62–66. 此书在《近代来华外国人名辞典》“合信”条意译为《英汉医学词汇》，而此书原有中文书名《医学英华字释》。

rhubarb，牛皮消 niu'pi Hsiao。值得注意的是，“牛皮消”译成英文则为“White rhubarb”（白大黄）。①

高似兰（P. B. Cousland，1860—1930）编撰有《高氏医学辞汇》（*Cousland's English-Chinese Medical Lexicon*）。该书是我国近代最重要的医学工具书之一，是 20 世纪 50 年代以前的标准中英医学辞典。从 1908 年（清光绪三十四年）到 1949 年间，《高氏医学辞汇》共出版 10 版。②笔者查看的 1949 年第 10 版中，有关大黄的药方有：水制大黄酊、复方大黄酊、酒制大黄酊（大黄酒）、大黄浸膏、复方大黄浸膏。与合信的著作相比，种类有所增加，译名有所变化。

可见，大黄很早就进入了传统西医的范畴，在传统西医转向近代西医的过程中，大黄仍是西医所重视的药材。由此，大黄在中西医学中均有相应地位。也正是因为这样，民国时期官修《中华药典》虽因由中国西医主导修纂所收中药甚少，但大黄仍位列其中。③

综合论之，从产地及当地医学体系来看，大黄应是藏药；大黄在中医体系中有着重要地位，所以又是中药；在阿拉伯医学体系中，大黄也是很重要的药材；大黄融入了传统西医，成为传统西医的重要药材。医学背后涉及的是哲学体系与逻辑思维，体现各自文明的特色。相对而言，药材是比较容易跨越不同文明的。无须改变既有的文明体系及逻辑思维方式，药材也可以在不同的文明中得到运用。不吸收美洲医学体系本身，并不妨碍清康熙帝采用来自美洲的金鸡纳。当然，一个医疗体系下的药材，融入另一个医疗体系，而失去外来者的身份，则是需要时间积累的。

---

① Justus Doolittle, *A Vocabulary and Hand-book of the Chinese Language*, vol.1, 1872, p.411. 据笔者了解，中医并没有“白大黄”之说。据研究，“牛皮消”为萝藦科植物，明代朱橚《救荒本草》卷一有介绍。大黄则一般指蓼科大黄属植物。西方世界是如何产生“White rhubarb”的称谓的，应进一步查考。参见《李约瑟中国科学技术史》第 6 卷第 1 分册，北京：科学出版社，上海：上海古籍出版社，2006 年，第 288 页。

② 张大庆：《高似兰：医学名词和术语翻译标准化的推动者》，《中国科技史料》2001 年第 4 期。

③ 芦笛：《国民政府的药物标准统一工作——以药典的筹备、编纂和推行为中心》，《福建师范大学学报（哲学社会科学版）》2017 年第 1 期。

由于历史情境的多样化，我们对大黄的理解也要多样化，需要考虑全球流动及历史演进对大黄身份可能的影响。

二、大黄是怎么样的药材?

国外特别是西方社会，从大黄传入之初便想要多方面了解大黄，西方对大黄的认识史，便由此深入展开。哪种大黄是真大黄、好大黄？原植物的形态是怎样的？相关问题，一直到中国近代才认识得比较清楚。

无论是中方还是西方，对大黄药效的认识都有个过程，甚至有所反复。中国主要对何处所产大黄最佳意见不一，但最终达成基本共识，形成中医正品大黄（3 种）。① 西方对哪一种大黄为真大黄、好大黄，亦有过探索。清代前期，掌控着东西方大黄贸易的俄罗斯深刻影响了西方人对大黄的基本认识：一是认为俄罗斯出口到欧洲的大黄是好大黄；二是认为俄罗斯出口到欧洲的马蹄形大黄是好大黄。由于大黄特别是药效好的大黄主要产于中国，而长期以来，西人无法在中国进行深入考察，因此西方社会要更准确地认识大黄、认识好大黄，则要到晚清时期，至此，中西方有关大黄的认识实现了一定程度的汇通。

明清时期，中西方都出现了从医学角度关注大黄原植物的现象。

《本草纲目》是明代名医李时珍所著的医学巨著。该书“大黄”条对大黄的植物形态做了介绍。通过来华西人对该书的介绍及其不同版本的西传，扩大了大黄在西方社会的传播，从而使得该书对“大黄”及其形态的记载，从中国史意义走向世界史意义，成为中外关系史的重要内容。

有资料显示，明末清初来华的意大利籍传教士卫匡国（Martin

① 值得关注的是，明清之际中医对最基本的中药材内涵的认定均发生变化。江南产的大黄不被医家认可了。其他诸如附子、人参、地黄正宗产地也发生了调整。相关分析，此处暂不展开。

Martini，1614—1661）能够辨别大黄的形态。“卫匡国，准确的观察者和《中国地图》的作者，将另一批货物鉴定为真正的大黄。这位神父于1654年[①]6月从阿姆斯特丹到安特卫普。路过巴伐利亚的隆德（Lund），他在那里参观了杰出的植物园和拜访贵族朱斯特·诺贝莱尔（Juste Nobelair）镇长，一个很有教养的人。他看见了Hippolapathum的古老品种，满树圆圆的叶子，树长得很高很美丽，是真正的大黄。未经主人讲，卫匡国就报出了树名。基歇尔神父也认同这种说法。因而我们把这一植物的图画收入本书，这是不久前才绘制的。”[②]从基歇尔《中国图说》附图来看，卫匡国的确能鉴别出真正的大黄。[③]

差不多与卫匡国同时，南明朝来华的波兰籍传教士卜弥格（Michel Boym，1612—1659）据中医文献将大黄的植物形态介绍到西方。他在1652年（明永历六年/清顺治九年）前所著《中国事务概述》一书即有关于大黄形态的介绍：“大黄这种植物的叶子很大，有两只手那么长，它的底部有皱纹，面上光滑，叶子的两边有绒毛。它的茎秆从地表上伸出，有一只手那么长，呈绿色，贴近它的叶子也呈绿色。当它有绿色的叶子的时候，它就是绿的。大黄成熟后，当它的叶子还是绿色的时候，就可以把它连根一起挖出来。一般认为，如果它的液汁呈黄色，叶子呈血红色，那就成熟了。如果它很细嫩，那就是最好的大黄。”[④]卜弥格稍后（约1653年/

---

① 明永历八年/清顺治十一年。——引者注

② 阿塔纳修斯·基歇尔著，张西平、杨慧玲、孟宪谟译：《中国图说》，郑州：大象出版社，2010年，第333页。

③ 《中国图说》附有两幅图。其中第331页有“Matthiolus的大黄”图，第332页有“真正的大黄”图。查照一下，“真正的大黄”图，描述出了大型圆锥花序，而叶子为圆形或近圆形，则仍似波叶大黄。无论是波叶大黄，还是正品大黄（药用大黄、掌叶大黄、唐古特大黄），均为大型圆锥花序；而药用大黄、唐古特大黄叶子是近圆形或宽卵形，而掌叶大黄叶子明显与此不同。值得指出的是，两图中，前图对花序描述不确，而且叶子有较明显、夸张的皱波状，因此，头一图作者所要描述的实际是波叶大黄，然不大确切，所描绘的甚至很可能是蓼科酸模的羊蹄（羊蹄有土大黄、羊蹄大黄、癣大黄等称谓，然而并非蓼科大黄属植物，而是蓼科酸模属植物）。而后一图，据卫匡国的认识所绘之图，可以判断为真正的大黄的图像。材料中提及唐古特大黄，将其视为唐古特大黄的图像，有关文字说明与图是合适的。因此，此图可以视为“真正的大黄”的图像。

④ 卜弥格著，爱德华·卡伊丹斯基波兰文翻译，张振辉、张西平中文翻译：《卜弥格文集：中西文化交流与中医西传》，上海：华东师范大学出版社，2013年，第190页。

明永历七年 / 清顺治十年至 1655 年 / 明永历九年 / 清顺治十二年间）完成的《中国植物志》一书，是西方研究中国动植物的第一部科学著作，曾于 1656 年（明永历十年 / 清顺治十三年）在维也纳出版。[①] 其中有对大黄植物形态方面的记载："大黄虽然生长在整个中国，但最常见于四川、陕西省和靠近长城的肃州。""这种植物的叶子很大，它比两个手掌还长。它的背面发皱，表面光滑，边上有一层绒毛。它成熟后，就会萎谢，变得枯黄，最后便掉在地上。大黄的茎秆长到一个手掌那么高后，它的中部便长出一根柔嫩的枝桠，枝桠上开满了花（像大的紫罗兰花），从这种花中能够挤出一种像蓝色的牛奶样的液汁。大黄有一种刺鼻的气味，不好闻，它的根部或尾部都埋在地里，有一两个，有时候有三个手掌那么长，呈灰色，不太好看。它所有的根丝都很细，向四面伸展。如果把这种根切成一块块的，里面就露出了黄色的瓤，瓤中带有红色的纹路，还会流出一种黄色的或者略带红色富于黏性的液汁。如果将这些块状瓤加以干燥处理，经验告诉我们，其中的液汁马上就会挥发掉。" [②]

雍正（1723—1735）年间，法国来华耶稣会士巴多明（Dominique Parrenin，1663—1741）根据从产地采购大黄回来的中国药商的叙述，获得了大黄植物形态方面的知识："大黄生长于中国许多地方，其中最好的出自四川，产于陕西、西藏的远在其下。其他地方也有，但均不被看好，大家也不用它。大黄茎秆颇似小竹子，中空、易断，高 3—4 法尺，深紫色。3 月时分，茎干上会长出长而厚的叶子，它们四四相对地长在同一个叶柄上，形成一个花萼。花为白色，有时也有紫色的。到了 5 月，它会结一颗黍粒般大小的种子——人们于 8 月间采摘。大黄的根部又粗又长，分量最重、内部大理石花纹最多的根乃为上品，最受人器重。"这里反映

---

① 卜弥格著，爱德华・卡伊丹斯基波兰文翻译，张振辉、张西平中文翻译：《卜弥格文集：中西文化交流与中医西传》，第 299 页。

② 同上，第 337 页。因为卜弥格在图示中将"大黄"拼成"太黄"，译者将本注中"大黄"均译为"太黄"。为阅读方便，本处引用均将"太黄"改为"大黄"。

的应是中国正品大黄特别是四川绵纹大黄的植物形态。①

需要指出的是，在卫匡国、卜弥格、巴多明对大黄进行鉴定的时代，近代植物学尚未发展成熟，还未形成如现代植物学般规范的判断方法。而到晚清时期，有了很大的变化。西方人得以深入中国，深入大黄产区考察，逐步获得了有关大黄原植物的更多信息；对于大黄的好坏，也有了更深入的认识。西方人对植物形态与药效的认识，走向综合。

晚清来华的英国循道会士师惟善（Frederick Porter Smith，1833—1888），既是医师又是植物学者。他对大黄的植物形态做了相当谨慎的描述，没有以清前期传教士那种以少量文字概括大黄植物形态的企图了。因为他知道："湖北荆州（King-chau fu），陕西北部的绥德州，甘肃的陇西（Lung-si）县，四川的茂州（Mau chau）及成都（Chingtu）府，都出产大黄，品种不一，有的品种与喜马拉雅大黄品种相同。"由于不同的大黄植物学性状并不相同，故而，其在介绍这些大黄后，仅谈及"大黄在三四月开花，在五月结籽"。而后，他又从近代植物学角度区分了《本草纲目》所提及的另一种大黄的种属关系及其形态。"在《本草》中还提到一种被称作大黄的植物，这种大黄生长在江南，这种大黄开花时间早得多，所产大黄根质量也较差，这种大黄即土大黄。土大黄与山大黄，实际上是酸模的根茎。"关于大黄的质量，他谈道："唐古特或吐蕃（turfan）和西藏所产大黄质量较好。川大黄总体来说是最好的大黄，尽管极好的大黄来自陕西。食用大黄（*Rheum Rhaponticum*）有时运到汉口。"② 有关看法其实融入了中国对大黄品质的认识。

---

① 杜赫德编，郑德弟等译：《耶稣会士中国书简集：中国回忆录》卷2，郑州：大象出版社，2001年，第307—309页。而杜赫德的书又对瑞典来华随船牧师奥斯贝克等人产生了影响。《耶稣会士中国书简集》只是《耶稣会士通信集》的节选。除《通信集》外，杜赫德还编有《中华帝国全志》，其中第3卷记述了医药、博物等方面的内容。此两部著作与《北京耶稣会的中国纪要》合称"欧洲18世纪关于中国的三大名著"。参看陈君静：《大洋彼岸的回声：美国中国史研究历史考察》，北京：中国社会科学出版社，2003年，第7—8页。

② Frederick Porter Smith, *Contributions towards the Materia Medica & Natural History of China*, Shanghai: American Presbyterian Mission Press, 1871, p.185.

应指出的是，尽管长期以来西方社会对大黄原植物以及何种大黄为真大黄、好大黄不甚清楚，但不影响大黄在西方的运用，也不影响大黄在传统西医中的重要地位。然而，西方社会对大黄奥秘的不断探索，逐渐冲破将大黄视为药材的传统认知，大黄具备了药材之外的诸多角色。

三、大黄还是药材吗?

大黄并非不言自明的药材，各种大黄在不同医学体系中的地位是有差异的（如土大黄在中西方的差异）。即使在同一医学体系中，在不同历史时期内，大黄的地位也并非一成不变。在历史上，各种大黄并非都是药材；大黄原本也并非只充作药材。大黄有着药材之外的其他角色。从植物学角度对大黄进行的考察，使得大黄逐渐向蓼科大黄属植物转化。

（一）作为食物的大黄

大黄用作食物，在我国有着非常悠久的历史，至少始于唐朝。我国第一部官修本草《新修本草》认为，大黄“醒酒，堪生啖，亦以解热”，但“多食不利人”。① 食用大黄的习俗，没能在中原地区流传下来，却在边疆民族地区保存了下来。

约于南宋淳祐七年（1247 年）成书、南宋进士叶隆礼奉敕修撰的《契丹国志》记载了契丹在端午节服用大黄汤的情况。这反映了契丹对大黄药性功能的认识；同时，由于该书为宋人所作，因此可见宋人了解契丹使用大黄汤的情况，尽管契丹人所建政权辽早在 1125 年（北宋宣和七

① 苏敬等撰：《新修本草》，北京：中医古籍出版社，1985 年。《新修本草》一名《唐本草》，是唐代政府于高宗显庆四年（659 年）编制的本草书，有“中国最早的药典”之称，也是世界上最早的国家药典。这部在唐初制定的药典，最初由长孙无忌（先世鲜卑贵族、北魏皇族支系）领衔。唐代民族交融比较明显，大黄用作食物可能与唐代的少数民族背景有关，即鲜卑背景有关。唐以后，食用大黄习俗在中原基本不传，但大黄汤在契丹宫廷中得到流传。食用大黄的习俗是否源于边疆少数民族？唐都长安在陕西，而陕西一带出产大黄，是否对食用大黄习俗的形成有影响？待考。

年 / 辽保大五年 / 金天会三年）即已灭亡。

食用大黄的习惯于明清时期传到了欧洲。西方世界对大黄进行了改造，培育出诸多适于食用的品种，促进了食用大黄习俗在欧美的普及。因此从全球的角度看，大黄作为食物被广泛使用的时间才约两百年。①用作食物的大黄，主要是指大黄的地上部分，特别是大黄茎。据晚清来华西人的记载："中国人与欧洲不同，并不食用大黄茎。"②但从当代相关著作来看，内蒙古、宁夏一带尚保留着食用大黄的情况。③

（二）作为染料的大黄

1850 年代前，世界有机染料尚未投入生产。植物染料是世界上使用最为广泛的染料。在"大黄制夷"观念盛行之时，大黄不仅仅是重要的药材，同时也是重要的染料。

清初俄人将大黄看作织物的染料，稍后才重点关注其药用价值。"起初，大黄的买卖是自由的。当时，大黄主要用于出口国外，或者（极少量）为国内所用，而且仅限于用来做织物（毛织物等）、并未用来做药材。因此，阿列克谢·米哈伊洛维奇时期的克雷扎奇将其列入《颜料植物》之列，而不是《药用植物》。17 世纪左右，大黄根的疗效应该是被人获悉，出口量大增。"④可见，俄国人开始是从染料（颜料）的角度关注大黄的，而后才关注大黄的药用价值。中亚一带，蒙古人所用大黄染料效果较好，但此品种不是中医正品大黄，即非供药用的大黄。晚清时

---

① 郑俊华、果德安主编：《大黄的现代研究》，北京：北京大学医学出版社，2007 年，第 819 页。

② Frederick Porter Smith, *Contributions towards the Materia Medica & Natural History of China*, p.185.

③ 1830 年代到阿富汗游历的英国人，亦关注到阿富汗当地产大黄、食大黄。另外，1840 年前后，来华英人整理出来的西人有关大黄的记述中亦有食用大黄的情况。参看 G.F. 米勒、彼得·西蒙·帕拉斯著，李雨时译，赵礼校：《西伯利亚的征服和早期俄中交往、战争和商业史》，北京：商务印书馆，1979 年，第 40 页。

④ 特鲁谢维奇著，徐东辉、谭萍译，陈开科校：《十九世纪前的俄中外交及贸易关系》，长沙：岳麓书社，2010 年，第 98 页。"药用大黄"（drugs rhubarb）之外，西方还有"染色大黄"（dyeing rhubarb）之名目。

期，俄国探险家波塔宁（G. N. Potanin，1835—1920）曾来华考察。早在来华前，他就比较关注大黄。1868 年（同治七年），波塔宁《论 18 世纪准噶尔与布哈拉的商队贸易》一文发表。文中谈到，1653 年（顺治十年），仅一个中亚商人销往俄国的大黄就达 671 公斤。“中亚商人不仅经营本地产品，还利用地处东西商道的有利条件，经营着与中国、印度、波斯的过境贸易。中国的大黄被认为是万能商品，作为染料也很有价值，在俄国深受欢迎。从 17 世纪上半叶起，布哈拉商人垄断波斯和俄国的大黄贸易。”①

随着俄法等国纺织业的发展，用作染料的大黄的需求量也在增加。1714 年（康熙五十三年）6 月在福建的意大利籍传教士利国安神父（Giovanni Laureati，1666—1727）在致法国德泽亚男爵的信中提到：“还有一些药用草本植物和根菜，若不是我们与中国人的贸易使它们被了解，它们在欧洲就可能不为人知。其中最主要和最驰名的是大黄。它在这里的售价很低，而且中国人好像只把它用作黄色染料。他们向我们出售大黄前几乎已从中提取了全部染料成分，对此我无法原谅。确实，如果我们得到上好的大黄，它可以派许多用场。”② 由此可见，大黄在清代前期是欧洲人眼中的重要染料。

俄人将大黄视作染料可能与蒙古僧俗常用大黄染色有关。俄国原本只是蒙古金帐汗国统治下的一个封建小邦。清初彼得一世时期发展成为俄罗斯帝国。在俄国东进过程中，不少蒙古部落居住地区纳入了俄国的版图，他们与俄国境外的蒙古地区保持着密切的联系。

---

① 波塔宁：《论 18 世纪准噶尔与布哈拉的商队贸易》,《莫斯科大学皇家中世纪史学会报告》第 2 卷，莫斯科 1868 年版，第 53 页。转引自蓝琪《论 16 至 17 世纪中亚国家与俄国关系的实质》,《世界历史》2008 年第 1 期。

② 杜赫德编，郑德弟等译：《耶稣会士中国书简集：中国回忆录》卷 2，第 115 页。因为中国出口到欧洲的大黄，实为大黄根。因此，此处反映的是大黄根用于染色的情况。其实，据网络资料，大黄用于染色，多用大黄叶；大黄因为有某种酸性物质，着色后不易褪色。所以，也运用于艺术绘画。参看：http://www.howtopedia.org/en/How_to_Dye_/_Textile_with_Natural_Colors%3F；另据有关资料，有些大黄更适于做染料，有些更适于做药材，有药用大黄（drugs rhubarb）与染色大黄（dyeing rhubarb）之分。

国人有关记载亦提到大黄用于染色的情况，但年代较迟。乾隆五十三年，松筠专办恰克图事，他提出以查禁大黄的方式对付俄国，认为“彼国不可一日无大黄”。“盖俄罗斯新都在彼得堡，滨海多鱼。旧都在莫斯科洼，五谷较少，惟鱼是食，须大黄以解鱼毒。其东偏锡仁利诸部本鞑靼旧壤，风俗多同蒙古，不食五谷，惟嗜牛羊酥乳，脏腑火盛，亦必须大黄以荡涤之。至俄罗斯南境毗连安集延回疆等处，食大黄者虽少，而多用以染色。故俄罗斯特派头人专司收买大黄散给属下，官卖济众。”① 可见，这里在强调大黄药用功能的同时，亦提及大黄的染色功能，并将这种功能在大黄诸种角色中的地位体现出来了。松筠有关记述，实体现在其《绥服纪略》一书，《朔方备乘》有关记载所据应即是书。② 因此，清代前期的大黄制夷，虽然是基于大黄药用价值的考虑，但也兼及了大黄作为染料的功能。

（三）作为烟草的大黄

早在乾隆末年，随军进藏的江南人士周蔼联就注意到藏人吸食大黄叶的现象：“番人以大黄叶晒干以代烟，吸之以代大黄，亦所食皆牛羊乳酪，吸此可食火耳。” ③

清末以来一直在藏地活动的英国人贝尔（Charles Bell，1870—1945），对藏地吸食大黄烟的习俗进行了详细介绍：“烟草大半由印度输入，少数的由中国本部输入。由尼泊尔西克姆及布坦（不丹）④ 输入者，为数最少。有些人，特别是在环绕拉沙（拉萨）各区者，不吸烟，但吸大黄以代之。他们想吸烟有罪，大黄则否，以期安慰他们自己的良心，

---

① 何秋涛：《朔方备乘》卷 37，收入《中国边疆丛书》第 2 辑，台北：文海出版社，1966 年，第 767 页。

② 胡秋原：《近代中国对西方及列强认识资料汇编》第 1 辑第 1 分册，台北：“中研院”近代史研究所，1972 年，第 72 页。

③ 周蔼联：《〈竺国纪游〉序》，收入《近代中国史料丛刊续辑》第 458 号，台北：文海出版社，1974 年。

④ 括注为引者注，下同。

但是大部分人以烟合大黄吸。”“上等阶级不常由店中购买混合的烟，因其中含有泥土。他们所买的一种大黄，名为 Cho-lo。他们先把大黄洗净，再加入大麦啤酒，即可以吸。这种 Cho-lo，由拉沙南部输入，遍布西藏之大半。妇人们不吸烟。”①“他们常以吸鼻烟的方式吸烟。”②

1924 年，英国驻打箭炉领事孔贝（George Alexander Combe, 1877—1933）也记载了藏地吸食大黄的情况：“烟草（tama）通常的用途是吸烟或做灯花。是从中国、尼泊尔、不丹和锡金进口来的。大黄的叶子就是拉萨很有名的‘却罗’（cho-lo，汉语：酸姜），通常也拿来吸烟。西藏女人不吸烟，如果她吸了，就会被人讥笑……；但西藏女人吸大黄。约有百分之七十的男人和女人吸食大黄；不过，这个数字不包括牧民和喇嘛，他们从来不吸。”③孔贝有关大黄的知识来自藏人智慧保罗，即著名藏学家谢国安。④

可见，藏人吸食大黄烟的习俗至少从乾隆末期就已产生并一直延续到民国时期，且随时代发展有所变化。除了传统的以大黄代烟外，大部分人以烟合大黄一起吸，上等阶级甚至还加入了大麦啤酒。到民国时期，出现了关于妇女吸食大黄烟的记载。大黄叶具有的辛辣味，确与烟叶类似。1870 年代，西方社会出现了用大黄叶制假烟的现象。⑤西人这一做

---

① 查理士比耳著，刘光炎译：《西藏人民的生活》，上海：民智书局，1929 年，第 257—258 页。这里“查理士比耳”即贝尔。贝尔在《西藏的人民》（*The People of Tibet*）一书里介绍了藏人吸食大黄烟的习俗。该书有多种中译本。此处所引刘光炎译本将此书译为《西藏人民的生活》。贝尔曾于 1904—1905、1906、1908—1918、1920—1921 年在我国西南以及不丹和哲孟雄（锡金）充当英国政府代理人，关于西藏的著述有多种，是著名的西藏通与藏学家。

② 同上，第 258 页。清乾隆四十三年序刊本《西域闻见录》载，温都斯坦（今克什米尔一带）回民钟爱大黄，囊系胸前，舌舐而鼻嗅之。由于温都斯坦毗连藏地，笔者以为有可能是海兰达尔对吸食大黄烟习俗的误读而《西域闻见录》的作者椿园莫辨真假（或者椿园误读了海兰达尔的有关描述）。温都斯坦一带若似藏地居民吸食大黄烟，而吸烟的方式又是鼻烟，那不解内情的海兰达尔（游方僧人）便可能误读。此处材料进一步侧证笔者的判断。笔者此前相关考证，参见《论清代大黄制夷观念的发展演变》（下），收入《明清海防研究论丛》第 3 辑，广州：广东人民出版社，2009 年，第 231—232 页。

③ 孔贝著，邓小咏译：《藏人言藏：孔贝康藏闻见录》，北京：中国社会科学出版社，成都：四川民族出版社，2002 年，第 113 页。

④ 史幼波：《大香格里拉洋人秘史》，重庆：重庆出版社，2007 年，第 108 页。

⑤ Clifford M. Foust, *Rhubarb, A Wondrous Drug*, Princeton: Princeton University Press, 1992, pp.195–196.

法是否借鉴了藏人吸食大黄烟的习俗，不得而知。①

（四）植物学意义的大黄

明清时期，东西方社会不断从植物形态学角度关注大黄。将关注重心从植物的效用转到植物本身上来，是植物学从医学独立出来的重要标志。明清时期仍处在传统植物学向近代植物学转换过渡的阶段。近代植物学则逐渐建立起科学的鉴定植物种属的体系。

随着植物学的发展，由“大黄”出发，产生了“大黄属”这一较为庞大的大黄家族。

大黄属，全世界大约有60种。根据《中国植物志》②等文献资料、结合明清时期中外关系史的变迁，可以将清代西方世界发现大黄的进程划分为三个时期，其中以1842、1870年为重要界标。

1842年前，西方对大黄了解并不多。不过，瑞典著名植物学家林奈③（Carl von Linné，1707—1778）为大黄属植物做了奠基工作，命名大黄属植物（*Rheum* L.）以及下属的掌叶大黄（*Rheum palmatum*，1759年）、波叶大黄（*Rheum undulatum*，1762年）、密序大黄（*Rheum compactum*，1762年）、圆叶大黄（*Rheum tataricum*，1781年）。矮大黄（*Rheum nanum*）则由德籍俄国科学院院士帕拉斯（Peter Simon Pallas，1741—1811）等人于1796年定名。藏边大黄（*Rheum australe*）由苏格兰植物学家大

---

① 明代蒙古部落亦采大黄叶。据瞿九思《万历武功录》载：“会满五大部夷银定、倘不浪道逢满秃害采大黄叶。满秃害，故青把都部夷也。”明万历时，关外的蒙古部落分为吉囊部、老把都部及俺答部三大部落。《万历武功录》首刻于明万历四十年（1612年），因此至少此时明王朝已知大黄叶在蒙古诸部落中亦有用途。参看瞿九思：《万历武功录》，卷9《中三边》“波儿哈都台吉列传”，载《四库禁毁书丛刊》史部第36册，北京：北京出版社，1997年，第100页。蒙藏关系密切，是否蒙地如藏地一样使用大黄叶？还是用以染色？具体不得而知。

② 中国科学院中国植物志编辑委员会：《中国植物志》第25卷第1分册，北京：科学出版社，1998年，第166—209页。

③ 林奈从未到过中国、印度等远东地区。他的瑞典学生彼得·奥斯贝克（Peter Osbeck，1723—1805）曾到中国为他收集植物标本，留下了有关大黄的记述。参看彼得·奥斯贝克著，倪文君译：《中国和东印度群岛旅行记》，桂林：广西师范大学出版社，2006年，第102页。

卫·唐（David Don，1799—1841）于1825年确定学名。①喜马拉雅大黄（*Rheum webbianum*）、穗序大黄（*Rheum spiciforme*）、卵果大黄（*Rheum moorcroftianum*）均由英国植物学家来拉（John Forbes Royle，1799—1858）于1839年命名。②枝穗大黄（*Rheum rhizostachyum*）由俄国科学家什连克（Schrenk）于1842年定名。

综上，1842年及此前，西方社会对产于当今中国境内的大黄，只鉴定出10种。1759—1781年，林奈鉴别出4种大黄；过了15年，帕拉斯于1796年鉴定出矮大黄；之后，直到1825年，才鉴定出1种新的大黄；又过了14年，即于1839年，才同时又鉴定出3种大黄；1842年鉴定出1种。输往西方被视为“真大黄”的中医正品大黄，此时仅有“掌叶大黄”一种被鉴定出来；在鉴定出来的大黄中，还常有异名，而且，西方在鉴定大黄过程中不时出现反复、混乱。这些，都反映出这一时期西方社会对大黄认识不清，了解甚少；然而，此时正值大黄制夷观念发展强化及盛行阶段，也正是大黄在明清中外关系史上发挥最大影响的时期。③1825—1839年鉴定出来的4种大黄，与英国人对喜马拉雅一带的中国西南边疆的侵略扩张有关；1796、1842年鉴定出的矮大黄、枝穗大黄，则与俄人在我国西北边疆的扩张有关。

---

① 大卫·唐于1822—1841年任伦敦林奈学会（the Linnean Society of London）图书管理员；1836—1841年任英国伦敦国王学院教授。在图书馆工作期间，他据加尔各答植物园两位植物学家汉密尔顿（Francis Hamilton）及华莱士（Nathaniel Wallich）收集的植物，编成 *Prodromus Florae Nepalensis*（1825年）一书，发表了藏边大黄的学名 *Rheum australe*。参看中国科学院中国植物志编辑委员会：《中国植物志》第25卷第1分册，第172页。

② 来拉出生于印度坎普尔，早年入东印度公司任助理医师；此后，他致力于研究生物学和地质学，在喜马拉雅山区大力从事采集活动。他也对印度植物的药用特性及土著使用历史进行了调查研究，1837年发表了调研论文《关于印度药物遗迹考》。曾任东印度公司植物园主近十年（该园设在位于喜马拉雅山下的萨哈兰普尔）。1837年他被任命为伦敦大学药用植物学教授，直至1856年。他的学术声望主要系于1839年首版的两卷本著作，即《喜马拉雅山植物图说及其他自然史》《克什米尔植物志》。另及，晚清时期西人傅兰雅口述、国人赵元益笔译《西药大成》，即译自来拉的著作《药物学和治疗学》。

③ 关于大黄制夷，可重点参看笔者及张哲嘉的既有研究成果。参拙文《试述清代大黄制夷观念的发展演变》〔《福建师范大学学报（哲学社会科学版）》2005年第5期〕、《论清代大黄制夷观念发展强化的原因》〔《福建师范大学学报（哲学社会科学版）》2006年第1期〕及张哲嘉：《“大黄迷思”——清代制裁“西洋禁运大黄”的策略思维及文化意涵》(《“中研院”近代史研究所集刊》2005年第47期)。

1843—1870年，仅有2种大黄新种，即“塔黄”“心叶大黄”被鉴定出来，而且依然是在喜马拉雅山区被发现。塔黄，又名高山大黄，学名为*Rheum nobile*，1855年由胡克（Joseph Dalton Hooker）及汤姆森（Thomas Thomson）两人定名，产于西藏喜马拉雅山麓及云南西北部，生于海拔4000—4800米的高山石滩及湿草地。喜马拉雅山南麓各国也有分布。同样，亦由胡克及托玛斯两人鉴定出心叶大黄（*Rheum acuminatum*）。这一时期西方发现的大黄新种少，与当时西方人无法顺利深入到大黄主产区有关。

1870年后，情况发生巨大变化。从1871年起，西方社会进入发现大黄新种的高峰期。这与西方国家在华扩张的深入有关。俄国人在大黄新种的发现与鉴定方面发挥着特别重要的作用；其他国家如法国等，亦有所贡献。到1870年代中期，由于俄国探险家普尔热瓦尔斯基（Николай Михайлович Пржевальский，1839—1888）到中国西部探险，中医正品大黄所对应的原植物，终于被完整鉴定出来。

随着“大黄”向“大黄属”的演化，大黄家族不断扩大。然而，大黄属下诸多大黄的药物意义一时并不大。但同为“大黄”，它们为医学界此后对大黄家族进行深入的研究提供了可能。

总之，本文探讨了大黄内涵及形象的历史变迁，展示了大黄的多样性及流变性。无论是笔者研究大黄与明清中外关系，还是学界同仁考察贸易对药物、医疗的影响，对大黄、对药物的多样性及流变性都应有所警觉。当下，物质文化史研究、全球史研究、医疗史研究在中国方兴未艾，并且逐渐融合起来，形成了以特定物质为切入口的各种研究。然而，应充分意识到对特定物质、特定商品本身进行深入探讨的必要。从特定物质的角度探讨1500年前后世界由分散走向整体以来的历史进程时，要充分考虑物质本身的多样性及流变性，使相关研究建立在较为扎实的基础之上。本文对大黄的探讨，只是这一意图的初步实践。

明清推拿术的知识流传与医技实践 ①

陈秀芬（政治大学历史学系）

前　言

按摩术在中国自古有之，然而以推拿为名的养生保健法，却直到明末清初才渐为人知。明代之前虽然有以按摩为名的医籍传世，但是后来若非亡佚，就是被节录于针灸、儿科与骨科专书之中。相较之下，以推拿为名的治疗技术或早已流传于民间，却在16、17世纪之后才有纸本形式传世，且多用于小儿医疗保健。18世纪清廷官编的《医宗金鉴》（1742年印行），则仅在骨科医论中收录推拿技法。

由推拿专书与手抄本从明末到清末一再翻刻、再版或传抄，显见其普受欢迎的程度。与此现象相左的，却是按摩科在晚明官方医学版图中的消失。唐代太医署设有按摩科，宋元中断，明初太医院复设按摩科，

① 本文为“国科会”专题研究计划“明清时期的民间疗法与保健手册——关于推拿、导引与灸法的研究”（NSC99-2410-H-004-105-）的研究成果。初稿曾经发表于“日常生活史视野下中国的生命与健康”国际学术研讨会（天津：南开大学中国社会史研究中心，2012年7月24—27日），以及第六届亚洲医学史学会年会（横滨：庆应义塾大学，2012年12月13—15日），感谢当时与会学者的提问与建议。

但是到了隆庆五年（1571 年），按摩科却再度从官方医学分科里消失。有清一代不再设按摩科。梁其姿指出，自明以降，与针灸、眼科、皮肤科和外科相关的技艺较不受重视，执业者地位较一般医者低。[①] 晚明医者张介宾（1563—1640）指出，国朝医术有十三科，“今按摩、祝由二科失其传，惟民间尚有之”[②]。这显示按摩、祝由等医技虽然不为官医与某些儒医所喜，却不影响它们在民间的普及。当时推拿手册的编者与刊印者包括医者与士人，其读者涵盖社会各阶层。这些手册的内容包括歌、诀、图以及手法，互相参照的情况颇为普遍，内容多见大同小异的现象，呈现了推拿术在口传与书写传统之间流通的轨迹。

本文将从推拿的技法、文本、理论与经验等角度进行分析，试图回答以下问题：首先，推拿是什么？与按摩如何区分？明清为何常以推拿医治小儿病症？其次，推拿与按摩在晚明地位的消长有无关系？当推拿术的能见度逐渐提升时，何以官方医学不再重视按摩科？复次，明清社会通常是哪些人在操作推拿术？厘清这些问题，有助于掌握推拿术在明清医学版图中的知识位置与社会形象，以及了解当时精英医者、通俗医者与一般士人对于这些流向底层的医疗技法的态度。

一、推拿：按摩的分身？

推拿与按摩在今日常被相提并论，不少推拿专书更把两者径自等同，宣称推拿乃按摩在明代之后的别称。[③] 然而，当“推拿”一词开始流行之

---

① 梁其姿：《明代社会中的医药》，《法国汉学》2002 年第 6 辑。

② 张介宾：《类经》卷 12《论治类 · 祝由》，明天启四年（1624 年）会稽张氏原刊本，天德尚贤堂梓行，第 37b 页。

③ 参见傅维康主编：《针灸推拿学史》，上海：上海古籍出版社，1991 年，第 194 页；吴润秋、祝刚主编：《推拿医籍精粹》，北京：人民军医出版社，2008 年，第 200 页；骆仲遥主编：《中国推拿百科全书》，北京：人民卫生出版社，2009 年，第 1—9 页；罗才贵、刘明军、王道全主编：《推拿医籍选》，北京：科学出版社，2011 年，第 19—20 页。

后，何以“按摩”的用语仍然常见？推拿与按摩两者是否完全等同？有必要从头溯源与释疑。

先论按摩。现存最早医学典籍《黄帝内经》(以下简称《内经》) 有以下记载：“形数惊恐，筋脉不通，病生于不仁，治之以按摩醪药。”依据唐代王冰（710—805）的解释，惊恐可引起“脉气并”“神不收”，导致“(筋脉）不通”“不仁”，唯有按摩才能“开通闭塞，导引阴阳”。① 明末清初张介宾与张志聪（1610—1674?）批注《内经》时，则从“惊者气乱，恐则气下”来理解气血散乱、经络不通所致的“不仁”，即“顽痹软弱”之证。② 这段话描述的是按摩搭配酒剂可治之症。关于按摩技法，《内经》另有“按蹻”之说：

> 中央者，其地平以湿，天地所以生万物也众，其民食杂而不劳，故其民痿厥寒热，其治宜导引按蹻。故导引按蹻者，亦从中央出也。③

按照王冰的注解，“五方”之“中央”由于“湿气在下”，以致民众多病于痿弱气逆、寒热时作；唯有源自其地的“导引”与“按蹻”之术，才适于治疗这些病症。其中，“导引”即“摇筋骨，动支（肢）节”；“按蹻”之“按，谓抑按皮肉；蹻，谓捷举手足”④。导引着重对筋骨、肢节的摇动，按蹻强调对皮肉、手足分别抑按、捷举。唯明代医者吴昆（1552—1620）对“按蹻”的解释略有不同：“按，手按也；蹻，足踹也。”⑤ 强调施治者本身的手脚并用。张介宾虽然也认为“按”有“捏按”之意，但“蹻”却指称“阳蹻、阴蹻”，即“推拿溪谷、蹻穴以除疾病

① 王冰注：《黄帝内经素问》卷7《血气形志篇》，北京：人民卫生出版社，1996年，第156页，注5。
② 张介宾：《类经》卷12《论治类》，第157页；张志聪：《黄帝内经素问集注》卷4《血气形志篇第二十四》，第50—51页。
③ 王冰注：《黄帝内经素问》卷4《异法方宜论》，第81—82页。
④ 同上，第82页，注3、4。
⑤ 吴昆：《黄帝内经素问吴注》卷1《金匮真言论》，北京：学苑出版社，2001年，第18页。

也”。① 准此，按蹻不仅以手施作，还须配合穴位“推拿”，似指推拿与捏按的动作可以互换。张志聪则主张“导引”为“擎手而引欠也”；“按蹻”乃“乔足以按摩也”。② 换言之，“按蹻”乃伸举足部以按摩，有别于“导引”的向上托手以延展身体。以上显示，即便是时代相近，医者对于何谓导引、按蹻也有不同见解。

“按摩”有时亦与“挢引”“案扤”相提并论。“挢引”“案扤”之说出自《史记》，按照唐代司马贞《史记索隐》的解释，“挢引”为“按摩之法”，即“夭挢引伸，如熊顾鸟伸也”。“案扤”亦谓“按摩而玩弄身体使调也”。③ 若要严格区分，“挢引”着重“熊顾鸟伸”④ 的动作；“案扤”偏向揉捏、摆弄身体的手法。此说似指导引同于按摩。其实，按摩作为导引的同义词，在孙思邈（581—682）的《千金要方》之中有不少例证。⑤ 然唐代佛僧慧琳却指出：“凡人自摩自捏，申缩手足，除劳去烦，名为导引。若使别人握搦身体，或摩或捏，即名按摩也。”⑥ 照其说法，按摩由他人所作，非一己所能为，与导引不同。此说明显与当时的主流意见不同。

再论推拿。“推拿”乃明代新创之词。目前研究多认为该词初见于万全（1499—1582）的《幼科发挥》⑦（1549 年？），现存最早的《推拿掌法

---

① 张介宾：《类经》卷 12《论治类》，北京：中国中医药出版社，1997 年，第 157 页。此处的“溪谷”指肢体肌肉缝隙，或泛指经络。穴位“蹻穴”分为“阳蹻穴”“阴蹻穴”，均是足部的经穴别名。参见李经纬、邓铁涛等主编：《中医大辞典》，北京：人民卫生出版社，1998 年，第 643、647、659 页。

② 张志聪解释：“夫中央之化气，由中而及于四方，故导引按蹻之法，亦从中而四出也。”又说：“盖中央之化气，不能充达于四旁，故宜导按其四支，以引血气之流通也。”显然是以一种对应的观点，来理解方位、气化作用与治疗方式之间的关系。见张志聪：《黄帝内经素问集注》卷 2《异法方宜论篇第十二》，台南：王家出版社，1983 年，第 50—51 页。

③ 司马迁：《史记》卷 105《扁鹊仓公列传第四十五》，北京：中华书局，1959 年，第 2788—2789 页，注 9。

④ “熊顾鸟伸”又名“熊经鸟伸”，出自《庄子・刻意》：“吹呴呼吸，吐故纳新，熊经鸟申，为寿而已矣。”成玄英疏：“吹冷呼而吐故，呴暖吸而纳新，如熊攀树而自经，类鸟飞空而伸脚。斯皆导引神气，以养形魄，延年之道，驻形之术。”见郭庆藩撰，王孝鱼点校：《庄子集释》卷 6 上《刻意》，北京：中华书局，1961 年，第 535—536 页。

⑤ Dolly Yang, “Prescribing ‘Guiding and Pulling’: Institutionalisation of Therapeutic Exercise in Sui China (581–618 CE),” Ph.D. Diss., London: University College London, 2018, p.35.

⑥ 释慧琳：《一切经音义》卷 18，台北：台湾大通书局，1970 年，第 361 页。

⑦ 万全：《新刊万氏家传幼科发挥二卷》卷上《肝所生病》，合肥：黄山书社，据清乾隆六年（1741 年）敷文堂刻万密斋书本影印，2008 年，第 20 页。

图》出自明代安徽张四维（1526—1585）所著《医门秘旨》(1576 年)。① 然而，“推拿”恐怕早已流传于人们的日常口语之中。万全说过“幼科拿法，即古之按摩法也”②。前述晚明张介宾以捏按、推拿穴位，解释有按摩寓意的“按蹻”。清中叶嘉善医者钱汝明（18 世纪）主张“即如推拿一道，古曰按摩”③。到了 19 世纪末，张言礼仍认为，“推拿者，即按摩之异名也”④。张振鋆亦说，按摩者“后世失其传而易为推拿之说”⑤。这些说法显示：直到晚清，将按摩、推拿视为一体二名或有延续关系者大有人在。只是，当时陈桂馨却是从区域来论按摩与推拿的关系：“按摩一法，北人常用之。曩在京师，见直隶满洲人，往往饮啖后或小有不适，辄用此法，云能消胀懑，舒经络，亦却病之良方也。南方专以治小儿，名曰推拿。”⑥ 以“北人”“南方”对比、“满洲人”“汉人”区分按摩与推拿的差异。

相较之下，清代太医院医官吴谦（1689—1748）奉敕编纂的《医宗金鉴》，却仅在骨科疗法中提及推拿与按摩，视其为骨科的两套不同手法。先看按摩法：

按者，谓以手往下抑之也。摩者，谓徐徐揉摩之也。此法盖为皮肤筋肉受伤，但肿硬麻木，而骨未断折者设也。或因跌扑闪失，以致

---

① 《医门秘旨》卷 11 专论《小儿科》，除了总论与色诊，尚有推拿手法，包括四肢的推、掐、捻等施作法。文中绘有一幅《推拿掌法图》，或为现存最早的推拿掌法图。见张四维：《医门秘旨》，收入“日本现存中国稀觏古医籍丛书”，北京：人民卫生出版社，据日本宫内厅书陵部藏万历（1573—1620）年间同安张氏恒德堂刊本影印，1999 年，第 753a—766a 页。另见《小儿科》，收入郑金生主编：《海外回归中医善本古籍丛书》(第十一册)，北京：人民卫生出版社，据明万历同安堂刊本排印，2003 年，第 230—238 页。

② 引自魏之琇：《续名医类案》卷 29《小儿科・风痫》，台北：宏业书局有限公司，1994 年，第 757b 页。

③ 钱汝明：《序》，《秘传推拿妙诀》第 12 册，载《北京大学图书馆馆藏善本医书》，北京：中医古籍出版社，据北京大学图书馆藏清抄本（1776 年）影印，1987 年，第 1 页。

④ 张言礼：《叙四》，张振鋆：《厘正按摩要术》，收入《续修四库全书》，上海：上海古籍出版社，据中国科学院图书馆藏清光绪十五年（1889 年）张氏刻《述古斋幼科新书》本影印，2002 年，第 997 册，第 499a 页。

⑤ 张振鋆：《叙五》，《厘正按摩要术》，第 500a 页。

⑥ 陈桂馨：《叙二》，《厘正按摩要术》，第 497b 页。

> 骨缝开错，气血郁滞，为肿为痛，宜用按摩法，按其经络，以通郁闭之气；摩其壅聚，以散瘀结之肿，其患可愈。①

准此，18世纪清宫似把“按”和“摩”视为两种操弄身体的动作，前者乃“以手往下抑之”，后者指“徐徐揉摩之”，分别用于“肿硬麻木，而骨未断折”和“骨缝开错，气血郁滞”，目的是疏郁通滞、消肿止痛和活血化瘀。再看推拿法：

> 推者，谓以手推之，使还旧处也。拿者，或两手、一手捏定患处，酌其宜轻宜重，缓缓焉以复其位也。若肿痛已除，伤痕已愈，其中或有筋急而转摇不甚便利，或有筋纵而运动不甚自如，又或有骨节间微有错落不合缝者，是伤虽平，而气血之流行未畅，不宜接、整、端、提等法，惟宜推拿，以通经络气血也。②

推拿与按摩虽同为正骨疗法，但是动作与目的不同。按摩一如前述，重在以抑按与揉摩的动作疏通气血。推拿则是以推动、捏定等手法，来让脱臼、错置之骨回复原位。在复健的过程中，若有筋骨不利、错落的问题，则不宜施以激烈的手法，而可借由相对温和的推拿使之逐渐痊愈。

综合上述，自古以来即有“按摩”一词；与“按蹻”“挢引”“案抏”虽然功能相近，皆能活络肢体、疏通气血，然其定义却因人、因时代而异，涉及躯体、皮肉、手足、穴位等的伸举、按压或揉捏，且常与“导引”混为一谈。此与明清时期按摩与导引有清楚的分野截然不同。③按摩既可作为自我养生之法，亦可作为为人疗疾之术。“推拿”一词出现

①② 吴谦等编：《御纂医宗金鉴（武英殿排印本）》卷87，《编辑正骨心法要旨》，北京：人民卫生出版社，1963年，第1035页。

③ 明代导引术的讨论见陈秀芬《养生与修身：晚明文人的身体书写与摄生技术》第五章（新北市：稻乡出版社，2009年）。

于明代，但明清医者多认为推拿乃由按摩衍变而来，不同之处在于推拿专用于小儿病症。此外，清中叶之后，官方医学似仅认可按摩与推拿在骨科方面的效用。要之，推拿与按摩的定义及其关系随着时间与地域而变。

二、推拿的文本生产与知识传承

一如所有偏重手技的知识体系，推拿原本以口传为主要的传承方式。由于口述资料今已不可得，若要掌握是项技艺在明清传承的轨迹，仍得依赖现存的文本与图像材料。尽管晚明之后以推拿为名的小儿保健手册渐多，几乎成为专治儿科病症的疗法，然而其内容却见于更早的幼科医书或医论。如徐用宣《袖珍小儿方论》（1405年）记述小儿推拿穴位与家传秘诀，后经钱宏重刻（1532年）、庄应祺校订补要再版，改名为《秘传看惊掐筋口授手法论》（1574年）；尽管书中无推拿之名，然其手足穴位图及推掐各法，并附诸惊推拿法，与后世小儿推拿书内容雷同。①

现存的明清推拿专书，大致可以分为刻本与手抄本两大类。其中，手抄本为数不少，有些流传至今成为孤本；部分刻本在清代由坊间书商刊刻、再版多次，颇受书籍市场与一般百姓的欢迎。这些以推拿为名的手册出现于16、17世纪之后，在19、20世纪达到高峰。它们的书名常出现妙诀、秘诀、秘书、秘法等词，一来可视作书商基于商业考虑所作的宣传术语，再者亦显示其知识的最初来源带有秘传色彩。众所周知，明代习医方式包括师徒相授、家族内传与自学。② 推拿知识的流传亦有类似特色，除了知识来源的驳杂，也与某些医学世家的垄断有关。

---

① 骆仲遥主编：《中国推拿百科全书》，北京：人民卫生出版社，2009年，第418页。

② 参见梁其姿：《明代社会中的医药》。

（一）医学世家

关于医学世家对于小儿推拿术的保存，可以前述张四维《医门秘旨》为例。书中两篇叙言提及张氏乃“皖世医也”，其书内容尽出自“家世所集医书”，所载小儿推拿专论或为家传秘术。[①] 另一例是《针灸大成》（1601 年）对《小儿按摩（经）》的收录。作者杨继洲（1522?—1620）出身于世医之家，祖父是太医。继洲幼年业举屡败，最后弃儒业医，由于家中“多蓄贮古医家抄籍”，所以他将它们汇集整理，编成《卫生针灸玄机秘要》（即《针灸大成》前身）。[②] 后来杨继洲治愈了官员赵文炳的痿痹之疾，赵因此允诺帮杨出版这部家传秘要。[③] 该书“将付之梓人，犹以诸家未备，复广求群书”。《小儿按摩（经）》（即《（保婴神术）按摩经》）便在此机缘下被收录于其书而流传下来。针灸书之所以收录按摩经，或因两者均着重于身体外部的医治，且都涉及经络知识。[④] 有学者认为《（保婴神术）按摩经》的原始作者四明陈氏，或可溯自元代庆元（今浙江宁波）人陈瑞孙、陈宅之父子。[⑤]

明末清初以推拿为名的小儿保健手册之流传，与江西金溪龚氏家族颇有关系。龚家以世医著称，族人常被拔擢至太医院工作。龚信曾任职于太医院，其子龚廷贤（1522—1619）年少时先业儒，后业医，曾任太医院吏目，故有“医林状元”之称。龚廷贤医学著作甚多，其中包括《小儿推拿方脉活婴秘旨全书》（亦称《小儿推拿秘旨》）。该书由龚廷贤述撰，经太医姚国祯补辑、胡连璧校正，由书商杨美生于万历四十三年

---

① 颜素：《题筠亭张先生医门秘旨序》；任可容：《医门秘旨叙言》，张四维：《医门秘旨》，第 613a—616b 页。

② 王国光：《卫生针灸玄机秘要叙》，杨继洲：《针灸大成》，收入《续修四库全书》，上海：上海古籍出版社，据万历二十九年（1601 年）赵文炳刻本影印，子部，1997 年，第 996 册，第 1b—2a 页。

③ 赵文炳在万历年间任巡按山西监察御史。

④ 赵文炳：《刻针灸大成序》，杨继洲：《针灸大成》，第 2b—3a 页。

⑤ 骆仲遥主编：《中国推拿百科全书》，北京：人民卫生出版社，2009 年，第 418 页。

梓行。书中序文作者（或为书商杨美生）言及曾向龚廷贤讨教岐黄之术，龚氏“乃出手泽一帙，则《推拿方脉书》也”。所谓“岐黄之术”含义甚广，龚廷贤本人著作亦多，他竟以《推拿方脉书》为代表。论者或有意借此强调这本书的重要性。① 在是书清刊本的《叙》中，龚氏亦自承：“予得此良法秘书已久，历试都验，不忍私藏，意欲供世。”② 这些均说明《小儿推拿方脉活婴秘旨全书》内容并非龚廷贤的独创，而是其整理家中保存、秘传之术，并希望该术有广为流传的机会。他的后辈龚居中（？—1646），亦曾任职于太医院，著有《新刻幼科百效全书》（1644 年），其中收录不少家传秘法手诀，阐述小儿按摩、推拿、诊治要旨。龚居中说：“余家庭授受疗男妇之法，奇正不一，独小儿推拿，尤得其传，转关呼吸，瞬息回春，一指可贤于十万师矣。”③ 这点再度印证小儿推拿乃龚家的独门医术之一。

（二）业余人士

从明清小儿推拿手册的成书过程，亦可见原无医学背景或仅有医学入门程度的文人参与其中。《小儿推拿秘诀》的作者相传为周于蕃。周于蕃，字岳夫，蒲圻（今湖北赤壁）人。周氏在二十七岁那年得子，因其子体弱多病，遂找来一名道人治之，虽颇见疗效，却对依赖口授的推拿术有“习而不察，语亦不详”之虑。周氏于是开始留心推拿论著，他偶然得到一个本子，却发现其中不无错谬；他细心历访诸方士与从业者，“陆续参订，有得即录之，渐次明尽，几欲梓之以传

---

① 龚廷贤述撰，姚国祯补辑，胡连璧校正，杨美生梓行：《新镌小儿推拿方脉活婴秘旨全书》，万历四十三年刊本，三卷，藏台北“央图”，微卷，《序》，第 1—4 页。

② 龚廷贤：《叙》，见龚廷贤述撰，姚国祯补辑，胡连璧校正：《新刻小儿推拿方脉活婴秘旨全书》，收入曹炳章编：《中国医学大成续集》，上海：上海科学技术出版社，据清康熙三十年（1691 年）大文堂刊本影印，2000 年，第 40 册，第 2 页。此篇《自序》未见于万历四十三年刊本中，加上文末又署名“绣谷龚云林书于保仁堂”，但是时龚廷贤早已谢世，因此该文是否真出自龚廷贤之手，还是后人伪托，待考。

③ 龚居中：《新刻幼科急救推拿奇法》，载氏著《新刻幼科百效全书》，北京：中医古籍出版社，据明崇祯十七年（1644 年）刻本影印，1993 年。

世”。彼时恰有一个名为张侯的人，有鉴于时俗偏好巫教，致病者误伤无算，所以决定协助周于蕃将此书付梓，以正视听。日本学者多纪元简认为，《小儿推拿秘诀》“据周（引者按：周于蕃）序，非其所自著”①。且其内容与太医院姚国祯述辑、万历中刘氏乔山梓行的《急救小儿推拿法》（二卷），以及万历三十二年龚廷贤述撰、太医姚国祯补辑、胡连璧校刊的《活婴秘旨推拿方脉》（一卷）雷同。在“推拿之术，未审出乎何人”的情况下，多纪氏主张“《明志》题‘周于蕃撰’，今不从也”。②简言之，《小儿推拿秘诀》只能说是业余人士之作，内容无关乎周于蕃的个人治验，而仅整理前人旧作与各家说法。即便如此，该书仍以周于蕃之名传世，初版之后即大受欢迎，在明末与有清一代历经多次刊刻。③

《小儿推拿秘诀》的影响力，从其启发后代许多推拿术学习者可见一斑。例如18世纪浙江嘉善医者钱汝明幼年多病，曾得一篇《按摩仙诀》练身，“试之屡验”，长大后再诵读其文，却嫌其简而不备，待他读到周于蕃《小儿推拿秘诀》，“观其参合指归，汇考同异，抉奥阐微，条贯井井，探而益深，索之而益远焉”。然也因该书相传已久，颇多残缺错讹，钱于是另取其本，亲自编写揣摩，详细参订，更采先贤绪论，以集其所未及，待书成后，改名为《秘传推拿妙诀》（1776年）出版。④

在所有《小儿推拿秘诀》的改编本之中，当以《厘正按摩要术》（1889年）传世最广。同治（1862—1874）、光绪（1875—1908）年间，“素不知医”的丹徒（今江苏镇江）人张言礼，由于长子得痟疾，久医

---

① 笔者手中的《小儿推拿秘诀》的清代刻本、抄本，均查无此篇自序，今引自多纪元简：《医籍考》卷75方论53，北京：学苑出版社，据日本富士川游氏影印家藏抄本排印，2007年，第588页，“亡名氏小儿推拿秘诀”条。

② 多纪元简：《医籍考》卷75方论53，第588页，“亡名氏小儿推拿秘诀”条。

③ 《中国医学大成总目提要》：“是书初刻于万历乙巳年（1605），重刻于万历丙午年（1606），三刻于万历四十年壬子年（1612）。三改其稿，为之翻刻。……清鹅湖张开文四刻于康熙二十四年（1685）……”引自骆仲遥主编：《中国推拿百科全书》，北京：人民卫生出版社，2009年，第419页。

④ 钱汝明：《序》，《秘传推拿妙诀》，第12册，第2—3页。

不愈，听人说黄帝有按摩法可治，却不得其术。幸而族中有善于按摩者，几经医疗，竟然治好其子之症。后来张言礼因故住进此族人家中，见其架上有《小儿推拿要诀》(即《小儿推拿秘诀》)，翻过一轮，才知推拿乃按摩之异名。他很高兴，想要借阅抄写，意在推广流传以救人命，那家人却不愿借他，说“此秘方也，慎毋泄”。结果张言礼竟然“私取录焉”，偷偷抄录其书内容。他把抄本藏于家中二十多年，虽然请教过很多医者，却无人能掌握其义，直到遇到宝应（今江苏扬州）人张筱衫，对其品德与医术甚为折服，才出示此书与观，尔后由筱衫着手重编与刊刻。① 张筱衫即张振鋆，原名醴泉，别名惕厉子，着有《痧喉正义》《鬻婴提要》等书。张振鋆以周于藩《小儿推拿秘诀》为蓝本，删其繁芜，分门别类，加上绘厥原图，博采群书，使《厘正按摩要术》呈现不同的风貌。总之，《厘正按摩要术》之出版经张言礼倡议、张振鋆厘正、孙凤翔参校、曹实卿与刘恕堂司音释，并经张言礼之子幼樵监督，于光绪十五年（1889 年）镌刊，收入张氏自刻的《述古斋医书》(1889 年)。② 该书在清末民初尚有其他刊本存世。

在清代流行的推拿专书之中，除了周于蕃《小儿推拿秘诀》及其衍生的文本传统之外，还有熊应雄的《小儿推拿广意》(1676 年，又称《推拿广意》《幼科推拿广意》)。熊应雄，字运英，西蜀东川（今四川，一说云南）人，精医，尤善儿科。根据作者自述：“余留心于此，偶得一编，乃推拿之法，诚治小儿金丹，苦无高明讨论，藏之有年。丙辰岁，余仗策军前，亲民青邑，去浙东开府陈公之辕仅百里许。陈公神于用兵，而又善于此术，余得旦夕请正，以窃庆焉。” ③ 此“陈公”指的是陈世

---

① 张言礼：《叙四》，《厘正按摩要术》，第 499 页。

② 陈桂馨：《叙二》，《厘正按摩要术》，第 497b—498a 页。

③ 熊应雄纂辑，陈世凯重订，王元璐参阅，赵凤鸣校：《推拿广意序》，《小儿推拿广意》，收入《续修四库全书》，上海：上海古籍出版社，据山东省图书馆藏清江阴学古山房刻本影印，2002 年，第 997 册，第 433—434 页。

凯（1629—1689）。陈世凯，字紫山，湖北恩施人，康熙十五年时在浙江带兵镇压三藩之乱。① 熊氏得其指正与修订，尔后出版《小儿推拿广意》泽及众生。② 熊氏虽善治儿科病症，却无法了解推拿手册的内涵，得与人切磋才能掌握其诀窍。而陈世凯虽贵为军中将领，却恰好熟稔其术。尽管推拿之技常被人批评为“小道”，却仍须专家带入门才可掌握其精髓。

熊应雄之《小儿推拿广意》影响甚广，明清刻抄本高达22种。③ 例如，18世纪的钱檁村在其《小儿推拿直录》(1793年）一书中，即言：

> 丁未岁（1787）内父授予幼科推拿书，曰：“此我亲录之秘本也。若能留心于此，亦可为济世之良方耳。”及于辛亥岁（1791），余馆雪堂袁襟丈处，又得视《广意》一编，其中图、决、推法，靡所不全，方知前本之要，尚有所未全也。是以重为抄正焉。④

由此可见《小儿推拿广意》在18世纪之后仍深受肯定。

推拿法看似简单，但是如果没有专人带入门，其实很难光靠阅读掌握其旨，特别是手作技法，专家从旁指导往往不可或缺。《保赤推拿法》（1885年）的作者夏云集（字祥），其族人有世代业医者精于推拿术，云集在习举业、制艺之余，即兼习此术。后来他去金陵宦游，将医道束诸高阁，直到官员委托他掌理当地的育婴堂，他才得以“展片长薄技”。云集晚年归隐山林，“不忍自秘此术，欲留传江南一带，以救小儿”，故取

---

① 赵尔巽等撰：《列传四十四・陈世凯》，载《清史稿》，台北：鼎文书局，1981年，第257卷，第9817页。

② 笔者寓目之《小儿推拿广意》版本除了书名，扉页尚有“秘传育婴要法”“楚清江陈紫山重订”“江阴学古山房藏板”等语。

③ 参见中国中医研究院图书馆编：《全国中医图书联合目录》，北京：中医古籍出版社，1991年，第150—151页。

④ 钱檁村辑：《幼科推拿小引》，《小儿推拿直录》，北京：中医古籍出版社，据中国中医科学院图书馆藏钱氏抄本影印，1987年，第1—2页。

诸推拿书互证旁参，“与家传经验秘诀，采择会归”，且力求用语浅近、义理显明、图像清晰。①

《保赤推拿法》的增释者许敬舆进一步指出，夏禹铸（1635—1715）父子著有《幼科铁镜》，余楙苦其繁杂而删节之，著成《推拿述略》；骆如龙（1644—1711）的《推拿秘书》亦是从《幼科铁镜》发展而来，复增新意。至于许敬舆自己的推拿知识，除了购书自修，还曾向家乡幼科专家拜师才得其窍门。他在《保赤推拿法》的基础上进行考释，增绘画作，出版《增图考释推拿法》(又名《医学推拿法图说》)。②此版本已见20世纪初的新式词汇，如骨络、神经等。③而《铁镜录》《推拿广意》《保赤推拿》等书持续启发后继的医者或儒生“以手代药”。涂蔚生《推拿抉微》(1930年)是其中一例。④

综上所述，明清推拿书作者有两大类，一类是知名医者，如晚明出身太医家庭的龚廷贤，另一类是知名度较低的小儿医甚至业余人士，例如周于蕃、熊应雄、骆如龙与张振鋆等，他们均因其书而留名，然其身家背景却多不清楚。此外，不少手抄本均未注名抄写者姓名。除了家传、拜师之外，读书、抄书乃是一般文人吸纳、传播按摩与推拿知识的主要方式；他们多在前人前书的基础上校订、续编、删增，也时常与专家相互补充、参证经验或口传知识。当时仍有以按摩为名的养生保健单行本，如汪启贤、汪启圣编注的《动功按摩秘诀》(1696年)，然其内容不限于小儿病症，而其仅有的四幅插图也以成人形象为主，与一般小儿推拿手册的图文并陈且着重幼儿图像非常不同。⑤

---

① 夏宇祥：《原序》,《增图考释推拿法》，台北：五洲出版社，1982年，第1页。

② 许敬舆：《序二》,《增图考释推拿法》，第5—7页。

③ 根据姜静波考证，《增图考释推拿法》写成于1932年左右。见姜静波：《近代有关小儿推拿疗法的文献》,《辽宁中医杂志》1960年第9期。

④ 涂蔚生：《自序》,《推拿抉微》，杭州：浙江科学技术出版社，1994年，第966页。

⑤ 汪启贤、汪启圣编注：《动功按摩秘诀》，北京：中医古籍出版社，1986年。

三、推拿的实作与疗效：兼论按摩之用

明清推拿书的内容有同有异。以《小儿推拿方脉活婴秘旨全书》为例，书中首论受病之源，次详推拿各法，复陈小儿杂证，末列应用秘方。①又如《秘传推拿妙诀》卷上总述推拿理论、小儿疾病诊断要诀等，且特别强调望诊的重要性；卷下选录三十六种儿科病症，简述其症状，详述其手法，并附上图解。②大抵来说，明清推拿专书通常分为四部分：（一）总论、诊断；（二）望诊、触诊；（三）病症歌诀；（四）方药。其中，望诊、触诊包括穴位与手法，显见与既有经络、脏腑知识的连结；歌、诀、图作为记忆之辅助，可视为口说传统的遗绪。图像的作用是，在治疗之时引导施作者，让其按图索骥。张言礼说得明白："无论知医不知医，皆能按图治疾，而无所遗误。"③这些推拿书既然多以推拿为名，当然是以小儿为诊疗对象，尤重望闻二诊、歌赋诀与绘图。望诊与闻诊为"四诊"的首要技巧，仰赖医者从外表、声音与气味辨别病征。至于推拿手法则大同小异，仅用于身体外部，特别是头、躯干与四肢。

明清推拿术被认为适于医治小儿病症，与时人对于小儿体质的构想有关。龚廷贤指出，育养小儿之所以很难，"盖因体骨未全，血气未定，脏腑薄弱，汤药难施"。唯有推拿法"按小儿五脏六腑经络，贯串血道"，可以因应其寒热温凉而以推拿补泻，手到病除，效验立见。④周于蕃亦有类似见解：

余惟小儿无七情六欲之感，弟有风寒小湿伤食之证，且初生藏府

---

① 不著撰人：《小儿推拿方脉活婴秘旨全书》，收入曹炳章编：《中国医学大成续集》，第40册，首页。
② 不著撰人：《内容提要》，《秘传推拿妙诀》，第12册，首页。
③ 张言礼：《叙四》，《厘正按摩要术》，第499b页。
④ 龚廷贤：《叙》，《新刻小儿推拿方脉活婴秘旨全书》，第1—2页。

脆薄，不经药饵，稍长又畏药难投，惟此推拿一着，取效于面步、掌股、皮骨之间。盖面步、掌股与藏府相连，医者以一色而觇人气候，以一脉而诊人休咎，故可思矣。①

钱汝明在校订周于蕃的书时，亦附和说小儿“盖以气血未充，药饵有碍肠胃，针砭不利肌肤，惟当按穴拿之，以舒其气”，如能对症推之，可达和血、调阴阳、去诸病之效。②传统的幼科（即儿科）向有“哑科”之称，因小儿难以表述对病痛的感受，故称。而且他们体质柔弱、不适于针灸汤药，仅着力于体表与肢体的推拿，于是成为医者所设想的小儿最佳疗法。

推拿多用于儿科病症，相较之下，以按摩为名的手法之适应病症更广，包括惊风、风痫、骨科病症（例如脱臼、骨折、腕伤、足痛）、行动障碍（例如麻痹、瘫痪）、肠胃不适（例如腹胀、消化不良）等。亦有医者利用按摩发汗，或用以治疗伤风、邪病、骨蒸、症瘕等病症。医者万全曾被请去治疗某一县丞李天泉，后者在六月天因中暑而腹痛，进药之后尚未痊愈，出现“满腹急痛，状如奔豚”之状，幸经按摩处理，才能等到万全的救治。③他亦曾诊治一名“善食肉，常病腹痛”的七岁小儿；从“痛无常处，喜人按摩，口馋而吐清水”等症状，他判断该小儿所患乃是“虫痛”。④无论是中暑腹痛的成人或患有虫症的小儿，都需要他人（或自我）按摩。医者孙一奎也记载：“寒泄者，大便完谷不化，或口不渴而小水清利，腹中鸣，时常喜热手按摩，或过食凉药所致。”⑤无论是“喜人按摩”或“喜热手按摩”，都属于患者生病时的反射动作，往往成

---

① 引自多纪元简：《医籍考》卷75方论53，第588页，“亡名氏小儿推拿秘诀”条。

② 钱汝明：《序》，《秘传推拿妙诀》第12册，第1—2页。

③ 魏之琇：《续名医类案》卷4《暑》，第88b页。

④ 同上，卷30《虫》，第786b页。

⑤ 孙一奎：《赤水玄珠》卷8《泄泻门》，收入韩学杰主编：《孙一奎医学全书》，北京：中国中医药出版社，1999年，第187页。

为医者诊断时的参考病征；即使医者未必都以按摩治病，这个例子说明按摩也能舒缓患者的不适。

再看施作者。自古以来，按摩施作者的身份就很多元。唐代医书《千金要方》载有“老子按摩法”与“天竺国按摩法”，虽说它们是否来自老子与天竺不无疑问，但显示出时人偏好为按摩法赋予道、佛色彩。①自宋元以降，仍有不少关于宗教人士善于按摩术的证据。②《庐山莲宗宝鉴》说道：“今时有一等人不知真妄，错认色身为我身，以妄念为究竟，多是吐纳按摩，做模打样，希望成道，不亦谬乎？”③即使有此批评，明初仍有“白鹿洞道士许筠，世传许旌阳之族，能持溷胎丈人摄魔还精符，按摩起居，以济人疾，含神内照，恬然无欲”④的记载。初步看来，上述按摩似乎都指向自我修炼的导引术，而非专为人治病的技法。当然也有例外。明弘治（1488—1505）期间，京口（今江苏镇江）医者钱宝游历齐鲁时遇到一老僧，“能卧大雪中，而雪不为积。问其年，数百岁”。后来此僧至金陵（今南京）居天界寺，以按摩为人疗疾。⑤

或因僧道不乏有以按摩法修炼或辅以咒术糊口者，明清政府有时会把按摩视为僧道的诈骗伎俩。例如，明嘉靖六年（1527年）八月六日，“僧有善按摩法者，锦衣千户聂能迁以闻礼部，请验其术，败用之以活病者。上恶其假术惑众，命逐之”⑥。又如清雍正八年（1730年）九月，雍正帝之弟和硕怡亲王“气体清弱，时常抱恙”，皇帝谕令访问精于医理之人，以为调摄颐养之助，两度召来京师白云观的贾士芳。贾氏自言长于

---

① 相关讨论见 Dolly Yang, “Prescribing ‘Guiding and Pulling’: Institutionalisation of Therapeutic Exercise in Sui China（581–618 CE）”，第241—242页。

② 潘永固辑：《宋稗类钞》卷7《方技》，台北：广文书局，1967年，第137—140页。普度编：《庐山莲宗宝鉴》，收入杨讷编：《元代白莲教资料汇编》，北京：中华书局，1989年，第4卷，第86页。

③ 普度编：《庐山莲宗宝鉴》卷10，第142页。

④ 释文莹：《玉壶清话》卷10《江南遗事》，北京：中华书局，1984年，第96页。

⑤ 引自傅芳、倪青编著：《中国佛医人物小传》，厦门：鹭江出版社，1996年，第90页。

⑥《明实录·大明世宗肃皇帝实录》卷79“嘉靖六年八月”条，台北：“中研院”史语所，1966年，第1753页。

疗病之法，“口诵经咒，并用以手按摩之术”，雍正帝却认定他“心志奸回，语言妄诞”“欺世惑众，素行不端”，公然在皇帝面前施展妖妄之技，竟然反将他治罪。① 虽然此案非单纯以行使按摩术获罪，却可窥见雍正帝对于宗教术士治病的负面印象。类似的案例在清代不少，不仅见诸官方档案，学人笔记亦有提及。②

除了道人与佛僧之外，有时按摩术施作者还包括家僮、奴仆。晚明士人沈德符（1578—1642）记载：“幼年曾见故相家僮业按摩者，游宣府亦得二百金。”③《金瓶梅》所描写的世界里，则有以按摩、理容为业之人。西门庆自外请来的小周子，便是位专事梳头的人；他使用“木滚子”为西门庆行按摩之术，用按捏等动作舒缓其身体发酸、腰背疼痛的毛病。④ 至于按摩的场所虽以住家为主，但后来也见于公共浴池。根据《扬州画舫录》记载，迟至18世纪，澡堂已开始提供按摩服务，其服伺对象则以社会权贵为主。与《金瓶梅》所述不同，此时的按摩器具乃“折枝”而成。⑤ 又如清宫太监李莲英（1848—1911），他原为慈禧太后的梳头太监，据说亦擅长按摩术。⑥ 上述各例中的按摩之举未必是为了疗疾，而更多只是为了舒缓不适。

再看推拿术，小儿推拿的施作者当然包括小儿医，如明代万全就擅长以“幼科拿法”治疗小儿病症。⑦ 周汝衡亦以此道著称。⑧ 有些骨科医、

---

① 《清实录·世宗宪皇帝实录》卷98“雍正八年九月”条，北京：中华书局，1986年，第310—311页。
② 《清实录·文宗显皇帝实录》卷14，第209—212页；方浚师撰：《蕉轩随录、续录、随录》卷2《西峰寺》，北京：中华书局，1995年，第60—63页。
③ 沈德符：《万历野获编》卷17《兵部·武臣好文》，北京：中华书局，据清道光七年（1827年）姚氏扶荔山房刻本为底本排印，1997年，第435页。
④ 佚名：《新刻绣像批评金瓶梅》第67回《西门庆书房赏雪　李瓶儿梦断幽情》，台北：晓园出版社有限公司，1990年，第901页。
⑤ 李斗：《扬州画舫录》卷1《草河录上》，北京：中华书局，据清乾隆六十年（1795年）自然盦初刻本打字重排，2007年，第26页。
⑥ 徐珂：《清稗类钞》第1册“宫闱类”，北京：中华书局，1984年，第383页。
⑦ 魏之琇：《续名医类案》卷29《风痫》，第757b页。
⑧ 焦竑撰：《国朝献征录》卷78《太医院》，台北：明文书局，1991年，第112页；顾启元撰：《客座赘语》卷8，北京：中华书局，1987年，第275—276页。

走方医等也善于推拿。道士、佛僧同样可能从事推拿。前述明末清初的周于蕃曾经找来一名道人医治其子之疾，由于见到疗效，才开始留意推拿知识并搜集相关资料。① 而清人陈桂馨更提及“余不知医，犹记五六龄时，先太孺人云，余生二岁，得慢惊症，置空室中，万无生望，村外兰若一老僧，清修梵行，兼习岐黄，邀之来，急以铅粉、冰片油于左右手心各擦四十九遍，病旋起”② 的经历。可见以推拿为人治病或为佛道人士的施善手段甚至谋生技能。

此外，有些活跃于社会底层的妇女亦善于以推拿、按摩术服务妇幼。明代官员吕坤（1536—1618）曾批评师婆与女医常为妇女、小儿治病，无论是什么病症，多半使用推拿、针灸、药物、拔罐、打青筋与“送鬼祟”等方式，故往往误生害命。③ 陈桂馨更指出：“习是术者，不必皆医。每见版锓某某氏推拿惊科，悬诸市，故知医者略而不求，而妇人女子借为啖饭地也。”④ 孙凤翔则主张出版推拿书可以推广正确的医疗知识，以防止妇人以推拿危害众生。他说：“唐有按摩生专科，今日推拿，实其遗法。顾习之者，皆妇人女子，未能尽推纳动伸之妙耳。……医者得此书而习之，可免道少之讥。推拿家得此正传，亦不致遗殃幼小。即是穷乡僻壤，有病无医，根据法治疗，均能取效。”⑤

综合上说，可见推拿在医疗市场受欢迎的程度，同时反映出妇人以推拿谋生者不在少数，故引来官员与士人的侧目乃至批评。正因为推拿与按摩看似比其他医学技艺容易操作，加上施作者身份纷杂，所以其专业形象颇受医者质疑，连带使其地位在官方医学版图中逐渐被边缘化。易言之，推拿术的疗效受到某些小儿医的肯定殆无疑问，然而它与按摩

---

① 引自多纪元简：《医籍考》卷75方论53，第588页，“亡名氏小儿推拿秘诀”条。

② 陈桂馨：《叙二》，《厘正按摩要术》，第497b页。

③ 吕坤：《实政录》卷2《振举医学》，收入《北京图书馆古籍珍本丛刊》第48册，北京：书目文献出版社，据万历二十六年赵文炳刻本影印，1988年，第73页。

④ 陈桂馨：《叙二》，《厘正按摩要术》，第497b页。

⑤ 孙凤翔：《叙三》，《厘正按摩要术》，第498b页。

之间的界线模糊，却又使得推拿受到某些精英医者与士人的排挤。

四、推拿术的形象争议

推拿术在明清时期的形象，可从按摩科在官方医学版图中的存废看出端倪。回顾历史，隋朝始设按摩博士二人、按摩师一百二十人。[①] 唐代则设按摩科，太医署设按摩博士一人、按摩师四人、按摩工十六人、按摩生十五人。[②] 宋代因袭隋唐旧制，官方医学机构设按摩博士、按摩师。[③] 到了元代，则取消按摩科。明初建立典章制度，在太医院下恢复设立按摩科：

> 太医院掌医疗之法。凡医术十三科，医官、医生、医士，专科肄业：曰大方脉，曰小方脉，曰妇人，曰疮疡，曰针灸，曰眼，曰口齿，曰接骨，曰伤寒，曰咽喉，曰金镞，曰按摩，曰祝由。凡医家子弟，择师而教之。三年、五年一试、再试、三试，乃黜陟之。[④]

然而，查《明会典》，自隆庆五年以降不再纳入按摩科与祝由科的员额：

> 隆庆五年奏定，御医、吏目各二十员：大方脉五员，伤寒科四员，小方脉、妇人科各二员，口齿、咽喉、外科、正骨、痘疹、眼科、针灸等七科，各一员。医士、医生各七十余名：大方脉、伤寒科、小方脉、妇人科、口齿咽喉外科、正骨痘疹眼科、针灸等七科，

---

① 《唐六典》卷11，北京：中华书局，1992年，第325页；《隋书》卷28志23，台北：鼎文书局，1980年，第776页。

② 《唐六典》卷14，第411页；《旧唐书》卷14志24，台北：鼎文书局，1981年，第44卷，第1876页。

③ 徐松辑，四川大学、王德毅校订：《宋会要辑稿·职官二二》，台北："中研院"史语所，2008年，第35页。

④ 《明史》卷74志50，台北：鼎文书局，1980年，第1812页。

各名数不等。[1]

显然，当时按摩、祝由两科已经遭到官方医学机构的罢黜。到了清朝，太医院不再设立按摩科。无怪乎清代官编医书《医宗金鉴》仅在骨科疗法中提及推拿与按摩。

至于祝由科与按摩科为何受到晚明以降太医院的贬抑与废除？目前所论不多。[2]有研究指出，主要是嘉靖朝的道士（方士）当道，不仅霸占太医院职缺，甚至滥进药物导致皇帝死于非命，是以有隆庆朝的政治斗争与重整道士之举，加上当时国家财政吃紧，就顺势把按摩科废除，将之并入正骨科与小方脉（幼科）了。[3]尽管该文举证历历，惜多为说明时代背景的旁证，欠缺与太医院直接相关的证据，因此仅能存参。惟万历时期龚廷贤任职太医院，其推拿专书以《小儿推拿方脉活婴秘旨全书》为名，是否代表当时的太医院倾向于把小儿推拿纳入小方脉？这个问题有待他日搜集更多资料后再行考察。

从推拿本身来说，首先，尽管龚廷贤著有小儿推拿专书，不过他也坦言："但此专用医者之精神力量，不若煎剂丸散，三指拈撮，便易从事，故习学者少而真传罕觏矣。"[4]亦即，推拿费时耗力，不如方剂汤药处方可在弹指之间解决。此或为某些医者对于推拿为之却步的原因。其次，部分人士忧虑推拿术不足以凸显专业医者的知识素养。夏云集就清楚点出推拿术在医学版图中的边缘地位：

盖医乃儒家之小道也，用推拿术以治婴儿，又为医家之小道。彼

---

① 《明会典·太医院》，北京：中华书局，据万历朝重修本排印，1989年，第224卷，第1104页。

② 笔者另有论文讨论晚明以降祝由意义的转化及其无法取代药疗法的原因。参见陈秀芬：《情志过极，非药可愈——试论金元明清的"以情胜情"疗法》，《新史学》2014年第1期。

③ 李强：《明代隆庆五年废除太医院按摩科的原因探析》，《中华医史杂志》2012年第1期。

④ 龚廷贤：《叙》，《新刻小儿推拿方脉活婴秘旨全书》，第2页。

明于理、畅于词之儒家，不屑业此术。至业此术而著书者，皆儒业未精之人，其心于理既不能明，其词于义复不能达，作者已讹，学者愈错，乱推乱拿，不惟无益，而又害之。[1]

与业儒相比，业医已属次要选择；推拿作为小儿专门疗法，在医家中更非主流。至于推广推拿术之人，常被视为学儒不精者，对于医理的掌握甚是可疑。是以多数儒者不愿业医，更不愿意从事推拿或著作推拿专书，使其沦为业儒不精者或村夫野妇之技，反而让小儿健康饱受威胁。类此的论调，说穿了仍有业儒至上的精英意识在作祟。前述“习是术者，不必皆医。每见版锓某某氏推拿惊科，悬诸市，故知医者略而不求，而妇人女子借为啖饭地也”，以及“唐有按摩生专科，今日推拿，实其遗法。顾习之者，皆妇人女子，未能尽推纳动伸之妙耳”[2]，反而间接说明鄙视推拿的社会精英大有人在。也因按摩推拿的施作不限于饱读医籍的医者，而是扩及各个社会阶层，精英医者为了凸显自己的卓越，自然不愿学习偏重手法的推拿术。

当然按摩、推拿的应用也有其限制，并非适用于所有病症。《普济方》就记载“鬼击”不可按摩。[3] 季节亦是实施按摩须考虑的要素。《内经》云：“冬不按蹻，春不鼽衄。盖冬月固密之时，引动枝节，阳气泄越，至生发之候，血遂妄行，故有鼽衄之疾。”[4] 由此显见冬季不适合按蹻。在所有忌讳之中，施作者的手法与患者本身的体质更为医者所关注。晚明医者张介宾有谓：

---

① 夏宇祥：《原序》，《增图考释推拿法》，第 1 页。
② 孙凤翔：《叙三》，《厘正按摩要术》，第 498b 页。
③ “治鬼击。状卒着如刀刺。胸胁腹内。绞急切痛。不可按摩。或吐血及鼻中衄血。”见朱橚：《普济方》卷 254《杂治门一》，收入《四库全书》，台北：台湾商务印书馆，1982 年，第 4236 页。
④ 冯时可撰：《雨航杂录》卷上，合肥：黄山书社，据民国景明宝颜堂秘籍本影印，2008 年，第 12 页。

> 今见按摩之流，不知利害，专用刚强手法，极力困人，开人关节，走人元气，莫此为甚。病家亦以谓法所当然，即有不堪，勉强忍受，多见强者致弱，弱者不起，非惟不能去病，而适以增害。用若辈者，不可不为知慎。①

所谓按摩，得注重手法，并非用力即可，还得注意下手的力道轻重、部位与角度正确与否；一味以“蛮力”施治患者，非但不能治病，反而可能造成损伤。此乃名医张介宾谆谆告诫按摩医不得不慎的理由。然而，何以“按摩之流”偏好以刚强手法来医治患者？推断此或与他们亟于短时间内取得疗效、换来病家的信任有关。

以“动手动脚”为特色的按摩推拿之衰落，或与针灸、眼科等“外科”的衰落原因相似。自宋金元明以来，儒医逐渐在主流医学领域中掌控发言权。他们好以儒学与医学经典理论自我标榜，亦偏向用汤药取代传统的针灸、砭石、按摩推拿等技艺。李建民指出，中国近世的“外科”病症有“内科化”的特征，亦即儒医偏好以内科的疗法来处理外科病证。②这个观察呼应了按摩科在晚明的废除与针灸科在晚清的废除。其他如儒家男女之防带来的身体隔阂、科举考试造就的士人之身份感觉等，亦是在探讨此课题时不可忽略的面向。

结　论

本文分别从推拿的知识流通与技术实践，梳理推拿术在明清时期的发展轨迹，从中可以看出中国传统医学传承的不同形式及其相互竞合之过程。

---

① 张介宾：《类经》卷19《针刺类》，第298页。

② 李建民：《华佗隐藏的手术：外科的中国医学史》第三章，台北：东大图书公司，2011年，第77—171页。

首先，金元医学正统的树立、医学传承的社会架构之稳固、政府官僚对于医学控制的松散，以及印刷出版文化的繁荣，乃是促成明清时期医学入门书大量出现的背景因素；这些书籍对于医学经典的通俗化与医学知识的普及化具有重要意义。① 从明末到清末，以小儿病症为主的推拿手册之数量有渐增的趋势，恰好说明通俗医学知识在民间有其需求与市场。

其次，研究推拿术利于观察专业医疗与通俗医疗之关系。拉姆齐的研究指出，直到18、19世纪法国仍处于专业与通俗医学并存的状态，而且不同类型的医者之间未必总是处于敌对、竞争的状态，有时亦可能基于特定立场、利益而相互合作与结盟。② 证诸同时期中国的医学知识及其相关文本，似乎亦有若即若离的关系。例如，吴一立分析清代“非医者”为女性所编撰的妇产科手册，就指出这些业余者的观点与受过古典医学训练的医者虽有不同，但未必完全对立。③ 张哲嘉比较明清日用类书的“医学门”与当时流行的医书内容，发现前者对于（官方）正统医学的著作虽有尊奉与继承，但取材、考据均不严谨，同时也常采取无知名度的民间流传作品，甚至编者凭己意杜撰内容。④ 祝平一对于痧症“医学知识之社会建构”的研究，更指出清代的精英医论与民间医技相互渗透的现象；“痧症”在清代的知识建构除了吸收常民的技术经验，亦有借由形诸文本的方式向主流医学范畴靠拢的态势。⑤ “主流”医学与“边缘”医学的交融内涵——至少18世纪时赵学敏（1719—1805）编撰《串雅》一书

---

① 关于医学入门书的相关讨论，可参梁其姿：《明清中国的医学入门与普及化》，载氏著《面对疾病——传统中国社会的医疗观念与组织》，北京：中国人民大学出版社，2012年，第29—47页。

② Matthew Ramsey, *Professional and Popular Medicine in France, 1770–1830*, Cambridge: Cambridge University Press, 1988.

③ Wu, Yi-Li, “The Doctors of the Lower Yangzi Region and Popular Gynecology in Late Imperial China,” Ph.D. Diss., New Haven: Yale University, 1998.

④ 张哲嘉：《日用类书“医学门”与传统社会庶民医学教育》，《世变中的启蒙：文化重建与教育转型（1895—1949）》，台北：麦田出版社，2006年，第167—185页。

⑤ 祝平一：《清代的痧症：一个疾病范畴的诞生》，《汉学研究》2013年第3期。

除了有向民间医疗“探秘”的意涵，多少也有向草泽铃医学习的意义。

明清时期的推拿术，则展示了更复杂的“主流”与“边缘”医疗的关系。推拿是一门属于身体的操弄知识与疗愈技术，涉及筋骨、经络、穴位等知识掌握以及手（足）力道之操弄等技巧；这样的知识与自古流传而来的按摩术或有历史上的渊源，然而晚明以降的推拿术却逐渐成为小儿按摩的代名词，与儿科知识的发展关系密切。清代的推拿术多用于治疗儿科病症，但是也见于骨伤科的病症；配合望诊、触诊等诊断技术及药物使用，推拿术成为常用的医疗与养生技法，受到患者与百姓的欢迎。与此同时发生的，却是医学的“理论化”与“经典化”趋势，让按摩这项古老的医技与祝由同为官医与部分儒医所排挤。明初太医院先是设立按摩科，却又于隆庆五年将之废除。有清一代则不再设按摩科，即是明例。

就医学知识传承而言，明代之前虽曾有以按摩为名的专书传世，但是后来均已亡佚。在明清针灸与骨科专书（文）之中，偶尔可见按摩与推拿技法的专论。当时虽有以按摩为名之专书流传于世，但有不少乃针对幼科病症而来，并另以小儿推拿之名衍生出诸多专书。而推拿作为疗愈技艺，其之所以无法获得所有医者的重视，是因为以下几点。一，儒医之流的精英医者讲究医理，好用汤药，偏重以“内治（法）”来处理所有内外科疾病，对于技艺手法有些排斥。二，明清时期严男女之防所形成的身体隔阂，也是推拿术无法普及的重要原因，因此多用于较无身体接触禁忌的小儿身上。当然，小儿不适合服用汤药或接受针疗，亦是医者采用推拿的理由之一。三，走方医、宗教医疗者与女医不按照医理施作按摩推拿术，按摩术有时被用作堕胎之法乃至于成为某些江湖术士诈骗、敛财的手段，引发社会观感不佳，亦受到部分推拿书作者的强烈批评。其中，推拿术与性别的关系特别值得关注。梁其姿与衣若兰讨论过女医与三姑六婆对于民间社会的影响，及其与男性社会精英（包括士人、儒医）的紧张关系。费侠莉同样关注明清时期的女医在家庭内外的医疗行为的积极角色；她发现推拿、针灸与拔火罐的确是当时女医惯用的治疗技术，也成为她们受到儒家士人与男性医者非难的理由。[1] 本文则进一步指出，女性施作者的确在明清的推拿市场中占有一席之地，与男医、佛僧、道士等相互竞争。而清代推拿文本数量剧增，除了有推广推拿术的用意，多少也与某些男性文人希冀阻隔不懂此术的村夫野妇有关。大体来说，厘清推拿的临床实证、技术操作与市场竞争等面向，有助于拼凑明清的民俗医疗历史图像。

顺带一提，明清时期的推拿、灸法与导引文本多附有插图，若能从视觉文化的角度，解析这些图与文的关系，或可得知图像与文字在身体与医疗技艺传承的过程中所发挥的作用，进而掌握这些民俗疗法与身体技艺得以历久不衰、延续至今的原因。唯囿于本文篇幅，此课题将留待将来研究。

① Charlotte Furth, *The Flourishing Yin–Gender in China's History, 960–1665* , Berkeley: University of California Press, 1999 , pp.269–270.

“居行必备”——旅游中成药品的打造：以“李众胜堂保济丸”为研究个案

罗婉娴（香港浸会大学历史系）

引　言

治疗肠胃不适的中成药品，多为家居旅游必备的随身药品。这些中成药品处方温和，适合不同体质的人士服用，更具一定的治愈成效，所以多被药商打造为旅游中成药品。早在民国时期，旅游中成药商便在报刊杂志上刊载广告、广泛宣传，从而扩展其销售版图，令这些药品流通全国。其后，结合医学科技的发展，部分老牌旅游中成药品制造商打破中成药手工制造的传统，改变药品的生产模式和流程，提高了产量，结合销售，又将中成药销售至全球。“李众胜堂保济丸”早期通过广告宣传，成功将在广东生产的“保济丸”销售至上海等地。第二次世界大战之后，“李众胜堂保济丸”在香港设置厂房，以“香港制造”为卖点，并打造“旅游必备良药”的形象，结合国际认可的生产技术和标准，提升了药品的全球认受性。

民国时期有关药品销售的研究颇为丰硕，而且极具学术价值。黄克武以《申报》的药品广告为研究对象，探讨民国时期国人对疾病成因的认识。① 张宁通过分析“艾罗保脑汁”的广告内容，探讨药商是如何通过药品广告，引进西方的身体观念，从而改变国人对身体的认知的。② 张仲民和高家龙（Sherman Cochran）从中国的西药业发展出发，分析中国药品消费文化模式的转变。③ 皮国立研究了西方的医学观念是如何引入中国，并成功让大众接受和认同的。④ 本文以“李众胜堂保济丸”为研究个案，探讨旅游中成药品是如何打造的，分析中成药品为迎合时代对药品的需求和市场需要而转型的过程。

一、“保济丸”的诞生

“李众胜堂”的创办人是李兆基。他是广东新会人，自号“李耕寿堂”。于光绪时居于佛山祖庙附近的文明里，并在祖庙大街贩卖凉茶。⑤ 据说他常常请石湾丰宁寺的一名和尚饮用凉茶，和尚见其善心，便赠送他一道药方。但《佛山市药业志》记载：“清光绪二十二年（1896 年）得仙传秘方，始创保济丸。”⑥ 又据《佛山中医药文化》，李氏夫妇平日生活节俭，却乐善好施，为穷人赠予草药和凉茶，更赠送棺木给无法殓葬之

---

① 黄克武：《从申报医药广告看民初上海的医疗文化与社会生活，1912—1926》，《“中央研究院”近代史研究所集刊》1988 年第 17 期下册。

② 张宁：《脑为一身之主：从“艾罗补脑汁”看近代中国身体观的变化》，《“中央研究院”近代史研究集刊》2011 年第 74 期。

③ 张仲民：《补脑的政治学：“艾罗补脑汁”与晚清消费文化的建构》，《学术月刊》2011 年第 9 期。Sherman Cochran, *Chinese Medicine Men: Consumer Culture in China and Southeast Asia*, Cambridge: Harvard University Press, 2006.

④ 皮国立：《家庭、营养与食物：民国时期妇女与食物卫生之论述》，《近代中国妇女史研究》2017 年第 30 期。

⑤ 郑洪、陈凯佳主编：《佛山中医药文化》，广州：广东人民出版社，2016 年，第 348 页。

⑥ 张雪连：《民国时期佛山李众胜堂药业发展及其旧址的现实意义》，《岭南风物》2010 年第 2 期。

人士，故获吕祖报梦，赠以药方。李氏梦见一名老人，对他说："你一生乐善好施，有副好心肠，只是钱少力薄，往往不能如愿。我如今教你一个药方，制成药丸出售，可了你普济众生之愿。"后从葫芦里取出药方给李氏，李氏醒后，竟可将药方背诵，更惊觉此老人，正是其家供奉的吕祖先师，故以此方制成"普济丸"。① 亦有学者指出，制药初期，李氏以药方煎制成药茶出售，名为"普济茶"。"普济茶"专治感冒、肠胃不适、腹痛和滞闷等，因药效显著，深受欢迎。为了拓展市场，李氏将药茶制成药丸，名为"保济丸"。②

"保济丸"药性温和，具有治疗和预防疾病的功效。药丸由多种中药组成，包括钩藤、葛根、厚朴、藿香、薏苡仁、谷芽、木香、神曲和茯苓等，具有解表、去湿和和中的功效。特别针对消化不良、腹痛及肠胃型感冒更见成效，是家居旅游必备的良药。外出旅游时，容易出现水土不服或误服不洁的食物或水，以致腹痛或腹泻，在这种情况下，就可以服用"保济丸"，或在出发旅行前先行服用，以作调理。同时"保济丸"具有和中作用，可以缓解晕车，一般在乘车前三十分钟服用。③

"保济丸"的销售情况理想，需求日渐增多，由是李兆基设厂生产"保济丸"，并名为"李众胜堂"。"保济丸"方便携带，而且有一定的成效，所以销售范围不断拓展，从佛山销售至香港和东南亚地区，更有"北有六神丸，南有保济丸"的美誉。④ 因此李氏进一步发展"李众胜堂"，在佛山豆豉巷大街开设店铺，此街区为商业中心区，李氏业务蒸蒸日上。后在广州太平门外桨栏路开设分店，又于1916年在香港上环文咸街建立分店。同时，在祖庙大街兴建商店连厂房的建筑物，建筑物集

① 郑洪、陈凯佳主编：《佛山中医药文化》，第348页。

② 昭和：《"保济丸"的传说》，《家庭中医药》2004年第6期。

③ 蒲昭和：《"保济丸"的传说及适应症》，《首都医药》2004年第11期；《家庭常备良药"保济丸"》，《求医问药》2005年第5期。苏新民：《度夏良药保济丸》，《家庭医学》2007年第7期。

④ 蒲昭和：《"保济丸"的传说及适应症》；郑洪、陈凯佳主编：《佛山中医药文化》，第329页。

合了中西建筑特色，更展现了李氏的经济实力，显示“保济丸”的畅销情况。①

另外，李兆基与上层知识分子关系甚佳，积极参与佛山诗社龙塘诗社的活动，不仅于1919年邀请龙塘诗社诗人聚会，更定期举办“校诗之会”，再征集诗词编制成书刊，如1925年印行《神农外夷诗集精华》、1927年印行《诗赋精华合璧》。这些征集诗文的活动，更吸引了香港、广州，以及越南的文人雅士。其中诗会的“联首”，包括“丸味请研真与伪”“药送远轮期济众”“众胜保济”和“众歌药妙宜兴土”，足见其具宣传动机。特别是1922年以“神农外夷”为题，反映出宣扬选服国药的目的。龙塘诗社主人吴荃选指出：“众胜堂主人李兆基先生，爱国人士也。慨夫西药充斥，国粹沦亡，不发明中药不足以言保种，不提倡土货不足以塞漏危。爰以‘神农、外夷’四字命题征诗，具有深意。”②

广州医学求益社的任孝若记述：“得药师仙秘之家传，读药录活人之要略，调剂温良损益，斟酌药妙而丸成，众施而济博。”在拓展业务的同时，李兆基乐善好施，捐款兴办义学和赠药赈灾。例如《佛山忠义乡志》记载：“信文训蒙义学，在祖庙铺祖庙大街，光绪三十二年众胜堂主人李兆基捐资设立，学生概不收费。”又如1906年，李兆基获佛山山紫铺五约值理，致赠“普济众生”的匾额。题记：

赏戴花翎在任候补府正堂，广州、佛山海防督补水利分府吴幽，为宝山五约题赠李兆基善士，光绪丙午宝山铺赈，见所用万应保济丸，能医毒核、疴呕肚痛、抽筋急症、食滞心翳、痰多咳嗽、小儿

① 张雪连：《民国时期佛山李众胜堂药业发展及其旧址的现实意义》，第58—59页；郑洪、陈凯佳主编：《佛山中医药文化》，第345页。

② 郑洪、陈凯佳主编：《佛山中医药文化》，第349—350页。

惊风、酒醉作呕等症，救活甚众，请饮保和茶，但觉身热、骨痛、痰火、湿毒，到饮者各称奇妙，特刊数言申谢。①

后1908年，即“光绪戊申夏秋之交，风水为灾，佛山开仓赈贫民八万余口，贵堂主人助施保和茶三十余天，兼施胜保油，贫民冒暑赴厂，籍以无恙，造福多矣，爰署榜题，用张义举”，亦获致赠“万家甘露”的匾额。②

1915年广东海康（今雷州市）和郁南疫症蔓延，省港澳救灾公所协助广东巡按赈灾，李兆基捐赠“保济丸”等药品，由公所转送至海康仙城会馆和郁南连滩商务分会，而公所登报鸣谢李氏“见善勇为，不分畛域”，更鼓励大众购买“李众胜堂”的药品，以行善积德。“善者购买众胜堂药品，赠以有而要之人，以积功德。”正因李兆基乐善好施，获得不少军政人士的推崇，并赠以匾额表扬，包括广东巡按李国筠赠予“春煦万家”匾额；广东惠州清乡督办李嘉品，因其部属服用“李众胜堂”药品并治愈，故赠送“媲美扁庐”的匾额。③

二、以报刊宣传拓展业务

“保济丸”在广东地区畅销，李兆基进一步将业务拓展至全国。早在1918年6月，“李众胜堂”就在上海《申报》上刊载了广告，从而将其中成药打入中国最大的药业市场——上海。在《申报》刊载的“保济丸”广告，展示了“李众胜堂”的业务拓展情况，以及药品的定位。如初期打入上海药品市场时，“保济丸”的广告内容，除了介绍“保济丸”的治疗成效，亦重点强调在广东地区出现疫症时，灾民都会服用“保济丸”

---

① 郑洪、陈凯佳主编：《佛山中医药文化》，第350—351页。

②③ 张雪连：《民国时期佛山李众胜堂药业发展及其旧址的现实意义》，第58页。

并痊愈，更送赠匾额给予“李众胜堂”以表感谢。

广东李众胜堂著名万应保济丸推广运沪分消广告

本堂创制此丸能治诸般百病凡四时感冒风寒暑湿头刺骨痛四肢不安疮科刀伤烂肉时疫妇女经期肚痛赤白带下急救饮醉食滞咳嗽痰多气喘等症皆能治之此丸在粤久已驰名消流极广男妇老少无不知之均视为常备之良剂护身之至宝吾粤乙卯水灾去年天津水灾受病者甚众及前安南雷州连滩海防等处时疫均用以救治俱皆应效如神现目上海时疫服者均皆见效历蒙各界赞颂或送匾额或登报张宣扬均有事实可征也兹查上海一埠其中自向本堂购转售者亦有百家之多可见该丸之价值非徒托夸张者所可比拟也今因推广营业便客购买特托二摆渡五福里祥发源总经理批发价值与来粤本堂购买无异　诸君惠顾及本外埠有愿批销者请向祥发源接洽自当欢迎克己……

广东佛山省城香港　本堂主人兆基谨启 ①

从上引广告可知，“李众胜堂”早期进入上海药品市场时，以二摆渡五福里祥发源作为总代理，以尝试开拓更大的药品市场，而且其价格与广东划一。后来，“保济丸”在上海发展了不同的药行作代理，例如广东同春堂。② 至1930年，“李众胜堂”由上海五马路中大德隆为代理，广告强调“李众胜堂”是源自“广东佛山”，并且“特托”大德隆作代理。

---

① 《申报》1918年6月7日，第4页；《申报》1918年6月8日，第13页；《申报》1918年6月9日，第13页；《申报》1918年6月11日，第13页；《申报》1918年6月12日，第9页；《申报》1918年6月15日，第12页；《申报》1918年6月18日，第13页；《申报》1918年6月19日，第13页；《申报》1918年6月23日，第13页；《申报》1918年6月25日，第9页；《申报》1919年6月28日，第13页；《申报》1918年6月29日，第13页；《申报》1918年7月1日，第9页；《申报》1918年7月4日，第13页。

② 《广东同春堂驰名良药》，《申报》1929年3月17日，第10页。

广东佛山李众胜堂万应保济丸特托上海五马路中大德隆为总经理启事

本堂存心济世所制保济丸胜保油保和茶通关散盐蛇散疳积散冰婴儿封脐散除胎痰丸各药品等万试万应数十年来活人无算有口皆碑近因中国内地各省销路日广特托上海五马路大德隆云纱哔叽绸绉号为总经理由中国内地各省各药房购办本堂药品者请向该号批购可免转运之劳赐顾诸君幸留意焉①

商场消息二

广东佛山李众胜堂宣称、本堂所发之保济丸及各种丸散等、每年营销各处、有数百万樽之多 迩因中国内地日渐畅销 本堂特托本埠五马路中市大德隆云纱拷绸号为总经理、凡本外埠各药房各广洋货店与及香烟店等、向大德隆批购者、其办法如在广东一样、以致连日批出极伙云②

上海市场·医药讯

广东李众胜堂保济丸、自托本埠五马路中市大德隆云纱拷绸号为总经理后、各药品异常畅销、昨大德隆急电广东催运各种药品、以应批发、查前日广大轮抵沪时、已装到本帮李众胜堂保济丸云云③

"保济丸"广告强调其药效显著，更是"万试万应""活人无算"。主治多项病症，包括感冒、霍乱、疴呕、肚痛和酒醉食滞等，故为"居家旅行护身至宝，最要常备"。

---

① 《申报》1930年4月1日，第4页。
② 《申报》1930年4月29日，第23页。
③ 《申报》1930年5月9日，第20页。

广东佛山李众胜堂老牌保济丸　疴呕肚痛万试万应

李堂历年拣选地道上药配制保济丸主治四时感冒霍乱疴呕肚痛头刺身热咳嗽痰多气保酒醉食滞等症活人无算万试万应居家旅行护身至宝最要常备牛马慢行停走用此药疗治立能痊愈近因内地各省销路日广特托五马路大德隆为总经理　价目玻璃瓶每瓶一角纸包每包半角各处均有代售 ①

其后，“保济丸”的广告，通常是图文结合，以简单的文字简洁地表达成效。所用图片必定是“保济丸”的绘制图像，以告知读者“保济丸”的真实模样。同时，针对假冒药品充斥市场的情况，广告呼吁读者要小心选购。而“为杜绝伪药混售，并利便各省，购买真药起见”，所以“特托上海五马路中大德隆云纱布疋号”为总代理。②

广东佛山李众胜堂老牌保济丸

专治霍乱　疴呕肚痛

兼治感冒　头晕身热

咳嗽痰多　酒醉食滞

药到病除　万试万应 ③

广东佛山李众胜堂老牌保济丸

疴呕肚痛　四时感冒

咳嗽气喘　酒醉食滞

药到病除　百发百中

---

① 《申报》1930 年 4 月 23 日，第 4 页。

② 《广东李众胜堂老牌保济丸》,《申报》1933 年 4 月 16 日，第 12 页。

③ 《申报》1930 年 7 月 20 日，第 10 页。

每瓶售洋壹角

每包售洋五分 ①

广东李众胜堂老牌保济丸

著名痧症灵药

营销四十余年活人无算

上海五马路大德隆

云纱布疋号总经理

电话九三零八七 ②

“保济丸”更编撰了打油诗，打造“有保济丸冇有怕”的形象，加强读者对“保济丸”的印象。广告强调“保济丸”是“万应”的，突出主治“疴呕肚痛”“霍乱痧症”“外感身热”“痰多气喘”“舟车晕浪”等。

万应　保济丸

疴呕肚痛：有保济丸冇有怕

霍乱痧症：有保济丸冇有怕

外感身热：有保济丸冇有怕

痰多气喘：有保济丸冇有怕

舟车晕浪：有保济丸冇有怕

广东李众胜堂创制

服用简便　遇病治本　绝无苦味　常备保安

---

① 《申报》1931年7月29日，第15页。

② 《申报》1933年6月11日，第12页；《申报》1934年6月29日，第11页。

效用尚多　请阅内招 ①

保济丸

中外各处·均有代售

要防御霍乱侵袭速备保济丸

要保持合家康健常备保济丸

有病求根本解决速服保济丸

无病欲开胃健体常服保济丸

植物制剂　绝无刺激

服用简便　味不苦涩

遇病治本　常备保安

李众胜堂　创制 ②

保济丸　李众胜堂创制

保济丸是纯粹的植物制剂——绝无刺激

保济丸是荣誉的老牌国药——信着中外

保济丸是疾病的唯一救星——遇病治本

保济丸是大众的旅居良伴——常备保安

服用简便　味不苦涩　无病常服　能除伏病 ③

1938年，“李众胜堂”的广告标明其总行设于广东佛山，并在香港设

---

① 《申报》1938年8月27日，第4页；《申报》1938年8月29日，第4页；《申报》1938年8月30日，第4页；《申报》1938年8月31日，第4页；《申报》1938年9月1日，第4页；《申报》1938年9月2日，第4页；《申报》1938年9月3日，第4页；《申报》1938年9月4日，第4页；《申报》1938年9月5日，第1页；《申报》1938年9月8日，第4页。

② 《申报》1938年9月28日，第3页；《申报》1938年10月6日，第4页；《申报》1938年10月14日，第3页；《申报》1938年10月22日，第4页。

③ 《申报》1938年9月30日，第1页；《申报》1938年10月8日，第1页；《申报》1938年10月16日，第1页；《申报》1938年10月24日，第1页；《申报》1938年10月26日，第4页。

有分行。

保济丸

端治

疴呕肚痛　霍乱痧症

四时感冒　痰多气喘

酒醉食滞　舟车晕浪

效用尚多　请阅内单

中外各处均有代售

总行：广东佛山祖庙大街　广州市浆栏路

分行：香港文咸东街 ①

同时，“保济丸”的广告语突出药品温和、安全、方便的特点。

保济丸

保济丸有四十余年历史……绝对可靠

保济丸有全世界的销场……保证安全

李众胜堂创制　中外各处均有代售

植物制剂　性无刺激　服用简便　味不苦涩

历史悠久　到处盛行　功宏用广　常备保安 ②

万应保济丸　居行必备·永保平安！

纯选国药制成绝无刺激简便味不苦涩

---

① 《申报》1938年9月18日，第4页；《申报》1938年9月19日，第3页；《申报》1938年9月27日，第4页；《申报》1938年9月28日，第4页；《申报》1938年9月29日，第4页；《申报》1938年9月30日，第4页；《申报》1938年10月2日，第3页；《申报》1938年10月4日，第4页；《申报》1938年10月6日，第3页；《申报》1938年10月8日，第3页；《申报》1938年10月10日，第5页。

② 《申报》1938年9月24日，第1页。

主治　痧呕肚痛　霍乱痧症　四时感冒　痰多气喘　酒醉食滞　舟车晕浪　效用尚多请阅内招　李众胜堂创制 ①

万应保济丸

保济丸纯选国药制成绝无刺激功宏用广信着中外无病常服能除伏病居家行旅　常备保安　主治　痧呕肚痛　霍乱痧症　外感身热　痰多气喘　酒醉饱滞　舟车晕浪

效用尚多请阅内招　李众胜堂创制 ②

三、“香港制造”“保济丸”

李兆基逝世后，其子李赐豪承继父业。1938年佛山沦陷，李赐豪将家族迁到香港，其亲信则留守佛山管理业务。“李众胜堂”在香港的业务继续发展，并且在香港版的《申报》上继续登广告。这时期的广告，比较突出“保济丸”的历史悠久、药效广泛。从这个时期的广告来看，“李众胜堂”在香港的分行位于文咸东街。

保济丸

端治

痧呕肚痛　霍乱痧症

四时感冒　痰多气喘

---

① 《申报》1938年9月25日，第4页；《申报》1938年10月1日，第4页；《申报》1938年10月3日，第4页；《申报》1938年10月5日，第3页；《申报》1938年10月7日，第4页；《申报》1938年10月9日，第3页；《申报》1938年10月14日，第4页；《申报》1938年10月18日，第4页；《申报》1938年10月21日，第4页；《申报》1938年10月25日，第4页；《申报》1938年10月31日，第4页。

② 《申报》1938年9月26日，第4页；《申报》1938年10月4日，第3页；《申报》1938年10月12日，第3页；《申报》1938年10月18日，第1页；《申报》1938年10月20日，第4页；《申报》1938年10月30日，第4页。

酒醉食滞　舟车晕浪

效用尚多　请阅内单

中外各处均有代售

总行：广东佛山祖庙大街　广州市浆栏路

分行：香港文咸东街 ①

保济丸

端治

疴呕肚痛　霍乱痧症

四时感冒　痰多气喘

酒醉食滞　舟车晕浪

效用尚多　请阅内招

李众胜堂创制　中外各处　均有代售

总行　佛山　庙大街　分行　广州市 ②

家庭至宝主妇良朋

李众胜堂创制　万应保济丸

自古圣贤之君，思天下有饥者，犹己饥之，天下有溺者，犹己溺之，今之为家庭主妇者，视家中之有疾者，能不犹己受之乎？惟欲求合家平安，身体康健，不可一日无保济丸盖保济丸不独为主妇良

① 《申报》1938年9月18日，第4页；《申报》1938年9月19日，第3页；《申报》1938年9月27日，第4页；《申报》1938年9月28日，第4页；《申报》1938年9月29日，第4页；《申报》1938年9月30日，第4页；《申报》1938年10月2日，第3页；《申报》1938年10月4日，第4页；《申报》1938年10月6日，第3页；《申报》1938年10月8日，第3页；《申报》1938年10月10日，第5页。

② 《申报》1938年10月11日，第4页；《申报》1938年10月12日，第4页；《申报》1938年10月13日，第4页；《申报》1938年10月15日，第4页；《申报》1938年10月17日，第3页；《申报》1938年10月22日，第1页；《申报》1938年10月23日，第4页；《申报》1938年10月24日，第4页；《申报》1938年10月26日，第3页；《申报》1938年10月27日，第4页；《申报》1938年10月28日，第4页；《申报》1938年10月29日，第4页；《申报》1938年10月30日，第3页。

朋。抑亦家庭之至宝也。①

从广告内容亦可以发现，在1938年以后，上海仍是“李众胜堂”重视的市场，而且广告亦点出上海的销售地。

持有不病之钥走进健康之门不病之钥

保济丸治病功效卓著常备保济丸等于持有不痪之钥可令君万病不惧从而走进健康之也统治：吐泻肚痛霍乱时疫发热感冒痢疾痧症肠胃失调一切毛病　中外各处均有代售保济丸广东李众胜堂创制沪行河南路二九九号电话九二八六四②

怎样获致愉快的家庭

愉快家庭之第一要义，曰：家人无恙。然则何以致之？聪敏之主妇必能完满解决此问题。其道无他，常备保济丸耳。保济丸具有伟大之治病防病能力，凡吐泻、肚痛、时疫、霍乱、痢疾、痧症、伤风咳嗽、肠胃乏调……一切毛病服之均立奏实效。中外各处均有代售。保济丸广东李众胜堂创制。沪几河南路二九九号，电话九二八六四。③

1940年，上海出现秋疫，《申报》报导指出“保济丸”是防止秋疫的必备良药。

保济丸畅销

新秋酷热、疾疫流行、李众胜堂保济丸、为著名老牌良药、对于

① 《申报》1938年12月7日，第4页。
② 《申报》1940年9月13日，第3页。
③ 《申报》1940年10月10日，第7页。

吐泻肚痛时疫霍乱各种痧症痢疾、及其他肠胃各病、均奏实效、且药性纯和、服用简便、风日购者踵接、销行甚畅①

可布（怖）的秋老虎　市民亟须预防

日来新秋酷热，天气失常，各种时症，最易流行。秋老虎又在张牙舞爪，肆虐人间矣。近据工部局卫生处统计：前周死亡人数共八八四人，突破年来死亡最高纪录，其中以痢疾伤寒痧症流行最烈。又据本市消息，霍乱渐有流行趋势，死亡率约百分之十五云云。足见情形相当严重。市民怵于虎患，纷纷购用各种有効预防药物，以备万一。其中尤以购备李众胜堂保济丸为最多。缘以此种保济丸乃中外著名之老牌良药，最具有治病防病能力，对于吐、泻、肚痛、时疫、霍乱、各种痢疾，及其他肠胃各病等，均奏实効。且药性纯和，服用简便。故各界多乐于购备保济丸，佥认为预防秋老虎之最有効方法云。②

而“保济丸”的流存，不仅在亚洲，在美国也为华人所服用。例如《申报》曾刊登许桂庭的《中国药在美国（上）》一文，指出在美国都流行服用“保济丸”。

国药在美国是很出风头的。在纽约的中心区里就有两间很有名气的药材店。成千成万的美籍蹋侨总不会忘记他们的祖宗数千年流传下来的医药。保济丸就是普通用疗治肠胃的万灵药。它是集合数味普通药草而制成的。随便什么人如果头晕身热。伤风咳嗽，肠胃失调，胸

① 《申报》1940年8月18日，第10页。
② 《申报》1940年8月20日，第8页；《申报》1940年8月21日，第8页；《申报》1940年8月22日，第8页。

闷腹痛，立刻吞吃一两瓶保济丸，则其病若失，其效如神，连美国人看见了，也不得不啧啧称奇。①

1842年《南京条约》签订，香港受英国的殖民统治。香港英国政府以尊重华人的传统风俗为由，容许华人保留传统医学以作执业和治疗。在香港执业的中医师，只须领取商业登记即可行医，不须要向有关的医疗部门申请认可。虽然，1884年《医药登记条例》(An Ordinance to Regulate the Qualifications and to Provide for the Registration of Practitioners in Medicine and Surgery) 通过，规定在香港以西医行医的医生，必须向港府登记，获得批准后才可以在港以西医执业。可是，条例第三条列明中医师不受条例监管，香港法例专家马沅指出不监管中医师的原因：

当香港开埠之初，西洋医术在中国尚未普遍，惟本港的定例，西医执业必须依章登记，始许问世，于是有医药登记条例之施行。……当局制订该例，是有感于本地中西医术各立门户，而华人习于中医，故有第三条华医不受该例限制之规定，特予华人以自由悬壶问世之权。……其时西方医学尚未灌输于香港华侨，在港执业西医者俱属洋人，而就诊西医者亦尽属洋人。②

表面上，中医师在香港不受监管，是港英政府对华人医疗的尊重，但实际上是方便管治和管治现实决定的。港英政府的医疗部门内，都是英国的西医医生，他们不懂中医，或是认为中医是迷信、是不科学的，所以他们认为港英政府应该以西医取代中医。可是，港英政府的管治资源有限，特别是财政收入一直不太理想，若是为全香港的华人提供医疗

---

① 《申报》1946年8月2日，第12页。

② 谢永光：《香港中医药史话》，香港：生活·读书·新知三联书店香港分店，1998年，第2—3页。

服务，就财政和医疗资源分配来说都是不可行的。并且这会与英国管治香港的目的背道而驰，英国发展香港是为其在华的贸易利益，为宗主国谋求最大的经济利益，而不是兴建和改善香港的情况。因此，为了保持良好的管治环境，保障经济的稳定发展，减少华人的疑虑和不安，港英政府一般不会干预华人事务。故此，1870 年成立的中医医院——东华医院，正为港英政府负起照顾华人医疗的重任。①

这种情况，加上九一八事变之前，南方政局又相对稳定，更未受战事影响，相对给予中医药在香港一定的发展空间。②早在 20 世纪初，香港已有不少知名的南方中成药店设立分店，包括陈李济药店、唐拾义药厂、马伯良药厂和宏兴药厂等，“李众胜堂”都在香港设分店。③香港也是药材的集散地。由于香港南北行贸易发达，南方、北方以至东南亚的药材，都集中在香港。大量药材为中成药店和药厂提供了丰富的原材料，方便了药品生产。④同时，香港交通便利，中成药品能很快出口外销到海外市场，从而开拓了药品的销售版图。

在日军侵占香港期间，“李众胜堂”将厂房迁至湾仔。1953 年，佛山和上海的“李众胜堂”业务，全部迁到广州，由孔复生代理。1956 年，李众胜堂与八间私人制造厂，包括何明性堂成药社、必得胜药厂、胜利药号、广祯祥中药厂、唐人中药厂、邹家园药厂、太和洞药厂和马伯行药厂，合并为“公私合营李众胜堂联合制药厂”。至 1965 年，再合并为“广州中药三厂”。⑤与此同时，李赐豪在港定居后，继续在文咸东街经营“李众胜堂”药业。至 60 年代在北角建厂房，并开始使用机械大量生产

---

① 有关香港医疗发展历史，可参考笔者《香港西医发展史 1842—1990》，香港：中华书局，2018 年；有关东华医院的成立过程，可参考 Elizabeth Sinn, *Power and Charity: A Chinese Merchant Elite in Colonial Hong Kong*, Hong Kong: Hong Kong University Press, 2003。

② 谢永光：《香港中医药史话》，第 49 页。

③ 同上，第 62—63 页。

④ 同上，第 56—58 页。

⑤ 郑洪、陈凯佳主编：《佛山中医药文化》，第 345—346 页。

“保济丸”。由于国内的药厂国有化，香港的“李众胜堂”以“香港制造”作招牌，商标仍沿用佛山“李众胜堂”，并印上创办人李兆基的肖像。同时发展东南亚市场，并投放广告做宣传，令“保济丸”成为香港乃至东南亚家喻户晓的“居行必备”良药。①

“香港制造”的“保济丸”，自70年代起便积极开拓香港市场，例如1973年参与香港节，并以花车巡游做宣传。报刊广告仍以“居行必备”为卖点，如“内理肠胃　外治感冒　居家旅行　永保平安”，而主治“疴呕肚痛　四时感冒　酒醉食滞　肠胃不适　舟车晕浪”②。同时，保济丸以“肠胃专药，居行必备”为卖点，积极拓展东南亚市场。例如在1975年的香港报纸上刊载的广告，除了中文外，还有泰文版，并列明在泰国设有专门的代理药房，包括中法药房、振发昌药行和振兴昌药行。③

1980年代电视媒体兴起。“保济丸”亦结合新媒体做宣传，斥资在香港的电视频道播放广告，并以“常备保济丸，有病唔驶怕”为宣传口号。广告的内容包含了不同的场景，包括家庭外出旅游时，因乘车乘船而不适，或饮食过量，导致肚痛、肚胀等，全家老少都因服用“保济丸”而痊愈。电视广告当然比报纸的平面广告更生动，更有吸引力，更能具体展示“保济丸”的成效。在电视广告的宣传下，加上定价平民化、成效显著，“保济丸”很快便成为香港家庭必备药品。得益于香港经济持续繁荣增长，市民生活水平提高，外出旅游人士增多，“保济丸”成功成为旅行必备良药，销量保持增长。④

李赐豪在1988年逝世，把“李众胜堂”的股权分给二房，最终引发两房争产，最后竟对簿公堂，影响到公司的上市计划。然

---

① 郑洪、陈凯佳主编：《佛山中医药文化》，第347页。
② 《保济丸》，《星岛画报》1972年12月20日；《星岛画报》1973年5月23日；《星岛画报》1973年6月6日；《东方日报》1974年1月2日；《东方日报》1974年1月29日；《东方日报》1974年7月19日；《南洋晚报》1974年9月5日。
③ 《保济丸》，《新中原报》1975年5月30日。
④ 可参看“香港李众胜堂”官方网页：www.pochaipills.com。

而，对“李众胜堂”带来最大负面影响的，是在2010年3月，“保济丸”轻便装在新加坡出售，被验出含有2B类致癌物质“酚酞”和会增加严重心脑血管风险的“西布曲明”。事件引起香港特区政府的关注，因为根据香港的《药剂业及毒药规例》，所有含有西药成分的药品，必须向药剂业及毒药管理局申请注册，以确定药品质量和安全性等。但中成药若成分纯为中草药，则不用注册，其中包括以草药制成的膏、丹、丸和散，只须作商业登记即可贩卖。①

经过香港卫生署的检验，同样发现香港的“保济丸”含有“酚酞”和“西布曲明”，故勒令和发表声明回收有关产品。

> 卫生署今日（三月二十四日）指令持牌中成药制造商“李众胜堂（集团）有限公司”从本地零售商及消费者回收“保济丸轻便装”及“保济丸拾樽装”，因为其轻便装在新加坡被发现含“酚酞”及“西布曲明”，服后可能会引致非常严重的副作用。……
>
> 卫生署发言人表示……“酚酞”曾用作治疗便秘，但因可能致癌而于二〇〇一年被禁用。
>
> “西布曲明”是一种用于抑压食欲的西药，其副作用包括可能导致血压上升及心跳加剧，精神异常和痉挛，亦曾有文献指出与精神异常有关，有心脏病的人士不应服用。
>
> 他说，含西布曲明的产品必须注册，并须有医生处方及在药剂师监督下才可售卖。②

其后更发现在事情揭发之前，早在当年的1月“李众胜堂”便已收

① 谢永光：《香港中医药史话》，第194页。
② 《回收保济丸》，《新闻公报》2010年3月24日。

到新加坡政府的口头通知，告知其便利装含有西药成分，并要求自行回收相关“保济丸”，该公司却未向香港卫生署通报。① 是次有问题的批次，应是原料受到污染。至 5 月 11 日，经香港卫生署调查后，准许“李众胜堂”恢复生产。

保济丸拾樽装获准恢复生产

持牌中成药制造商“李众胜堂（集团）有限公司”获准恢复生产及销售“保济丸拾樽装”。

“李众胜堂”实行多项改善措施后，在上月底开始试产“保济丸拾樽装”。卫生署药剂督察多次到现场视察，认为符合卫生署的要求……

另一方面，“李众胜堂”已取消“保济丸轻便装”的中成药注册申请，该款保济丸已在三月底停产。……

卫生署化验结果显示，十一个“保济丸轻便装”样本含有上述两种西药成分，但“保济丸拾樽装”样本则没有受污染。②

面对多宗与中成药相关的事件，包括重金属超标、包装物料引起药品含有塑化剂和原材料污染等，特区政府积极鼓励中成药改善生产流程，同时要求必须依照生产质量管理规范（GMP），并定下有关的实行时间表。GMP 是药品生产流程的规范，为欧美药厂普遍采用的生产标准，特区政府希望引入该制度，以改善香港中成药的质量，保证药品的安全性。GMP 涉及整个药品的生产程序，包括厂房、人员、设备、制造程序、验证、质量控制和产品回收等。例如对厂房的要求为无菌设计，或是以机械取代人手的工序，以防止药品在生产过程中被污染，最终达至药品质

---

① 《李众胜堂两度隐瞒含禁药　港保济丸轻便装亦验出问题》，《苹果日报》2010 年 3 月 26 日。

② 香港特别行政区政府卫生署防护中心，2010 年 5 月 11 日：https://www.chp.gov.hk/tc/features/20805.html。

量的一致性和稳定性，保障消费者的健康。①

“李众胜堂”在2010年决定申请GMP，以进入主要的海外市场。“李众胜堂（集团）有限公司”总经理朱家荣博士表示：“申请认证可以更好地保障产品质量，并提升药厂和产品形象。”为了达到有关的要求，“李众胜堂”在大埔工业村购置新厂房，并且改进生产流程，进行人才培训以准备迎接新的生产方向。②2014年，“李众胜堂”的大埔厂房，获得卫生署颁发的“中成药生产质量管理规范（GMP）”认证。产品从原料处理到包装，都是在达到“ISO 14644”标准的厂房进行。并且购入“自动间歇式入盒机”以取代人手，把说明书放入产品的外盒。其后，为确保产品的稳定性，“保济丸”引入科学化检测技术，包括近红外线光谱分析质量控制系统，以及高效液相色谱指纹图谱等。③

结　论

“保济丸”是家喻户晓的“居行必备”药品。最初在佛山生产销售，为拓展国内市场，创办人李兆基以报刊广告作宣传，把广东名药“保济丸”带到上海。在广告的宣传上，初期重点介绍“李众胜堂”的由来、李兆基在南方的事迹，突出“李众胜堂”乐善好施的特点，以及“保济丸”在广东地区的受欢迎程度。其后的广告，进一步塑造“保济丸”居行必备的形象，从而开拓了上海以至东南亚市场。“李众胜堂”并在广州、香港和上海设立分店，进一步扩大其药品销售的业务。

时局变化中，“李众胜堂”以香港为基地，生产“保济丸”。同时，“李众胜堂”继续重视报刊广告的宣传，并利用电视等新媒介推广大量广

① 参见香港生产力促进局：《申办中成药生产管理规范认证的经验分享及生产管理电子化监控技术参考指南》，香港：香港中药学会有限公司、香港生产力促进局，2014年，第36—104页。
② 同上，第32—35页。
③ 参见香港品牌发展局的介绍：http://www.hkbrand.org/tc/event/1/page/3/brand/638?activePage=1&tab=118。

告，“保济丸”被打造为“香港制造”“家居旅游必备良药”的形象。虽然“保济丸”被检测出含有禁药的成分，但“李众胜堂”在这之后致力于改善生产方式，并结合科学化和标准化的生产模式，成功取得国际认可的生产规范，从而拓展更庞大的海外市场。“保济丸”亦努力获得多方的认同，成为有代表性的“香港品牌”。

《迹象与生命》所载中国药用植物考[①]

时　光（北京大学外国语学院）

一、波斯文古籍《迹象与生命》简介

13 世纪蒙古人征服伊朗地区建立了伊利汗王朝（1256—1335[②]）之后，统治阶层为发展统治区内经济而努力恢复农业生产，在这一背景之下，伊利汗王朝著名宰相拉施特〔全名剌失都丁·法兹卢拉·哈马丹尼（Rashīd ud-Din Fażlullāh Hamidānī），1247?—1318〕于 14 世纪初编订了一部农业及植物学著作——《迹象与生命》[③]（*Āthār va Aḥyā*[④]）。该书书名另有《迹象与见闻》（*Āthār va Akhbār*），另一种说法认为，因波斯文中写法近似，"见闻（Akhbār）"一词被误写为"生命（Aḥyā）"，但拉施特在其另一部著作《拉施特镇捐赠书》（*Vaqfnāmah-i Rab'-i Rashīdī*）中也

① 本文为 2018 年度国家社科基金冷门"绝学"和国别史研究专项项目"中国—伊朗医学交流史研究"（批准号：2018VJX101）阶段性成果。

② 本文中出现的年份若无特别说明或注释，均为公元纪年法年份。

③ 在王一丹撰写的《波斯拉施特〈史集·中国史〉研究与文本翻译》（北京：昆仑出版社，2006 年）中指出该书有另一中译名《迹象与复苏》。

④ 本文涉及的波斯语、阿拉伯语词汇采用 MESA 转写系统，其中带有冠词的阿拉伯语词汇按照太阴、太阳字母读音规则转写。

曾提到此书，书名亦为《迹象与生命》(*Āthār va Aḥyā*)。[①]

《迹象与生命》现存三种抄本：

抄本一现被收藏于伊朗库姆市大阿亚图拉沙哈布丁·纳杰菲·马尔阿什（Āyatullāh al-‘oẓmā Shahāb ud-Dīn Najafi Mar‘ashī）图书馆，用纳斯塔利格（Nast‘aliq）字体书写，共102叶，无成书日期。1989年由加拿大麦克吉尔大学（McGill University）与伊朗德黑兰大学（Tehran University）合作出版了由曼努切赫尔·苏图代（Manūchihr Sutūdah）与伊拉季·阿夫沙尔（Īrāj Afshār）两位伊朗学者共同校注修订的排印本，本文中所引用的《迹象与生命》文本内容均来自此排印本。

抄本二曾为阿卜杜加法尔·纳季穆杜莱（‘abdul al-Ghaffār Najm ud-Daulah）私人收藏，未注明成书日期，于1944年发行了石印版，与其他作品合编为《合赞汗时代学者、行政长官与旅行者论农业》(*Falāhat va Zarā‘at, Talīf-i ‘ālim va ‘āmil va Sayyāḥī dar ‘ahd-i Ghāzānkhān*)一书，目前此抄本已经佚失，去向不明。

抄本三现被收藏于伊朗国家档案文献图书馆，用纳斯赫（Naskh）字体书写，末尾页成书日期字迹漫漶，但可辨认出应为“伊斯兰教历1296年赖比尔·阿色尼月（公历1879年4月）末”[②]。

从上述几个抄本内容中均无法判断出拉施特完成该书的年代，但拉施特在其主持编译的另一部关于古代中国医学的著作《伊利汗中国科技珍宝书》(*Tanksūqnāma-yi Īlkhān dar Funūn-i ‘ulūm-i Khaṭāyī*，以下简称为《珍宝书》）中曾经写道：

当今根据陛下的圣旨开始对他们[③]的一些书籍、历史与作品进行

① Rashīd ud-Dīn Fażlullāh Hamidānī, *Āthār va Aḥyā*, Tehran: Tehran University Press, 1989, pp.bīst-u-du -bīst-u-hasht.

② Rashīd ud-Dīn Fażlullāh Hamidānī, *Āthār va Aḥyā*, p.bīst-u-hasht.

③ 指中国人。

了翻译，根据其记录，努力获得他们的书籍与培养懂得他们语言与了解他们的人，翻译了【……】、麻醉药、矿产、树木、兽类、鱼类、官职类等方面的著作……①

拉施特所编译的汉文经典著作均完成于他本人出资兴建的拉施特镇（Rab'-i Rashīdī）内，该镇于14世纪初修建完毕，《珍宝书》现存唯一的抄本完成于1313年，而拉施特另一宏大历史巨著《史集》（*Jāmi' al-Tavārīkh*）则完成于1311年，属于上文所提及的"历史"著作，《迹象与生命》也显然应为关于中国"树木"的著作，由此可以推断《迹象与生命》成书时间应介于14世纪初至1313年之间。

《迹象与生命》全书应有二十四章，但前述三个抄本中均未能保留该书全部内容。1989年，曼努切赫尔·苏图代与伊拉季·阿夫沙尔将抄本整理成六章出版，是为1989年排印本。

排印本中六章标题分别为：第一章，介绍树木性状；第二章，印度与中国树木；第三章，嫁接与施肥；第四章，大麦、小麦、黍米、水稻与高粱性状；第五章，其他各类谷物、植物性状；第六章，绿蔬与香草性状。②其中，第二章一共介绍了二十五种产自印度与中国的木本、草本植物。这些植物中明确指出在秦［Chīn］③、乞台［Khatāy］④与蛮子［Mānzī］⑤等中国境域内生长与分布或转写了其汉语名称的有：阿勃勒树⑥、肉桂树、胡椒［hūrsiu］树、石竹（？）［nīk tīk］⑦树、槟榔［f.nām］树、蒌叶树、茶［chā］树、芒果树、檀香［tālī h.ng］树、红枧［k.nk ji.n］树、松木

---

① Rashīd ud-Dīn Fażlullāh Hamidānī, *Tanksūqnāmah*, Tehran: Tehran University Press, 1972, p.15.

② Ibid, pp.panj–dah.

③ 伊利汗王朝时期一般泛指中国，有时也特指中国北方地区。

④ 伊利汗王朝时期一般指中国北方地区。

⑤ 伊利汗王朝时期一般指中国南方地区。

⑥ 一种甜瓜，形似黄瓜，又称腊肠树、波斯皂荚、牛角树等。

⑦ 排印本中该植物波斯文名称为"قرنفل［qaranful］"，意为"石竹"或"康乃馨"，但暂未考证出其对音汉文名称。

[sūnk m.q] 树、沉香 [ch.m jink] 树、苏木 [sū mūq] 树、荔枝 [lījiu] 树、灵眼 [līkyān]（银杏）树、dānīkū 树、莲花 [l.nīk khvā]、鸡头花 [kītū khvāh]、杨梅 [yāng mī] 树、pāp.d.z.h 树、z.h tiurāng 草。①

中国学者对《迹象与生命》及其中所记载的中国植物的研究不多，已正式出版的学术成果中，北京大学王一丹教授编著的《波斯拉施特〈史集·中国史〉研究与文本翻译》中对《迹象与生命》进行了十分详细的介绍，研究了书中记录的“茶”与“莲花”相关部分内容，并指出：“由于抄录过程中的字母脱落和讹误，目前仍有几种植物的名称难以确定，有待更深入的研究。”② 此处提到的汉语名称未确定的中国植物为 nīk tīk 树、dānīkū 树、pāp.d.z.h 树及 z.h tiurāng 草等。

二、《迹象与生命》所载中国药用植物文本译注

在《迹象与生命》“印度与中国树木”一章中提到了肉桂、胡椒、荔枝、灵眼、莲花、鸡头花六种中国植物的药用价值，笔者将其中部分段落由波斯文译成了汉语，并参考了与上述药用植物相关的中国、伊朗古代农学及医学书籍，完成了文本释文分析。

（一）肉桂 ③

肉桂（dārchinī）④ 树性状介绍

在汉语中被称为“桂皮 [kui siy]”⑤。树干高大，树枝繁茂，当

---

① Rashīd ud-Dīn Fażlullāh Hamidānī, *Āthār va Aḥyā*, pp.haft–hasht.

② 王一丹：《波斯拉施特〈史集·中国史〉研究与文本翻译》，第 42 页。

③ Rashīd ud-Dīn Fażlullāh Hamidānī, *Āthār va Aḥyā*, pp.77–79.

④ 《迹象与生命》的波斯文排印本中写作“دارچنی [dārchinī]”或“دارچینی [dārchīnī]”，“دار [dār]”阿拉伯语“树”或“木头”之意，“چنی [chinī]”或“چینی [chinī]”为波斯语“中国的”之意，因此该词原意为“中国树”，之后特指肉桂树。肉桂有不同种类，本节中出现的“肉桂”或特指“中国肉桂”（详见本页注⑤）。

⑤ 《迹象与生命》的波斯文排印本中写作为“کوی سیی [kui siy]”，但其中的字母“س”在手抄本中（转下页）

完全成年后，其树冠如此巨大，需五人方可合抱之，高度可及大型梧桐（chinār）与肉豆蔻（jauz），叶近似“白树（sifīd dirakht）”①，呈圆形，但双面皆绿且宽大。

【分布】于秦［Chīn］、赣州［Q.mjū］②、新州［Sīnjū］③及其所属地区

…………

另有一种被称为“吉尔法［qirfah］”④，分布于印度［Hindūstān］与秦［Chīn］部分地区。但秦［Chīn］的“吉尔法”更好。“吉尔法”的质地松软，肉桂（dārchīnī）的质地坚硬。正如此处所见。

…………

由于中国人不购买外国商品，所以中国的肉桂也很少传入本地⑤。

印度［Hindūstān］的肉桂被称为“吉尔法”。产自秦［Chīn］的肉桂被称为“特殊的肉桂（dārchīnī-yi khās）”⑥，用于制作底野迦［tiriyāq］⑦，之前较少传入，当今已经增多。

（接上页）可能为“ص”，该字母（或特殊符号）在伊利汗王朝时期经常被用来转写汉语中的辅音“p”，因此“کوی سیی［kui syi］”应为汉语“桂皮”一词的转写。桂皮与肉桂实为两种不同的植物，根据下文记载的植物性状、在伊朗地区“用于制作底野迦”等内容，本节介绍的植物应为“肉桂”，而非“桂皮”。《珍宝书》中介绍“五苓散”时，也曾将其中的肉桂（官桂）记为“桂皮”：“其二为由于消化不良伤风而出现上吐下泻，且伴有发热，其治疗方法为服用名为‘五苓散’的药水，其配方为茯苓一梅斯加勒、猪苓一梅斯加勒、白术一梅斯加勒、泽泻一迪拉姆、桂皮［kui pī］一迪拉姆，将此五种药材捣碎烧煮后滤出放凉，将药水给病人服用可痊愈。”

① 暂未考证出此树的汉文译名，或为白杨（سپیدار［sipīdār］）。

② 或指元朝时期赣州（路），当时隶属于江西行省。

③ 或指元朝时期新州（路），当时隶属于江西行省。

④ 波斯文写作“قرفه［qirfah］”，《莫因词典》中称其原意为“树皮”，可指肉桂树。肉桂有不同品种，如中国肉桂与印度肉桂等，印度肉桂酥脆，中国肉桂厚硬。根据下文提到“‘吉尔法’的质地松软，肉桂的质地坚硬”，可推测“吉尔法”或为印度肉桂，而“肉桂”或特指中国肉桂。

⑤ 指伊朗地区。

⑥ 即中国肉桂，详见本页注④。

⑦ 又作“底也伽”“底野伽”，一种主要成分为鸦片的解毒剂，除鸦片外，还有龙涎香、缩砂、肉豆蔻、肉桂、胡椒等成分。中国最早关于底野迦的记录出现在唐代，显庆四年（659年）编纂的《新修本草》中记载：“底野伽，味辛、苦，平，无毒。主百病、中恶、客忤邪气、心腹积聚。”《旧唐书》中记载：“乾封二年，遣使献底也伽。”底野迦在伊本·西那的《医典》中多有记录，在《回回药方》中被记为“苔儿牙吉”。

（二）胡椒 ①

胡椒（filfil）树的性状介绍

黑胡椒（filfil siyāh）树在印度语言中被称为“尼勒［nīl］”，在蛮子［Manzī］与乞台［Khatāy］语中被称为胡椒［hūrsiu］。

…………

在我国 ②，医师们会寻求用白胡椒［filfil sifīd］制作各类底野迦［tiriyāq］及其他几种马准［ma‘ājīn］③，且很少能够找到，在秦［Chin］有【白胡椒】，但需求量不大，由于极度辛热，无人问津。【白胡椒】很少作为商品输往他处，因为有了黑胡椒，便无人再购买【白胡椒】了。

当黑胡椒运至我国后，【人们】会以白胡椒两倍价格购买。

然而在这些地区 ④ 只要有优果，则无人对劣果感兴趣，因为会从他处引进优质果实，并以同样的价格出售。

若将此劣果商品输往他国，无人会购买，因此肯定无人从事贩运，在该地区白胡椒亦是如此，所以当我国有需求时，难以获得。⑤ 须知制作底野迦［tiriyāq］与其他几种马准［ma‘jūn］时需要购买【胡椒】。⑥

…………

---

① Rashīd ud-Dīn Fażlullāh Hamidānī, *Āthār va Aḥyā*, pp.80–81.

② 指伊朗伊利汗王朝。

③ 即舐剂，《回回药方》中记为“马竹尼”。此处“معاجين［ma‘ājīn］”为“马准”的复数形式，单数形式为“معجون［ma‘jūn］”。

④ 指中国与印度地区。

⑤ 在《马可波罗行纪》“刺桐城”一章中曾提到元朝对刺桐港出口货物征收重税，“胡椒值百取四十四”，或许是中国胡椒经伊朗等西亚地区运往欧洲数量稀少的另一原因。

⑥ 白胡椒主治积痰、腹痛、反胃、泄泻、冷痢，且有促呕吐功效，在《医典》与《回回药方》中多有记载，如《回回药方》卷12《古阿里失突论只方》中记载：“古阿里失突伦只方能消散风，克化饮食并香口气。橙子皮（干者）三两，丁香、肉豆蔻、荜拨、胡椒、缩沙、肉桂、良姜、干姜各一钱，麝香（西番者）一点五分。”在古代伊朗，人们会让过量食用鸦片者就医前服用熬制过的白胡椒汤，促其呕吐。

（三）荔枝 ①

荔枝［līјiu］② 性状介绍

分布于蛮子地区的福建［Fū Jīūn］与刺桐［Zītūn］③ 城，其他地方无。其树大小如橡树（balūt），枝多。其树干与树皮类似橡树，叶如毛桃（shaftālū）叶，长且大，带有小刺，但稍扁，其花均为黄色，大小如李子（ālū）花，但气味不佳。

当其果实尚小时为绿色，成熟后或绿或红，鸡蛋大小，因此【成果时间】漫长，与毛桃比较，气味更香溢、更甜美，其表皮结实如鱼鳞。

但剥开表皮后，其里色白柔软，果核光滑呈黑色，大小如一指节，极度坚硬。其果可风干，作为商品运至各地，类似杏（zard ālū）干。④ 当风干之后外为红色，内为黑色。风干状态下口味气味俱佳，甜美无比。⑤

欲栽种时，可使用其周身的幼树栽苗，如有需要也可培育其种子，当然亦可使用嫁接。

类似苹果（sīb）、榅桲（bih）⑥，可将其置于蜜糖之中制成果酱。⑦【荔枝】具有偏热属性，其功效为消除腹泻。⑧

---

① Rashīd ud-Dīn Fażlullāh Hamidānī, *Āthār va Aḥyā*, pp.95–96.

② 《迹象与生命》的波斯文排印本中写作"ليجيو［līјīu］"，即"荔枝"，在中国历史上又曾被写为"荔支"。东汉杨孚编著的《异物志》中便有对荔枝的记载："荔支为异：多汁，味甘绝口，又小酸，所以成其味。可饱食，不可使厌。生时，大如鸡子，其肤光泽。"

③ 即泉州。

④ 王祯《农书》中有关于大量商贩因荔枝干深受欢迎，便将其输往中国境内外各地的记载，其中海外目的地包括大食地区："今闽中荔枝，初着花时，商人计林断之以立券。一岁之出，不知几千万亿。水浮陆转，贩鬻南北；外而西夏、新罗、日本、琉球、大食之属，莫不爱好，重利以酬之。"

⑤ 王祯《农书》中有"晒荔法"的记载："采下即用竹篱日良晒；经数日，色变核干，用火焙之，以核十分干硬为度。收藏用竹笼；箬叶裹之，可以致远。成朵晒干者，名为荔锦。"

⑥ 又名木梨。

⑦ 王祯《农书》中亦有用蜂蜜制作荔枝果酱的记载："取其肉，生以蜜熬作煎，嚼之如糖霜然，名为荔煎。"

⑧ 中医认为荔枝味甘、酸，入心、脾、肝经；可止呃逆，止腹泻，是顽固性呃逆及五更泻者的食疗佳品，但因性热，多食易上火。

在该地区此水果【生于】高山、丛林及园林。

…………

（四）灵眼（银杏）①

灵眼［līkyān］② 树性状介绍

灵眼［līkyān］树分布于蛮子［Manzī］境内被称作“Būk.sān jū”的地区。③ 生于果园与丛林，在杭州［Hīnk］城及其他城市园圃之中亦可见。④

该树较梧桐（chinār）高大，可称大树。树皮树叶近似白杨（sifīd dār）⑤，花色为白，形小繁多，无气味。其果实大小如新鲜带皮肉豆蔻（jauz）。⑥ 未熟时为绿色，熟后亦为绿色，近似新鲜带表皮肉豆蔻。其汁液酸腐，手若触及皮肤即时开裂，人体触及则会引起脓疱，刺破肌肤。⑦

将成熟后的果实摘下置于井内十五日，每日浇水一二次，至其表皮

---

① Rashīd ud-Dīn Fażlullāh Hamidānī, *Āthār va Aḥyā*, pp.96–97.

② 《迹象与生命》的波斯文排印本中写作“ليكيان［līkyān］”，据此写法暂时无法找到其对音汉字，推测该词第一次出现的字母“ی”有可能为字母“ن”的误读，波斯文抄本中实际写法或为“لنكيان［l.nkyān］”，即汉语“灵眼”的波斯文转写。灵眼为银杏果实白果在中国南方的俗称，《迹象与生命》书中对该树的描述也基本符合银杏树的特征。元朝医学家李杲编撰的《食物本草》中有“银杏又名灵眼”的记载；清代文学家张宗法编撰的《三农记》中叙述银杏树时，也曾提到“北人呼白果，南人名为灵眼”。由于银杏树生长缓慢，从栽种至成果须经过数十年之久，又被称为“公孙树”，有“公种而孙得食”之义。此外在中国古刹庙宇之中经常可见银杏，也许正因如此银杏树在新波斯语中被称为“درختِ کهندار［dirakht-i kuhandār］”，意为古树，或“درختِ معبد［dirakht-i ma‘bad］”，意为“寺庙树”。

③ 灵眼（银杏）树分布于中国多地，东北、华南均有生长。在《迹象与生命》波斯文排印本中的“Būk.sān jū”写作“بوكسان جو”，推测字母“س”有可能为字母“ی”的误读，即应写作“بوكيان جو［Bū kiyān jū］”，或许为汉语“福建州”的波斯语转写，福建在当时属于“蛮子”地区。《马可波罗行纪》中也曾记载：“从行在国最后之信州发足，则入福州国境。”银杏树在福建各地均有分布。

④ 《迹象与生命》的波斯文排印本中另一处记有一座名为“هيكيساى［Hīnkīsāy］”的城市，也应指杭州，即《马可波罗行纪》中的“行在”城。杭州城内自古便大量种植银杏树。杭州在当时亦属于“蛮子”境域，毗邻福建地区。

⑤ 今波斯语名称为“سپيدار［sipīdār］”。

⑥ 灵眼（银杏）树的果实银杏果确实大如肉豆蔻，成熟前为绿色，成熟后转为白色，因此银杏果又俗称“白果”。

⑦ 银杏果（白果）的外种皮含有白果酸等酸性物质，能刺激皮肤引起接触性皮炎，有发疱等症状，此处的描述是证实“līkyān 树”为银杏树的直接证据之一。

腐烂脱落后从井中拿出再置于一木制大漏勺之上并放入竹篮，使汁液从其顶部流净，将苦味表皮完全清理干净。清理之后犹如小肉豆蔻，皮如阿月浑子（fustuq），剥开后，可见其仁，色绿如阿月浑子，有一内膜类似肉豆蔻内膜。剥开此内膜后，其味如巴达木（badām），较之略甜。①既可煮食，亦可不必煮食而新鲜食用，风干后也可食用。当还未完全成熟时，可作为商品输往各地。获取其果仁汁液，还可熬成汤粥。②

其功效为生食此果可消除因炎热引起的眼痛。③

若欲栽种，应趁其果未破裂时栽种，若已干燥，则依照类似栽种肉豆蔻（jauz）与阿月浑子（fustuq）方法种植。

（五）莲花④

莲花［l.nīk khvā］⑤介绍

其自然属性近似荷花（nīlūfar），不属于木本植物，在我国古什塔斯比［Gushtāsbī］地区⑥沼泽之中亦有生长。根⑦为白色，位于水下淤泥之中，绳索大小，类似荷花出于水面。如果其高度达到或超过十盖兹（gaz）⑧时，便会浮出水面，其叶宽扁如盾，其花较荷花更大，既有白色，亦有青色与红色，其中多为红色。其状甚美，香味扑鼻。

…………

---

① 阿月浑子今俗称开心果，巴达木又称巴旦杏，均为伊朗地区常见的干果，自然成为了拉施特与银杏果比较的对象。此处对银杏果外表、内仁、味道等表述均十分准确，与《中国药典》中的记载相符。

② 银杏果含有一定毒性，清代陈士铎撰写的《本草新编》中记载："（白果）多食至千者死……或谓白果小儿最不宜食，有食之口吐清水而死者。"但在《迹象与生命》中对这一重要特性并未提及，或许是由于当时传入伊朗地区的银杏果数量不多或未被当地人普遍食用。

③ 根据中国古代各医书中对银杏果的记载，白果对心、肺、肾病有治疗功效，收敛肺气，抑制哮喘等病症，并无提及可以消除眼疾。《迹象与生命》中出现此记载可能是误闻或误读"灵眼"汉语含义之结果。

④ Rashīd ud-Dīn Fażlullāh Hamidānī, *Āthār va Aḥyā*, pp.98–99.

⑤ 《迹象与生命》的波斯文排印本中写作"لنیک خوا［l.nīk khvā］"，疑为辨读抄本时，对"ی""ن"字母在词中出现时下方的点的位置出现了错误判断，或应写作"لینک خوا［līnk khvā］"。

⑥ 今在阿塞拜疆共和国境内。

⑦ 指莲花的根茎，即莲藕。

⑧ "盖兹"为伊朗古代长度单位，约为95厘米，十盖兹将近10米，因此该处的叙述疑似有误。

当其叶片凋落，【便是】其籽新鲜之时。【籽】未成熟时为绿色，成熟风干后为黑色。其皮坚硬，味美，被称为“莲子［l.l.n.r］”①。

【莲花】生于蛮子［Manzī］与乞台［Khatāy］，其根亦可制成粉末，亦可生吃。

需要栽种时，将其根部栽于沼泽地之淤泥中，其籽新鲜时，将其置于大的淤泥沟壑中，生于沼泽。②鄙人曾按此法栽种。

其功效为消暑解热。③

（六）鸡头④

鸡头花［kītūkhvāh］⑤介绍

该植物亦非木本，生于水中，其土质亦是如此。⑥其叶宽大，但有刺，无法手触。⑦其根肥大，类似甜菜（chughundar）⑧，且为红色，与被突厥人（Turkān）称作“Dūmlān”⑨之根味道相近，将其制成面粉食用。⑩其枝亦可生吃，花为青色，大小如莲花［l.nīk khvā］，但

---

① 《迹象与生命》的波斯文排印本中写作“للنر［l.l.n.r］”，缺少短元音标音符号，按照汉语中“莲子”的发音，或应写作“للنز［l.lianz］”。

② 此处与北齐农学家贾思勰的农学著作《齐民要术》中记载的“种藕法”类似：“春初掘藕根节头，着鱼池泥中种之，当年即有莲花。”

③ 此处应指莲藕的药用价值，与元代医学家忽思慧编订的营养学著作《饮膳正要》中关于莲藕功效的内容相似：“味甘，平，无毒。主补中，养神，益气，除百疾，消热渴，散血。”

④ Rashīd ud-Dīn Fażlullāh Hamidānī, *Āthār va Aḥyā*, p.99.

⑤ 《迹象与生命》的波斯文排印本中写作“کیتوخواه［kītūkhvāh］”，应为汉语“鸡头花”之转写。经考证，中国史书中并无被称为“鸡头花”的植物，《迹象与生命》中所记载的“鸡头花”准确的汉文名称应为“鸡头”或“鸡头果”，该植物因其果实形似“鸡头”故而得此名，学名为“芡实”。王祯《农书》中记载：“芡，一名鸡头，一名雁头，山谷诗云‘剖蚌煮鸿头’，是也。”

⑥ 指其生于淤泥之中。

⑦ 王祯《农书》中记载：“叶大如荷，皱而有刺。”宋代文人苏辙在《西湖二咏·食鸡头》中描述芡实带有青刺：“芡叶初生绉如谷，南风吹开轮脱毂。紫苞青刺攒猬毛，水面放花波底熟。”

⑧ 即甜菜、红菜头。

⑨ 一种块菌。

⑩ 甜菜今俗称糖萝卜，是制糖重要来源之一。新波斯语中甜菜被称为“چغندر［chughundar］”，在中国古代曾被称为“莙达”“军达”等，均为甜菜在中古波斯语中“gwundar”的音译。芡实根肥大与甜菜根类似，但芡实根“制成粉面食用”在中国史料中鲜有记载，一般作为药物服用或敷用。考虑到在伊朗地区人们将煮熟后的甜菜根称为“拉布（labū）”——从古至今一直为民众喜爱的美食，或许在历史上有芡实根传入伊朗，因其近似甜菜根而被当地人煮熟后食用，又或许此处将“芡实根”与下文提到的芡实果实“鸡头米”混淆了。

气味及形态不及莲花。

花朵凋落之后，其籽可见，大小犹如小榛子，呈滚圆状。① 初为绿色，成熟风干后色泽转黄，表皮较莲花稍软，其仁为白色，味佳，与初熟之细小巴达木（bādām）类似，新鲜时与风干后皆可食用。花朵初放之时，表皮柔软，会腐烂受损，无法输往外地。

将泥砖压平，放入水中捣碎，将此果置入砖水之中一二日后洗净，其皮变硬后，便不会腐烂受损，经此法此果得以保存并输往外地。

蛮子［Manzī］与乞台［Khatāyi］大部分地区沼泽之中见得此植物。若欲栽培，播种便可发芽。② 其花可作为玩物，其籽可制成商品。其功效为消暑解热。③

三、《迹象与生命》所载中国药用植物信息来源

（一）中国药用植物的选取

上述几种中国药用植物及《迹象与中国》“印度与中国树木”一章中提到的其他一些中国植物，无论是木本植物还是草本植物，几乎全部是中国南方植物，尤其是福建地区盛产的植物，其原因主要有两方面。

首先，在《迹象与生命》中专门讲解伊朗树木的“介绍树木性状”一章中已包含了诸如葡萄、苹果、石榴、杏、榛子、桑、枣、柳、杨、

① 芡实花谢之后，花瓣脱落，露出球形果实，其果实又称“鸡头米”“鸡头果”等。《中药大辞典》对鸡头米的记载为：“干燥种仁呈圆球形，直径约6毫米。一端呈白色，约占全体三分之一，有圆形凹陷，另一端为棕红色，约占全体三分之二。表面平滑，有花纹。质硬而脆，破开后，断面不平，色洁白，粉性。无臭，味淡。”鸡头果表皮坚硬，是江浙地区熬制腊八粥的食材之一，此外还可被磨制成面粉，用于膳食。食用鸡头米的习惯在中国各地历史久远，忽思慧《饮膳正要》中便记录了鸡头粉雀舌子、鸡头粉血粉、鸡头粉撅面、鸡头粉粉、鸡头粉馄饨等多种膳食，说明鸡头粉为元朝中国社会中一种比较常见的食材。

② 此处与《齐民要术》中关于“种芡法”的记载相符：“八月中收取，擘破，取子，散着池中，自生也。”

③ 芡实消暑解渴之功效在清代医学家吴仪洛所著《本草从新》中有所记载：“（芡实）补脾固肾，助气涩精。治梦遗滑精，解暑热酒毒，疗带浊泄泻，小便不禁。”

紫荆等伊朗与中国均有分布的树木，宋元时期中国种植的大麦、小麦、水稻与高粱也同为当时伊朗地区主要的粮食作物，在“大麦、小麦、黍米、水稻与高粱性状”一章中也专门有所介绍，上述这些植物无需在“印度与中国树木”一章中重复介绍。

其次，由于陆上交通不便且路途遥远，元朝的海外贸易以海路为主，杭州附近的澉浦港与庆元（宁波）港、福建境内的刺桐（泉州）、福州两港以及广州港等当时元朝主要的港口均位于中国南方，《马可波罗行纪》中对澉浦、福州、刺桐三个大港均有详实的记录：

行在（杭州）城附近澉浦港：

> 海洋距此①有二十五哩②，在一名澉浦城之附近。其地有船舶甚众，运载种种商货往来印度及其他外国，因是此城愈增价值。③

福州：

> 有一大河宽一哩，穿行此城。“此城建造不少船舶，以供航行此河之用。”（地学会法文本增订之文）此城制糖甚多，而珍珠宝石之交易甚大，盖有印度船舶数艘，常载不少贵重货物而来也。此城附近有刺桐港在海上，该河流至此港。“有不少印度船舶来此，亦有商人赴印度诸岛贸易。尚须为君等言者，此城近海上之刺桐港，印度船舶运载不少货物赴此港者甚众。诸船离此港后，上溯前述之大河而至福州城。此城因此输入印度之贵重货物。”（地学会法文本增订之文）④

① 指行在（杭州）城。

② 哩是英里的旧译，英制中的长度单位。1 英里 =1.609 千米。

③ 沙梅昂注，冯承均译：《马可波罗行纪》，北京：商务印书馆，2012 年，第 320 页。

④ 同上，第 339—340 页。

刺桐（泉州）：

> 离福州后，渡一河，在一甚美之地骑行五日，则抵刺桐城……应知刺桐港即在此城，印度一切船舶运载香料及其他一切贵重货物咸莅此港。是亦为一切蛮子商人常至之港，由是商货宝石珍珠输入之多竟至不可思议，然后由此港转贩蛮子境内。①

对外贸易海港集中在中国南方，输往海外的中国植物类产品中自然也多为南方物产，而拥有泉州、福州两大海港的福建地区是元朝海外贸易的中心，除了前文提到的输往大食地区的福建荔枝干，桂皮、胡椒、槟榔、蒌叶、茶、芒果、檀香、红松、沉香、灵眼（银杏）、莲花、鸡头（芡实）、杨梅等其他福建知名特产也顺理成章地成为了元朝出口海外的主要货物及异域商人获利丰厚的常购商品，并作为中国代表性植物被《迹象与生命》所收录。

（二）贸易商人的介绍

上文引用的《马可波罗行纪》段落中提到中国海港停泊有大量的印度海船，印度商人把印度的珍珠、宝石等特产运抵中国，再将中国的商品装满海船后，由东海、南海经爪哇抵达印度次大陆，之后中国与印度的物产再由印度或伊朗等国的商人通过阿曼海运抵波斯湾进入伊朗地区，在销售与推荐来自中国与印度的农产品时，商人会向当地人介绍伊朗、印度与中国植物之间的异同。此外，对于文中记录的各中国植物保存与运输方法等常识，也有可能是在购买商品时直接从具有丰富运输经验的商人口中了解的。上述各种中国植物的信息由此传入伊朗内地，并被拉

① 沙梅昂注，冯承均译：《马可波罗行纪》，第341页。

施特整理与记录在书中。在《迹象与生命》中，当某些中国植物在印度亦有分布，或与伊朗当地某些物种类似时，书中均会进行细致的类比。

（三）参考中国农书

前文已述，拉施特在《珍宝书》中曾提到翻译过有关中国“树木”的著作，但经过笔者对相关文本的整理、阅读与编译，《迹象与生命》中关于中国植物的内容并非直接译自中国的农学、草本学或医药学著作，不过考虑到拉施特曾下令收集大量的各学科汉文典籍，并存放于拉施特镇的图书馆，因此不排除拉施特在编写《迹象与生命》过程中参考了中国农学、医药学著作或获得了任职于拉施特镇内的中国农学家、植物学家或医药学家的讲解与指点。

元朝时有《农桑辑要》《农桑衣食撮要》与《农书》三部农业学著作流传甚广。《农桑辑要》“是元代专管农桑、水利的中央机构‘大司农’主持编写的，具体的编写人是孟琪、张文谦、畅师文、苗好谦等人”①，成书于1273年，内容以中国北方农作物及农业生产技术为主，与《迹象与生命》中出现的植物多为中国南方植物不符。《农桑衣食撮要》作者为畏兀儿农学家鲁明善，该书完成于1314年，晚于《迹象与生命》被估测的成书年代，因此也不可能成为其参考著作。《农书》作者为元朝农学家王祯，成书年代为1300年左右②，较《迹象与生命》稍早。与《农桑辑要》相比，该书添加了许多中国南方农业生产技术的内容，并比较了南北农业生产的异同，虽然并无完整对应的译文，但有多处内容相近相似的段落，如王祯《农书·百谷谱集之三·蓏属·莲藕》中对莲藕介绍如下：

> 莲，荷实也；藕，荷根也。《尔雅》云：“其实莲，其根藕。”

---

① 董恺忱、范楚玉主编：《中国科学技术史·农学卷》，北京：科学出版社，2000年，第456页。
② 同上，第460页。

莲子："八月、九月中收莲子坚黑者，于瓦上磨莲子头令薄，取䑋土作熟泥，封之，如三指大，长二寸，使蒂头平重，磨处尖锐。泥干时，掷于池中，重头沉下，自然周正。皮薄易生，不时即出。其不磨者，皮既坚厚，仓卒不能生也。"

"种藕法：春初掘藕根节头，着鱼池泥中种之，当年即有莲花。"

莲子可磨为饭，轻身益气，令人强健。藕，止渴，散血，服食之不可缺者。①

除莲藕外，王祯《农书》中还记录了鸡头（芡实）、荔枝、银杏（灵眼）、茶等多种在《迹象与生命》中亦有记载的植物，因此从成书时间及记载内容来看，王祯撰写的《农书》具有被《迹象与生命》借鉴与参考的可能。

《迹象与生命》中各中国植物词条使用基本一致的格式撰写，首先用波斯语转写该植物的汉语名称，之后讲述其分布地区与生长环境，接下来对植物的茎、叶、根、花、果、籽等形状逐一进行描述，对果实、果仁有利用价值的植物会介绍其保存方法与"保质期"，最后讲解其功效、用途与栽种方式，与宋元时期中国农书的编纂模式有一定相似之处。

（四）亲自栽培

在《迹象与生命》"印度与中国树木"一章的"莲花"部分讲解了莲花栽种方法：

需要栽种时，将其根部栽于沼泽地之淤泥之中，其籽新鲜时，将其置于大的淤泥沟壑之中，生于沼泽。鄙人曾按此法栽种。②

---

① 王祯撰，缪启愉、缪桂龙译注：《农书译注》，济南：齐鲁书社，2009 年，第 223—224 页。

② Rashīd ud-Dīn Fażlullāh Hamidānī, *Āthār va Aḥyā*, pp.98–99.

拉施特在此处明确提到自己曾亲自栽种了莲花，在“茶树”“灵眼树”“荔枝树”“鸡头花”等部分里对这些中国植物的栽培方法也均有详细而生动的记载，这说明在蒙元时代中国植物不仅作为商品进入了伊朗，而且其种子也被带到了那里，并被栽种在伊朗的土地里。

1318年拉施特本人受诬陷被处以极刑之后，拉施特镇也遭毁灭性破坏，这位深爱中国科技文化的伊利汗宰相亲手打造的“中国植物庄园”亦随之化为乌有。《迹象与生命》中有栽种记载的中国植物未能在伊朗大地持续生根发芽，开花结果，实乃中国与伊朗交往史中一大憾事。

16—17 世纪欧洲科学家视野下的中国医学 ①

高　晞（复旦大学历史学系）

引　言

16 世纪由欧洲传教士、旅行者和商人开启的东西方文化交流，一度引起欧洲知识界对中国历史文化的强烈好奇心，他们称东方为“异趣之地”，将中国的事物视为“奇趣异闻”。在他们从中国带回欧洲的各种异域珍宝如茶叶、瓷器、药物和植物标本等物品之外，还有诸多大部头、多卷本的汉文书籍。1575 年，西班牙奥古斯丁会修士马丁·德·拉达（Martín de Rada，1553—1578）访问福建后写下《记大明的中国事情》：“我们得到各种出版的学术书籍，既有占星学也有天文学的，还有相术、手相术、算学、法律、医学、剑术，各种游戏，及谈他们的神的。”②1586 年，西班牙奥古斯丁会的另一位修士门多萨（Juan González de Mendoza，1545—

① 基金项目：国家社会科学专项基金——十九世纪前欧洲科学家和汉学家视野下的中医西传研究（项目编号：批准号 2018VJX066）。
② C.R. 博克舍编注，何高济译：《十六世纪中国南部行纪》，北京：中华书局，1990 年，第 210 页。

1618）在《中华大帝国史》中谈到拉达返回欧洲时带回了数量可观的汉籍，其中有“许多医书和本草书籍，包括上古和后世医家的著作，内容涉及他们如何观察、治疗疾病，以及如何制造对付疾病和人体虚弱的药剂”①。此外，当时主宰东西方贸易的荷兰东印度公司会留给员工一个小金库，让他们购买少许东方物品带回欧洲交易作为补贴。当船回到阿姆斯特丹港时，员工会将其在福建购买的书籍，在当地出售，这类图书被称为“阿姆斯特丹文集”。1605 年在阿姆斯特丹曾有场中国书籍的拍卖会，这些书籍如今分散在欧洲各大图书馆和私人收藏室里，其中有一大部分被牛津大学博德利安图书馆（Bodleian Library）收藏。因为语言的障碍，西方图书馆馆员根本无法甄别这都是些什么书。1687 年整个夏天，一位来自南京的中国人沈福宗受博德利安图书馆馆长、东方学者托马斯·海德（Thomas Hyde，1636—1704）②之邀，在牛津大学整理该馆所收之中国书籍，为这些书籍编写目录。沈福宗发现这些书籍中“有一些是儒学著作，但大多数是医学书籍”③。据后人统计，17 世纪前牛津大学博德利安图书馆所藏的中医书籍有《脉诀》《徐氏家传捷法针灸》《编注医学入门》《重广补注黄帝内经素问》《黄帝内经灵枢》《新刊古今医鉴》《医方考》《本草蒙筌》《太医院补遗本草歌诀雷公炮制》《重修政和经史证类备用本草》《新刊万病回春》《增定便考万病回春善本》《补遗雷公炮制便览》《小儿良方全婴》《丹溪心法附余残本》《药方》《类编伤寒活人书括指掌图论》等，这些书籍由金陵书林唐少桥、金陵书林富春堂、建阳书林和金陵书林周

---

① Sir George T. Staunton and Juan González de Mendoza eds., *The History of the Great and Mighty Kingdom of China and the Situation Thereof*, London: Printed for the Hakluyt Society, 1853, p.135.

② 托马斯·海德精通多种语言，包括土耳其语、阿拉伯语、马来西亚语、波斯语、希伯来语，亦通汉语，曾任英国宫廷东方语言翻译，向欧洲介绍过围棋和中国象棋。他与沈福宗交往的这段经历最受学者关注，参见 William Poole, “The Letters of Shen Fuzong to Thomas Hyde, 1687—1688,” *The Electronic British Library Journal*, 2015 articles, http://www.bl.uk/eblj/2015articles/article9.html，2018 年 5 月 27 日采集。关于沈福宗与欧洲学界的交往研究亦可参见韩琦：《17、18 世纪欧洲和中国的科学关系——以英国皇家学会和在华耶稣会士的交流为例》，《自然辩证法通讯》1997 年第 3 期；潘吉星：《沈福宗在 17 世纪欧洲的学术活动》，《北京教育学院学报》2007 年第 3 期。

③ Thomas Birch and Robert Boyle eds., *The Works*, London,1772, vol.6, pp.574–575.

曰等书坊刻印。[1]沈福宗还在巴黎皇家图书馆帮助过该馆馆员、东方学者、地图绘制者、旅行作家、医生特维诺（Melchisédech Thévenot，1620—1692）整理馆藏中文书籍。[2]1682年沈福宗抵欧洲时，还随身携带了四十余部汉籍。在罗马教皇召见时，他将这批图书赠送给了梵蒂冈图书馆，成为该馆的早期汉籍藏本。[3]目前梵蒂冈图书馆所藏中文书籍中有三十二部医学文献，其中十五部是明末清初的刻本。[4]是否有沈福宗所赠之书，不得而知。

显然，无论是商人还是传教士，在选购汉文书籍时，除中国经学文献，他们都偏爱医学书籍。但是这些以中文描绘的知识图景对欧洲学界，尤其是医学家和博物学家来说，却是一个难以进入的世界。所以，在17世纪初期，欧洲知识界关于中国文化与知识的信息还要依赖于传教士的报道和旅行者的游记，以及由欧洲境内传教士根据不同报告编写的中国书籍，其中意大利耶稣会传教士卫匡国（Martino Martini，1614—1661）的《中国新地图志》（1655年）、葡萄牙耶稣会传教士曾德昭（F. Alvarez Semedo，1585—1658）的《大中国志》（1655年）和意大利耶稣会传教士基歇尔（Athanasius Kircher，1601—1680）的《中国图说》（1667年）影响比较大，他们对中国的描述构成欧洲汉学家、哲学家和博物学家研究中国的基本素材。[5]

上述著作中多少会涉及一些中国医学的记录，但没有医学专著和译著。明末清初，在东方传教与工作的欧洲人开始着手编译中医书籍。出生于波兰御医家庭的传教士卜弥格（Michel Boym，1612—1659），被认

---

① David Helliwell, *Chinese Books in Europe in the Seventeenth-century*, 27 June, 2017.

② Nicholas Dew, *Orientalism in Louis XIV's France*, Oxford, 2009, pp.205–233.

③ 潘吉星：《沈福宗在17世纪欧洲的学术活动》。

④ 此医籍书单由梵蒂冈图书馆余东女士提供。

⑤ 卫匡国和曾德昭有在中国生活与传教的经验，基歇尔未曾到过亚洲，但他在1667年以拉丁文写的《中国图说》（*China monumentis, qua sacris qua profanis, nec non variis naturae & artis spectaculis, aliarumque rerum memorabilium argumentis illustrata*）在欧洲影响非常大，1670年出版法文版，之后有德文版和英文版出版。

为是第一位研究并向欧洲介绍中国医学秘密的欧洲人。①1652—1653年，他用拉丁文编写了图文并茂的《中国植物志》，1656年该书在维也纳出版。这是欧洲出版的第一部中国植物学专著。其中收录了29种生长在东南亚和中国的动植物，有柿饼②、榴莲、椰子、槟榔、芭蕉、荔枝、蒲桃（葡萄）、波罗蜜、芒果、枇杷、臭果、胡椒、桂皮树、太黄、茯苓、生姜等植物。对每种植物，卜弥格都详细记载了其葡萄牙或拉丁文和中文名称，仔细描述了它们的生长区域、形质特征、药物制作方法、治疗的疾病和销售情况。1663年该书被特维诺收录在他编辑的法文版《旅行导论》（*Relations de Divers Voyages Curieux*）中。同时卜弥格开始将中国脉学理论、中国最早的舌诊专著——元代《敖氏伤寒金镜录》翻译成拉丁文。1659年卜弥格不幸病逝于广西，他翻译的医学手稿由比利时传教士柏应理（P.Couplet，1623—1693）带到欧洲传教士来东方的中转站区——巴达维亚（即今马来西亚的雅加达）。而正在此地工作的荷兰东印度公司的德国医生、博物学家卡莱耶尔（Andreas Cleyer，1634—1697）对中国本草学也充满了兴趣，自1670年起他就一直在编著一部中国药物志（*The Chinese Herbarium*），同时也在撰写关于中医的专著。卡莱耶尔邀请柏应理与他合作，柏应理向他展示了卜弥格的手稿。③

1671年一部讲述中医脉学的《中医秘密》（*Les Secrets de la Médecine des Chinois*）在法国横空出世，标题说这是一位“法国人”④从中国带回来的技术，这是在欧洲出版的第一部关于中医的专著，近代学者研究认为此书内容其实来自卜弥格的手稿。1682年卡莱耶尔所著之《中

① 参考黄一农：《锈斑蝎与〈王子皈依记〉》，《科学人》2002年第10期；张西平：《交错的文化史——早期传教士汉学研究史稿》，北京：学苑出版社，2017年，第412页。

② 原文如此，当时的西方人还分不清柿子和柿饼。

③ Jerome Hendricks, C.I.C.M.eds., *Philippe Couplet, S.J.（1623–1693）, The Man Who Brought Chinese to Europe,* Steyler Nettetal 1990, pp.108, 117.

④ 伯希和认为此“法国人”即卡莱耶尔，见伯希和：《卜弥格补正》，收入冯承钧译：《西域南海史地考证译丛》卷3，北京：商务印书馆，1999年，第234页。

医指南》(*Specimen Medicinae Sinicae*)在德国汉学家门采尔(Christian Mentzel，1622—1701)的帮助下在法兰克福出版，该书是一部全面介绍中医理论、舌诊、脉学的专著。1683年在日本的荷兰东印度公司医生威廉·瑞恩(Willem ten Rhijne，1647—1700)编译的《针灸》(*Dissertatio de arthritide：Mantissa schematica：De acupunctura：et orationes tres*)在伦敦出版，东方的针灸术第一次有了西文名称"acupunctura"。1686年门采尔在《纽伦堡科学年鉴》上发表以卜弥格、卡莱耶尔共同署名的《中医钥匙》(*Clavis medica ad Chinarum doctrinam de pulsibus*)，这是一部关于中医脉学的专著。这些著作涉及中医脉学诊断、舌诊与针灸治疗。现代研究显示，除《针灸》一书之外，上述在欧洲出版的三部中医书或是卜弥格的手稿，或是剽窃卜弥格的著作，但卡莱耶尔《中医指南》出版最早，且内容全面，因此在欧洲，卡莱耶尔的影响更深，直至近代，学术界才将此功记归卜弥格。[①]

剽窃固然是种极不道德的学术行为，但却从另一个侧面反映那个时期欧洲人对中国医学的好奇心和关注程度。自17世纪60年代起，欧洲的科学家、博物学和东方学者对东方文化由猎奇转向问题式研究。1662年成立的英国皇家学会，其两位早期创建人波义耳(Robert Boyle，1627—1691)和胡克(Robert Hooke，1635—1703)将他们对中国问题的思考用于他们的科学研究和实验中，而其会刊《哲学汇刊》(*Philosophical Transactions*)自1666年到1774年，先后刊登的34篇与中国相关的介绍和研究型文章，其中多与地理、气候、天文学、博物学和医学相关。[②]1684年9月，法国学者交给从中国回到欧洲的柏应理一份清单，提出34个关于中国知识的问题：中国历史和历史学家的真实性、中国地理和政区分布、中国科学、中国动物及与欧洲动物的比较、中国女性的

---

① 参见卜弥格著，爱德华·卡伊丹斯基波兰文翻译，张振辉、张西平中文翻译：《卜弥格文集：中西文化交流与中医西传》，上海：华东师范大学出版社，2013年。

② 韩琦：《17、18世纪欧洲和中国的科学关系——以英国皇家学会和在华耶稣会士的交流为例》。

地位、中国宗教、中国刑法、中国的风土人情和习俗等。具体包括：植物、饮料、鸟类、家禽、武器、军队、节日、织物、瓷器、运输、建筑、矿产、妇女、奴隶、法律、刑罚制度、宗教、长城、要塞、国税、气候等。其中科学的部分涉及数学、历学、音乐和医学等。①

17 世纪 80 年代，三部西文中医专著的连续问世，以西语将中医切脉术、舌诊术、针灸治疗以及中医方法与理论等专业知识传入欧洲，将欧洲的中国热推向一个小高潮。②该时期欧洲科学界对中国科学与文化的研究，以及与中国社会的互动，已有学者作专门研究。③本文仅讨论 17 世纪欧洲科学家对中医的认识，并以英国科学家、化学家波义耳和英国科学家、博物家胡克对中医的研究与实验为例，分析西方科学家视野下的中国医学。

一、东西各表：传教士与欧洲科学家视野下的中医

17 世纪欧洲知识界对中医的理解和认识，必须从前往东方的传教士和欧洲科学家或博物学家两个层面考察，因为基于不同社会背景、学术旨趣和研究目的，他们视野中的中国医学是有差别的。传教士是中医自东徂西的传播者，他们的中医知识往往建立在亲身经历的经验基础上，甚至可能直接受到中医医生的影响；他们关于中医的叙事会掺杂诸多个人的经历和体验；他们的著作中充满了感性成分，通常以展现中医诊疗的奇迹效果为目的。相对而言，尽管欧洲科学家只能依据传教士报道或是卜弥格等人的译著提供的信息来了解中医，但我们依然需要弄清楚科学家是在怎样的知识背景和学术框架下讨论与分析中国医学的，中医知

① "Questions A Proposer Au R.P.Couplet Sur Le Royaume La Chine（I）," In *Documents Inédits Relatifs a la Connaissance de la Chine en France de 1685 a 1740*, ed. Virgile Piont, Paris, 1932, pp.7–9.

② William Poole, "Vossius, Hooke, and the early Royal Society's Use of Sinology," In *The Intellectual Consequences of Religious Heterodoxy 1600–1750*, eds. John Robertson and Sarah Mortimer , Leiden, 2012, pp.135–153.

③ 参见韩琦：《17、18 世纪欧洲和中国的科学关系——以英国皇家学会和在华耶稣会士的交流为例》。

识体系中哪个部分最吸引他们以及吸引的原因。

当西语的中医专著尚未放到欧洲科学家的书桌上时，曾德昭《大中国志》中所介绍的中国医学内容，就成为17世纪欧洲学界汲取中医知识的主要素材。① 首先，曾德昭给欧洲人树立了一个中国的医学情况非常好，欧洲医生不及中国医生的印象，“因为他们有大量的古代医学著作，有自己的学术权威，我们还未达到他们的水平”。其次，中国的治疗术与欧洲的各有不同，“他们不放血，不使用放血杯，不使用糖浆、催吐剂和药片，他们很少用烧灼术、流汁和药性很强的药物。他们只用草本药物：植物、根、水果、种子，将这些药材弄干后使用”。

中国医生使用的药材不限于本省，在城市或城镇都有专营药材的市场，可购买到其他地区的药材。当地药店备有充足的、上好的药材供中医药师使用。论及药材的使用方法，曾德昭发现中国人是不开处方的，对每一位来访者，医生会直接给来访的病人配好药材，中国医生不使用瓶子或玻璃杯。“医生通常会伴有一个提着药箱的小童，药箱有五个抽屉，每个抽屉又分成超过四十个的小方格，里面盛有磨碾好的药材。”

此外，中国医生会“阻止病人喝水，允许他们喝煮过的水或是茶，但他们不许病人吃饭。如果病人觉得饿，医生允许他们吃些温和的粥，如果病人不饿就不会让他吃。中国医生说，人生病，他的胃也就不能好好运作了。如果病人的病治不好，就换医生，或者医生将病人送给另一位医生治疗。通常情况下，三四天后病人就会痊愈”。

耶稣会传教士对中医知识的介绍，以及他们与英国《哲学汇刊》的通信，吸引了欧洲学界对中国医学的关注。1666年7月30日，英国皇家学会会员、科学作者比勒（John Beale，1608—1683）致信波义耳：“当我读到《哲学汇刊》第14期第249页第5部分内容后，由此联想到，耶

① F. Alvarez Semedo, *The History of the Great and Renowned Monarchy of China*, London,1655, pp.81–82. 下面未出注部分引文均引自这两页，由笔者汉译。

稣会传教士（据说他们有驻扎在中国的会员）可以翻译中国有关本草、植物、金石方面的主要书籍以及医学、化学等方面（旧的或新的）书籍。对此，我充满了希望。”①

波义耳是英国皇家学会创建人之一，因其所著《怀疑派的化学家》一书和“波义耳定律”而著称于世，被誉为近代化学奠基人。在方法论上，波义耳开创了科学史上具有里程碑意义的实验科学研究。作为科学家团体和实验科学的开拓者，波义耳无疑是17世纪欧洲科学界和知识界的代表。在波义耳的科学研究中有一项内容是医学实验，他通过对西方传统医学文献和理论的研究，将其中的方法论应用于他的自然哲学实验探索，同时，他反过来又将实验方法应用于他的医学研究和医学书籍的写作。②波义耳还一度担任荷兰东印度公司主任，这一经历可能拓展了他的科学研究视野，他曾主动从东西方科学与哲学比较的角度阐述他的理论，这一特点可从他的科学论文《关于实验自然哲学用途的思考》中得以证实。③

1663年，波义耳在伦敦出版《关于实验自然哲学用途的思考》第一卷。全书分为两个部分，第一部分由自然哲学的角度探讨人类的精神思想，以此阐述他对上帝存在的看法；第二部分转向实验自然哲学在医学的应用，探讨“自然知识对于增强人类力量的益处，诸如康健的身体和美好的未来”④。波义耳从医学生理学、医学病理学、疾病症状学、健康卫生学、治疗学等几方面阐述了他对实验自然哲学与医学关系的思考。确切地说，这是一部医学思想史的专著，波义耳以医学理论、疾病治疗和维护健康等可实践的内容为载体，阐述他关于以实验方法研究自然哲学

① Thomas Birch and Robert Boyle eds., *The Works*, vol.6, p.409.

② Lahtinen, Susanna, “Experiments for Knowledge and Health: Robert Boyle and the Use Medical Experiment,” diss., University of Helsinki, 2015.

③ 该书现收入《波义耳全集》，见 Robert Boyle, “Some Considerations Touching the Usefulness of Experimental Natural Philosophy,” In *The Works*, Thomas Birch and Robert Boyle eds., vol.2, pp.5–246。

④ Thomas Birch and Robert Boyle eds., *The Works*, vol.2, p.64.

应用的思想。书中既有对西方古典医学如希波克拉底医学理论、盖仑的学术思想以及当时欧洲治疗术的分析，也有对诸如波斯、印度、中国和日本等东方国家的医学理论和卫生文化习俗的比较研究。关于波义耳与中国科学的关系，已有学者做过充分探讨。[①] 前人的相关研究为本文探索“欧洲科学家视野下的中医”这一题目提供了极好的线索，本文侧重于探讨前人未曾深入研究过的波义耳的中医观。

波义耳关于中国医学的论述，在整部书中所占比例虽然并不多，但充分表达了他对中国医学乃至东方医学的看法。理解波义耳对中医的认识与评价，需要在波义耳关于自然哲学的实验应用理论的整体框架下考察，分析他的中医知识来源，看看他是如何比较东西方医学知识间的差异的，他又是在哪个知识层面，理论还是技术，阐述他对中医的认识。任何单独截取或断章取义波义耳对中医的褒扬之词的做法，是难以揭示波义耳的真实思想的，也势必会割裂波义耳对中医的整体认识。在波义耳的自然哲学框架中，中医处在实践与应用层面；在该书前三章论述医学理论，即波义耳分析医学哲学对生命生理的认识时，未涉及任何中国医学理论和中医哲学。这一方面是受制于他有限的中医知识——波义耳的中医信息来源主要是曾德昭的《大中国志》、卫匡国的《中国新地图志》和卜弥格的《中国植物志》，这三部著作甚少涉及中医理论。另一方面，当时欧洲学界普遍认为中国是一个没有哲学原理的民族，中医医生只有经验。[②]

该书中“中医”一词首次出现是在波义耳讨论“医学中健康卫生学”的部分，波义耳在此章中介绍了中国的酿酒技术和饮茶习惯。17 世纪欧洲的卫生健康学概念与今天的卫生和健康并不完全相同，在体液学说理论的影响下，维护身体健康的方式是摄入有滋养效果的饮食。波义耳从

① 关于波义耳与中国科学的研究，参见曾敬民：《波义耳与中国》，《中国科技史料》1990 年第 3 期；上引韩琦：《17、18 世纪欧洲和中国的科学关系——以英国皇家学会和在华耶稣会士的交流为例》。

② Thomas Birch and Robert Boyle eds., *The Works*, vol.6, pp.571–572.

酿酒、饮茶、食物、饮水和空气等方面，解释如何专业地维持健康的身体。一方面他强调“发酵理论”对于健康饮食的重要意义，探讨了饮料与营养的关系。“发酵”是种传统技术，但波义耳将“发酵理论”与健康医学联系起来，在当时的欧洲还是新兴的理论。波义耳认为“发酵理论”对酿造有滋养效果的饮料非常有用，高质量的酒对病人或是好酒者都有益处，但“现在人们不重视既能有效保存酒质又能酿造出上品好酒的发酵理论”。另一方面，纯天然的和特殊的发酵能使人酿制出既无害又能使人愉悦的好酒。① 波义耳介绍了印度传统酿酒法，分析了欧洲大陆各国的饮酒习俗。曾德昭书中曾记录过中国酿酒史和酿酒技术，波义耳就直接引用了这些记录。他介绍说中国人一年四季都能酿酒，用苹果、大麦和特别的米；中国的酒色香味俱全，既不烈也不轻；中国人喜欢在欢庆的时刻聚在一起饮酒，但不好醉酒；中国人也不喝葡萄酒。②

波义耳认为另一种值得称赞的药用饮料是“茶”，他说自己对此没有多少经验，但知道饮茶最多的是中国人和日本人，在中国很少有人得痛风和结石病，这是因为中国人长期饮茶，而欧洲人没有饮茶的习惯。因而波义耳说，欧洲人如果知道了中国人之所以没有痛风和结石的困扰是因为饮茶的缘故，那么他们就不会计较茶叶昂贵的价格了。③

波义耳在向欧洲推荐中国酿酒技术和饮茶习俗时，几乎是完全照搬曾德昭的记录，而一旦涉及东西方治疗术的比较研究时，波义耳便掺杂进自己的主观见解。波义耳对中医的介绍与分析集中在该书的最后一章“治疗学”。17 世纪欧洲治疗学的理论指导依旧沿袭传统的体液学，波义耳发现欧洲医生采用泄出法治疗疟疾和痛风时，并不完全有效。由此引出他在曾德昭书中读到的中国医学，“他们的治疗不施行放血术，博学的

① Thomas Birch and Robert Boyle eds., *The Works*, vol.6, p.104.
② Ibid, vol.2, pp.104–105.
③ Ibid, vol.2, p.107.

瓦伦纽斯 ① 说，日本医生也不施行放血术、不用放血杯，他们不用糖浆、催吐和泄下法。他们都是用草药的医生，仅用草药、根、果、种子等等。然而曾德昭说，中国的医学状况非常好，阿尔梅达 ② 也告诉我们，在日本医生也很受人尊重” ③。

东西方医学技术上的差异，在波义耳看来不难理解，问题是，“在这个地域辽阔、高度文明和人口众多的国度里，医生不使用放血术、催吐剂和泄下法，但医生信誉好，疗效佳，这不能不引起我们的重视”。

波义耳希望有更多的中国医书能让欧洲医生学习，“中国医生的医案和疗法可能教会我们新的东西，有助于论证我们目前讨论的议题”。于是，波义耳进一步借题发挥，他说：“我们也不该只从富有智慧的中国人所著的医书中，寻求在治疗术方面改进我们的医学。假如我们的医生具有更强的好奇心，并且留意观察和实验的话，也许他们所获得的知识，就不会只是微不足道地增加一点而已。这些观察和实验，一部分来自助产士、理发师、老妇人、经验主义医派和其他不识字的行医者的实践——在我们欧洲人的生活中，这些人从事的工作是被认为与医学相关的；另一部分是来自印度人和其他野蛮国家的人们所进行的医学相关实践，也包括我们欧洲的普通大众，他们是没文化和贫穷的，并且他们在生活中无法向正规的医生求治。” ④

如果将波义耳这段关于中医的论述单独抽离出来，我们会得到一种解释：波义耳对中医充满欣赏之情。这是我们通常希望看到的结果。但若放回到他关于自然哲学实验应用理论的原始语境中考察，可能会得到另一种结论：他对中医技术的考察与评述是与他对欧洲医学技术的发展

---

① 伯恩哈德·瓦伦纽斯（Bernhardus Varenius，1622—1650），德国地理学家。曾在普鲁士柯尼斯堡大学和荷兰莱顿大学学习数学与医学，1649 年在莱顿大学获得医学学位，后定居阿姆斯特丹从事医学研究活动。受地理学的吸引，转而研究地理学。著有《日本王国描述》（*Description of the Kingdom of Japan*）和《普通地理学》（*Geographia Generalis*），后者是他的经典代表作，建立了现代地理学的科学原则与标准。

② 路易斯·德·阿尔梅达（Luís de Almeida，1525—1593），最早到日本的葡萄牙医生。

③④ Thomas Birch and Robert Boyle eds., *The Works*, vol.2, p.162.

前景的思考直接相关的，他的目标是希望借助一个“他者”的技术，刺激、鼓励欧洲医生多一点好奇心，对实验多一份兴趣而已。事实上，波义耳虽然相信曾德昭所说的，“在欧洲医生的书还未传到中国之前，中国医生有自己丰富的医学书籍，指导他们的医疗实践”；也读到曾德昭在书中列举的诸多医案，但他仍坚信“欧洲医生比中国医生更有学问”[①]，而完全无视曾德昭的观点。

同一种治疗技术，在传教士和欧洲科学家的不同知识背景和叙事动机面前，呈现出东西各表的不同阐述和结论。

波义耳对中医学的认识无疑受到资源的局限，不过，有学者认为，热衷于炼金术实验的波义耳很有可能从卫匡国和曾德昭的著作中了解了中国炼金术，甚至从卜弥格的《中国植物志》获得了制法，以及从中国商人处获取了炼金术的原材料。[②]这或许是波义耳的科学研究在理论与技术层面唯一能找到的可以与中国医学相通的地方。

二、脉学西传：旧术与新技的对话

如果说，中医没有体液学说，不用泄出法对付疾病已让欧洲科学家觉得不可思议的话，那么中国切脉术和针灸所表现出的神奇疗效，迫使欧洲医生反思自己的传统医学，并尝试从欧洲既有的知识体系和方法论来解释切脉术，甚至通过实验展示针灸的疗效，从而在技术层面展开东西方医术的对话。

曾德昭曾用相当长的篇幅介绍中国的脉学，以其经验判断“他们的脉学诊断很有名”。但是他本人所有关于脉学的知识或是亲眼所见，或是道听途说，却没有任何中医文本的支撑和理论依据，都是经验之谈。曾

---

① Thomas Birch and Robert Boyle eds., *The Works*, vol.2, p.162.

② 曾敬民：《波义耳与中国》。

德昭的描述如下：

> 中国医生从不向病人询问病情，比如哪里痛，头、肩或腹部？病人将双手放在脉枕或其他类似的垫物上，医生仅从病人双手上的脉搏感觉病情，或是观察脉搏的移动，好一会儿后，告诉病人情况。我并不是说他们对每一位病人所有的判断都是对的，或者医生能做所有的事，他们大多数不做研究或是知道的也不多，但是受过良好教育的和优秀的医生很少会出错。江西有位神父因严重针刺而病倒，医生通过把脉就能告诉他疾病的所有变化，他的病情是更严重了或有可能缓解。我还从葡萄牙人处听到相同的事例，确认中医把脉的效果。依据把脉的情况，医生配制相应的药物。……医生会给病人写下需要配多少水，怎样煮，何时喝，多数情况下依照医生的做法是有效的。

为了神化中医脉诊的效果，曾德昭又列举了发生在一位神父身上的故事，以此佐证他所言之可信：

> 我讲一件发生在南京神父身上的事，他在监狱中生病，先后有两位医生来治疗，效果不佳，于是找了第三位颇有名望的医生，一开始医生不太愿意来监狱治疗，但最后还是来了。他给病人切脉后，施行了基本检查，病人胸前有许多斑点，事实上是麻疹。他开三帖药，第一帖早上喝，第二帖午后一小时喝，第三帖晚上喝。晚上神父的状态出现了变化，他说不了话了，甚至认为自己要死了。但第二天早上突然康复，医生来切脉后发现病人没有热病了，告知他已治愈，在完全康复前应该可以吃一些温和的东西。正如医生所言，神父很快就康复了。[①]

---

① F. Alvarez Semedo, *The History of the Great and Renowned Monarchy of China*, p.82.

其实，被曾德昭神化了的中医诊脉术，早在利玛窦时就已经被发现，利玛窦说："中国的医疗技术的方法与我们所习惯的大为不同，他们按脉的方法和我们的一样，治病也相当成功。"① 解释中医诊脉术，出身于医学世家的卜弥格显然比曾德昭要专业得多。无论是在东方还是在西方，卜弥格都是当时罕见的可以贯通东西方医学的学者，他既熟悉欧洲医学经典，又对中国医学和本草学保持着浓厚的兴趣，唯有他可以从医学的本源比较东西医学的知识差异。卜弥格从学理上指出东西方切脉法之间的差异，"中国最早的医生黄帝的著作和希波克拉底的著作是完全不同的，中国的脉诊和盖仑的理论也是完全不同的"。他选译《黄帝内经》中的脉学理论、王叔和的《脉经》和《王叔和脉诊医病》里的处方，试图探究脉诊是不是罗马医生盖仑（Aelius Galenus，129—216）在1500年前发明的。因为"中国人的确用了一种万能的手段，通过脉诊能治每一种病，首先了解病情，然后对它进行诊治。据我所知，除了他们谁都做不到这点"②。从方法上考察，东西脉学的差别在于西方只切左手脉的一个位置，而中国脉学不仅要切左右双手，而且在手上有三个位置点，脉象还有深浅和重轻等差异。卜弥格对中国医生切脉时的敏锐触感和精确论断佩服不已，认为中国的高超脉学技术，几近不可思议。比如脉搏与时间的关系，盖仑研究了很久都不懂如何测定脉搏的时间，而中国人却找到了用时间计算的好方法。因此，卜弥格想知道："中国人是怎样看脉的质量，它们的不同又表现在什么地方？他们又怎样通过发现脉与脉之间的联系，并利用这种奇怪的方法去预测病情的发展？产生不同脉象的原因是什么？"他带着诸如此类的问题去中医文献中寻找答案，并以问答方式

---

① 利玛窦、金尼阁著，何高济等译：《利玛窦中国札记》，北京：中华书局，1983年，第16页。

② 卜弥格著，爱德华・卡伊丹斯基波兰文翻译，张振辉、张西平中文翻译：《卜弥格文集：中西文化交流与中医西传》，第484页。

将脉学理论和诊脉方法译介给欧洲。①

欧洲学者从传教士的报告中得出结论：中国医生具有“高度的脉搏测量技术，非精通其术者无法想象”。狄德罗（Denis Diderot，1713—1784）在其《百科全书》收有“脉搏”一章并指出：“所有旅行者的记载都显示，这个国度（中国）的医生具有神奇的脉搏测量技术。”1671 年介绍中医脉学的小书《中医秘密》在欧洲出版，1673 年欧洲就有解释脉学的专著问世②，作者是荷兰学者、古籍收藏家沃西斯（Isaac Vossius，1618—1689），他也是一位中国文化迷，深信中医脉学。③沃西斯显然是一位厚古薄今的学者，他不仅痴迷古老的东方文化，还认为欧洲医学今不如昔。因为切脉术欧洲古已有之，当年盖仑对脉学的好奇心就远远超过现在的医生，并以中医懂切脉术，批评当代欧洲医生的无知。④

沃西斯的观点影响到英国皇家学会的部分会员，使他们相信欧洲古代医生深谙脉学这门智慧的技术，古代医生比现代医生更了解脉搏信息，亦更多使用脉学。⑤1683 年 7 月 14 日托马斯·海德（Thomas Hyde）致信波义耳，说牛津大学有位医生听到许多关于中国切脉学技术的事，又读了沃西斯的专著，想了解脉学的神谕，以及中医脉学尤其是脉学诊断方法是从何推断出来的。这位牛津医生和海德一致承认中国脉术在某些方面很精彩。首先，中国人远在四千年前就发现了血液循环，比欧洲人早，脉学理论说明中国人能正确地认识到血液循环是始于肺和终于肝的。其次，中国人感觉脉搏的原则是合理的，中国医生精确地观察到呼吸与脉搏间的均衡关系，而这点是西方学者没有观察到的。⑥

---

① 关于卜弥格的脉学研究参见高晞：《十五世纪以来中医在西方的传播与研究》，《中医药文化》2015 年第 5 期。

② Isaac Vossius, *De poematum cantu et viribus rhythmi*, Londini Scot, 1673.

③ William Poole, “Vossius, Hooke, and the early Royal Society’s Use of Sinology”.

④ Isaac Vossius, *De poematum cantu et viribus rhythmi*, p.68.

⑤ Thomas Birch ed., *The History of the Royal Society of London for Improving of Natural Knowledge*, 4 vols. London, 1756–1757, vol.4, p.120.

⑥ Thomas Birch and Robert Boyle eds., *The Works*, vol.6, pp.571–572.

但是牛津医生认为中医对脉学的解释是错误的，计算的循环次数也是错的，甚至认为中医将诊脉疗法与日月连在一起很荒谬。最后得出的结论是，这些技术都是由荒谬推论积累起来的，因为“一个原本没有解剖学，且哲学思想甚少的民族不可能获得这样的解释”①。

16、17世纪欧洲医学正进入由传统自然哲学向近代实验科学转型的突破性阶段，表现在建立起人体解剖学和实验生理学两大学科：以人体解剖替代动物解剖建立的解剖学，为探讨身体各个部位的疾病与生命的关系提供了知识基础；1628年英国医生哈维（William Harvey，1578—1657）发现的血液循环论开创了生理学的实验研究方法。在对身体知识的探索领域，此时欧洲医学正在哈维的实验医学理论影响下逐渐逃离希波克拉底的体液理论和盖仑的学说。牛津医生和海德对中医脉学的评判自然而然地建筑在这样一套学术体系和实验思想之上。比如，海德敏锐地发现中医不关注脑，脉学中没有对于脑部疾病的诊断方法。从传教士的记述中，海德了解到中国医生反对刺络（静脉）放血术，由此他推断出中医切脉术与身体知识之间不存在关联。海德甚至建议中医考虑一下切脉术与身体部位的关系，如此诊脉理论肯定可以有所改进。② 关于中医理论中缺乏脑的知识这个问题，中国医生恰好是在同一时期意识到：利玛窦的《西国记法》中介绍到“记忆在脑”的概念，一度引起中医医生和士大夫的关注，他们检讨了中医体系，发现确实没有“记忆在脑”的说法。

随着《中医秘密》《中医指南》《医学钥匙》和《针灸》等译著的出版，中医脉学在欧洲风靡一时，这是一场发生在欧洲的旧术与新技的对话，对17世纪的欧洲医学界而言，脉学诊断全然是一门新技术。对此，欧洲医生表现出两种态度。一种态度认为，此为古代欧洲的技术，只是

①② Thomas Birch and Robert Boyle eds., *The Works*, vol.6, pp.571–572.

在近代欧洲失落了，甚至有人认为，他们再次遇到的由中国文明保留下的脉学，可能就是过去西方古代文明丢失的或是被篡改的概念。① 另一种态度是将信将疑，因为从他们已有的理论与知识体系出发，是无法解释这一现象的。海德表示，传教士书中记录的所谓中国医生能切脉诊断的神奇故事更不足信，中国医生的技术只有经验，没有哲学原理。② 相对于中医没有解剖学的传统，此时的欧洲科学更在乎的是中医没有自然哲学思想，这是他们不信任脉学技术的根本理由。

在 17 世纪关注中国医学的欧洲科学家人物中，还值得一提的是英国博物家、胡克定律的发明者、英国皇家学会实验室总监、牛津大学教授胡克。他还是一个技术发明者，发明了多种显微镜，著有《显微观察法》。他利用显微镜观察到了细胞，并为之命名“cell”。1688 年法国皇家科学院“国王数学家”来华，在他们赠送给康熙的礼物清单中就有胡克的新作《显微观察法》。③

在其科学生涯的早期，胡克受到波义耳学术思想的影响，他曾任波义耳的助手，协助他发明波义耳定律。或许是受波义耳影响，或许是个人兴趣所致，胡克对中国科学、医学和语言都有所研究。1663 年 4 月 1 日，依据卫匡国《中国新地图志》提供的信息，他在英国皇家学会上宣读过介绍北京独轮车的论文 ④，并向科学界展示了纸板制作的独轮车模型。⑤1685 年胡克发表了关于中国算盘的演讲，1686 年他撰写了《关于中国语言文字的若干观察与思考》一文。⑥

1675 年 12 月 2 日，在胡克的协助下，英国皇家学会上演了一场中

---

① Thomas Birch ed., *The History of the Royal Society of London for Improving of Natural Knowledge*, vol.4, p.120.

② Thomas Birch and Robert Boyle eds., *The Works*, vol.6, pp.571–572.

③ 韩琦：《康熙朝法国耶稣会士在华的科学活动》，《故宫博物院院刊》1998 年第 2 期。

④ Thomas Birch ed., *The History of the Royal Society of London for Improving of Natural Knowledge*, vol.1, p.216.

⑤ Ibid, p.333.

⑥ Robert Hooke, “Some Observation and Conjectures Concerning the Character and Language of the Chinese”, *Philosophical Transaction*, vol.16, 1687, pp.63–78.

医针灸术的现场实验，当日胡克的好友——英国画家、皇家学会会员莫斯·皮特（Moses Pitt，1639—1697）在皇家学会会议上讨论了一种治疗痛风的新方法，即艾灸，这是一种点燃艾条刺激穴位或特定部位的中医针灸术。胡克在当天的日记中记道："然后，他就在众人前展示灸疗的实验，就是在他自己的身体上大概示范了一下。"① 皮特当时正翻译荷兰东印度公司的医生所写的关于用艾灸法治疗痛风的对话集，该书于1676年在伦敦出版。皮特还曾将他收藏的艾条在书店出售，并随赠一份使用说明书。显然，胡克对中医针灸没有停留在兴趣爱好的层面，他参与决定了荷兰东印度公司外科医生威廉·瑞恩《论针灸》一书出版的讨论会议。1673年瑞恩应聘荷兰东印度公司并赴日本行医。在日本，瑞恩学习了中国针灸术和脉学知识，并与英国皇家学会会员通信讨论针灸和脉学。1681年，瑞恩写信给英国皇家学会的秘书说，他有一些关于艾灸与针刺治疗以及脉诊的观察报告，希望能够出版。1682年胡克参加了皇家学会组织的关于瑞恩著作的报告会，此次会议最终决定由皇家学会印刷并在伦敦出版这部关于针灸治疗关节炎、脉学的专著——《论针灸》。② 至此，"针灸"作为一个新兴的名称和疗法进入欧洲知识界和医疗市场。学界一般认为针灸术是瑞恩从日本传到西方去的，但在瑞恩的著作中有四幅人体穴位插图，两幅为亚洲人，两幅为欧洲人，其中亚洲人体插图标识为中国人，《论针灸》非常明确地说明针灸是中国的医术。

此外，据李约瑟研究，胡克在17世纪后期所设计的光的波动实验有可能是受到中国传统科学思想的启发。李约瑟认为中国传统的科学思想是受波而非粒子概念支配，这是因为中国人认为自然界无处不在的阴和阳这对相互影响的基本力，是以波动或脉动方式产生远距离效应。中

① H. W. Robinson and W. Adams, eds., *The Diary of Robert Hooke M.A., M.D., F.R.S. 1672–1680*, London, 1935, p.197.

② Thomas Birch ed., *The History of the Royal Society of London for Improving of Natural Knowledge*, vol.4, pp.119–120.

国人奠定的波动概念，需要有科学家将概念设计为实验，再建立科学假说，这项工作最后是由胡克与荷兰物理学家惠更斯（Christiaan Huygens，1629—1695）设计的实验实现的，李约瑟进一步认为，胡克的研究可能受到某一位中国人的影响。①这位中国人就是随柏应理来到欧洲的沈福宗。

结 论

1682年随比利时传教士柏应理抵达欧洲的南京人沈福宗，是清初通晓拉丁文的少数中国学子之一。他在欧洲期间除了受到罗马教皇、英法两国国王接见，还结识了欧洲的科学家和汉学家，就中国语言文字、儒学和宗教等学问进行交流，帮助欧洲的东方学家从事汉学研究。1687年5月3日，波义耳在家中接待过沈福宗，波义耳向他询问自己所关心的中国问题，比如中国文字有多少词汇等。②沈福宗也和胡克喝过茶，多次在伦敦和牛津会面，就中国语言、历史、哲学和科学技术问题进行交流。③

胡克和波义耳是17世纪欧洲科学界由传统自然哲学向近代科学转型进程中的代表性人物，他们在建构各自的学术体系和设计实验项目时，都曾将目光投向中国医学，从文本中寻找东方知识和技术的资源和信息，试图以异域的知识与技术为参照系，审视欧洲传统的学术体系。相较于欧洲自然哲学体系，初踏欧洲的中国医学，无论是有利于健康养生的酿酒技术，还是饮茶习俗，无论是诊脉还是针灸，都是一种新技术、新方

① 李约瑟著，潘吉星译：《中国有机论自然哲学波动理论》，载潘吉星主编：《李约瑟集》，天津：天津人民出版社，1998年，第12—13页。

② 学界一般认为沈福宗是由海德在1687年7月20日介绍给波义耳的，最新研究发现，早在海德向波义耳推荐前，沈福宗已在1687年5月3日去波义耳家里拜访。Royal Society, Boyle Papers 21, 288（4 May 1687），该信称："昨天有一位华人来拜访。"转引 William Poole, "Heterodoxy and Sinology: Isaac Vossius, Robert Hook, and the Early Royal Society use of Sinology", In *The Intellectual Consequences of Religious Heterodoxy, 1600–1750*, Sarah Mortimer and John Robertson eds., Brill, 2012, pp.143–144。

③ 潘吉星：《沈福宗在十七世纪欧洲的学术活动》。

法和新经验的代表。而沈福宗在恰当的时机出现在欧洲科学家的面前，①于是，在东西方学者之间，一场真正的、面对面的知识对话展开了。正如胡克所言：

> 目前我们还只是刚刚跨入这个知识领域的边缘，然而一旦有了新的认识，就会在我们面前展现一个迄今只被神奇般加以描述的知识王国，并使我们有可能同这个王国内古往今来最优秀和最伟大的人物进行对话。②

17世纪发生在欧洲大陆的这场东西方医学与科学的对话，对今天中医再次走向世界是否有启示意义呢？

① 潘吉星：《沈福宗在十七世纪欧洲的学术活动》。

② Robert Hooke, "Some Observation and Conjectures Concerning the Character and Language of the Chinese", p.63.

康熙皇帝的健康教育课本

张哲嘉（“中研院”近代史研究所）

一、一桩悬而未决的西学公案——《格体全录》之谜

根据耶稣会士白晋（Joachim Bouvet，1556—1730）的《康熙帝传》（*Portrait historique de l'empereur de la Chine*，1697）等早已流传的史料，人们知道耶稣会士曾以满文撰述解剖学教本，并实际为康熙皇帝讲授过。不过，最后康熙决定不让讲义外流，下令深藏宫中，严格管制外界阅读，使得该书“只听楼梯响，不见人下来”。[①] 作为翻译者、进讲者之一的巴多明（Dominique Parrenin，1665—1741）原本跃跃欲试，想要借着介绍当时欧洲最具突破性的医学发现——哈维（William Harvey，1578—1657）的血液循环论，给中国人好好来一次知识洗礼，至此也只好接受皇帝的旨意。他在康熙崩殂后不久的1723年5月1日，将一部未刊的成

① 马伯英、高晞、洪中立：《中外医学文化交流史——中外医学跨文化传通》，上海：文汇出版社，1993年，第312—314页。

书 *Ge ti ciowan lu bithe*（后人常汉译为《格体全录》）① 寄赠给法兰西科学院，同时附上一封信说明翻译的原委，为自己永生的遗憾画上句点。② 与此日期、大意均相同，内容却远较详细的另一封信被收录在《耶稣会士中国书简集：中国回忆录》里。③ 后来有很长一段时间，学者对这部书的认识主要来自后者。

在 1924 年清帝溥仪被逐出故宫后，清点文物的团队并未见到此书的踪迹。④ 不过在此之前，该书的抄本已经在民间流传。1918 年，一位蒙古族的国会议员昭特巴扎巴（1877—1945）在一家琉璃厂里发现了它的一个抄本，将之购回并着手翻译成蒙古文，后来在 1929 年，以世界首创的蒙古文铅字印刷版行。⑤ 这是该书第一次在中国境内出版，虽然是以另一种语言呈现。⑥

其实早在光绪（1875—1908）年间，民间就已见此书的踪迹。根据费赖之（Aloys Pfister，1833—1891）所闻，英国医学传教士德贞（John Dudgeon, 1837—1901）手上有一部，还有人说俄罗斯驻北京使馆图书馆也有收藏，但是两者都查无实据。⑦ 来历最为清楚的是现存于丹麦王家图书馆的"哥本哈根本"。这个本子是由一位旅居北京的丹麦古董商凯鲁尔夫（Peter Arnt Kierulf，1838—1909）在 1901 年从一个苦力手上取得

---

① 本文所采用的满文罗马拼写法依据的是 19 世纪德国语言学家穆麟德（Paul Greog von Möllendorff，1847—1901）发明的满文转写方案。bithe 于满文意为"书"。*Ge ti ciowan lu* 则应为汉字之音译。各家对 ge 字认知不同，有格、各、骼、割等解读方式，在此姑用华文学界最常用的"格"字。

② 见法国自然史博物馆数字典藏网页 http://bibliotheques.mnhn.fr/EXPLOITATION/infodoc/digitalCollections/viewerpopup.aspx?seid=MNHN_MS2009_1，2017 年 10 月 14 日采集。从数字影像看来，这封全长 2 页的书信似乎被装订为第一册的一部分。

③ 杜赫德编，郑德弟等译：《耶稣会士中国书简集：中国回忆录》卷 2，郑州：大象出版社，2001 年，第 286—304 页。最近巴黎自然史博物馆的原书影像在网上公开，包括了巴多明夹带书中的亲笔信，主旨相同但篇幅少了很多。

④ 李德启：《国立北平图书馆故宫博物院满文书籍图书目录》，北平：国立北平图书馆故宫博物院图书馆合印，1933 年。

⑤ 赵百岁、宝音图：《最早被译成蒙古文的西医学著作〈格体全录〉》，《中国民族民间医药杂志》1996 年 1 月。感谢高晞教授告知此论文并惠示《格体全录》诸写本的重要信息。

⑥ 该书书影可在内蒙古国际蒙医蒙药博物馆的数位典藏页观览，见 http://www.myybwg.com/guojimengyi/index.php/Home/Index/xinxishou/id/127.html，2017 年 10 月 14 日采集。

⑦ 费赖之著，冯承钧译：《在华耶稣会士列传及书目》，北京：中华书局，1995 年，第 520 页。

的。这个本子共有 90 帧解剖图的图版，其中部分附有满文解说。当这些图被送回丹麦后，一位爱好医学史的医师汉森（Abraham Clod-Hansen，1857—1925）认出这些图应当与当年巴多明送回巴黎的书《格体全录》有些渊源，经过比对，证实两者的绘图与文字均高度相符，只不过“哥本哈根本”乃节取部分内容，图版则较原书更大。而这些绘图的原始来源乃是由一位著名的丹麦解剖学家巴托林（Thomas Bartholin，1616—1680）所绘制，竟然选入大清御用书，也算是“丹麦之光”。1906 年，汉森在哥本哈根生物学学会上公开了他的发现。他所做的法文翻译与 90 帧图版后来均捐献给王家图书馆远东部。1927 年，王家图书馆将捐献内容影印出版。[①] 后来汉学家李瑞爽和加州大学旧金山分校的解剖学教授桑德斯（John Saunders）合作，再从法文翻译成中英合璧，集为一册，于 1981 年出版。中文书名定为《康熙朱批脏腑图考释》，由抗日名将黄杰（1902—1995）题字；英文书名则为 *Manchu Anatomy and Its Historical Origins*：*with Annotations and Translations*。[②] 后来英文学界习称巴多明的译作为“*Manchu Anatomy*”，即因此而来。[③]

此书出版后，康熙（1662—1722）年间巴多明翻译满文解剖学的知名度被进一步打开。不过由于书中内容十分专业，大多数的人文学者缺乏进一步发挥的余地，至多只是围绕着康熙与新式解剖学有缘无分，发出类似“中国错过了解剖学革命”的哀叹而已。[④] 此外，由于“*Manchu Anatomy*”的书名以及《耶稣会士中国书简集》信中特别强调讲授解剖学等种种因素的误导，有很长一段时间，有些人认为巴多明翻译的只有解

---

① Kue-Hing Young, “French Jesuits and the ‘Manchu Anatomy’ — how China missed the Vesalian Revolution,” *CMA Journal*, no.111（September 1974）.

② John Bertrand de Cusance Morant Saunders and Francis R. Lee, *Manchu Anatomy and its Historical Origins: with Annotations and Translations*（康熙朱批脏腑图）, Taipei: Li Ming Cultural Enterprise Co., 1981.

③ 如 Daniel Asen, “‘*Manchu Anatomy*’: Anatomical Knowledge and Jesuits in Seventeenth-and Eighteenth-Century China,” *Social History of Medicine*, vol.22, no.1（2009）。

④ 如 Young, “French Jesuits and the ‘*Manchu Anatomy*’”。

剖学。虽然有一些日本学者根据日本藏本认识到该书还有涉及病理学的部分，而且也有无图的写本，但是长久以来似乎并未引起日语圈之外的足够的注意。①

最近二十年来，由于信息网络化、文献数字化的飞跃进展，典藏于海角天涯的典籍变得更容易为人所知。法国国家图书馆的藏本，乃至于巴多明送回巴黎的原书——也就是自然史博物馆藏本——陆续公开书影，前者甚至于容许免费下载全书。从此巴多明经手过的译书原貌终于大白于天下，为研究近代早期中西科学交流史注入了一股新的活力。本文的研究即得力于这个新公开的自然史博物馆藏本。

二、耶稣会士有备而来

自从明末进入中国传教起，耶稣会士始终秉持着一个主要策略：通过展示优越的科学知识，打动并打入上流阶层。由于掌握了朝廷所需的数学与天文知识，耶稣会士成功地在中国朝廷取得一席之地。虽然在1664年经历过“历案”而一度陷入险境，但是自从康熙亲政以后，耶稣会士不但获得平反，而且还否极泰来，皇帝甚至赐给南怀仁（Ferdinand Verbiest，1623—1688）经筵进讲的殊荣，跟汉族儒臣一般礼遇，耶稣会士在中国取得了前所未有的有利位置。②

与此同时，欧洲的政治局势也在变化。法王路易十四决定绕过教皇已将东方传教权赐给葡萄牙这个既成事实，迂回地采取“学术外交”的路线，在南怀仁的建言下得知中国亟需西洋的数学知识后，选派数名精

① 黑田源次：《欽定各體全錄（康熙帝西洋醫學）》，《日本醫史學雜誌》1318號，1943年；上原久：《滿州文“欽定骼体全録書”について》1、2，《科学医学資料研究》107号，1983年4月；109号，1983年6月；羽田明：《研究ノートから～“格体全録”残巻》，《内陸アジア研究》第3号，1986年；渡边纯成：《満州語医学書“格体全録”について》，《满族史研究》第4期，2005年。

② 费赖之著，冯承钧译：《在华耶稣会士列传及书目》，第179—181、343—345页。

通数学的教士组织教团，以“国王数学家”的名义前往中国。为了确保凌驾葡萄牙人，在赴中国之前，每个成员都要各自学上一些本行之外可能会引起中国人兴趣的知识。当一行人在1688年2月抵达北京之后，经过选拔，白晋和张诚（Jean-François Gerbillon，1654—1707）留了下来，朝廷传令他们好生学习满、汉语言，以备承担未来教导康熙天文学、数学的重任。从此以后，耶稣会在中国的历史进入了法国人进入宫廷，引领风骚的时期。①

康熙是中国历史上空前绝后的勤学君主，除了传统的儒臣经筵进讲外，他还努力抽出更多时间排定西洋数学的课程。早在康熙七年（1668年），他还是十四岁少年的时候，就让南怀仁给他上数学课。路易十四挑选教士来华被证明是一着好棋，事实上，这根本就是被南怀仁专程写给他的密函所启发，希望能够有效延续耶稣会士在清宫中有利地位的内线通报。南怀仁期待当时的“罗马教廷的长女”——法兰西能够接棒存续基督教在中国好不容易才稳住的有利位置。而路易十四的回应也是认真的，至少他所选中而后来被留在宫中的这两位教士，不但研究做得好，而且也擅长教学之道，所以能够不辱使命。②

皇帝不但每天白天上课，还会自动自发利用晚上时间演算。根据白晋的描述，他们每天进宫对皇帝口授文稿内容，皇帝总是非常认真地听讲，并反复练习，不懂即问，就这样持续整整几个小时，师生一起学习讨论。讲课结束后，他会把文稿留在身边，在内室里反复阅读。同时，皇帝还经常练习运算和仪器的使用。两位教士最先使用的教材是《几何原本》，他们将其重新编译成康熙的母语满语，并且也编纂其他满文数学书。白晋回忆，皇帝为了表达对他们两位的满意，特地另外派人将满文本再翻译成汉文本，并且亲自写序，在宫中付梓后，又以两

---

① 费赖之著，冯承钧译：《在华耶稣会士列传及书目》，第458页。

② 张小平：《康熙皇帝的数学事业》，《数学传播》2014年第3期。

种文字出版，同时在全国发行。不止于此，康熙用实际行动表示了他对两位西洋老师的欣赏：他要求他们在几何课告一段落后，增开哲学课程，并且按照原来的模式，先以他最熟悉的满文编写教材，然后才接着进讲。①

根据白晋的记载，在1691年8月时，发生了一场意外的转折：

大约就在那时，皇帝患了一场重病。当他身体开始好转时，大家特别是御医们都劝谏他，请他不要如此专心致志于学习，以免影响康复。此后，皇帝不敢像他以前那样勤奋学习了，而只是粗略地浏览了一下我们给他编的作为哲学入门的简短的逻辑篇。我们早在内容广泛的序言中陈述过整个哲学体系的编写计划。我们早已发现他要了解人体结构、功能及其微妙运动的原理的倾向。为了更好地适应皇上的近况和倾向，所以我们改变了原来讲解哲学的计划，以从事讲解人体结构来替代之。②

另一位传教士张诚的记忆与白晋有所不同。他在1690年1月13日的日记中写道：

皇上得知我们已经写出一些材料，放在我们的书房里，他便派御前的一个太监随我们去取。等到我们取来，皇上拿着这份稿子，命令我们靠近他身边。这份论述消化、营养、血液变化和循环的稿子，虽然尚待写完，但我们已经画出一些足以使人领会的图例。皇上仔细翻阅，特别是关于心、胃、内脏、血管等等部分。他还拿起稿子与一些

① 白晋著，马绪祥译：《康熙帝传》，收入春林、广建编：《外国人笔下的清宫秘闻》，南昌：珠海出版社，1995年，第32—33页。

② 同上，第34页。

汉文书籍上的有关记述互相比对，认为两者颇为近似。皇上看完我们的文稿，称赞它条理清楚，很是精妙。①

如果张诚所说为真，那么康熙在1691年夏天之前的一年半，就已经看到两位院士为他准备好的解剖学教材。实际上他们谈起相关问题一定还要更早于此。康熙虽然喜欢上数学课，但是对数学的着迷并非他爱上课的唯一原因。皇帝从年轻的时候开始，就喜欢在课堂间随兴所至，问一些西洋的风土民情、各国局势。这个时候老师没有办法板起面孔要学生别岔开话题，只有随问随答的份，所以他们在此之前就聊过解剖学的事情是绝对可能的。

值得注意的是，白晋将这场转向归功于上帝，而“上帝选择了这样的方法，是为了完成使这位皇帝的心变得像我们所期望的那样，有利于基督教及其传播者”②。这句话同时也泄漏了让皇帝对解剖学感兴趣，乃是白晋原本“所期望的”，甚至于是预谋，在平常谈话间就给康熙不经意地洗脑，让种子碰到适当的气候时就自动发芽，仿佛一切出自天然，不假造作。

但为什么传教士们要如此处心积虑地引诱康熙接触解剖学，甚至于早在欧洲时就准备好参考书籍带来，以便随时可以派上用场呢？耶稣会士不是向来不走医学传教路线吗？有关这点，白晋以及后来的巴多明都说出了重要的原因：他们认为就解剖学方面，西洋跟中国的水平有着不容忽视的落差，特别是解剖图谱，一看就能展示西洋知识的压倒性优越，同时又可显现造物主的伟大神妙。③其实，解剖学虽然在文艺复兴以后成为医学生越来越不可或缺的学科，但当时只是必备的训练，严格

① 张诚著，陈霞飞译，陈泽宪校：《张诚日记：1689年6月13日—1690年5月7日》，北京：商务印书馆，1973年，第71页。

② 白晋著，马绪祥译：《康熙帝传》，第34—35页。

③ 同上，第34页；杜赫德编，郑德弟等译：《耶稣会士中国书简集：中国回忆录》卷2，第287页。

来说并非医学的一门分支。传播解剖学本身不直接涉及医疗行为，毋庸顾虑医疗纠纷。而且从明末开始，耶稣会士就有翻译解剖学之举。其中显著者如驻在北京的汤若望（Johann Adam Schall，1951—1666）用《泰西人身说概》初稿成功地吸引了儒士毕拱辰（？—1644），让他愿意出力润色译文，还自掏腰包出钱付梓。① 如果不是因为出版年刚好处于1644年北京城破的战祸期间，解剖学可能早就对中国的传教事业做出了重大贡献。

在皇帝表达这样的意愿之前，一切材料都早已凑手。白晋选择的参考书是出身于法兰西科学院的杜沃尼（Joseph-Guichard du Verney，1648—1730）的著作。杜沃尼以其卓越的解剖学成就，在1676年成为法兰西科学院院士。此外，他以解剖学教授的身份，自1682年起每年固定主持一年一度在御花园公开表演解剖的科普展示。他还是一位优异的表演者，甚至于演员都会来他的讲堂观摩。② 选用一位擅长与大众对话的科学院院士著作来入门，无论是知识的权威性抑或是表达的流畅度，无疑都堪称绝选，恐怕再也找不到比这个更为适合的教材，来启蒙从未接触过解剖学的康熙。

两位老师的记忆至少有一点是相同的，那就是教材主要是以图谱的形式来呈现。白晋说他们准备好的第一批教本是“从15条初阶命题中选出12条，每一条都带有用线条勾勒的图和文字解释”。据说康熙读过以后大为满意。特地指派了宫中最好的画师放下手头上既有的工作，专心致志来临摹这些解剖图，并且要求须得极尽所能忠实复制所有的细节。③

---

① 郭文华：《〈泰西人身说概〉初探——以毕拱辰与其成书为中心》，收入龙村倪、叶鸿洒主编：《第四届科学史研讨会汇刊》，台北：“中研院”科学史委员会，1996年，第85—106页。

② N. Chenel etc., “Du verney: un anatomiste éloquent du XVIIe siècle”, *Morphologie,* vol.90, no.289（2006）.

③ 此处多种语文版本文义稍有不同。法文本作12与15条，意义难明；中文本同法文本。今从意义较为明确的英译本。见J. Bouvet, *Portrait historique de l'empereur de la Chine*, Paris, 1697, p.102; *The History of Cang-Hy, the present emperour of China presented*［*sic*］*to the Most Christian King*, London: printed for F. Coggan, 1699, p.64。

然而这次的解剖学课却随即流产了。据白晋的解释，是因为皇帝的健康状况不允许他继续太过繁重的学习负担。如果真是这样的话，或许应该是撤讲，实际上却只是抽换课程。康熙令两位老师暂停解剖学的教程，他的兴趣转向研究一些最严重的疾病，这种转变的原因可能是，这些疾病他或者曾经罹患过，或者仍为之所苦。因此两位老师必须随之调整，他们用两三个月的时间准备了18—20篇小论文，各自解释一种特定疾病。和以往一样，白晋记述皇帝对他们两个赞不绝口，并且公开予以高度肯定。①

作为皇帝对他们十分欣赏的另一佐证，白晋接着说康熙对他们第一批教材中顺便提到的内服化学药剂很感兴趣。说是既然都说了有效又好吃，那么皇家愿意出资让他们在宫里面试验制药。两人苦苦哀求，说从来不曾做过，请求放他们一马。可是皇上哪里肯依，于是，一个化学实验室就在宫中成立了，皇帝主动提供所有炼制的工具，炉灶全部采用银制的高规格待遇，最后成功炼制出各式各样的丸、散、膏、丹。制作的三个月间，康熙曾兴致勃勃地来巡视了几次。后来药被证实有效，于是皇帝拿走所有的成果，供他留着赏人。②

如果细读这些记述，就会发现在顺畅故事的字里行间，不知何时就会出现这类微妙的悬念。康熙信任耶稣会士固无可疑，不过，在称赞传教士的各种贡献之余，他是否对每一种项目都是同等程度的重视或热心，却有待进一步考察。从他学习几何的习性与令白晋等实验制药来看，康熙是一个极度重视验证的学生。对于他感兴趣的事物，他有着要做出相应行动的强烈倾向。然而对于解剖学的课程而言，他却是直接停掉；而且也不按照御医的建议乖乖休息，而是改换成另一套对他本身更具切身意义的教程。这不禁令人怀疑，康熙接受了一阵子的解剖学教育，是否

---

① 白晋著，马绪祥译：《康熙帝传》，第34—35页。

② 同上，第35页。

有着如同白晋所记述般那么明确的理念；抑或实际上，他最关心的仍是他自己致病的原因，在发现解剖学的解答不足以满足他之后，就决定换另一种办法来寻求他真正想要的答案。至少，张诚的口吻并不如白晋般乐观，他说皇上在与中医书比对后，认为“两者颇为近似”。如果康熙同时比对了从今日角度看来反差如此巨大的西方解剖图与中医脏腑图，仍然评论两者程度相近，那么我们对于康熙的“近代性”程度恐不应过度高估。

无论如何，耶稣会士的宫廷活动依然活跃。1693年7月，他们从欧洲带来的药粉让康熙退解了一场高烧，随后，在外省服务的耶稣会传教士洪若翰（P.Joames Fontaney，1643—1710）与刘应（Mgr Claudus de Visdelou，1656—1737）及时送来一包金鸡纳树皮，治好了康熙的疟疾。[①] 为了酬谢他们的功劳，康熙下令在西安门内赐地造屋，作为传教士的住所。然而，解剖学授业并没有再度复课的迹象。这并不代表白晋丧失了皇帝的宠信，他只不过是被差遣去做其他的重要任务，好比说去侍奉皇太子。[②] 同年稍早的6月，康熙差遣他返回欧洲带给路易十四礼物，同时物色更多博学的耶稣会士回来。而白晋“所期望的”让康熙亲近解剖学的未竟之业，就留待这一回他所带回来的巴多明来赓续。

三、代课老师巴多明登场

巴多明，字克安，法兰西大鲁塞镇人氏，1685年入耶稣会。他虽然没有“国王数学家”的头衔，却也曾有在昂布鲁与皮涅罗两地教授文学的经历。除了文学之外，他对物理学、史学、地理学、几何学、谱系学甚至军事学等学科都有相当造诣。昂布鲁大主教布鲁拉尔（Brulard）与

---

① 马伯英、高晞、洪中立：《中外医学文化交流史——中外医学跨文化传通》，第308—309页。

② 费赖之著，冯承钧译：《在华耶稣会士列传及书目》，第436页。

当地闻人都对他十分欣赏，认定他具备做大事业的器量。1693 年晋司铎后，传教饶有成绩。1698 年随白晋离法，十个月后抵达中国。①

在白晋这次带回北京面圣的十个人中，康熙一眼就看中了巴多明魁伟的体貌，当场决定让他留在宫中，并选择良师授以满、汉语言。巴多明具有学习语言的天分，他本来就会拉丁语、法兰西语、意大利语和葡萄牙语，不久后又熟谙汉语。据说他操汉语的流利程度，在此之前来华的欧洲传教士无人能及。他对满语也十分精通，甚至到了仿佛操其母语的程度。他不但说得好，而且说得巧，不管是面对怎样的难题，他总是找得到恰当的辞令回答。所以每当欧洲有人入朝，巴多明便负责接待工作。中俄发生争端时，巴多明亦上场调停。1727 年中俄签订的《恰克图界约》所用的拉丁文与满文，均出自巴多明之手。因此俄皇彼得大帝对巴多明亦十分感念，特别命令俄罗斯驻北京代表当面表达感谢，并赠以皮裘等珍贵礼品。

因为巴多明是这样一个博学健谈的人物，满文又学得很好，康熙特别喜欢跟他聊天，经常与他长谈，谈话的内容包括欧洲各国利害情势与各种科学。巴多明的传记作者说，对巴多明而言，康熙对他的宠眷，与其说是光荣，还不如说是疲劳轰炸。因为知识欲永无止境的康熙不以上课听讲为满足，常常要求巴多明额外将各种科学最新奇、最让他感兴趣的知识另外翻译成满文，以便课后延伸阅读。② 也就是他跟康熙之间这种知性的遇合，让耶稣会士再度有机会把康熙拉向了他们期待皇帝亲近的解剖学。

根据巴多明写给法兰西科学院的信，是康熙自己意识到中医并不完善，并主动下令要他翻译一部解剖学的著作。而且，皇帝对于如何进行这个搭配翻译的健康教育课程，自己心中早有定见：

---

① 本节对巴多明生平的描述，主要依据《在华耶稣会士列传及书目》第 509—524 页。

② 杜赫德编，郑德弟等译：《耶稣会士中国书简集：中国回忆录》卷 2，第 299 页。

> 皇帝希望先对整部著作有个概念，随之又希望我把它分成几个部分或者说几篇课程；也就是说，每当我誊清十页左右译稿，就要送他预览。必要时他亲自修改词语，润色文笔，但对理论基础不做更动。他常做这件事，直至整个工作结束。①

巴多明自己说，他当时手上有着拉丁文、法文、意大利文的多种著作，他最后判断：迪奥尼斯（Pierre Diois，1643—1718）的著作，是最清楚也是最准确的。因此他以迪奥尼斯的著作为底本，至于插图则选用前文提到的丹麦解剖学家巴托林的作品《人体解剖学》，巴托林以证明淋巴系统存在而名垂青史，作品被翻译成多种语言。巴多明选择此书的理由是，它的插图比其他的更大，印得也更好。②

在此值得注意的是，巴多明的专长本为文学，却携带了至少三种语言的解剖学书籍远渡重洋，可见耶稣会士意图运用解剖学影响中国，的确是处心积虑。而他所选择的迪奥尼斯跟前述的杜沃尼一样担任过御花园解剖学讲座，同时也是路易十四的外科御医。他是法国学界最支持英国哈维“血液循环论”的热烈拥护者。此外，当时欧洲的医学界对于解剖学的价值是有杂音的，有不少人认为解剖学对于临床的参考性有限，而迪奥尼斯则是坚定相信：解剖学是医师必备的知识。③相关的意见迟至1740年左右才成为共识。从以上这些点可以看出巴多明的选择经过了深思熟虑。首先，血液循环论本来就是巴多明选定来打动康熙的重点，因此必须选择这个阵营的著作来作底本，才会顺手。而经过长久跟康熙接触以后，耶稣会士认识到康熙对于能够导致实效的知识比较感兴趣。因

---

① 杜赫德编，郑德弟等译：《耶稣会士中国书简集：中国回忆录》卷2，第287页。
② 同上，第299页。
③ TS Tubbs etc., “Pierre Dionis (1643-1718): Surgeon and Anatomist”, *Singapore Med*, vol.50, no.4 (2009, 4).

此从迪奥尼斯的著作中，容易直接摘取解剖学对于治疗具有实用参考价值的论点，最为便捷。再加上迪奥尼斯的出身，没有比他的著作更理想的选择了。

但是巴多明发现他不可能直接搬用原本的文字直译成满文来教学，因为康熙虽已入门，但是基本概念还很薄弱，因此必须适应皇帝的程度，先写个简单的导论来打底。为了确保文字的适当，他草拟好后先请太监递呈御览。一如既往，学生的反应让老师非常振奋。康熙说他读了好几遍，称赞巴多明的导论理路明白、文字流畅、选词精准。而且，皇帝想到先前曾在宫里看过一尊铜像，上面“布满了表示血管的线条”，于是他想要在下次的课堂上，一起看看中国人原有的知识是否与巴多明介绍的血液循环论有关。

> 有人送来了铜像。上面的所有线条皆是平行的而且几乎全部同样长短。它们全无静脉或动脉之状，也不符合血管所在的位置。宫中两名最能干的御医察看良久后也赞成我的意见。他们的看法是，人们想用这些线条表明在治疗坐骨神经痛或足痛风时应当下针的部位。这种针不过是妇女们用以编织袜子的小铁针罢了：中国人把这种针刺进肌肉、多肉的部位，甚至其他部位，深度达两、三法寸。可以肯定，中国人一向是知道血液循环及淋巴的，但不知其如何运作，它们书中所说的也不比当今在世的医生们（所知的）更多。①

显然，这尊送到教室的铜像乃是针灸的铜人，康熙口中很像是血管的线条乃是中医理论中的十四经络。所表现的当然不可能符合西洋解剖学所见到的血管所在的位置。在此我们看到巴多明的描述并不尽准确，除了

① 杜赫德编，郑德弟等译：《耶稣会士中国书简集：中国回忆录》卷2，第299页。

躯干背面的督脉与足太阳膀胱经之外，各个经络都不彼此平行。如对中医稍具常识就会知道：针刺的效果并不只是止痛，御医不过是跟他举一两个例子而已。至于对于针的描述则大有问题，也没有意识到针灸用针讲究因时制宜，有号称“九针”等多种粗细的工具供医师因时选用。我们可以据此推测，在场的御医语带保留，并不想说太多。

至于巴多明对于中国人曾经懂得血液循环的幻想，可能是被中医典籍的文字所误导。《黄帝内经》中说，各条经脉之中都含有血、气，只是有的血多气少，有的血少气多而已。①因此清末许多中医第一次接触西洋所说的血管，第一反应就是想要如何去对应经络。②而且中医理论主张精气在体内循行，周而复始，如环无端。③也就是所谓的精气在人体内的流注，这当然可以说是一种循环，但是与哈维的血液循环论完全不同。以巴多明的中文程度，如果有心查证，应该可以自己发现这一事实，但是他却在认识到经脉并非血管后，仍然告诉欧洲的读者中国人或许早已知道血液循环的理论，不免让人怀疑巴多明有关中国的记载，除了有纪实的面向外，多少也有些激励欧洲人对中国多做期待的成分。

按照巴多明的描述，铜人的考察只不过是他信手拈来的例子，他的授业随时可能被皇帝临时想到的问题中途打断：

> 我若把皇帝在我阐述每段课程时提出的所有问题全部告诉你们，那我真的写不胜写了；我只需告诉你们，他不断向我提问，而且往往从一件事转到另一件事，远远超过了解剖学范围。特别是有一天，不知因什么缘由，他向我谈起了蜘蛛网。我不失时机地把蒙彼利埃（法院）首席院长邦先生的发现及德·雷奥米尔先生奉你们之名所做的实验告诉了

① 杨维杰：《黄帝内经灵枢译解》，台北：志远书局，2011年，第589页。
② 皮国立：《医通中西——唐宗海与近代中医危机》，台北：东大图书股份有限公司，2006年，第195—210页。
③ 杨维杰：《黄帝内经灵枢译解》，第551页。

他，因为我在《特雷武报》上读到这次实验的细节。他命我把报上这些内容翻译出来——这一度终止了解剖学书籍的翻译。皇帝读译文时十分入迷，因此把它交给了三个儿子，要他们三天后谈读后感。①

就像这样，康熙的健康教育课是互动、双向、快乐学习甚至于可说是客制化的形态。在这样的教学中，耶稣会教师无法单独控制教学的方向与内容，师生双方都具有一定程度的主动权，这种师生权力关系，也势必会反映在课本上。

四、《格体全录》的成立

康熙晚年奠定了立馆纂修满、汉文数学课本，以便出版颁行天下的前例，巴多明的健康教育课原先也是以完成此一目标的规格来处理。他说：

皇帝从上书房派了三位精干的官员、两名文笔极佳的司书、两名善于插画的画师、几名拉线工及纸板制造者等。先生们，我知道你们撰写这些著作都不需要这么多人组成的班子，何况我只是翻译；但是各国都有自己的方式，而在中国宫廷中，做任何事都是大张旗鼓的。此外，我认为不应当盲目地完全逐字逐句地直译。倘若我毫无独立性地翻译我们语言中的熟语、措辞及词组的布局，这种语言将大为失色，皇帝也会读不了几页就兴味索然，绝不会耐心地等了整整五年直至译作完成。②

---

① 杜赫德编，郑德弟等译：《耶稣会士中国书简集：中国回忆录》卷 2，第 299 页。

② 同上，第 289 页。

那么翻译是如何进行的呢？巴多明记录了翻译工作室现场的流程，这是翻译史，至少是将西医典籍翻译成中文历史中最为详尽的记载：

> 执笔者先把我以鞑靼语口授的内容飞快地写在纸上，除内容真实准确外，先不考虑其他；然后再由他加工撰写成译作。这时尽管其他人在一起交谈，他的工作却绝对不会中断，甚至根本听不到别人在谈什么。这里的人青年时代就习惯于如此专心。因此，他在嘈杂声中安心地撰写，思索与他撰写其他著作时赢得的名声相配的词语。自己满意后就拿给我看，我若发现华美词藻的选择影响了内容的准确，我是绝不姑息的，必须推倒重来；因为正如在其他语言中一样，在鞑靼语中任何事物均可用雅致、明确、清晰的文笔表达。执笔者可能要多费点事，但这道工序是必需的，这是程序。我满意后，把纸交给另两名合作者，于是轮到他们专心致志了。他们拿着笔一丝不苟地审查字眼、词组、简洁性、清晰度、论述的条理性等等。①

也就是说，巴多明的满语水平虽然已经很高，但是这毕竟不是他的母语，所以译文的初稿还是由满族人来执笔。而他的工作团队并非如明末邓玉函翻译《泰西人身说概》或是后来合信翻译《全体新论》时，是一个西洋人跟一个中国人合作，彼此制衡信、达、雅的关系。② 宫里的团队组合是一对多，在上面的记述中，除了最初的执笔者之外，至少还有两个满族人来处理“雅”“达”的问题，而巴多明为“信”的标准把关。

在这里巴多明顺便介绍了满文的四种书写方式。第一种方式最为正式，写工也最为繁复，在刻碑或皇家公布的文书中使用；第二种书法与

---

① 杜赫德编，郑德弟等译：《耶稣会士中国书简集：中国回忆录》卷 2，第 302—303 页。

② 张哲嘉：《逾淮为枳：语言条件制约下的汉医解剖学名词创造》，收入沙培德、张哲嘉主编：《近代中国新知识的建构》，台北：“中研院”，2013 年，第 28—32 页。

第一种类似，美观程度差不多，但是没有那么多规矩；第三种是日常书写通用；第四种则是速记所用。他解释说，上述程序完成之后，再用第二种书法方式来誊清，这表示还不是最后的定稿，还需要呈给皇帝御览，作最高层级的审核：

> 事实上，皇帝从未连续对四段课程的稿子不做任何增删。虽然皇帝阅读稿子的速度快得令人难以置信，但他连一个附点也不疏忽，不过只有当我们不在跟前时他再亲手改动，我们若在，他就不动笔。倘发现用词不当，他先说几句客气话，随之以一温雅方式问我们是否有更具表现力的词语；而且尽管他知道有，也不告诉我们，要我们自己去找。他的目的无疑是训练我们而不是让我们为难。不过我们毕竟要费不少功夫，我们要重新查阅二十卷本的鞑靼语宝典。最后终于找到了，它不过是一个以大写字母书写的字的解释而已。于是再次誊写，再次呈送皇帝御览。如皇帝发还时丝毫未做改动，即被视为已获批准，便留下等全部译作完成后一并以我说过的第一种书写方式抄清。

从此可以看出，这部书是名副其实的“钦定”，因为康熙是一切内容的审查者与裁定者，而且他真的投入时间来做这件事。从上面的记述也可以看出康熙为人的风格。至少在他所尊敬的人面前，他总是说着一些温婉的话语，但是这未必代表他完全同意对方的意见。这也可以让我们反思耶稣会士所记载的康熙在他们面前兴趣盎然地赞许西洋医学的优越，并且批评中医欠缺的叙述，到底有几分是出自真心。因为康熙也曾在其他场合公开宣示，他认为《黄帝内经素问》才是医学的最高权威，它对于一切有关健康的问题“无不洞瞩”。①

① 《圣祖仁皇帝实录》，北京：中华书局，1986 年，卷 120，康熙二十四年四月十二日，第 267 上至下页。

尽管康熙曾经对西洋解剖学与医学表示过推崇，他最后还是决定不要依循《数理精蕴》的模式，将此书公之于世：

> 此外，这部译作并未印刷，看来也永远不会印刷了。皇帝起初的确有意给我配备两名汉人学者和两名汉人医生一起把该著译成汉语并刊印出来，但后来改变了主意。他说："这部书很特别，不能视为等闲书籍，也不能让它被不学无术的人任意处置。"他下令将它认真抄写三份，即以刻在石头或木头上的字体抄写；第一份存于北京，放在御用书籍一起；第二份藏于离京三法里的行宫中；第三份留在鞑靼地区的热河行宫。由他（据鞑靼文）译出的三小卷汉语译著也照此办理，他未把它们像自己其他著作那样刊印出来，而是将其藏于书库，却又常说起它们以激起人好奇。过了几年，他准许好奇者入库阅读，但禁止带出和抄写。①

就这样，《格体全录》被深锁大内。雍正继位后，巴多明眼看着用解剖学影响帝王的希望更为渺茫，于是将他手上的一部《格体全录》手稿送回巴黎的法兰西科学院，作为他曾经做过的努力的见证。他特别在信中指出：这一部是用第二种书法字体抄写的。也就是因为他这一个睿智的决定，使得我们今天还能有机会探索他亲手编纂的《格体全录》的样貌。

五、《格体全录》的写本

到目前为止，有两种《格体全录》的写本已知曾经出版，一种是前

① 杜赫德编，郑德弟等译：《耶稣会士中国书简集：中国回忆录》卷 2，第 301 页。

面所说的“哥本哈根本”，分别有1928年的法译和1981年的中英文合璧。另一种是1929年由北平蒙文书社出版的蒙文版，后来再由内蒙古科学出版社重印。① 有趣的是，“哥本哈根本”只有图和附属于图的满文图说，没有论文；而前述琉璃厂找到的则是一本“药书”，亦即完全没有解剖的内容，只有各种疾病的病理学说明和药方。

除了这些写本之外，还有多种散在法、日、中、俄的图书馆，渡边纯成的文章有详尽的讨论，兹不重列。② 在此仅就曾经目睹的四种，包括已经可以在网络上阅览全部内容的巴黎本两种以及东洋文库所藏的两种写本，分别略述如下。

法国国家自然史博物馆藏本乃巴多明本人送给巴黎的原件，其内容最为完整。共八册合为一函，并留有巴多明的原信。每一册的封面封底均为明黄色，每一页长305毫米，宽200毫米。纸张规格统一，黄地红线，每一页统一规格可书写七行，书法工丽严整，图绘亦充分表现出明暗光影的西洋式画法，间有用朱笔标注出重点所在的符号。全书共11万余字、120余幅图，分成上部、下部、补编。1—4册为上部，是解剖学的部分；5—7册为下部，乃是病理学与药方，选列疾病，用西洋医学讲述其致病之理由，附以药方。第8册单独成为补编，是对下部的补充。这与一般所说全书9册，而由巴多明附补第9册略有不同。③ 但除了增列疾病药方外，还讲一些药物如何生效，以及动物解剖学等医学见闻，其条目不见于第5册开头的下部目录里。蒙文本的目录次序与下部5—7册完全相同，不包括第8册的内容。

这些信息揭示了：虽然巴多明反复说他是在教解剖学，但实际上，他被赋予的整体任务是开一堂健康教育课，而不仅仅是讲解解剖学。这

---

① 巴拉敦敖斯尔校订：《各体全录》，呼和浩特：内蒙古科学出版社，1986年。

② 渡边纯成：《満州语医学文献雑考》，《満族史研究》第6期，2007年12月。

③ 费赖之著，冯承钧译：《在华耶稣会士列传及书目》，第520页。

跟康熙对白晋的希望是完全相同的。我们甚至可以说，耶稣会士想要传递回巴黎的信息是：我们在传播解剖学！但是康熙本人以及其他满人心里最想要知道的，毕竟还是西洋如何治病，解剖学只是治疗方案的基础，甚至只是附属。这从康熙后来停掉解剖课，改而催促白晋要另编疾病原理的 18—20 篇论文，多少可以看出端倪。

法国国家图书馆藏本的扉页没有“*Ge ti ciowan lu bithe*”等来自汉音音译的字样，而是用表意方式以满文写着“*Wargi namu oktosilame niyalma beye giranggi sudala nirugan-i gisun*”，以及汉译“西医人身骨脉图说”。网络上只能看到黑白复印件，没有像自然史博物馆本的纸张网格线，但是仍然依循着一页七行的书写规格，字迹很漂亮，图亦堪称精美。内容没有下部的病理与药方，只有解剖学的部分。不过部分篇章亡佚了，是个残缺的上部抄本。①

东洋文库本共 7 册，拥有自然史博物馆本前 7 册的全部内容。但是分册方式是不同的，主要原因是东洋文库本的第 1 册只有目录，所以后面的分册不可能一致。此外，解剖学部分的编排方式也颇有不同，这个下面再进一步详论。这个本子的规格不如前两者严谨，前面 100 多页五行一页，后面转为七行一页。字体也比较轻松，但是都看得分明，或许是用巴多明所说的第三种书法体。这个本子最大的缺憾是没有图，但是有两个重要的特色：一是抄写者偶尔会夹杂几个汉字，有时表达他的个人看法，认为这里可能有错简或遗漏一段，或者是认为选错了字；二是，也更值得重视的是，此本有几张类似便利贴的贴条，有时上面甚至书写有汉字，泄漏出翻译后台的工作内容。渡边纯成非常精彩地指出其中一条泄露了非常重要的信息——第 1 册“说脸”上有一张贴条，上头写着：

① 见 http://gallica.bnf.fr/ark:/12148/btv1b9002929h.r=Wargi+namu+oktosilame+niyalma.langFR，2017 年 10 月 14 日采集。

si yang ni bithei songkoi ubaliyambuha dergi dere. fejergi dere sere gisun. majige lak akū gese. aha be bahaci. dergi dere be an-i šenggin obume fejergi dere be damu dere seme ubaliyambuki sembi. ojoro ojorakū be dergici tacibume joriha songkoi ici acabume dasaki:

如果用从洋书来翻译过来的“上脸”“下脸”等词汇，那就跟此处所说的内容不符。奴才窃思“上脸”一般用“额”，而“下脸”单单用“脸”来翻译。在定稿之前，承蒙皇上指示，谨依照御意修订。①

从纸条来看，这些文字是来自最后由康熙钦定之前的初稿。而“奴才”（aha）出现在这里，应该是表示这是以巴多明口中的两位满族人“合作者”的立场所写的文字，也就是说，在《格体全录》定稿的后期阶段，主要是由“合作者”直接跟皇帝接洽，巴多明恐怕并不据有太多插手的余地，更遑论主导。

东洋文库另外典藏有来自战前满洲医科大学黑田源次的《格体全录》。黑田氏透过驻北京的桥川实雄取得此书，目前原本不知所终，东洋文库所存者乃是蓝晒复制本。②此本在目录上号称三册，其实是两函各三册，影印本，单面，黑底白字，一页六行，自163面后改为七行。字迹比较潦草，较特别处是有图。第一册封面上写着“钦定阁议全录书”几个汉字，“*Ge ti*”二字的汉译不但字音错乱，而且字义也走调了。所以此本至少在成篇的某一个阶段，曾被不懂满文的粗心者经手过。

渡边纯成曾经考察过在日本的几个写本，并且发现了上、下部均采取了所谓“黄帝内经的身体结构”，也就是以肺配大肠、脾配胃、心配小

---

① 原本在东洋文库本1-1-8节“说脸”，Dominique Parrenin, *Dergici toktobuha ge ti ciowan lu bithe*，东洋文库藏本，第1册，第3—4页。这张引人注目的纸条，渡边纯成已翻译成日语，见渡边纯成：《満州語医学書“格体全録”について》。

② 上原久：《満州文“欽定骼体全録書”について（1）》。

肠、肾配膀胱、肝配胆，依五行逻辑分组的结构。[1]说得更完整些，诸本的编排规则是先按照身体外观的自然顺序，也就是先头颈、次上肢肩膀、次脊髓神经及下肢，然后及于内脏。法国国家图书馆本仅有上部，除了内容有所残缺，基本结构亦同。

自然史博物馆本却是个异数。该书的解剖学部分，是按照正统西方局部解剖学的顺序来编排的，也就是总论之后从皮、膜开始，次腹部、次胸部、次脑神经系统，最后肌肉骨骼血管。至于内脏的顺序则是先讲腹部的胃、大小肠、肝、胆、脾、肾、膀胱，然后及于胸部的肺与心。换言之，与正统的西洋局部解剖学顺序无异。

但有趣的是，不管是自然史博物馆本还是其他版本，下部的顺序是一致的，也就是从头颈开始，接下来依循着肝胆、心小肠、脾胃、胸大肠与肾膀胱的中医顺序，最后以干热病、疟疾、传染病作结。

当初康熙的健康教育课，只能以一种顺序来进行，那么到底是自然史博物馆本的顺序还是其他版本的顺序？本来，自然史博物馆本乃是亲自由巴多明经手，照理是最接近原本的状态。会不会其他版本是满人自己为了学习的方便，在传抄时重新改动了次序，按照中医的理论来编排，以便于参校比照？

我认为巴多明在将书送回巴黎之前，自己下手修改了原本顺序的可能性高于满人传抄时追加修改的推测。理由有三：（1）东洋文库本上粘贴的纸片，说明了该本的传抄源头反而应该比自然史博物馆本更接近给康熙御览的稿本状态；（2）如果说满人后来根据自己熟悉的中医理论而改编，那么照理说连同隶属于各个脏腑的疾病应该连带一起调整，但是如中医多病因的鼓胀，却是依据明确的西医病理学归类在肝脏之下；（3）下部的疾病分类是按照中医的分类。所以其他版本上下部的顺序是

① 渡边纯成：《満州語医学書“格体全録”について》。

一致的，反而是自然史博物馆本显得上下部各行其是，并不自然。

其实，巴多明既未交代送回写本的制作过程，也从来没有保证过他的本子跟大内所收藏的三份是一致的。事实上，皇帝除了不让这些内容泄露给工作团队之外，并未禁止他们自己传抄一份，又如何去管他是否重编？巴多明既然拍着胸脯保证他用的是御花园讲座教授迪奥尼斯的著作来讲课的，那么如果送回去的课本是用中医的次序来编排，那么岂不是笑掉祖国父老的大牙？当时欧洲没有人看得懂满文，但是只要看插图，解剖学的编排也就无所遁形。至于疾病部分他压根没有在信中提到，所以按照原本的顺序编排也关系不大。所以只需要修改上半部的结构，就可以送回去。

六、《格体全录》的译语

在他写回给法兰西科学院的信中，巴多明花了相当长的篇幅讲述满语的特点。他极力主张满语是一种成熟优美的语言，要表达任何意思都完全没有问题。他特别举了形容动物的词汇作例子：

> 如果想用我们的语言来准确地描述这些动物，那么我们该使用多少代用语啊！因为用以表达我们意思的词汇太少。但鞑靼人就不一样，我举个例子你们就明白了。我以狗为例：鞑靼人用以表示狗的词汇是所有家畜中最少的，但仍比我们多得多。表示马的词汇的数量是狗的二十多倍。①

据他的说法，运用满语中形容动物身体各部位的多种多样的词汇，已经

---

① 杜赫德编，郑德弟等译：《耶稣会士中国书简集：中国回忆录》卷 2，第 296 页。

让他找到足以翻译所有不用显微镜就能观察到的身体部位名称，不虞匮乏。

说满语形容动物的语汇丰富，这点是可信的，但说光靠这个条件就足以正确表达外国解剖学的观点，则是违反常识的。对近代中国知识转型稍有了解的学者都知道，为了表达西学的概念，每个学科的才智之士都投注了巨大的精力，大部分的译词都或多或少有其缺点，彼此之间面临竞争，往往需要历经好几代与语言搏斗的过程，才能够尘埃落定。以与《格体全录》属性接近的近代西方解剖学汉译来说，不管是明末的邓玉函、1850年代的合信（Benjamin Hobson，1816—1873）或是日本的杉田玄白（1733—1817）师徒三代，都为在汉语语境从不存在的解剖学名词寻找适当译词而呕心沥血。① 巴多明纵有大才，事情又岂能像他说的如此轻巧？

如果说巴多明从动物语汇得到了直接帮助的话，那么其中一个具体的代表事例可能是胰脏。这个让杉田玄白头痛不已，合信只能创造“甜肉经”一词来表达的器官，在满语中有现成的词amu。汉人多知道猪身上有这么一个器官，可以用来当肥皂。因此在官修的《清文鉴》中确实可以找到这个词。②

传统中医完全没有“神经”的概念，因此这也是让历来的解剖学翻译者大伤脑筋的词汇。杉田玄白为此发明了“神经”一词，并且认为是他最骄傲的杰作。③ 合信则是创造了“脑气筋”一词，借以表示它源自于脑，《泰西人身说概》则是选择了“细筋”。盖西语中神经本来就带有筋的含意，一直到19世纪的《英华字典》，nerve仍然同时可以用来表示有知觉与无知觉的人体实心长条形组织，于是乎巴多明也就居之不疑地选

① 如杉田玄白就叫苦说：“盖兰书之所难解者，不过十之七，而汉说之所可采者，则不过十之一耳！”见杉田玄白著，皤井勉解题：《解体新书》，东京：翻译科学出版社，1977年，第1页下。

② 《五体清文鉴》，北京：民族出版社，1957年，第3755页。

③ 小川鼎三：《解体新书》，东京：中央公论社，1968年，第62—63页。

用了 sube 这个原本用来翻译《孟子》中“劳其筋骨”的“筋”字，同时可以表示任何长条状物体的满语词汇来翻译。事实上，sube 在同书中同时指称粗的神经、腱与韧带，区别并不明确。①

Sube 这个字的选用彰显了《格体全录》翻译时语言策略的基调，那就是西方论学时一个非常重要的前提——把“定义”讲清楚，被牺牲掉了。② 其实邓玉函、杉田玄白、合信都可以用同样的理由，径自选一个亲民的词汇——好比汉字的“筋”——来表达其实是完全不存在读者脑子里的新概念。但是他们都宁可绞尽脑汁去思索一个新的提案。但这样的考量在《格体全录》之中似乎并不被重视。纵观《格体全录》全书，并不强调任何器官或组织的定义，仿佛所用的词汇自然而然可以同时表达东西方身体观的概念。对于西方学术已有相当了解的康熙以及学识渊博的巴多明居然都接受了这个策略！实在耐人寻味。

比如“腺”这个概念，《格体全录》用了 cilcin 来翻译。这个词汇可以指体表长出的瘤、疣、“肉疙瘩”乃至于可能会流汁的肉核——如瘰疬——后者可能最接近“腺”的概念。③ 这个词诚然是够亲民，不过是否能让读者意识到这是一个截然不同的身体概念，值得怀疑。

最麻烦的是，在《格体全录》一书中，cilcin 未必始终如一地与西方解剖学所理解的“腺”相互对应。④ 质言之，尽管巴多明斩钉截铁地说，如果译文“影响了内容的准确，他绝不姑息”，但是考察了实际的满文来看，他已经姑息了。或许我们不应该责怪巴多明无力回天，更不应指责他说的不尽准确，毕竟在整个授业的过程中，尽管他是老师，但是对

① 渡边纯成：《満州語医学書“格体全録”について》。

② 渡边纯成在前揭文中也注意到除了少数如肌肉、腺之外几乎不存在“定义”，不过正如下注，渡边自己也发觉的，巴多明容忍用来翻译“腺”的 cilcin 有其他的含义，那么也就形同放弃所作的解释并没有唯一性，也就是违背了定义的本质。

③ 有关“腺”词的定义史可参考沈国威：《蘭語の訳語と新漢語の創出》，收入内田庆市、沈国威主编：《19世紀中国語の相》，东京：雄松堂，2007 年，第 256 页。

④ 渡边纯成：《満州語医学書“格体全録”について》。

整个工作流程乃至于最后的结果，他并没有决定权。华人习称的翻译三原则中，由巴多明把关的“信”被一定程度牺牲掉了，满文读者眼中的“达”乃至于“雅”拥有相对的优先权，而这些价值的判定标准，是完全掌握在康熙或者是巴多明的满族“合作者”手中的。

纵观全书，巴多明所极力称誉的满语词汇量是颇为可疑的。因为除了上述的例子之外，许多名词是用音译的方式来解决的。好比说中风瘫痪，书中所用的词汇是 tan hoo，也就是汉文“痰火”的音译。① 当然，在西洋的病理观念中，中风跟“痰”“火”一点关系也没有，但是对于翻译者来说，表达西洋文字的原意，远不及让满语受众读起来顺畅来得重要。而康熙时代的满语词汇在表达外族事物时还远远不足，所以翻译汉文时，必须大量依靠音译。这种情况到了乾隆朝才有所改善——他将原本康熙时代出版的《四书》等重要经典的译词，重新钦定为用满语意译的新词。从这些角度看，巴多明等耶稣会士所报导的中国事物，固然都是他们亲身经历或者至少耳闻，但是在解释这些事物的同时，不免加进了个人的情感或者愿望，不能完全按照字面意义照单全收。

结　论

过去史家在看待康熙与西洋传教士君臣相得的历史时，常常抱持着既赞叹，又惋惜的心情：难得中国有了康熙这么一位聪敏好学，愿意支持科学的君主，可是却依然错过了这班赶上西方文明的列车。不过，随着自然史博物馆本《格体全录》的问世，有些问题也得到了重新检讨的机会。

一方面，至少以《格体全录》成立的过程来看，对于西洋科学的传

① 渡边纯成：《滿州語医学書“格体全録”について》。

入，不管是种类或是内容，清廷都采取了绵密的控管。虽然耶稣会士走的路线是直攻中国社会阶层的顶端，当得到士大夫甚至是帝王的支持之后，他们就可以取得一个极为有利的位置，将宗教与其他西方文明传播到各个阶层。然而这个策略是把双刃剑，在获取了相对于其他阶层权威位置的同时，他们地位的存续仰赖于帝王将相的善意，在政治权力之前，他们仍然必须屈服。就是因为这样，当雍正继位之后，耶稣会的科学事业就顿失光芒。而《格体全录》的例子说明了：即使是在康熙的治世，知识领域的拣选也需要合君主的心意，同时译出的结果必须经过审查，才可能实现传播的目的。康熙为巴多明提供了最优厚的翻译资源，但最后的审定权是在皇帝自己手上，在此之前也有满人幕僚先控管翻译的文字，在这个知识生产的场域中，说作为老师的耶稣会士站在较为优越的高度是有问题的，从解剖学概念的定义权都没有抓住的事实来看，巴多明的角色仍然是以服务学生需要为主，可以算是个共舞者，但很难说是指导者。

另一方面，耶稣会士也是费尽心力，让自己有限的能动性发挥到效应极大化。为了投其所好，巴多明一开始就排除了当时在西方还没有受普遍认可的意见，改而精选了在欧洲尚未占到上风的迪奥尼斯所写的参考书来作为教学的底本，因为只有用到主张解剖学有利于医疗的这派学说，他才能有效维持皇帝对他所提供课程的注意力。然而从结果看来，康熙对于医疗实效的兴趣始终是不会放手的，因此，最后巴多明编出来的教材必须能同时呈现解剖的部分与疾病、药方的部分。跟稍早皇帝对白晋的指令一致，在这个过程中双方各取所需，皇帝最后还是拿到了他想要的医方，而耶稣会士借着“这是了解病理所必须”的理由，成功夹带了他们期望康熙接触到的解剖学。

过去的成说认为，康熙以解剖学中有太多人体裸露，或者残忍割裂肉体的图像，认为解剖学有违儒家传统道德。但是如果细读巴多明的信，就会发现，在开始翻译之初康熙就已经知道了，并不是到后来翻译结束后才觉得不对。其实至少就赤身露体来说，当时社会上流行的中医书不乏只有少许衣物遮掩，但大多数躯体裸露的经络穴位图，包括后来乾隆钦定的《医宗金鉴》也不以此为嫌，因此康熙没有理由特别拘忌这一点。

在我们既往的研究康熙时代的中西科学传播史，传教士留下的记录一向被视作极其重要的数据源。传教士会基于自己的愿望而选择性地记录他们所从事的活动或者活动效果。他们会希望欧洲的同侪知道：他们让中国人朝向基督教与西方文明又向前推进了一步，所以他们会乐于叙述解剖学的传播。但如果细读耶稣会士所不那么热心报导的事实，我们会发现皇帝更为心仪的可能是能快速见到实效的药物。我们不能仅仅透过耶稣会士的观点来了解中西交流的整个过程，这恰恰是自然史博物馆本《格体全录》为我们提供的重要警示。

域外阴阳：近代南洋中医的理论创构及其意义 ①

郑　洪（浙江中医药大学）

自古以来，不断有华人到南洋地区生活，明清至近代尤多。随着华人社区的形成，中医药也随之被带到了南洋地区。在近代，南洋华侨中医在人才、知识等方面对国内有一定依赖性，不少华侨医疗机构从国内招考中医②。由此形成的人才流动对南洋中医的发展起了重要作用。为呼应国内中医对废止中医案的抗争以及加强学术交流，20世纪前期南洋中医纷纷成立社团，创办刊物，仅新加坡和马来西亚，在太平洋战争前就有22个中医医疗机构或团体，办有5种中医药刊物。③这也意味着当地中医不止于执业，而是已经形成了学术共同体。对于南洋中医与国内的紧密联系，已有不少相关研究，如药业④、慈

---

① 本文为国家社科基金重大项目“宋元以来中医知识的演变与现代‘中医’的形成研究”（18ZDA175）阶段性成果。原发表于《医学与哲学》2020年第20期。本次发表有部分修订。

② 例如越南广肇医院一向请广州方便医院在国内代为考选医生，近代广州名医梁具天、李藻云等都曾经考选往该院执业，见邓雨生:《全粤社会实录初编》，宣统二年（1910年）广州调查全粤社会处刊行。

③ 王平:《杏林行知录——亚细安（东盟）中医药与国际传统医药文集（1867—2011）》，新加坡：新加坡中医学院毕业医师协会，2012年，第156—157页。

④ Sherman Cochran, *Chinese Medicine Men: Consumer Culture in China and Southeast Asia*, Harvard University Press, 2006.（中译本有上海辞书出版社2013年版《中华药商》，由褚艳红等译，陈兼、王元崇校。）

善[①]等方面的交流，在民国时期国内抗争废止中医案时南洋中医的应对等[②]。这些研究充分体现出中医在南洋华侨与国内联系中的重要纽带意义。

但从实际观察来看，身在异域行医的南洋中医们，对传统中医知识并非刻板套用，他们在实践和理论中有着颇具价值的创新，对此有必要加以考察探究。

一、实践证验：中医方土观的域外拓展

“方土观”是中医理论的特色之一。在中医的经典《素问·异法方宜论》提到，东、南、西、北、中地域环境不同，人们生活特点不同，因而产生不同治法。此后中医理论的发展，一直受到地域环境因素的影响，[③]呈“中心—四方”的扩展模式。例如元代朱丹溪称“西北之人阳气易于降，东南之人阴火易于升”，故有“丹溪南医也”[④]之说；朝鲜医家许浚则称“我国之医，亦可谓之东医也”[⑤]。所谓“东”与“南”，都是相对于中医理论诞生地黄河流域而言的。古代医家认为，当所在地域偏离中心向东、南、西、北扩散时，就要在应用中加以调整。清代医家张倬曾经很具体地指出，汉代医圣张仲景“立法皆随病制宜，以为天下万世则，而于中州更宜”[⑥]，而在“中州”之外的每个地区都要做某些变通。

《黄帝内经》论述中国南方地域的特点时说：“南方者，天地所长养，阳之所盛处也，其地下，水土弱，雾露之所聚也，其民嗜酸而食

---

① 王日根、任国英：《近代以来东南亚中医药业与慈善业的结合及其意义——立足于新加坡、马来西亚的分析》，《历史教学（下半月刊）》2016年第4期。

② 王尊旺：《民国时期东南亚中医界对废医案的回应与建构》，《华侨华人历史研究》2018年第1期。

③ 郑洪：《地域环境对中医学术流派发展的影响》，《中医药文化》2017年第1期。

④ 方广：《丹溪心法附余》，北京：中国中医药出版社，2015年，第1114页。

⑤ 许浚编著，郭霭春注解：《东医宝鉴》，北京：中国中医药出版社，1995年，第1页。

⑥ 张倬：《伤寒兼证析义》，收入曹炳章编：《中国医学大成》第4册，上海：上海科学技术出版社，1992年，第67页。

胕（腐），其病挛痹。”① 这段描述有三个关键词，即阳盛、地下和雾露所聚。阳盛，主要是指天气炎热。地下，指沿海地区海拔较低。在中国传统的地理观念中，西北地区土壤深厚，有利于地气深藏，而低海拔地区则“地卑土薄”，不利于健康。雾露所聚指南方的湿气较重，因为沿海地区受海洋性气候影响，降水较多。在国内，方土观向南拓展的边界是岭南两广之地。相对于国内其他地区，岭南医学一向被认为是有独特风格的地方流派②，原因就是其气候环境较为特殊。而南洋地区较之广东，纬度更低，上述三个要素都比岭南更明显，因而如何合理变通显得非常重要。

南洋中医结合地区气候特点，应用和拓展了中医的方土观思想。例如晚清时，广东新会医家陈珍阁来到刚开埠不久的新加坡，他对当地环境与疾病的关系进行总结，指出当地“湿气”严重，更细致地将“湿气”分为三类，其一是山林旷野湿气，其二是江湖河海水面湿气，这两者与国内认识相近，不同的是其三：“新开港埠，人气少而湿气盛，成为寒毒，最能凝滞气血，多成腹胀脚肿之症。”③ “新开港埠”就是专门针对新加坡刚开发的特点而言，“腹胀脚肿”应该是指“脚气”病，在医学界还未认识到“脚气”与营养的关系之时，陈珍阁认为其病因是人烟稀少而清寒，致使湿气成为寒毒，这一观点有着鲜明的中医思维特征。

可见，华侨中医在南洋的医疗实践中，都是沿着《黄帝内经》的思想进行验证式的拓展。他们细致观察南洋环境气候下人体的生理和病理反应，例如新加坡叶季允的《治血微诠》结合环境和饮食分析当地血症成因：

---

① 《黄帝内经》，北京：中国医药科技出版社，2013 年，第 19 页。

② 邓铁涛、靳士英：《略谈岭南医学之特点》，收入《广东医史分会成立大会论文选编》，广州：中华医学会广东分会印，1986 年，第 47 页。

③ 陈珍阁：《医纲总枢》卷 2，广州醉经楼本，1892 年。

> 叻地[①]最多咯血之症……较于中原内地远有过之。余尝细究其所以然之由，则有外因而致者，亦有内因而致者。盖南洋各岛，天气则热，地气则湿……查叻地之人好食烧炙而饮酒浆，并嗜辛辣品……余尝历观叻地咯血之症多半出此两因。[②]

暹罗（今泰国）中医余初元按照中医传统理论探讨当地常见病的病因病机，说：

> 今单就暹罗一处而论，暹国为亚洲东南隅，安南之西，缅甸之东，地属热带，气候炎热，居热带温带之间，南风多旺于四季，天气炎而地气湿，是雾露所聚之乡，土薄水深，下则寒而上则热，人感其气，外应热而内应寒。土之薄者，阳气外泄，地之卑者，阴湿内存……热者天气为火，寒者地气为水，水火相蒸，是成为湿，湿者无形之气，正水火于交而成……是以暹罗卑湿之地，热气熏蒸，多生热雾，西人谓之炭气。人之湿病，多感于此，湿热相搏，乘人之虚，积于营卫，初则不觉其寒，惟见其热；既则不见其热，惟觉其寒。是以地气之寒，人身应之，多成寒湿。[③]

文中“雾露所聚”“土薄水深”都是《黄帝内经》对南方的描述语言，余初元既运用寒热、水火等中医名词，又与西方自然科学知识结合。

南洋中医还运用中医理论分析地方疾病，破除一些神秘观念。例如南洋当地居民经常提及一种神秘的“毛丹”病。近代赴新加坡行医的著名中医吴瑞甫说：“本坡医家，于外感等病，开口便说毛丹。余八年前初

---

① 新加坡的旧称。

② 叶季允：《治血微诠》，《新加坡医学报》1901 年第 14 期。

③ 余初元：《南洋地属热带常多寒湿之病》，《上海医报》1930 年合订本，第 472—473 页。

到时，见病家无论何热病，便言毛丹，几于谈虎色变。”何谓毛丹？据当地人说，在感染发热时，取熟鸡蛋或面粉调水捏成团，以布包裹后拭擦患者全身，蛋中或面团中会粘出细毛，这就是毛丹。吴瑞甫分析其机理，指出脱毛乃生理现象，此病“不过薛生白医书所言之湿热症耳，在南洋四时发见此症，较之上海、厦门尤多，依薛氏治法，百治百愈”①。这一说法得到新加坡华侨中医的认同，“一时医界风从，流风所被，三十余年，全活甚众……今则毛丹之名，已不复为人所提起矣”②。

以上南洋医家的这些经验，可以说是对传统中医理论的进一步拓展和验证，有一定的创新意义。当然，这仅属于应用性创新，难得的是，南洋中医也有更深层次的理论性创新。

二、哲理探索：域外有否阴阳五行

中医理论带有浓厚的哲理色彩，作为其核心理论的阴阳五行学说，就源于古代哲学。对于阴阳五行学说的形成，不少学者认为与中国早期文明所处的地域环境密切相关。例如英国科学家、中国科技史研究专家李约瑟推论五行与五色关系的起源时说：“中国文明的摇篮是在黄河上游盆地（现今的山西和陕西……）的黄土地区，所以假定黄色以中心自居是完全讲得通的。”③其他如西部丛山被长年不化的积雪覆盖故色白，东部平原肥沃故色青等，可见五行知识的生成与中国地域所见有关。中医文化史专家马伯英也指出：“五行学说产生于古代中国，中国独有。这与中国土地广袤、五方概念很明确，地处北温带、春夏秋冬季节十分分明有关。”④

---

① 吴瑞甫：《医粹略谈》，收入《医粹（合订本）》，新加坡中医师公会，1948年，第27页。
② 陈占伟：《纪念吴瑞甫老师》，《联合早报》1984年3月5日。
③ 李约瑟：《中国科学技术史》卷2《科学思想史》，北京：科学出版社，上海：上海古籍出版社，1990年，第284页。
④ 马伯英：《中国医学文化史》（上卷），上海：上海人民出版社，2010年，第194页。

长久以来，中医界习惯于接受传统理论，很少再作深究。至民国时期，一些文化学者对阴阳五行学说进行了批判[①]，使中医界也开始讨论是否应当废除阴阳五行之说。西医余云岫提出“废止中医”，理由之一就是中医所依阴阳五行无据，最终激起轩然大波。[②]南洋中医界也是在这场风波中开始反思中医理论的。在南洋等地区，由于殖民地政府对传统中医多持放任态度，当地原本较少中西医争议。受到国内情势的刺激，南洋中医界纷纷成立团体，如新加坡的“中医中药联合会”、泰国的“暹罗医会”等，并参与国内的论争。其论争观点，基本逻辑虽与国内并无太大区别，但体现出不一样的“海外”意识。例如新加坡中医黎伯概执笔的《新加坡中医中药联合会筹备宣言》说：“我新加坡之中医中药同人，惊国粹之沦亡，国产之废弃，国民生命之靡托，大多数人之颠连而无告也……”[③]即以“国粹”的海外传播者自命。当时国内外大多数维护中医的言论都是强调阴阳五行的意义和价值，但是黎伯概与众不同，在理论上更做出了重要的阐发。

黎伯概（1872—1943），广东梅县人，自幼习儒，他随亲友来到新加坡。一次陪同友人参加华侨团体主办的同济医院招考驻院医师考试，因考场关门不能离开，于是一并参试，结果揭榜时名列第一，遂受聘为该院首席医师。后来积极参与创办新加坡、马来西亚等中医药团体，是近代南洋中医的领袖人物，著有《中国医学原理》（又名《医科象数理化通论》）一书。国学根底深厚而身处域外的黎伯概，注意到了阴阳五行的根源性问题，提出一个深刻的疑问：“五洲万国之人，独无阴阳五行乎？”“热带人、寒带人何以不谈，而独温带人谈之？温带诸国人何以不

① 重要者如梁启超《阴阳五行说之来历》和顾颉刚《五德终始说下的政治和历史》，均见顾颉刚编著：《古史辨》第5册，上海：上海古籍出版社，1982年。
② 具体可参见邓铁涛主编：《中医近代史》，广州：广东教育出版社，1999年。
③ 黎伯概：《医海文澜》，新加坡：新加坡文化印务公司，1976年，第263—264页。

谈，而独我国人谈之？”① 换言之，中医理论有普遍适用性吗？这是一个国内医家很少提及的问题。

（一）中国文明的独特智慧

黎伯概的文化根柢全在中国传统思想，其学术取向亦以此为根基。但身处异域，他对天地的感知有着与国内不同的认识，同时作为英国殖民地的新加坡以西方文化为主流，这些都对黎伯概的思考带来影响，由此他才会提出关于阴阳五行普遍性的问题。同时，他也给予了有创见的解答。

黎伯概承认，阴阳五行学说的生成离不开中国特定的环境，他说：“先哲医理，是从天道上与本国地理上得来。”② 但是他又认为，这正是中国文明得天独厚之处。中国人善于从气候与环境中体悟天道，从而形成抽象化的哲理，亦即中医经典《素问》所说的“法天之纪，用地之理”。黎伯概称：

> 岐黄所说之天纪地理，但就吾国立说，分东方生风，西方生燥，南方生热，北方生寒，中央生湿，观察极确。《素问》有《方法异宜论》，即分别五方居民，腠理血脉不同，嗜好各别，针药亦异，是即从天纪地理而规入人之生理病理上关系矣。从本国而推论到他国，其例犹适以引用。理之确者，不分今古，证验皆然。是则法天之纪、用地之理二语，无可抵驳，不啻金科玉律也。③

黎伯概甚至认为，阴阳五行同样支配着西医。他说：“科学医治病而

① 黎伯概：《医海文澜》，第 13 页。
② 同上，第 177 页。
③ 同上，第 84—85 页。“《方法异宜论》”当作“《异法方宜论》”。

愈，固其术之精，然安知非与阴阳五行之理暗合？治而不愈，固犹是术也，然安知非与阴阳五行之理不合乎？”①

如果合理的医术应当都合乎阴阳五行，那为什么外国没有发明这一学说呢？黎伯概回答说：“夫无四时之寒热带地方，见不到草木荣枯，昆虫出伏，衣不更裘葛，气不觉变迁，见既不到，感亦不生，故阴阳五行之说，不发生于寒带热带，而发生于温带，以温带有显明四时之变化故也。”②

中国的气候环境使中国人得出阴阳五行这一理论，其他地区的人们，“彼以为无，则亦自处于百姓日用而不知之列。若能寻求之，曷尝不赫然在目乎”③。这是黎伯概为阴阳五行找到的一个新的立足处。

（二）从地方性到普遍性

从现代观点看，阴阳五行仍然属于一种自然哲学，没有达到纯粹理性的思维，其知识始终有地域痕迹。只是传统中医给出了前述的“中心—四方”扩散模式，使其具备了实用性。黎伯概概括说：“盖以黄河中流区域为中心而定方位。或近海，或近山，或平原，与日光四时变化，各有不等，区别大段不错，病情因地而异。”④在因地制宜的变通下，即使是在没有明显四季的南洋，中医也是可以应用的。暹罗中医余初元也说：“吾国在温带之中，禀中和之气，故称曰中土，是以地气温和，四时有序，人禀之而得中和之气。”“人得天地之正而生，亦感天地之偏则病。”⑤中医在不同地域的应用就是衡量其“偏”的程度，然后据以调整，从而具备普遍性。

但是，此前中医知识的传播，没有真正离开过东亚大陆及大陆架范

---

① 黎伯概：《医海文澜》，第72页。
② 同上，第177页。
③ 同上，第72页。
④ 同上，第330页。
⑤ 余初元：《南洋地属热带常多寒湿之病》，第472—473页。

围，所以“中心—四方”模式并没有遇到大的挑战。而近代以来的知识观，已经打破了地理上的“中国中心”观。现代地理的东南西北并不是以黄河流域为中心来界定，气候特点也不是等比例地渐变。而且黎伯概不得不思考地理观念带来的冲击，他指出，古代的东方，不过山东、淮北、徐州一带，西方不过陕西、甘肃等地，北方指山西、北平等地，南方则是湖南、江苏、江西等地，中央是河南的开封、洛阳等地，“盖以黄河中流区域为中心而定方位。或近海，或近山，或平原，与日光四时变化，各有不等，区别大段不错，病情因地而异”，但是在新的地理知识观下，这是有局限的。① 他说：“岐黄坐明堂而观八极，总不出本国邻近地带，五洲尚未交通，全球不能备悉，物理尚未大明，则亦一部分之谈，大半为心理上所推测而已。”② 承认在中国区域得出的知识，只是“一部分之谈”。但是黎伯概仍然认为中医原理完全可以“全球化”，并进行了演示性的讨论：

一推之北半球诸国，其南方生热，北方生寒，与我国同，东方生风，西方生燥，则不能尽同，然其四时循环无异也，即其所以行生长化收藏 ③ 之令犹无以异也。

一推之南半球诸国……而其四时则与我国互易也……即其所以行生长化收藏之令犹无以异也。

一推之热带诸国……若夫一日之间，朝温而其暮凉，午热而夜寒，亦有四气焉……寻常花木，一年之中，开落数次，时或变异，亦有一节度暗寓其中。斯理微妙，不妨细察。吾敢言曰：其所以行生长

---

① 黎伯概：《医海文澜》，第330页。

② 同上，第183页。

③ “生长化收藏”是中医理论中很重要的思想，也是阴阳五行学说的具体体现。“生”对应于春，意味着生命在春季复苏；“长”对应于夏，意味着生命于夏季蓬勃生长；“化”对应于长夏，亦即夏秋之交的变化之际；“收”对应于秋，植物在秋季收获；“藏”对应于冬，生命在冬天蛰伏。这种“天地之道”，显然是以温带气候为背景的。

化收藏之令犹无以异也。

一推之全球五带大象……验之于我一国方位大象者如是，验之于全球方位大象者亦如是，亦犹行生长化收藏之令也。①

原文论证不便引录太多，其大致观点是，阴阳五行实际上是“生长化收藏”规律的总结，而“生长化收藏”是适应于所有地方、所有事物的一种规律。

值得注意的是下面这一段话，黎伯概说：“寒带四时已缺其三，热带虽以其各种调节之用权作四时，然只得小象，而无大象。惟温带完全无缺，享有全球气象作用，天所以予温带人者独厚焉，地面人文，亦多出于温带，此其征矣。”②

实际上，黎伯概摒弃了难以立论的“五方—五行”推衍模式，而是运用了地球物理学的知识来阐述阴阳五行的普遍适应性。这无疑更符合近代人的知识观。

三、从科学实践哲学看南洋中医理论创新的意义

对于中医学术来说，南洋中医的实践经验和理论探讨很有研究价值。但其价值并非仅此而已。结合现代科学哲学理论，可以看到其中有着更重要的文化意义。

当代科学实践哲学重视“地方性知识”（Local Knowledge）的概念。这个概念是指一些在特定区域条件下形成的知识体系，与追求“普适性”的西方文化或现代科学相对。现代学者倡论“地方性知识”，主要是强调在后殖民时代语境下应以“去中心化”的立场来研究各民族的文化。这

①② 黎伯概：《医海文澜》，第15—16页。

也适用于各国传统医学。如有研究者从“地方性知识”的人类学意义出发，强调中医是一门与西医比肩而言的独特科学。[①] 也有人认为，西医与中医一样，也只是一种地方性知识。[②] 不过亦有学者指出，有两种不同意义的“地方性知识”，现代科学是实验条件下的“地方性知识”，是可以扩张的；而中医学“是一种与自然地域空间、时间和知识掌握者本身相关，而不能脱离这些具体情境的知识”[③]，很难搬运到另一地实施。

事实上，知识背后的文化如何传播，这是在中医药的国际化进程中必须思考的问题。中医药海外传播除了技术性的推广外，也需要合理解读阴阳五行等核心理论，才能让不同文化背景下的各国人民真正了解中医。南洋中医的认识中，有一些是非常难得的经验，对今天很有借鉴意义。

（一）合理阐述中医理论的价值

前述已提到，近现代观念打破了传统文化中的“崇圣”思想，科学知识对中医理论形成重大挑战。近代许多中医都在努力重新诠释中医理论的合理内涵。近代恽铁樵提出一个观点：“《内经》之五脏，非血肉的五脏，乃四时的五脏。”“五行生克之理即本四时之生长化收藏而来。”[④] 颇得中医界认同。这种思维主要强调中医理论来自对天地自然的观察，是有客观基础的。黎伯概同样认为阴阳五行“足以纲领中医学理”，是“中医所以能自树一帜，亘四千年而不破”[⑤] 的根基。但是他身处海外，感到恽铁樵的说法尚有不足，例如在南洋地区没有典型的“四时”，如何感悟“生长化收藏”呢？他提出的“实验”之说，很有理论价值。他认为：

---

① 胡娟：《实践性、地方性与文化多样性——科学实践哲学视域下的中医学》，《贵州大学学报（社会科学版）》2011年第4期。

② 刘兵、卢卫红：《科学史研究中的“地方性知识”与文化相对主义》，《科学学研究》2006年第1期。

③ 吴彤：《再论两种地方性知识——现代科学与本土自然知识地方性本性的差异》，《自然辩证法研究》2014年第8期。

④ 恽铁樵：《群经见智录》，福州：福建科学技术出版社，2006年，第35—37页。

⑤ 黎伯概：《医海文澜》，第33—34页。

> 岐黄时之中国地理，以黄河流域豫晋间地为中心点，西北负山，东南阻海，赤道在其南，冰洋在其北，沙漠在其西，所谓生风、生热、生湿、生燥、生寒，分隶于五方者……此四时现象各异，全为地理不同所生发，岐黄在吾一国内之观天察地，证以科学之实验，而因以悉其由来，其说益不诬也。①

他的观点在某种程度上可以总结为：中国环境是自然给予的一个天然实验室，使中国人得以发现阴阳五行这一规律。这与科学实践哲学所说的实验条件下形成的“地方性知识”有异曲同工之处。那么这种“地方性知识”，根据条件的不同而相应变通，同样可以扩展于其他地方，而且黎伯概还做出了示范。这在当时是一个相当超前的科学哲学观点。

（二）理性进行传承与革新

黎伯概虽然秉持维护中医理论的立场，但他并不是盲目地守旧。即使他强调中医理论有“法天之纪，用地之理”的高度，但从其所阐述的理论出发，对完全基于传统“中心”观的知识也进行了扬弃，例如中医的“五运六气”理论，又称“六淫司天”，强调根据四季的规律性变化来预测疾病，但黎伯概指出：“六淫司天之说，至赤道热带即不适用，至南北两寒带更不适用。天时变化与地理自有关系……此须合全地球讨论，方得明其真相。当以近世欧人所考得者为详确。”②

另外，黎伯概还认识到抽象理论与物质层面的界线。他说：“天纪地理，为约略综合之词，脏腑本能，乃真实工作之处。”质言之，哲理探讨无法代替物质研究，例如近代西医的解剖生理知识，中医应如何吸收？

① 黎伯概：《医海文澜》，第15页。
② 同上，第86—87页。

黎伯概说："天纪地理，为一身外表之关系，已属不诬，惟推论五行六气到脏腑，一一以求其联属，此从生理之原始着想，不外一种悬谈，而治病万难泥此。""而今则解剖生理等学，现代更详于古代，实不能不采取地运用。"①

由此可见，黎伯概既有传承，也有革新，但其革新不是简单地取法西医，而是经过了深入的思考，其角度与深度在当时的国内中医界也少有人能及。正如黎伯概所说：

> 士幸生中华历史悠远文化深厚之邦，又值海宇交通之日，凡古今学术，其足供吾博观者何限？若内之无以见先民思悟之渊深，外之不能见他邦考验之精密，此宁非固陋乎？……合天下之学以为学，无问中西，只求宇宙真理。彼言之而善，则当从彼，我言之而善，则当从我，固无界限也。②

从实践需要这一角度，黎伯概发出"未有国学不振而能吸收世界学问者；然亦未有毫无科学知识而能整理国学者"的声音，提出"二者交相鼓舞，变而通之以尽利"的期望。

结　论

可以说，无论是陈珍阁、余初元等人的实践，还是黎伯概具有哲学高度的讨论，都体现出南洋中医不同于国内医界的特色。中医知识在南洋的流通，其特点是既循传统理论导向而注重地域之变，又在远离正统的条件下提出变革方向。他们的变革思想，与国内中西医聚焦在思想上

① 黎伯概：《医海文澜》，第85—86页。
② 同上，第5页。

的“新”“旧”之争不同，是在异域环境下尝试进行新的理论建构，具有更强的现实性和创造性。相对于中国本土，南洋属于“中心”之外的“地方”，知识分子反而有更自由的心态思考“正统”的合理性；同时面对“科学”的普及，他们更敏感地洞察到中医学理变成“地方性知识”的危机。因而南洋中医在论证中医“合理性”时，不仅仅着眼于临床疗效，而是比国内更多地关注起知识的“普适性”问题。他们不但是中医全球化传播的先行者，也是尝试将中华文明与世界文明相结合的思考者，体现了华侨文化的独特价值。

本我之道，用彼之器
——中医对于“西域医药”的受容姿态解析 ①

赵雅琛（南京中医药大学） 沈澍农（南京中医药大学）

中医是中国传统文化的组成部分，历经两千多年，不断吸收融合异质文化，以充实和改进自身，从而形成自身的完整体系。古丝绸之路开辟以后，东西方贸易与文明往来频繁，彼此交融，相互渗透。特别是因为与佛教文化相伴而行，西域医药也随之东传。

在某个角度看，西域医药在民众中的影响似乎很大，大到其地位可与本土中医相仿。如敦煌卷子 P.3718《张府君（明德）邈真赞并序》说，张氏不幸患了“悬蛇之疾”，“寻师进饵，扁鹊瘳而难旋；累月针医，耆婆到而不免”，将西域名医耆婆与中国名医扁鹊并提；S.4363《敕归义军节度使牒》称赞拟提升的军中医师史再盈：“聪豪立性，习耆婆秘密之神方；博识天然，效榆附宏深之妙术。指下知六情损益，又能回死作生；声中了五藏安和，兼乃移凶就吉。”又将耆婆与中国名医榆附（通常作“俞跗”）

① 基金项目：2017 年国家社会科学基金重大项目（17ZDA332）。本文原发表于《中华医史杂志》2020 年第 4 期。本次发表有部分修订。

并提。这样看，西域名医似乎真的已经渗透入普通民众生活里。但究竟是真实发生了的影响，还是只是一种形式上的影响？本文对此作具体分析。

本文所说的“西域医药”以印度医学为主，也包括沿古丝绸之路的其他地域医学。本文选择从“理、法、方、药”四个层次分析中医对“西域医药”的受容姿态，以此来判断中医对于西域医药的接纳程度和接纳机制，并浅析其原因。

一、理：局部渗透

中医在中国哲学以及中国传统文化的基础上，按照自身的逻辑思维构建了知识体系。《黄帝内经》问世后，以“气—阴阳—五行”为核心结构，形成了较为完整的基本概念与基本理论系统。包括“藏象”“经络”“气血津液”等基础生理认识，“六淫七情”“气血痰瘀”等病因病机学说，以及八纲辨证、脏腑辨证等辨证论治方法……它们共同组成了中医之“理”。并在之后两千多年的继承发展中，不断吸收融合其他理论知识，改进完善自身。

中医典籍里存在一些不属于本土、借鉴西域医药理论的因素。具体可分三种情况。

（一）概念渗入

南朝陶弘景修订葛洪《肘后备急方》时，在《华阳隐居补阙肘后方百一方序》中述及整理此书的原因：“……然尚阙漏未尽，辄更采集补阙，凡一百一首，以朱书甄别为肘后百一方……今余撰此，盖欲卫辅我躬。且佛经云，人用四大成身，一大辄有一百一病，是故深宜自想。”① 陶

① 沈澍农：《肘后备急方校注》，北京：人民卫生出版社，2016年，第8页。

弘景在记述中使用的“四大”“百一”等名词，皆来源于佛经。

又如敦煌出土医药文献，P.2115《张仲景五藏论》①，原卷题为“五藏论一卷，张仲景撰”，卷中谓：“地有草木，人有毛发。四大五荫，假合成身。一大不调，百病俱起。”再如P.3655R《明堂五藏论》②，原卷题为“明堂五藏论一卷”，卷中谓：“纳阴阳而所生，成乾坤而所长。所以四大假合，五谷资身，立形躯于世间，看《明堂》而医疗。”

“四大”学说源自印度哲学中的地、火、水、风、空五大元素，运用到医学理论上取消了“空”这一元素。佛教典籍中的医学理论认为疾病起于四大不调。《佛说五王经》云：“人由四大和合而成其身。何谓四大？地大，水大，火大，风大。一大不调，百一病生，四大不调，四百四病同时俱作。”③

虽然上述引文使用了来自佛教医学的说法，但大多仅仅停留在借用其词语的阶段，并未对其进行注解及发挥，交流形式基本上流于浅表的概念引用，没有深层的交融渗透。

（二）尝试沟通

隋代巢元方在《诸病源候论·恶风候》中云：“凡风病有四百四种，总而言之，不出五种，即是五风所摄。一曰黄风，二曰青风，三曰赤风，四曰白风，五曰黑风。凡人身中有八万尸虫，共成人身。”④

中医理论原有“五风”，系五方之风。《素问·金匮真言论》：“经有五风。”马莳注：“五风者，即八风之所伤也，特所伤脏异，而名亦殊耳。”⑤巢元方将佛经中因四大不调而产生的四百四种病归结于中医里的

---

① 沈澍农主编：《敦煌吐鲁番医药文献新辑校》，北京：高等教育出版社，2016年，第10页。
② 同上，第142页。
③ 程雅君：《中医哲学史（第一卷　先秦两汉时期）》，成都：巴蜀书社，2009年，第3页。
④ 巢元方著，丁光迪主编：《诸病源候论校注》，北京：人民卫生出版社，1991年，第73页。
⑤ 马莳撰：《黄帝内经素问注证发微》，北京：人民卫生出版社，1998年，第28页。

"五风"，五风又与基于五行理论的"五色"相配，这是将佛教医学理论"四大"与中医理论中的"五行"进行融合的大胆尝试，但五风之说本身就比较费解，而这样的捏合偏于浅表机械化，并不能实现深层机理的交融。

孙思邈在此基础上，进一步尝试将佛教医学中四百四种病的病因与中医理论融合，谓："疾风有四百四种，总而言之，不出五种，即是五风所摄。"① 然后再以五风配五色，五虫配五脏，五色配五虫。将"四大"与"五行"理论相融，一定程度上扩充了"麻风病"的病因病机。但这种结合也只是局部的尝试，并未触及中医基础理论的内核。

又如《备急千金要方》卷一："经说，地水火风，和合成人。凡人火气不调，举身蒸热；风气不调，全身强直，诸毛孔闭塞；水气不调，身体浮肿，气满喘粗；土气不调，四肢不举，言无音声。火去则身冷，风止则气绝，水竭则无血，土散则身裂……凡四气合德，四神安和，一气不调，百一病生。四神动作，四百四病同时俱发。又云：一百一病，不治自愈；一百一病，须治而愈；一百一病，难治难愈；一百一病，真死不治。"②

"气"这一概念来源于中国古代哲学，中医理论认为，气是构成人体的基本物质，气的升降出入决定了机体的生长化收藏，《素问・六微旨大论》云："出入废则神机化灭，升降息则气立孤危。故非出入，则无以生长壮老已；非升降，则无以生长化收藏。"③ 印度医学则认为人是由"地水火风"四种元素组成。在两套不同的理论系统中，孙思邈抓住了"人"这个共通点，将中医的"气"与佛教医学中的"四大"相融合，创造出

---

① 孙思邈著，周仲瑛、于文明主编：《中医古籍珍本集成：千金翼方》，长沙：湖南科技出版社、岳麓书社，2014 年，第 1161 页。

② 孙思邈著，周仲瑛、于文明主编：《中医古籍珍本集成：备急千金要方》，长沙：湖南科技出版社、岳麓书社，2014 年，第 69 页。

③ 《黄帝内经素问》(顾从德翻刻宋本)，北京：人民卫生出版社，1956 年，第 142 页。

"四气"概念，并用其来解释人体的病理发展。与简单采纳外来术语相比，此为一创新之举。不过，中医本体理论的"五行"与外来的"四大"终究无法完全对应，"地"被改为"土气"，而五行的金、木二气就只好勉强与"风"对应了。

（三）局部吸纳

痰饮学说，是中医特色的病因病机理论。该学说经过历史发展而逐渐形成。《素问》中有饮无痰，《金匮要略》中始出"痰"（其字系从"淡"演化而来），但此后仍是论饮多于论痰，直至隋代之前，痰与饮并没有很明确的区分。后来，以《诸病源候论》痰饮论述为标志，中医痰理论渐渐丰富，但明显受到了印度医学的影响。印度医学中病因分四种，如《金光明最胜王经除病品》："病有四种别，谓风热痰癃［饮］，及以总集病……"[①] 痰饮是印度医学中的重要病因理论，随佛教东传而渗入中国医学，并逐渐占有了较为重要的地位。

印度医学中，眼科属发达学科，在传入中国后对中医眼科有着极大的促进作用。尤其是在中医眼科"五轮学说"中，可见明显的印度医学特色。"轮"（mandla）字极具印度传统文化特色，其哲学性含义为物体的集合、世界图像[②]，由此可见印度医学对中医眼科的影响。另有印度医学中的"月系妊娠学说"被纳入中医学，在《备急千金要方》《妇人大全良方》《医学入门》《景岳全书》中皆留有余韵。[③] 而眼科与妊娠学科在中医领域都属于起步较晚，早期未有成熟理论的边缘领域。

可见，中医理论对于西域医药的吸收主要有以下特色：本体稳固，局部渗入；薄弱环节，取长补短。中医理论在西域医药传入之前就已经

---

① 沈澍农主编：《敦煌吐鲁番医药文献新辑校》，第 446 页。
② 廖育群：《古代印度眼科概要及其对中医影响之研究》，《自然科学史研究》1998 年第 1 期。
③ 李勤璞：《〈耆婆五藏论〉妊娠学说的源流》，《中华医史杂志》1997 年第 3 期。

基本形成了自身的特色逻辑与完整的理论体系，并且有着深厚的哲学与文化背景。因此在基础理论部分无须吸收太多外来因素，即便有结合，后世医家也鲜有注释发挥，只是一些零散的点，没能形成新的体系填充中医理论。像“痰”理论那样被吸纳之后又被深入研究者，实属罕见。中医理论基本保持了其独立性与独特性，只在自身不足的环节取长补短，结合发挥。

此外，吸纳的情况与语言翻译、佛教盛衰等因素也有密不可分的关系。

二、法：无所吸纳

中医的“法”，是在中医“理”的基础上，依循“理”确立的治疗原则和治疗法则。具体来说，是在基础理论的支撑下，运用特色的辨证方法将疾病定位、定性，从而找到病因病机，确立施治的本质指向。中医所说的“辨证论治”，正是在确定“证”之后，根据“证”的不同本质机制确定相应的治疗法则和原则。

治疗法则是在中医核心理论基础上确立的具有普适性的治疗方法。中医治疗最重要的就是要维持阴阳平衡，调理阴阳成为重要的治疗原则。同时，还倡导三因制宜学说，即在治病过程中要因地制宜、因时制宜、因人制宜。在大法则下具体情况具体分析，如：不寐心胆气虚证，治当“益气镇惊，安神定志”——和法；腹痛湿热壅滞证，治当“泻热通腑，行气导滞”——下法；痹病风湿热痹证，治当“清热通络，祛风除湿”——清法。

但是，西域医药在认知方面并没有这一环节。如上举《最胜王经》中的一段较能全面地反映西域医药的认知体系。关于病邪，经文曰：“病有四种别，谓风热痰癊，及以总集病，应知发动时。”把病分四种（其实是风、热、痰饮三种，加上不同组合的“总集”)；在辨病层面则看季节和一日之中发病时间，“春中痰瘾动，夏内风病生，秋时黄热增，冬节三俱起。……食后病由瘾，食消时由热，消后起由风，准时须识病”。接下来的治疗规则是：“既识病源已，随病而设药，假令患状殊，先须疗其本。风病服油腻，患热利为良，瘾病应变吐，总集须三药。”用药与之相应，也不细分：“诃梨勒一种，具足有六味，能除一切病，无忌药中王。又三果三辛，诸药中易得，沙糖蜜苏乳，此能疗众病。自余诸药物，随病可增加。”虽然也提出需要区分以及如何区分风、热、痰饮和总集，但施治用药却又是几种药物通治诸病。可见，中医“法”的层面在西域医药基本上是阙如的。由此，在“法”的层面，中医对“西域医药”基本上无所吸纳，更无发挥。

三、方：取己所需

中医所说的“方”，本义为治病方法。中医依理定法，随法立方，即根据理论确定治法治则，再根据治法治则确定相应的“方”。中医的“方”常见为药物组合的方剂，如安神定志丸、大承气汤，故“方”往往被狭义理解为药物组合；但治病方法并不仅限于用中药的方剂，还有针灸、拔罐、刮痧、导引等不用药物的疗法，这些也都属于“方”的范畴。而且，即便用药之方也有单味药者，因而不能把“方”的概念狭义化。

(一)西方中用

一些西域医方被纳入中医药认知体系，辨证施用。

如中医急救方苏合香丸，从中古时期流传并沿用至今，治猝然昏倒、牙关紧闭、不省人事。其方原名“吃力伽丸”(亦作“吃力迦丸”)，最早载于唐《玄宗开元广济方》(原书已亡佚)，王焘《外台秘要·卷十三·鬼魅精魅方八首》中有收录："《广济》疗传尸骨蒸、肺痿、疰忤鬼气、卒心痛、霍乱吐痢、时气鬼魅瘴疟、赤白暴痢、瘀血月闭、癖丁肿、惊痫鬼忤中人、吐乳狐魅。吃力迦丸方。"[①]"吃力迦"即是方中的"白术"这味药，显然是一个外来词（《本草纲目》卷十二云："《吴普本草》一名山芥，一名天蓟，因其叶似蓟而味似姜芥也。西域谓之'吃力伽'，故《外台秘要》有吃力伽散。"[②]）。其方剂组成为：吃力伽、光明砂、诃梨勒皮、麝香、香附子、沉香、丁子香、青木香、白檀香、安息香、荜拨、犀角、薰陆香、苏合香。大量集中使用了芳香药物，具有浓厚的西域医药色彩。药物多且杂，君臣佐使的配伍关系似乎不甚明确，虽然开始时以"吃力伽丸"命名，但君药并不是白术；至宋朝由惠民和剂局改剂型并改名为"苏合香丸"，可是苏合香也不是唯一的君药，其组方规则与传统的中医理论联系并不紧密。但其实用功能较强，一定程度上填补了中医急救方的空白，后经历代医家的临床运用以及各种发挥，沿用至今。

此外如《千金翼方》第二十一卷《阿伽陀丸主万病第二》一节有"阿伽陀丸"，它由紫檀、小檗、茜根、郁金和胡椒组成[③]，这些药几乎全都来自西域且为西域医药的常用药物，而"阿伽陀"又是古梵语名词"Agada"的音译，指丸药，也指不死药、神药，故该方当来自印度医学。但传入中原后又经过后世医家加工，并按照君臣佐使的创方理论重新定义，在此条之下又灵活加减运用，成为"主万病"的中医方剂。其下《耆婆治恶病第三》一节中有"阿魏雷丸散""苦参硝石酒""大白膏""大黑膏"等方。在"大黑膏"后的方论中，孙思邈明确提及"此方出《耆婆医方论·治疾风品法》中"，查《耆婆医方论》并未出现在其他传世文献中，可能久已亡佚，但孙思邈在后文又言："黄力三岁译

① 王焘：《外台秘要方》，日本：东洋医学研究会，1981年，第254页。
② 李时珍著，张志斌、郑金生校点：《〈本草纲目〉影校对照》，北京：科学出版社，2018年，第2305页。
③ 孙思邈著，周仲瑛、于文明主编：《中医古籍珍本集成：千金翼方》，第1182页。

后演七卷《治疾风品法》。"①陈明教授认为，在当时有《耆婆医方》译成了汉文，且有中医对《耆婆医方》进行了改造。②可见，当时中医从印度医学中吸收了不少对自身有用的方剂，为己所用，填补了中医在一些病症方面的治疗空白。如《耆婆治恶病第三》中的上述方剂有一些被用来治疗麻风病，或加减运用在其他皮肤病的治疗之中。中医一向以治疗内伤杂病为专长，印度医学中则多有香药洗浴方，这些方剂的传入一定程度上扩充了中医外科的治疗手段，为治疗皮肤病提供了一个全新思路。

除了用药的方剂，中医还吸收了来自西域医药里的其他方法作为治疗疾病的手段。最有名的当属从印度传来的"金针拨障术"。《外台秘要》卷第二十一中记载"天竺经纶眼序一首"，其下注云"陇上道人于西国胡僧处授"③。此方法应当来自印度医学，但陇上道人将其放在中医理论范畴内重新构筑，并与针灸之术相结合，"此宜金篦决，一针之后，豁然开云而见白日，针讫宜服大黄丸"④。用此方法治疗白内障，在唐朝十分盛行，正如白居易《眼病二首》所写："案上谩铺龙树论，盒中虚撚决明丸。人间方药应无益，争得金篦试刮看。"⑤确认了金篦术有优于中医方术之处。在《千金方》中还记载了从西域传来的养生法与按摩术，如《千金要方》卷第二十七中有"按摩法第四"，开头即言"天竺国按摩，此是婆罗门法"⑥，孙思邈认为其能补益延年，使眼睛明亮、身体轻健等。

（二）摒弃"神方"

有些西域医的药方较为庞杂，没有确定的治疗指向，却宣称久服之

---

① 孙思邈著，周仲瑛、于文明主编：《中医古籍珍本集成：千金翼方》，第1170页。
② 陈明：《〈千金方〉中的"耆婆医药方"》，《北京理工大学学报（社会科学版）》2003年第2期。
③ 王焘：《外台秘要方》，第395页。
④ 同上，第396页。
⑤ 《全唐诗》第432卷，北京：中华书局，1999年，第4021页。
⑥ 孙思邈著，周仲瑛、于文明主编：《中医古籍珍本集成：备急千金要方》，第2157页。

后可以取得非常神奇的效果，这样的药方不太符合中医的固有思维，往往不会被采纳。

例如敦煌卷子 P.2637 载有观音菩萨最胜妙香丸法，方云：“我为人说妙香丸法。令此比丘永得解脱，不遭水火之难，大小便利息［悉］比断绝，得如来大圆镜海，寿千万岁。获五神通妙香丸法，但依经修合：毗夜那（鹤虱）、诺迦多（仁［人］参）、必屑、狗脊、摩那（朱砂）、达多夜、松脂练［炼］过、管［贯］众、禹石余［禹余石］、朱［牛］膝、茯苓、白蜜三两。右件药各一两，新好者，细捣为末，练［炼］密［蜜］为丸，丸如弹子大。若要服时，……得终身也，永脱饥渴之苦。”① 此方宣称“永得解脱，不遭水火之难”“永脱饥渴之苦”，过于夸张。

敦煌卷子 P.2799《观世音菩萨秘密无鄣如意心轮陁罗尼藏义经》收有 4 则药方，第一则用于禁咒，第二则用于口服，第三则为眼药方（眼中给药方），第四则为火唵法。这些药方从主治到制法、服法，以及预后，都不同于一般的中医方。不仅药方难以用中医组方理论分析，而且疗效更是过于神奇。如“眼药方”用后五日就可“一切怨贼，兵甲开战，皆得胜利”，七日后就可“国王宰相，一切大众，皆随顺恭敬，信受爱乐”，这种效果令人难以置信。这样“无理”的药方往往不能为中医所吸纳。前文所说《千金翼方》中的一些通治方，后世并未多见转载与使用，应该也是出于这个原因。

可以看出，相较于“理”和“法”的层面，中医在“方”的范围内对西域医药有较多吸收，取己所需，用己可用，将确有临床实效的治法，按照“理法方药”的体系重新认识，并在临床运用中灵活加减，扩大其适应证的范围。而其他治疗方法也被不同程度地与中医固有方法相结合，从而完全融于自身，成为中医密不可分的一部分。而一些主治不明确、难

① 沈澍农主编：《敦煌吐鲁番医药文献新辑校》，第 208 页。

以将其纳入中医组方理论范围的，特别是疗效过于神奇的“方”，在流传过程中则渐为医家所摒弃——毕竟中医是实践的学科，以治病救人为根本。

四、药：重新定义

以中国传统医药理论指导采集、炮制、制剂，说明作用机理，施用于临床的药物，统称为中药。中药是中医治疗疾病最有效且最有特色的工具。经过先贤实践经验的积累与不断总结，形成了一套完备的药性理论，包括药物的四气五味、升降浮沉、性味归经和毒性大小等。正是这些药性理论在临床中指导着中医遣方用药、治疗疾病，并在医疗实践中更新完善，形成自己的特色。

（一）更新运用

自西汉张骞出使西域之后，丝绸之路就成了古代东西方文化交流的主要通道之一，其中的贸易往来络绎不绝，香料、食品、药物也作为商品陆陆续续地传入我国。现在临床上仍然使用的中药里有不少来自西域，有些是西域的常用内服药，有些则是熏洗沐浴的香药。这些药物来到中土后，被悉心培育，重新定义，焕发了全新生机。例如，陈明教授梳理了印度医学著作《医理精华》① 介绍的荜茇（即荜拨）、郁金、安息香、木香、仙茅、天竺黄、肉豆蔻等药物在西域的应用。将这些药物的原有功效与《本草纲目》《中药大辞典》记载的中医功用作对比，可以看到，外来药物在引入后并不是被中医简单地照搬全收，而是根据中医药理论和临床应用重新认识后才纳入中药系统。这些认识可以分类如下：

① 陈明：《印度梵文医典〈医理精华〉研究》，北京：商务印书馆，2014年。

1. 有些药物与原有功用相类似，可以说借鉴了这些药物在原产地的用法。如仙茅的补益作用，天竺黄治热病，木香对胃肠疾病的疗效。

2. 部分药物则是在原功效基础上被中医调整了治疗范围。如天竺黄的治疗“一切热、毒”，在中医的手下变成了治疗小儿“急热惊风”的良药，治疗范围更精细；胡黄连，原用于治疗多种热，中医应用后发现其偏长于治“虚热”与“湿热”，而不是“实火”；木香则进一步发现其长于理气行滞，而成为治疗中焦气滞型脾胃病必不可少的药物，可见于香砂六君子、实脾饮等方，最为医家所喜。

3. 还有一些可以说与原有功能大相径庭。如荜拨，印度医学用于治疗“热病”，但荜拨在中国本草著作中就属于“温热”类的药，用于治疗腹中冷痛等“寒证”，当然不可能用来治疗热病；安息香，印度医学用于治疗“热病和恶魔”，在中医应用中安息香仍然属于温性药，即便在苏合香丸中的主要功效也是“温通开窍”，而不是用来治疗热病；肉豆蔻，原用于治疗各种病理因素引起的咳嗽，而中医学中用于治疗脾胃病的药物，主治腹泻腹痛，与咳嗽咳喘并无太大关联；郁金，在印度几乎不入药，仅仅用于调料与颜料，传入中原后，成为中医临床常用药，因其性味偏寒，且没有毒性，在临床上多用来行气活血，疏肝解郁，在方剂之中运用颇多，特别是用于治疗妇科疾病，往往疗效甚佳。

印度医学将病因归纳为“风”“热”“痰”三种，上述外来药物在西域被使用时，往往都是针对这三种主要病因。但传到中国后，中医结合了自身对疾病的认识，经过历代医家的实践，不断深化对外来药实际疗效的认识，逐渐按照中药的药性理论，在四气五味、升降浮沉以及毒性等方面予以系统梳理，重新定义，调整对功效性能的认识，并经中药特有的炮制处理而施用于临床。实际运用中，它们不仅仅是因为其原有功效而被采用，更多的是由于在中国本土化后精准定位了药物功效和运用的部位，在临床上确有疗效，才为中医所接纳甚至喜爱。

（二）部分舍弃

也有一些药物的遭遇不同——没有真正被中医吸纳。这种情况的主要原因大致有以下几点。其一，一些药物因为效果并不显著，或功效太单一，没能融入中药完整的药性理论之中，也没有在医家手中进一步发挥，因而难以融入中医“辨证论治”的体系，如治疗疟疾的金鸡纳和能够乌发的婆罗得等，最终被淘汰。其二，一些外来药物资源紧俏、价格过高，若本土资源又可替代，也会影响药物的引进与利用。其三，有些确有效用的植物药，古人还会着力从国外引种。但若不能很好引种，或者是本土有其他药源可以替代，这些药物在国内的使用自然就会受影响（反之，如果培植成功，这些外来药物便有可能被中医顺利接纳，成为中药的一分子）。此外，有些在晚近的封建时代末期才引进的药物，由于文化背景的巨变，这些外来药物留给中医摸索、了解的时间太少，因此也没能在中医领域中占有本或当有的位置。

中医对于西域医药中的“药”的基本态度是开放包容的，但在临床使用时却十分谨慎小心，并不生搬硬套，而是在中医理论的指导下，按照中药特有的一套药性理论在实践中重新认识，重新定义，与临床紧密结合，在实践过程中灵活运用，扩大疗效，最终彻底将其吸纳为自己的一部分。

结　论

《周易・系辞上》云：“形而上者谓之道，形而下者谓之器。”综上可见，中医与西域医药的交流中，“道”的层面接纳较少，多数属于“器”的层面。中医理论经由历史文化的积淀，体系渐渐完整，独特性更加鲜明。而西域医药理论层面对中医的渗透是局部的，影响不大。在治病法则方面西域医药本身比较薄弱，对中医并未产生明显影响，中医完全保持了自己的独特性。在“方”和“药”即治疗疾病的具体方法和适用工具的部分，中医以开放包容的态度从异域吸收养分，对于西域医药接纳良多，积极开放，取长补短，调整利用，以补足自己的缺点与不足，推进自身的发展。

民心相通，文化融通。两种文化相碰撞时，取彼之长，补己所短，互通有无，应是一种常态。但是，当一方为历史悠久、积淀丰厚的强势文化体系，很大程度上会采取“本我之道，用彼之器”的态度，即坚持自己独特的文化机制，而汲取彼方实用的营养。历史上中医就是这样走到了今世。不过到了当今世界，面对现代科技的冲击，中医看来已经不像古代那样强势。此时，中医是否能够增强文化自信，维护自身的特色？又是否应该不断学习进步，以积极开放的态度迎接外来医学与外来文化？笔者相信，只有既增强自信，坚持本我，又不断反思自身，汲取异质文化的营养，与现代医学相容（不相排斥）乃至相融（互取所长），用现代科技补充、提升自己，中医才能不断进步，生生不息，代代传承。

《本草图经》"广州"产植物药图考证

王家葵（成都中医药大学）

关于《本草图经》编纂缘起、实施过程、最终成书的具体情况，相关文献记载皆保存于《证类本草》。

宋嘉祐二年（1057年），朝廷有感于《神农本草经》虽"三经撰著"，而"近之所用，颇亦漏略"，于是再次修订，以掌禹锡、林亿、张洞、苏颂主理其事。次年，掌禹锡提出重修本草图谱的建议。上表说："本草旧本，经注中载述药性功状，甚有疏略不备处，已将诸家本草及诸书史中应系该说药品功状者，采拾补注，渐有次第。及见唐显庆中诏修本草书，当时修定注释本经外，又有诸般药品绘画成图，及别撰《图经》等，辨别诸药，最为详备。后来失传，罕有完本。欲下诸路州县应系产药去处，并令识别人仔细辨认根茎苗叶花实形色大小，并虫鱼鸟兽玉石等，堪入药用者，逐件画图，并一一开说着花、结实、收采时月及所用功效。其番夷所产药，即令询问榷场、市舶、商客，亦依此供析。并取逐味各一二两或一二枚封角，因入京人差赍送，当所投纳，以凭昭证，画成本草图并别撰《图经》。所冀与今《本草经》并行，使后人用药知所依据。"

所奏得到允可，于是“诏天下郡县，图上所产药本”。

但各州郡送来的材料参差不齐。“今天下所上，绘事千名，其解说物类，皆据世医之所闻见，事有详略，言多鄙俚；向非专壹整比，缘饰以文，则前后不伦，披寻难晓。”掌禹锡认为：“考正群书，资众见则其功易就；论著文字，出异手则其体不一。”因为苏颂“向尝刻意此书”，于是掌禹锡“建言奏请，俾专撰述”，即将《本草图经》交由苏颂独立完成。苏颂经过数年努力，“裒集众说，类聚诠次”，终于在嘉祐六年十月编撰成书，交校正医书局修写，次年十二月进呈，奉敕镂板施行。

这是继《新修本草》之后又一次全国范围内的药物资源普查，各地上报的数据由苏颂统筹，编辑过程如苏象先《魏公谭训》所描述的：“祖父（指苏颂）嘉祐中奉诏同修《本草图经》，时掌禹锡大卿为官长，博而寡要，昧于才识。笔削定著，皆出祖父之手。”《本草图经》药图与说明文字相结合，二者基本呼应，其体例如《宝庆本草折衷》所说：“每种药先画诸州所供者为图，继着形色功效，旁参群籍，疏以为经。亦多引同类之物，并附经内。”《本草图经》原书早已亡佚，唐慎微将之与《嘉祐本草》合编为《证类本草》，故其主体内容皆通过《证类本草》得以保存。《证类本草》中有《本草图经》条文600余首，插图900余幅。

《本草图经》的图大多是写实，但也有少数例外。按照计划，“其产于番夷者，即问商舶，依此共析”。即外来药物的图样是依据商贾的描述绘制的。但从事转口贸易的商人未必了解真实物种，图绘不免有偏差。《本草图经》中的外来药以标注广州出者最为大宗，其中植物药12种①，即广州木香、广州阿魏、广州卢会、广州荜澄茄、广州肉豆蔻、广州白豆蔻、广州葫芦巴、广州丁香、广州沉香、广州麒麟竭、广州没药、广

① 另有2种为矿物药，即无名异、珊瑚。此外桄榔条说“生岭南山谷，今二广州郡皆有之”，但桄榔图中没有标明“广州”；益智子条说“生昆仑国，今岭南州郡往往有之”，但图所绘为雷州益智子；大枣条说“广州有一种波斯枣，木无傍枝，直耸三、四丈，至巅四向，共生十余枝，叶如棕榈，彼土亦呼为海棕木”，此条提到广州波斯枣，显然是外来药，但没有图，无法讨论。

州诃梨勒。笔者将逐一分析所引《本草图经》的图与真实物种的关系，具体讨论如下。

1. 荜澄茄

《本草图经》说："荜澄茄生佛誓国，今广州亦有之。春夏生叶，青滑可爱，结实似梧桐子及蔓荆子微大，八月、九月采之。"根据所绘广州荜澄茄图（图1），可以确定其原植物是胡椒科植物荜澄茄（*Piper cubeba*），此为折枝图，基本写实，重点刻画入药部位，即果穗和球形的核果。

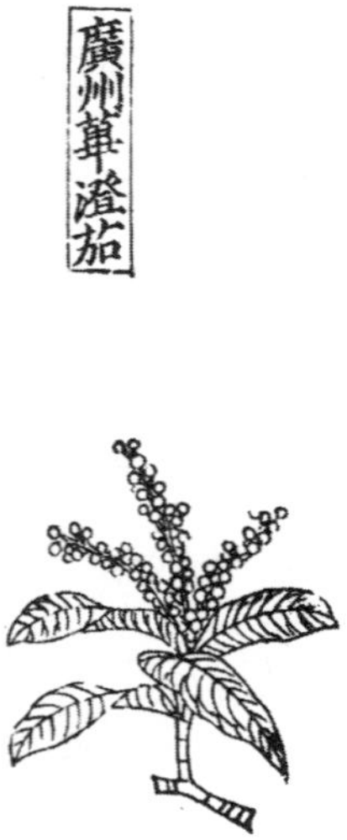

图 1　广州荜澄茄

2. 诃梨勒

《本草图经》说："诃梨勒生交、爱州，今岭南皆有，而广州最盛。株似木梡，花白，子似栀子，青黄色，皮肉相著。七月、八月实熟时采，六路者佳。《岭南异物志》云：广州法性寺佛殿前有四五十株，子极小而味不涩，皆是六路。每岁州贡，只以此寺者。"按：法性寺即今光孝寺，据《坛经》，禅宗六祖慧能大师在此落发，著名的"风动、幡动"公案即发生在此。法性寺与乾明寺本为两所庙宇，宋初合二为一，故《本草图经》说："今其寺谓之乾明。"宋方信儒《南海百咏》题法性寺云："金碧参差兜率天，曾煎诃子试新泉。荒园废宅无人问，门外桃花却是禅。"

政和《证类本草》所绘广州诃梨勒图上下颠倒，应以大观本为正。从广州诃梨勒的图（图2）来看，此为使君子科植物诃

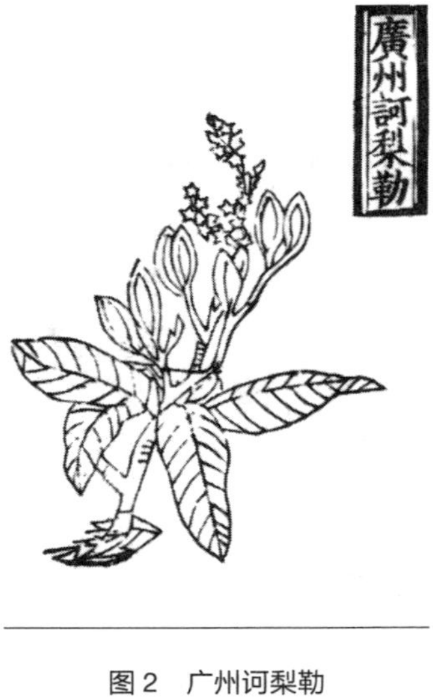

图 2　广州诃梨勒

子（*Terminalia chebula*）果序的折枝图，穗状花序写状也真实。诃子为乔木，高达30米。图中的根可能是他人后添。

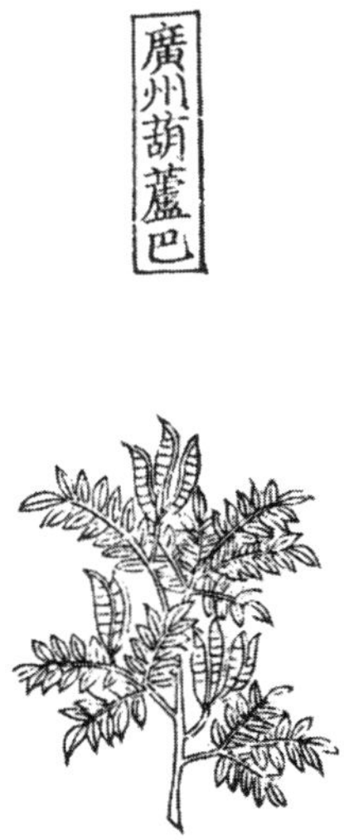

图3　广州葫芦巴

3. 葫芦巴

《本草图经》说："葫芦巴生广州，或云种出海南诸蕃，盖其国芦菔子也。舶客将种莳于岭外亦生，然不及蕃中来者真好。春生苗，夏结子，作荚，至秋采之。"葫芦巴属《嘉祐本草》新收载，还特别指出："今据广州所供图画，收附草部下品之末。"

所绘广州葫芦巴（图3），为一回奇数羽状复叶、荚果，豆科植物特征明显，因为所有文献都没有提示广州葫芦巴叶的状态，故认为是真实物种写实。《本草品汇精要》"葫芦巴"条记别名苦豆、望江南，引《图经》云："春生苗，茎高四五尺，叶叶对生如槐，夏开黄花，五出，随作荚如蚕豆，其实似莱菔子而匾，采之以供茶食。人家庭院植之为玩，谓之望江南。"据此描述，可以确定这种葫芦巴其实是豆科植物望江南（*Cassia occidentalis*）之类。

广州葫芦巴的真实来源，其实是豆科植物葫芦巴（*Trigonella foenumgraecum*），该植物原产西非，后传入地中海沿岸一带，目前各地多有栽培引种。葫芦巴羽状三出复叶，互生，荚果线装圆筒形，与《本草图经》所绘者差别甚大。

4. 肉豆蔻

肉豆蔻一直是舶来品，如《本草拾遗》所说："大舶来即有，中国无之。"据宋代赵汝适《诸蕃志》记肉豆蔻云："肉豆蔻，出黄麻、驻牛仑等深番。树如中国之柏，高至十丈，枝干条枝蕃衍，敷广蔽四五十人。

春季花开，采而晒干；今豆蔻花是也。其实如榧子，去其壳、取其肉，以灰藏之，可以耐久。按本草，其性温。”此即今用之肉豆蔻科植物肉豆蔻（*Myristica fragrans*）。

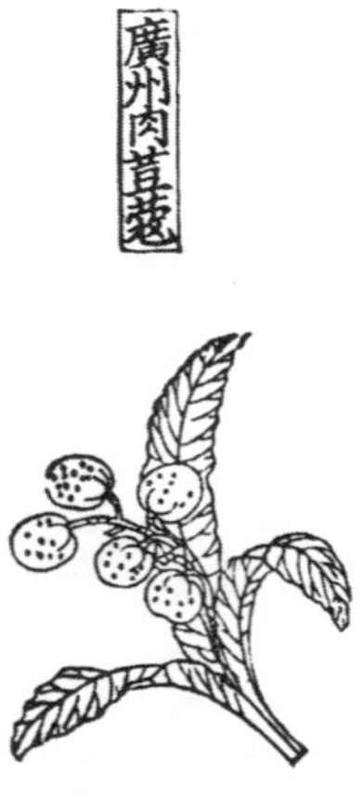

图 4　广州肉豆蔻

《本草图经》说：“今惟岭南人家种之。春生苗，花实似豆蔻而圆小，皮紫紧薄，中肉辛辣，六月、七月采。”肉豆蔻为高大乔木，而《本草图经》谓“花实似豆蔻”，并观察所绘广州肉豆蔻图（图 4），事实上与所绘广州白豆蔻共用了姜科山姜属（*Alpinia*）的枝叶作为背景，添饰果实，所描绘的应该也是一种姜科植物。故《本草图经》的记载不能作为宋代广东有肉豆蔻栽种的依据。

5. 白豆蔻

与肉豆蔻的情况一样，白豆蔻也是舶来品，《开宝本草》谓白豆蔻：“出伽古罗国，呼为多骨。形如芭蕉，叶似杜若，长八九尺，冬夏不凋，花浅黄色，子作朵如葡萄，其子初出微青，熟则变白，七月采。”结合品种实际分布，可以确定，此段描述所指代的就是姜科植物白豆蔻（*Amomum kravanh*）。至于后来《诸蕃志》说：“白豆蔻，出真腊、阇婆等番，惟真腊最多。树如丝瓜、实如葡萄，蔓衍山谷。春花夏实，听民从便采取。”反而是传讹，不及《开宝本草》真实。

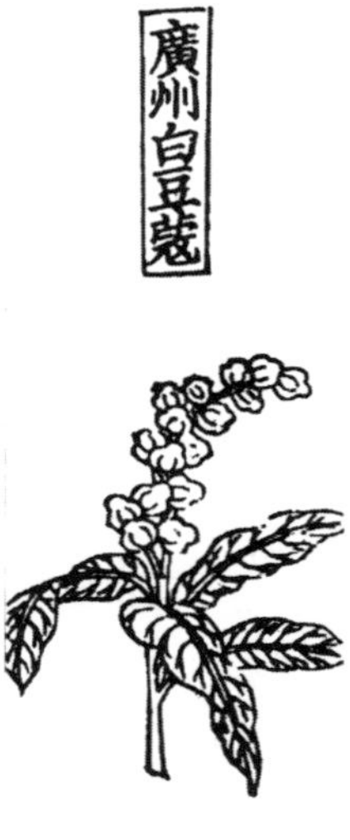

图 5　广州白豆蔻

《本草图经》的论述也从《开宝本草》改编，有云：“白豆蔻，出伽古罗国，今广州、宜州亦有之，不及蕃舶者佳。苗类芭蕉，叶似杜若，长八九尺而光滑，冬夏不凋，花浅黄色，子作朵如葡萄，生青熟白，七月采。”所绘广州白豆蔻图（图5），花序顶生，与豆蔻属（*Amomum*）植物花序从茎基部抽出完全不符，更像是山姜属物种。所说“广州、宜州亦有之”者，恐怕是山姜属的草豆蔻（*Alpinia katsumadai*）之类。

6. 丁香

古代香药主要依靠进口，故早期文献对物种特征了解甚少，颇多以讹传讹者。《名医别录》收载的鸡舌香可能就是丁香，但后世异说纷呈，所以《开宝本草》避开鸡舌香而另立丁香条，有云：“广州送丁香图，树高丈余，叶似栎叶，花圆细，黄色，凌冬不凋。医家所用，惟用根子如钉，长三四分，紫色。中有粗大如山茱萸者，俗呼为母丁香。”此为桃金娘科植物丁香（*Syzygium aromaticum*），药用丁香为其花蕾，又称“公丁香”，别有“母丁香”，乃丁香的果实。

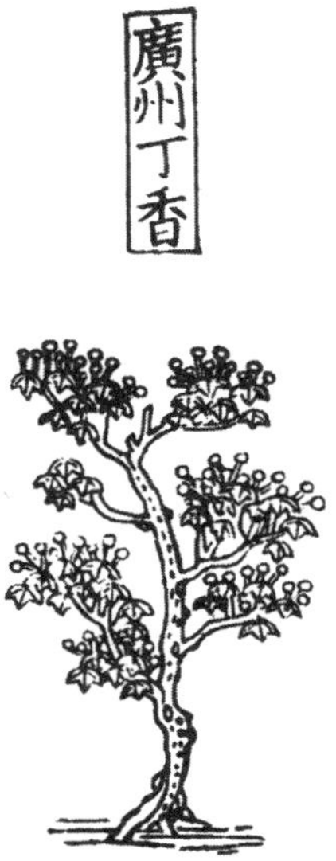

图6　广州丁香

《本草图经》所绘广州丁香（图6），大约就是《开宝本草》所说的“广州送丁香图”。从图来看，并不似植物丁香，此可能仅代表从广州口岸舶来，而非真实植株写生；图中代表花蕾的钉状物，或许是根据药材性状“臆想”出来的。

7. 木香

木香载于《本草经》，谓其“生永昌山谷”，其实是从永昌口岸进口的意思，此名称最初所指代的更像是瑞香科植物沉香（*Aquilaria agallocha*）之类，汉魏以后渐渐被菊科木香（*Aucklandia lappa*）取代，唐代又有马兜铃科植物马兜铃（*Aristolochia debilis*）的根，由“土青木

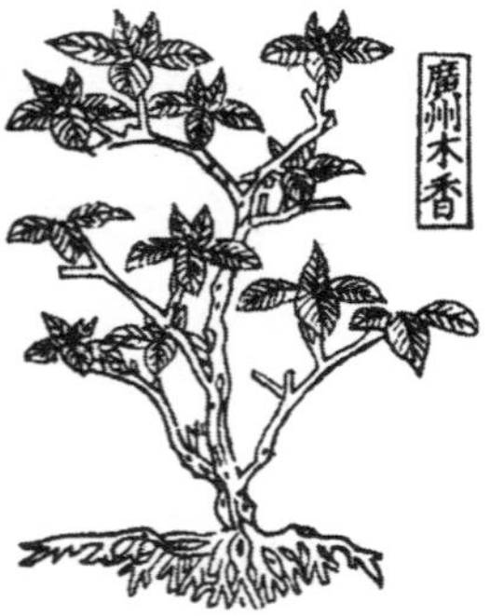

图7　广州木香

香”而跃升为“青木香”，取代菊科（青）木香，成为青木香的正品来源。这几种木香之间的关系及变迁沿革，在笔者的《中药材品种沿革及道地性》①一书中论述甚详，此处不再重复。

按说苏颂所处的时代，菊科木香、马兜铃科青木香、瑞香科沉香的名实已经分得比较清楚，因为前代文献来源复杂，《本草图经》关于木香的描述也非常混乱，有云：“木香生永昌山谷，今惟广州舶上有来者，他无所出。陶隐居云‘即青木香也’。根窠大类茄子，叶似羊蹄而长大，花如菊，实黄黑，亦有叶如山芋而开紫花者，不拘时月采根芽为药。以其形如枯骨者良。江淮间亦有此种，名土青木香，不堪入药用。伪蜀王昶苑中亦尝种之，云苗高三四尺，叶长八九寸，皱软而有毛，开黄花，恐亦是土木香种也。”

基于这样的理由，《本草图经》木香条绘了海州青木香、滁州青木香，又单独画了广州木香（图7）。从图可见，虽然苏颂说土青木香不堪入药用，但他所绘海州青木香、滁州青木香其实正是土青木香，即马兜铃（*Aristolochia debilis*）；至于广州木香则被绘成一种莫名其妙的木本植物。图绘中特别注意刻画茎的木质性，以符合“木”香的特征。

《本草图经》的这几幅木香图受到陈承的批评，《本草别说》云：“木香今皆从外国来，即青木香也，陶说为得，本在草部，而《图经》所载广州一种，乃是木类。又载滁州、海州者，乃马兜铃根，此山乡俗名尔。治疗冷热，殊不相似。”

① 王家葵：《中药材品种沿革及道地性》，北京：中国医药科技出版社，2007年。

8. 阿魏

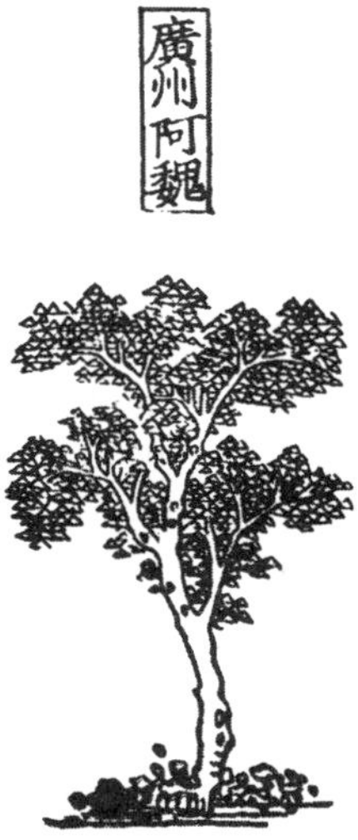

图 8　广州阿魏

阿魏是外来药，唐代或稍早进入中国，气味奇臭，给人留下深刻印象。《全唐诗》卷 878 载五代前蜀王衍时的童谣：“我有一帖药，其名曰阿魏，卖与十八子。”又因其外来，国人对其原植物了解不多，乃至以讹传讹。阿魏为伞形科植物阿魏（*Ferula assafoetida*）及同属近缘植物所分泌的树脂，这是一种多年生高大草本，《新修本草》谓其“苗叶根茎酷似白芷”，为真实物种的写照。

但更多的文献都是以讹传讹，如《酉阳杂俎》说阿魏“树长八九尺，皮色青黄，三月生叶，叶形似鼠耳，无花实，断其枝，汁出如饴，久乃坚凝，名阿魏”云云，显然荒谬。《本草图经》转录此说，并予以采信，所绘广州阿魏图（图 8）即作木本，以至于陈承在《本草别说》中也疑惑阿魏“合在木部”，而不应该收在草部；后来《本草纲目》遂将阿魏调整到木部。

9. 卢会

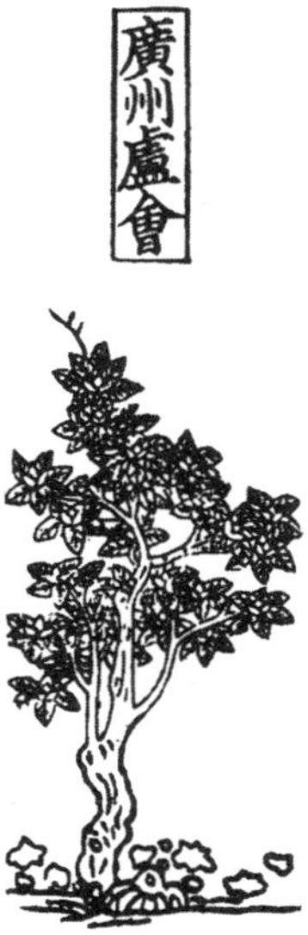

图 9　广州卢会

卢会今写作“芦荟”，其原植物为百合科芦荟（*Aloe vera*），是多年生常绿草本。芦荟非中国原产，宋代加工制成品从广州口岸进口，国人对其原植物一无所知，只是《南海药谱》含混地提到：“树脂也，本草不细委之，谓是象胆。”

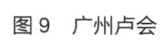

《本草图经》也没有提到芦荟的原植物情况，所绘广州卢会（图 9）乃是示意图，作木本植物状。受此图

误导，《本草纲目》将卢会由草部移到木部，李时珍在“集解”项说：“卢会原在草部。药谱及图经所状，皆言是木脂。而《一统志》云：爪哇、三佛齐诸国所出者乃草属，状如鲎尾，采之以玉器捣成膏。与前说不同，何哉，岂亦木质草形乎？”

10. 沉香

各种进口香料中，沉香最为大宗，早期文献对其植物来源、商品等级规格等表述不清。唐代渐渐了解各种香药间的区别，前代所说“诸香同出一树”，乃是因沉香的不同规格品类而致传讹。此即《新修本草》所说：“沉香、青桂、鸡骨、马蹄、煎香等，同是一树。”

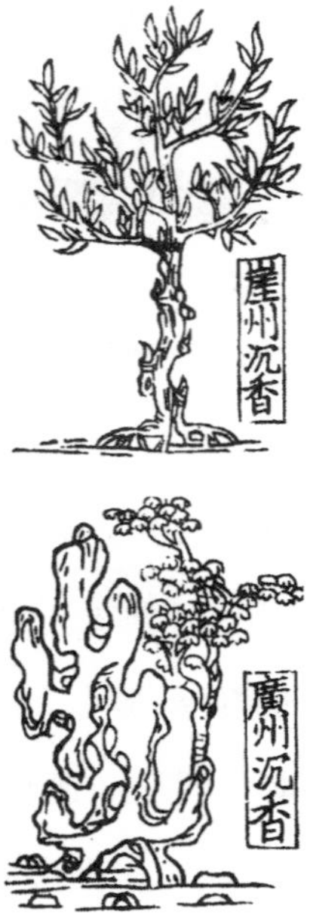

图 10　崖州沉香、广州沉香

沉香主要分国产与进口两类，国产沉香来源于瑞香科白木香（*Aquilaria sinensis*），产地即《本草衍义》所说“岭南诸郡悉有之，旁海诸州尤多”；进口者为同属植物沉香（*Aquilaria agallocha*），出自东南亚国家，所用皆为含树脂的木材。《本草图经》绘有崖州沉香（图 10），从植株形状来看，应该就是白木香（*Aquilaria sinensis*）；另有广州沉香，叶作掌状三裂，这并不是植物沉香的真实写照，笔者猜测是根据广州口岸商人的描述，绘图示意。

广州沉香图有可注意者：画面左方若假山石，与沉香树相连。此恐非假山，而是表示枯坏的沉香树干，“熟结”之香。《杨文公谈苑》云：“熟结者，树自枯烂而得之。生结者，伐仆之久烂脱而剔取。”

11. 麒麟竭

麒麟竭（血竭）是树脂，但古代麒麟竭的原植物是什么，一直没有准确结论。《本草图经》说："今出南蕃诸国及广州。木高数丈，婆娑可爱，叶似樱桃而有三角。其脂液从木中流出，滴下如胶饴状，久而坚凝乃成竭，赤作血色，故亦谓之血竭。"这段植物描述不知从何而来。其所绘广州麒麟竭（图 11）叶作三角形，也非真实物种写照，但究竟是广州方面根据传说绘制麒麟竭的图，还是苏颂的植物形态描述来至目睹图后的联想？不得而知。

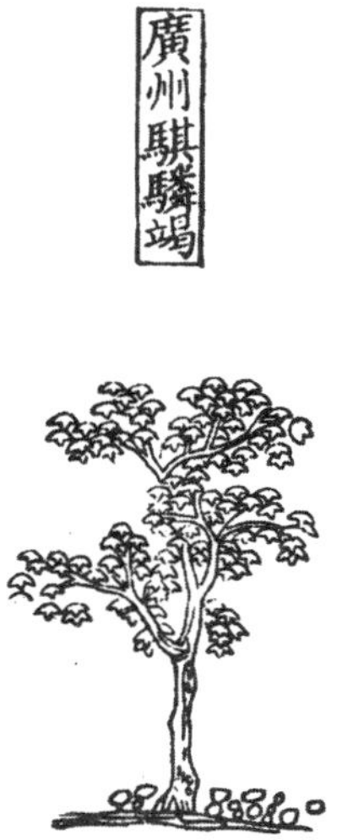

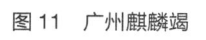

图 11　广州麒麟竭

12. 没药

没药也是树脂，为橄榄科没药树（*Commiphora myrrha*）或同属近缘植物的树脂。《本草图经》说："没药生波斯国，今海南诸国及广州或有之。木之根之株皆如橄榄，叶青而密。岁久者，则有膏液流滴在地下，凝结成块，或大或小，亦类安息香。"没药非中国所有，广州为其进口口岸，故《本草图经》虽然绘有广州没药（图 12），但从图像看，仅是象征性说明图，非真实物种之写照。

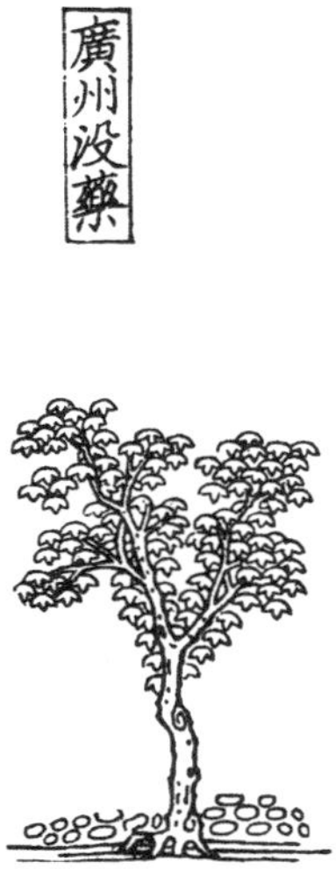

图 12　广州没药

以上十二种引图有"广州"字样的药物可以分作四种情况：（1）荜澄茄、诃梨勒的图接近真实物种，此可能是在岭南引种，对照实物真实写生；（2）葫芦巴、肉豆蔻、白豆蔻的图，也是真实物种的写生，但绝不是进口原种，很可能是广东本地代用品或混淆品；（3）丁香、木香图可能指代真实物种，但并非真实物种的写生，而是根据传闻绘制，强调或放大植物的某一特征；（4）阿魏、芦荟、沉香、麒麟竭、没药图不代表真实物种，而是“示意图”形式。

特别可以讨论的是阿魏、芦荟等第四种情况，对于这些药物而言，广州只是进口口岸，虽然引图以广州阿魏、广州没药、广州麒麟竭、广州沉香、广州卢会为标题，但负责采集信息的人可能也没有探得这些原植物的资料，为了交差，将以上植物绘成同一格式，即乔木状、叶呈三角形。如麒麟竭，《本草图经》言其“叶似樱桃而有三角”已属误解，后来南宋《诸藩志》进一步引申说：“血竭亦出大食国，其树略与没药同，但叶差大耳。”这很可能是作者通过对比《本草图经》所绘麒麟竭（血竭）与没药图案，由此获得的错误印象。

从两件楼兰医学文书解读中印医学的传播 ①

王兴伊（上海中医药大学科技人文研究院）

瑞典探险家斯文·赫定（Sven Anders Hedin，1865—1952）于1900年3月穿越新疆罗布荒原时偶然发现了楼兰遗址，并于第二年3月进行发掘，发现了佛塔、殿堂，以及具有犍陀罗艺术的木雕构件、五铢钱，157件魏晋文书 ②，精美的中原丝织品等。此信息公诸于世后引起轰动，吸引大批探险队前来考察与发掘。1909年日本的橘瑞超（1890—1968）在此发掘49件文书。1906年和1914年，英国考古学家斯坦因（Mark Aurel Stein，1862—1943）到此大规模发掘，并将楼兰遗址科学编号L.A、L.B、L.C等，共发掘304件文书。1980年侯灿在此发掘65件文书，并以斯坦因编号为基础，将楼兰遗址分为三个区：第一区以L.A楼兰古城（西域长史治所）为中心，包括L.B、L.C、MA、FO、L.D、L.E、L.F、L.G、L.I、L.J、L.Q和土垠遗址；第二区以L.K罗布泊南古城为重点，包括L.L、L.M、L.R；第三区沿孔雀河干河床两岸，其中，包括小

① 本文原发表于《图书馆杂志》2019年第6期。

② 侯灿、杨代欣编著：《楼兰汉文简纸文书集成》，成都：天地出版社，1999年，第7页。

河古墓群和古墓沟墓群以及斯坦因编号的L.S、L.T、L.H等。侯灿统计了以上五批出土文书，发掘编号575件，考释编号709号。林梅村也重新编号，共计考释编号728号，除去空号未录者17号，实录711编号①。林梅村编号获得学界认可，本文亦使用其编号。

一、楼兰出土文书的文献学价值

楼兰地处古丝绸之路的咽喉地带，是中西交通要冲、文化交流枢纽、汉魏中央政权经营西域的门户。《汉书·西域传》记载："鄯善国，本名楼兰，王治扜泥城，去阳关千六百里，去长安六千一百里。户千五百七十，口万四千一百，胜兵二千九百十二人。辅国侯、却胡侯、鄯善都尉、击车师都尉、左右且渠、击车师君各一人，译长二人。西北去都护治所（今甘肃张掖）千七百八十五里，至山国千三百六十五里，西北至车师千八百九十里。地沙卤，少田，寄田仰谷旁国。国出玉，多葭苇、柽柳、胡桐、白草。民随畜牧逐水草，有驴马，多橐它，能作兵，与婼羌同。"②在《史记》里，"楼兰"一词最早出现在汉文帝四年（前176年），至十六国前凉建兴十八年（330年），楼兰繁荣了五百年。之后因环境改变及人为因素，遂成荒漠。公元400年，法显西行，途经此处所见："上无飞鸟，下无走兽，遍望极目，欲求度处，则莫知所拟。惟以死人枯骨为标识耳。"③直至1900年斯文·赫定发现楼兰遗址，在此出土大量汉文、佉卢文、粟特文、婆罗米文简纸文书。侯灿指出："楼兰出土的简纸文书，不但是研究中国中古史、中西交通史、丝绸之路文化史必备的最直接的第一手基础资料，而且也是研究西域史、楼兰鄯善史、魏晋前凉断代史最真实最具

---

① 林梅村编：《楼兰尼雅出土文书》，北京：文物出版社，1985年，第90—127页。
② 《汉书》，北京：中华书局，1962年，第3875—3876页。
③ 法显著，郭鹏译：《佛国记注译》，长春：长春出版社，1995年，第5页。

体的历史资料。”[1]其中汉文纸文书就有编号 L.A.V.x.018 的《战国策·燕策》抄本，“遂不救燕而攻魏雍丘取之以……/ 西齐军其东楚军欲还不可得也景阳乃开……/ 师怪之以为楚与魏谋之乃引兵而去齐兵……/ 师乃还”。与今本《战国策·燕策》比照，只有个别字脱落。有编号 L.A.II.ii- 孔纸 22.15 的《九九口诀》抄本，“三九廿七 二八十六 二九十八□□”。编号 L.A.II.x.04- 马纸 169 的《急就章》抄本，“与众罗列 / 分别部居 / 诚快 / 诚快”。编号 L.A.IV.v.029- 马纸 192 的《论语》抄本，“子曰学 / 而”。编号 L.M.I.i.016- 马纸 253 的《左传》抄本，“……夏四月辛亥哀 /（公）缢干徵师赴于楚且告有立君公子胜愬 / 之（于楚）楚人执而杀之公子留奔郑书曰陈侯之 / 弟招杀陈大子（于）匽师罪在招也楚人执陈行……”。均为 4 世纪前的纸质材料，代表中原文化在楼兰的传播，其文献价值弥足珍贵。再如编号为 L.A.x.018 的咒禁方残片，“……创 = 为刀斧所伤南斗 / 主血北斗主创翩鹊 / 卢医不能治之亦不 / 能还丧车起死人创 / 愈？不疼不痛……”[2]。其内容与《千金翼方》卷三十《禁经下》所载一方相近，但所载为“南斗主血，北斗主创”一语，《千金翼方》却作“南斗主疮，北斗主血”，经与其他传世文献比勘，可以确定《千金翼方》所载是误。汉文简纸文书还随处可见屯垦军队的戍守、生产、廪给、领发物品、发放薪酬、贸易、日常生活等内容。如编号 L.A.II.ii- 孔木 22，“李卑疏 裘二领 白革囊二枚 黑褐囊一枚 / 赤韦囊一枚 白布囊一枚胡布三丈？”；编号 L.A.II.ii- 孔木 100，“百人六斛五斗”；编号 L.A.II.ii- 孔纸 20.1，“永嘉四年八月十九日己酉安西和戎从事军 / 谋史令副溥督察移”。王国维 1914 年在《流沙坠简序》中，根据日本人橘瑞超从楼兰遗址所获《李柏文书》中“今奉台使来西，月二日到此”（其中“此”字被圈去，旁注“海头”）一语，另一件的“月二日来

---

① 侯灿、杨代欣编著：《楼兰汉文简纸文书集成》，第 207 页。本段以下未注明出处的引文皆出自本书。

② 于业礼、王兴伊：《楼兰文书所见“南斗主血，北斗主创”考》，《浙江中医药大学学报》2016 年第 5 期。

到海头”一语，认定：“此地绝非古楼兰，其地当前凉之世，实名海头。”① 从而引发国际国内学术界对楼兰与海头关系之争，至今仍为一桩学术公案。

楼兰出土的佉卢文，也称驴唇文，据说是古印度驴唇仙人所创，起源于古印度西北部的犍陀罗地区，是公元前3世纪印度孔雀王朝阿育王时期的文字。3世纪中叶随着犍陀罗地区贵霜王朝的灭亡而在当地消失。不过它却随贵霜王朝的大月氏人来到西域的尼雅、楼兰等地，并在这些地区使用，只不过5世纪后就再没有地方使用了，从而成为死文字。韩森（Valerie Hansen）在其《丝绸之路新史》中对一块大英图书馆藏新疆尼雅出土的佉卢文木牍做了分析，特别指出这是一块“丝路文化交流的文字证据”：“来自巴基斯坦以及阿富汗北部的移民于公元200年左右将图中木制文书为代表的全新书写技术带到了尚无自己文字的中国西北部。这种文书由上下两片木板制成，图中一片为下片，上片像抽屉一样插在下片上面以保护文字。木板上的佉卢文来自移民家乡。这些木制文书内容广泛，包括契约、敕令、信件、诉讼判决等，可以用来还原这些背景完全不同的人们在古代的交往。”② 可以代表印度宗教文化传播的莫过于佛教，而佛教从东汉初年传入中国后最初的情形如何，以往限于文献阙如不得而知，随着佉卢文文献研究的深入，学者们逐渐解开了这个难题。杨富学根据新疆出土的佉卢文文书，描绘出三四世纪鄯善国佛教的情形：“鄯善国佛教流行，以小乘为主，间有大乘，有信而无戒。鄯善国的僧侣不但饮酒食肉，而且可以娶妻生子，拥有家庭，拥有为数可观的财产，包括土地、牲畜和奴隶等等，几与俗人无异。乃当时佛教戒律在鄯善国尚未得到推行所致，揆诸斯时中原地区的佛教，二者间有信无戒的状况颇为类似。是故，可以认为，鄯善国佛教堪称中国

---

① 王国维：《王国维考古学文辑》，南京：凤凰出版社，2008年，第122页。
② 芮乐伟·韩森著，张湛译：《丝绸之路新史》，北京：北京联合出版公司，2015年，第32页。

古代早期佛教世俗性情状的真实写照。”[①] 众所周知，犍陀罗文学世界闻名，但它是否在中国传播过？答案也唯有从佉卢文文献中探究。林梅村研究后指出：“丝绸之路开通后，东西方的贸易往来与日俱增，因而给鄯善经济带来空前的繁荣。经济的繁荣又推动了鄯善文学和艺术的发展。于是鄯善国成了古典世界各文学艺术流派争奇斗艳的舞台。”当时丝绸之路沿线正盛行犍陀罗文学，林梅村举隅佉卢文 647 号文书：“所闻为导者（船筏）回避。耆婆啊！你的美德无量。让我们用满足之心来听斋戒沐浴之课！”[②] 同时林梅村还分析了鄯善国的书写材料，这些材料也反映了中印文化交流情况：桦树皮和皮革纯属印度和中亚文书形式，而丝帛、纸和简牍等则是典型的中国古代文书形式。另外林梅村还举隅佉卢文 565 号文书，并根据李零提供的材料，指出该文书可能出自中原先秦两汉流行的《日书》的犍陀罗语译本，更能反映中印文化的交流与融合。

二、两件楼兰出土医学文书

楼兰出土文书包含 575 件汉文文书和 48 件佉卢文文书，经统计共有 15 件汉文医学文书和 1 件佉卢文医学文书。本文将分析其中的汉文“蛇床子散”残片和佉卢文“达子香叶散”残牍，以窥中印医学在楼兰的交汇与传播。

（一）汉文“蛇床子散”残片（L.A.II.ii 正面）[③]

① 蛇牀子二匹买□

---

① 杨富学、徐烨：《佉卢文文书所见鄯善国之佛教》，《五台山研究》2013 年第 3 期。
② 林梅村：《犍陀罗语文学与古代中印文化交流》，《中国文化》2001 年第 17 期。
③ 林梅村编：《楼兰尼雅出土文书》，第 37 页。

② 若有不得者□□□

③ 次以买绫若有不得者

④ 绫以买絮若绫絮

⑤ □买之

⑥ 并蛇牀子

⑦ 马主薄念事

按：该件文书系残片，裂成两片，中有残缺，上、下缺，大小形制不详。正、背书写，背面存文字6行，有“去十一月中”“远不过来秋”“故不多言”等字样。正面即该文书。楼兰古城遗址出土，为斯文·赫定所获，现藏瑞典国立人种学博物馆。林梅村著录为楼兰尼雅文书第55号；长泽和俊以为是“马主簿买药草蛇床子和绫絮的文书”，并将“马主薄念事”与“并蛇牀子”作一行①。伊藤敏雄对该残片也有研究，将“蛇”作“虵”，将“买”作“卖”。②中药蛇床子与绫絮一起，为主簿马念所购。主薄即主簿，主簿可以为郡守出谋划策，亦可以代郡守奉书致礼，凡郡守差遣之事都可以奉办。楼兰在魏晋时期设有西域长史，职同郡府行政机构，故有从事、主簿之职。③马念主簿为西域长史购买蛇床子与绫絮做何用？张仲景的《金匮要略》载有“蛇床子散方”，该方治疗妇人杂病，“温阴中坐药”：“蛇床子仁，右一味，末之，以白粉少许，和令相得，如枣大，棉裹内之，自然温。”何任注释：“白粉，一说为米粉，一说为铅粉。此处以前说为是。”④可知此残片虽为记事，实为置办治疗妇人杂病的“蛇床子散方”。

---

① 长泽和俊著，钟美珠译：《丝绸之路史研究》，天津：天津古籍出版社，1990年，第114页。

② 伊藤敏雄著，羊毅勇译：《魏晋时期楼兰屯戍中的交易活动》，《新疆文物》1999年第2期。

③ 侯灿、杨代欣编著：《楼兰汉文简纸文书集成》，第179页。

④ 何任：《金匮要略校注》，北京：人民卫生出版社，2013年，第189页。

（二）佉卢文“达子香叶散”残牍（林702）[1]

（背面）

①……

②［达子香叶］一（二?）达尼、胡椒三达尼、姜一德拉克麦、长胡椒二德拉克麦、tvaca［肉桂］一达尼、小豆蔻一达尼、糖 sadera［四斯塔特］。

③［这种散能止咳嗽、治哮喘、食欲不振、清热退烧、治肺痨、治痢疾、止呕吐等。］

按：该件佉卢文木牍是斯坦因在楼兰 L.B 遗址发掘出来的[2]，北京大学陈明教授首先发现它与医学相关。斯坦因的《西域考古图记》卷一对该文书有记载。英国巴罗教授将其英译。贝利教授在《于阗的塞人王国——〈于阗文献〉序文》中指出这是一个药方[3]。陈明指出此药方为“达子香叶散”，并与《鲍威尔写本》《医理精华》《耆婆书》中的“达子香叶散”进行比对研究，深入分析它们之间的关系。林梅村将该件佉卢文译为汉文，陈明补充部分内容（以［ ］标示）。笔者分析，“达子香叶”即为藏医常用的“烈香杜鹃叶”，而“达子香叶散”〔达子香叶、长胡椒（荜拨）、胡椒、干姜、肉桂、小豆蔻〕是西域常用药剂，隋唐五代已经在西域地区传播，并流传至今，如今藏医、蒙医依然在临床运用，就是藏医的“杜鹃大臣散”。[4]

三、中印医学在西域的传播

林梅村称：“楼兰地处中西交通孔道，它的地位相当于今天的香港

① 陈明：《一件新发现的佉卢文药方考释》，《西域研究》2000年第1期。
② 刘文锁：《沙海古卷释稿》，北京：中华书局，2007年，第15页。
③ 田卫疆译：H.W.Bailey, *Khotanese Text IV*, Introduction, Cambridge University Press, 1961，《新疆文物》（译文专刊），1992年，第103页。
④ 王兴伊：《新疆出土梵文医方集〈鲍威尔写本〉与中国传统医学的关系》，《中华医史杂志》2015年第3期。

或新加坡市。东西方各种文化在楼兰交织荟萃。随着丝绸之路贸易的发展，汉晋时期的西域文化不断受到帕提亚文化、贵霜文化和罗马文化的影响。”① 伴随着中原军队从西汉时开始入主西域，成立西域都护府，楼兰地区也渐渐出现汉人的身影，设立了西域长史，汉文化、中医学也随之被带入楼兰。

（一）中医由中原向西域的传播

从魏晋时期在楼兰古城建立的西域长史治所，即L.A古城遗址就出土了14件医学文书。其中有与绫絮一起的单味药蛇床子，值得注意的是，这件文书乃西域长史的主簿马念购买绫絮和蛇床子的记事簿。因此似有一个中药交易市场，也表明中原医药在当地百姓中是通行的。而东汉初期的《神农本草经》就载“蛇床子”：“主妇人阴中肿痛，男子阴痿，湿痒，除痹气，利关节，癫痫恶创。久服轻身。一名蛇米。生川谷及田野。”而在东汉末年成书的张仲景《伤寒杂病论》出现的“蛇床子散方”，经分析此方已在楼兰运用，只是将“棉”换作“绫絮”，如此贵重的丝织品也只能是西域长史家用得起。从中透露出两点重要信息：一是张仲景的经方已广泛流传，或者原本就是民间广为流传的验方，张仲景录入自己的《伤寒杂病论》中成为经方；二是此方为治妇科良方，治疗对象是妇女，而用得起绫絮的也只能是长史夫人，也就是说长史家有可能安在了楼兰古城，或者是临时住所，这一点值得深入研究。其他汉文医学文书中还出现了桔梗、茱萸、犁卢（藜芦）三味中药，此三药是中医常用药，而药名却出现在楼兰遗址出土的文书上，表明屯戍楼兰的军队使用过。它们不产于西域，当从中原传输而来，这意味着中原医学也被带到了楼兰，并成为楼兰医学的重要组成部分。另外中医中的丸剂

① 林梅村：《丝绸之路考古十五讲》，北京：北京大学出版社，2006年，第168页。

最早见于《五十二病方》:“第一治方　诸伤□□膏，甘草各二，桂、畺（姜）椒[各一]□□□□□□□□□□□□□□[皆治]、[以蜜为垸]（丸），毁一垸音（杯）酒中，饮之，日一饮，以□其☒。”[①] 其中“垸”即“丸”。《素问·腹中论》也载:“丸以雀卵，大如小豆。”用“蜜”“雀卵”为赋形剂，将中药制成丸剂服用。张仲景《伤寒杂病论》也用丸剂，如用以蜜和丸的麻子仁丸:“上六味，蜜和丸如梧桐子大。”理中丸方:“上四味，捣筛，蜜和为丸，如鸡子黄许大。”用熟米和丸的乌梅丸主:“上十味，异捣筛……蒸之五斗米下，饭熟，捣成泥，和药令相得……丸如梧桐子大。”还有直接捣成丸的抵当丸:“上四味，捣分四丸，以水一升，煮一丸，取七合服之，碎时当下血。”楼兰医学文书有三件丸剂——“丸药下方”“煮丸”“注（煮）丸”，表明楼兰屯戍军队中，丸剂最常用。甚至出现“二百七十九丸”，当是制备了一种成药。这些中医学的内容虽多限于屯戍军队及官署，但也一样在当地的贵霜大月氏人中运用。因为屯戍军队也有大月氏人，如林 239 号“给禀将军伊宜部兵胡支鸾”，293 号“胡支得”“兵支胡薄成、兵支胡重寅得”，605 号“兵支胡管支”。[②] 虽然我们并未在佉卢文中发现中医元素，但在西域的其他地方语言中却能发现。如高昌就见到回鹘文中的中医元素，王丹、杨富学研究发现吐鲁番出土的回鹘文文献:“在 U 560（T II Y19-5）之第 2—3 行有如下话头:‘činik bitig bu ärür yüzbir türlüg bitigl [r-d] talanmiš uluϒ türlüg čini bu ärür.’ [G.R.Rachmati, Zur Heilkunde der Uiguren.I, Sitz-ungsberichte der Preussischen Akademie der Wis-senschaften [J].Phil.-hist.Klasse, 1930, S.402.] 其中的činik 来源于梵语 cīna-ka，意为‘汉人的’。如是，这句话可译作:‘这是一本汉文（činik）书籍，是从一〇一部书中选出的汉文 [书籍]。’加上该书的装帧采用的是中国式的卷轴装，是故，可以认

---

① 严健民:《五十二病方注补译》，北京：中医古籍出版社，2005 年，第 1 页。
② 林梅村编:《楼兰尼雅出土文书》，第 53、56、79 页。

为，这一文献应与汉文医典息息相关。”[①] 甚至粟特语中也有中医元素，吐鲁番出土的一件粟特语文献 So14822（T Ⅱ T35），背面仅三行文字。经研究，毕波指出该三行文字应是隋代巢元方等编撰的《诸病源候论》的部分内容的粟特文翻译。[②] 而 14 世纪伊朗伊利汗王朝（1256—1335）宰相拉施特（1247？—1318）主持编辑翻译的波斯文中国科学技术的著作《伊利汗中国科技珍宝书》，其中包含大量中医元素，如第四章名为“九候图［giu khū tū］”[③]，部分内容译自《黄帝内经素问·三部九候论》中的一段：“一者天，二者地，三者人……三而成天，三而成地，三而成人，三而三之，合则为九。”据统计，该书包含以下 16 种中医典籍：《难经》《素问》《灵枢》《伤寒杂病论》《脉经》《黄帝八十一难经注》《通真子补注王叔和脉诀》《南阳活人书》《新刊勿听子俗解脉诀大全》《诸病源候论》《备急千金要方》《广成先生玉函经》《决脉精要》《黎居士简易方论》《纂图方论脉诀集成》《类证活人书》。可谓中医沿“丝绸之路”向西域传播的标志性著作。

（二）印度医学从印度向西域再向中原的传播

随着斯文·赫定、斯坦因在楼兰、尼雅发掘出的大量佉卢文文书的公开，研究者对这些文书的兴趣也表现出来，其中楼兰遗址 L.B 出土的佉卢文医方残牍就引起了陈明的兴趣。陈明发现该医方与梵语《医理精华》（简称 Si.）和梵语《鲍威尔写本》（简称 Bo.）中的“达子香叶散”相似。《医理精华》医方 Si.8.12：达子香叶、胡椒、干姜、长胡椒，以上（四味药）分量依次增加；以及肉桂和小豆蔻，每种分量为达子香叶的一半；加上分量为长胡椒八倍的糖，所制成的药粉；能止咳、治哮喘、治厌食、治脾脏疼痛、退烧、治皮肤干燥、清退胃热；这些药粉能健心，

---

① 王丹、杨富学：《回鹘医学与东西方医学关系考》，《敦煌研究》2016 年第 4 期。

② 毕波：《吐鲁番出土的一件粟特语医药文献》，收入旅顺博物馆编：《“丝绸之路与新疆出土文献”国际学术研讨会”论文集》，2017 年。

③ 时光校注：《〈伊利汗中国科技珍宝书〉校注》，北京：北京大学出版社，2016 年，第 139 页。

治疗痢疾、内部肿瘤、痔疮、呕吐。《鲍威尔写本》三首医方 Bo.2.11-13 与 Si.8.12 完全一致。另外梵语于阗语双语《耆婆书》(简称 JP)中的 JP90 与 Si.8.12 也完全一致。同时发现吐鲁番出土的回鹘文《杂病医疗百方》中的“使用阿魏的方剂”，与佉卢文“达子香叶散”不无相似。最后得出结论，佉卢文残药方与 Bo.2.11-13、Si.8.12、JP90“达子香叶散”有一个共同的印度源头。与“达子香叶散”相同或相似的药方还见于数部印度医典：《遮罗迦本集》《轮授》《孟加军》《八支心要方本集》《持弓》《医师本集》等。可见这个药方不仅在印度而且在西域地区都是非常典型的常用药方。另外此佉卢文残药方的药物和配药比例是印度医学的内容，而度量衡是古希腊的体系，可以说这个小小的药方是印度和希腊两大古代文明融合的产物。[1] 陈明对此做了分析，见以下示意图（有微调）：

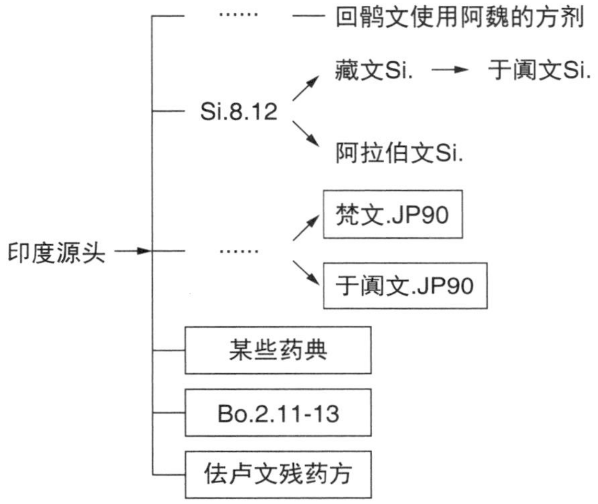

笔者进一步发现该药方在藏医、蒙医中有成分、对症完全相同或相近的药方。《基础藏药学》有“杜鹃大臣散”：“六味杜鹃大臣散，其配方为：小叶杜鹃花一钱，胡椒三钱或一钱，肉桂三钱或一钱，白豆蔻一钱，生姜一钱，荜茇一钱，组成六味杜鹃散，此方中也有加荜茇六倍的配

① 陈明：《一件新发现的佉卢文药方考释》。

方，略有不同之意。这样的标准配方，治疗吐泻、呼吸不畅、痔疮、痞瘤、浮肿、肺病等。”①《中国医学百科全书·藏医学》有两张药方，“《秘诀部》七味杜鹃散”：“小叶杜鹃花25 g、肉桂10 g、白豆蔻10 g、草果10 g、孜然芹10 g、荜茇10 g、黑胡椒10 g，主治培根病。”“六味小叶杜鹃散”：“小叶杜鹃叶20 g、胡椒15 g、高良姜10 g、荜茇5 g、肉桂5 g、白豆蔻5 g，主治食欲不振，能提升胃火。”②《四部医典》有“大肠病治法　消渴，症状是肠鸣，食物皆痛，体弱无力，口渴，腰痛。……消渴症，药用杜鹃七味方下泻。注：杜鹃七味方　方剂组成为黄花杜鹃、黑胡椒、桂皮、豆蔻、干姜、荜茇、肉豆蔻”③。《蒙医成方选》有两张药方，“达力·如克巴”：“处方：满山红（小叶杜鹃）100克，白古月（白胡椒）15克，肉桂65克，豆蔻50克，干姜15克，荜茇100克。功用：祛寒、平喘、止泻。用于呕吐、泻泄、气喘、痔疮、浮肿，肺病。”“达力·敦巴”：“处方：满山红（小叶杜鹃）100克，白古月（白胡椒）100克，肉桂100克，豆蔻100克，干姜100克，荜茇100克，白巨子100克。功用：清火、祛寒。用于上焦之火，下焦之寒。”④

维医中有成分相近的药方，《中国医学百科全书·维吾尔医学》中有“朱瓦日西·困都尔·消食膏”：“本方出自《晒日赫·艾里卡农》(注医典)。方由乳香180 g，荜茇、黑胡椒各30 g，干姜、高良姜各36 g，肉豆蔻、丁香、小豆蔻各16 g，麝香1.5 g，冰糖120 g，炼蜜1200 g组成。除了麝香、冰糖以外的药物均研成细粉过箩，冰糖放入适量水中用温火煎成黏糖浆，药粉与炼蜜和黏糖浆混匀后放入麝香搅拌即可。本方性干热。功能生干热，燥湿固精，祛寒固尿，温筋收肌，消除疝气等。主治湿寒性或黏液质性生殖器疾病和腹膜疾病，如精液不固，早泄滑精，小

---

① 王智森等:《基础藏药学》，北京：中国中医药出版社，2011年，第217页。
② 土旦次仁:《中国医学百科全书·藏医学》，上海：上海科学技术出版社，1999年，第253、278页。
③ 宇妥·元丹贡布等著，马世林等译注:《四部医典》，上海：上海科学技术出版社，1987年，第150页。
④ 武绍新:《蒙医成方选》，呼和浩特：内蒙古人民出版社，1984年，第184—185页。

便失禁，疝气等。内服，每日2次，每次3 g用以指定的药茶送服。”①中医历代九万首方剂中仅能搜寻出方药组成相近的两张药方：《魏氏家藏方》的内灸丹（荜茇、胡椒、干姜、肉桂、肉豆蔻、草豆蔻、良姜、丁香、附子、吴茱萸、山茱萸）；《杨氏家藏方》的大养脾丸（荜茇、胡椒、干姜、肉桂、肉豆蔻、白豆蔻、人参、白术、附子、红豆、诃子、缩砂仁、白茯苓、丁香、厚朴、甘草）。

“达子香叶散”（小叶杜鹃叶、黑胡椒、干姜、荜茇、肉桂、小豆蔻）在藏医、蒙医中能基本保持相同的成分（小叶杜鹃、荜茇、胡椒、肉桂、豆蔻、干姜），主治也基本一致（肺病、吐泻、肿胀）；在维医中，有四味药（黑胡椒、干姜、荜茇、小豆蔻）共通，主治不同，维医药方中主治生殖系统疾病；在中医有五味药（荜茇、胡椒、肉桂、豆蔻、干姜）共通，但在十几味药物组成的大方中不是主要成分，因此主治也不能作比。由此从一个侧面反映出《鲍威尔写本》医方集在中国传统医学中的传布情况：在藏医、蒙医中基本保持原貌传承，在中医、维医中都已化裁并传承。与藏医、蒙医关系近，而与中医、维医关系远，总的来说对藏医、蒙医、中医、维医都有一定影响，也可以说对中国传统医学产生过一定的影响。笔者根据“达子香叶散”，更确切的名字应该是“杜鹃大臣散”，在中国传统医学中的传播情况做如下示意图：

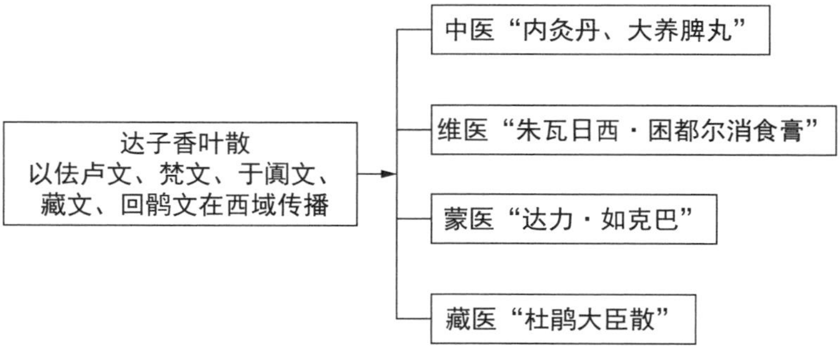

① 易沙克江・马合穆德：《中国医学百科全书・维吾尔医学》，上海：上海科学技术出版社，2005年，第377页。

结　论

两件楼兰出土的医学文书，一件汉文“蛇床子散”纸文书残片和一件佉卢文“达子香叶散”残牍，代表中印两国传统医学在三四世纪时交汇于西域楼兰。经解读与扩展，既可看出中医学沿古丝绸之路向西传播的途径，也可见到印度传统医学由西域向东方传播的路径。它们在西域会合、交流与互动，虽然尚未发现印度传统医学吸收中医学的文献材料，但西域的其他胡语文献中却包含较多的中医元素；而中国传统医学中藏医、蒙医接受印度医学的程度较高，中医、维医相对较低。但分析《隋书·经籍志》所载医学典籍，其中就有《龙树菩萨药方》《西域婆罗仙人方》《婆罗门诸仙药方》《婆罗门药方》《耆婆所述仙人命论方》《乾陀利治鬼方》《新录乾陀利治鬼方》《龙树菩萨和香法》等，从这些书名也可推测是印度医学向中原传播的结果。范行准在 1936 年就关注印度医方在中国的传播情况，他考察《外台秘要》《备急千金要方》《千金翼方》《医心方》《证类本草》等典籍，专门撰写《胡方考》一文阐述自己的研究成果，据其统计，在这些典籍中就有 42 首医方来自印度，诸如“酪酥煎丸”“肺病方”“气上方”“上气咳方”等①。由此可见，印度传统医学对中医的影响也不小。

① 范行准：《胡方考》，《中华医学杂志》1936 年第 12 期。

域外视野下的中医知识史研究刍议

余新忠（南开大学中国社会史研究中心暨历史学院）

近二十年来，笔者在开展中国医疗史的实证性研究之余，也一直在思考这一研究的发展理路、问题和可能。时至今日，医疗史，或者说医疗社会史，在史学界已不再是令人感到陌生的研究领域，无论是中国史还是世界史，这方面的研究都呈现出日渐兴盛之势。就笔者的体会，该研究的合法性和正当性问题，似乎正渐趋淡化。但作为一种新兴前沿研究，其在发展过程中，存在着种种困难和问题，也是必然而显而易见的：内外史之间的壁垒依然森严，对欧美成熟的医学史研究的理念、方法的了解和借鉴还十分不足，很多成果“新瓶装旧酒”现象严重，宏大叙事的影响依然强烈，相对独立的“医史”学科建设还遥遥无期，如此等等，不一而足。特别是随着时间的推移，世人特别是年轻人趋新心理所带来的“新”的红利必将日渐消失，如果我们不能及时地针对其存在的问题，探明可行的发展方向，不断提出适切而有方向性意义的新议题，并相应地拿出有分量的新成果，那么这一研究的发展态势必然难以维系，不仅无法持续吸引更多的年轻学人加入其中，也更难以推动这一尚处边缘的研究不断壮大。

有鉴于此，笔者力主当今中国的医疗史研究，应该更进一步融入国际主流学术之中，立足中国，转换视角，在国际学术的脉络中来提出问题，探究问题。为此，笔者曾撰文主张从以下两个方面发力，来推动新兴的医疗史研究的持续发展。一是更新理念，在尽可能地避免将对物质进步和整体社会经济的发展的追求和重视凌驾于对人自身的发展和个体生命的幸福的关注之上，将人自身的发展和个体生命的幸福还原为物质进步和整体社会经济的发展的前提下，以人为本，积极构建和践行立足生命、聚焦健康，将个人角色、具象生命以及历史多元性和复杂性放入历史学大厦的“生命史学”；二是要在跨学科和跨文化的语境下，通过内引外联，尽可能地消解内外史之间的壁垒，实现相互融通。对于前者，笔者已有专门讨论，而关于后者，只是提出基本的思路，并表示对中医知识的探究将是一个可行的研究方向[①]，但对于如何通过具体研究来实现这一目标，尚未能充分地展开，故于此做一补充论述。

一、何为知识史

笔者曾依据自己多年的学术积累和思考在一篇论文结尾提出：

文史等学科出身的研究介入到向被医学界的医史研究者视为“核心地带”的中医知识史研究，特别是包括清代医学知识史在内的明清以降中医知识的演变和建构，不仅是可能的，而且完全有可

① 参阅拙稿：《当今中国医疗史研究的问题与前景》，《历史研究》2015年第2期；《序言：在对生命的关注中彰显历史的意义》，载余新忠主编：《医疗史的新探索》，《新史学》第九卷，北京：中华书局，2017年；余新忠、陈思言：《医学和社会文化之间——百年来清代医疗史研究述评》，《华中师范大学学报（人文社会科学版）》2017年第3期。

能从自身的角度对于当今中医知识的认识和省思提供有益的思想资源，不仅如此，还以借此打破内外史的学科壁垒，展现跨学科的意趣和价值，并为推动未来创立相对独立医史学找到一个可能的发展路径。①

这是一种颇具针对性但过于笼统的说法，何为知识史？这一研究的意义何在？怎样打破内外史的学科壁垒，融通内外？具体探究什么？又如何探究？如此等等，都是问题。要想让人真正理解我们可以借此强化跨学科研究，推动融通内外的医史研究深入开展，就有必要对这些问题做出进一步的回答。而在回答其为何展开、如何展开之前，首先需要回答的可能还是何为知识史。

知识（knowledge）是一个大家耳熟能详的词汇，一般意义上，它是指“人们在改造世界的实践中所获得的认识和经验的总和”②。这实际上是个非常笼统而缺乏确定性的定义，细究起来，知识其实是一个极其纷繁复杂而至今也难有公认定义的词汇，它不仅涉及多个领域，有多种形态和多种过程，渗透了人类的一切活动，涵盖了人类行为的几乎所有范畴，而且也拥有不同视角的现象学诠释③。不过从哲学的角度来说，“知识构成的三个条件分别是信念、真和证实”④，或者说“知识就是得到辩护的真信念”⑤。从中可以看出，知识往往具有较强的真理性和科学性。探究知识本质的知识论一直是西方哲学的重点内容。近代之前对于知识的探讨，往往被称为认识论；而在当代知识理论中，研究对象从认识的发生学转向知识本身之所以为真的条件，特别是知识的确证问题。⑥虽然当代的一些

① 余新忠、陈思言：《医学和社会文化之间——百年来清代医疗史研究述评》。
② 见汉辞网，http://www.hydcd.com/cd/htm_a/42012.htm，2018 年 8 月 10 日采集。
③ 张新华、张飞：《“知识”概念及其涵义研究》，《图书情报工作》2013 年第 6 期。
④ 胡军：《关于知识定义的分析》，《华中科技大学学报（社会科学版）》2008 年第 4 期。
⑤ 潘磊：《知识概念与认知实践——从盖梯尔问题谈起》，《自然辩证法研究》2011 年第 8 期。
⑥ 陈嘉明：《当代知识论：概念、背景与现状》，《哲学研究》2003 年第 5 期。

哲学家也对知识的真和可证实的本质，提出了激烈的质疑①，但这些纯哲学性的探究，对于其他学科的影响并不大，反而是本世纪兴起的知识社会学及其当代转向，对当代学术潮流产生了重要影响。

20世纪以来，随着知识的爆炸性增长和学术研究的不断深入，学术界对知识的关注开始从其本质性的论述以及社会中的知识因素，转向知识中的社会因素，开始将知识作为反思和批评的对象，知识社会学应运而生。自1924年马克斯·舍勒（Max Scheler，1874—1928）创建“知识社会学”（Wissenssoziologie）开始，经过卡尔·曼海姆（Karl Mannheim，1893—1947）的发展和彼得·伯格（Peter Berger，1929—2017）和托马斯·卢克曼（Thomas Luckmann，1927—2016）的完善，知识社会学的研究日趋成熟。1970年代以后，随着范式转移，知识社会学问题再次成为西方社会科学研究的焦点。大体说来，知识社会学在20世纪经历了决定论、互动论到建构论的演变历程。在建构主义的观点中，“社会现实被理解为个人和集体行动者的历史的和日常的建构，它更强调社会结构及其表征以及个体间关系的相互作用，其中心概念不是‘决定’而是‘互动’。……他们把出发点定在日常生活中的知识及其在面对面的环境中的激活，在面对面的相遇中，知识构成了人们据以进行理解和对待他人的典型化图式，由此建构出社会的客观实在和主观实在”②。以建构论为核心元素的知识社会学的复兴，其主要刺激来自克洛德·列维-斯特劳斯（Claude Levi-Strauss，1908—2009）、托马斯·库恩（Thomas Kuhn，1922—1996）和福柯（Michel Foucault，1926—1984）等人的研究。根据英国著名历史学家彼得·伯克（Peter Burke，1937—　）的概括，新的建构论知识社会学特点主要有四：一是关注的重心已经从知识的获取和传

---

① 参阅潘磊：《知识概念与认知实践——从盖梯尔问题谈起》。

② 刘文旋：《知识的社会性：知识社会学概要》，《哲学动态》2002年第1期。并参阅郭强：《知识社会学范式的发展历程》，《江海学刊》1999年第5期；黄晓慧、黄甫全：《从决定论到建构论——知识社会学理论发展轨迹考略》，《学术研究》2008年第1期。

播转移到知识的“建构”“生产”乃至“制造”上；二是知识的范围更加扩大化和多元化，实用的、地方性的或“日常”的知识，也同样被研究者严肃对待；三是更加关注小群体、小圈子、关系网或“认知论共同体”的日常知识生活，把这些小群体看作是建构知识和通过特定渠道引导知识传播的最基本单位；四是主张知识是具有社会情境的，现阶段，人们更关注的是性别和地理研究。①

这些特色显然都与现代西方学术潮流相匹配。其中，福柯的研究，更明确地将知识和权力关联起来，推动人们从建构论的角度思考知识背后的权力关系。他以“话语实践”作为核心的分析工具，对知识进行了探索，他说：

> 这个某种话语实践按其规则构成的并为某门科学的建立所不可或缺的成分整体，尽管它们并不是必然会产生科学，我们可以称之为知识。知识是在详述的话语实践中可以谈论的东西：这是不同的对象构成的范围，它们将获得或者不能获得科学的地位；知识，也是一个空间，在这个空间里主体可以占一席之地，以便谈论它在自己的话语中所涉及的对象；知识，还是一个陈述的并列和从属的范围，概念在这个范围中产生、消失、被使用和转换；最后，知识是由话语所提供的使用和适应的可能性确定的。有一些知识是独立于科学的，但是，不具有确定的话语实践的知识是不存在的，而每一个话语实践都可以由它所形成的知识来确定。②

由此可见，知识的形成经历了话语实践按其规则构成的这一过程，

① 彼得·伯克著，陈志宏、王婉旎译：《知识社会史》上卷《从古登堡到狄德罗》，杭州：浙江大学出版社，2016年，第6—10页。
② 米歇尔·福柯著，谢强、马月译：《知识考古学》，北京：生活·读书·新知三联书店，2003年，第203页。

并非凭空产生，亦非生来就具备权威性和科学性。显而易见，知识的产生是一个历史的过程，福柯的知识社会学的研究，其实是围绕着知识史而展开的，其目的，“是要解释西方文化借助于话语论述模式的不断变化而形构历史发展和一切社会行动的主题”[①]，也就是要揭示知识的权力。不过福柯虽然关注历史，但不同于一般的历史研究，他有意摒弃传统的和科学的历史学，而独树一帜地采用谱系学和考古学的方法，旨在以历史感性对抗历史理性，以着重对历史上的“断裂性”和“差异性”的关注来反叛传统思想史的“连续性”和“一致性”的论述[②]。他说：

> 人们看到这样的分析并不属于观念史或科学史：还不如说它是一种探究，旨在重新发现诸认识（connaissances）和理论在何种基础上才是可能的；知识（le savoir）依据哪个秩序空间被建构起来；在何种历史先天性（a priorihistorique）基础上，在何种实证性要素中，观念得以呈现，科学得以确立，经验得以在哲学中被反思，合理性得以塑成并且以便也许以后不久就消失。因此，我将并不涉及今日的科学最终在其中得以确认的向客观性迈进的那些被描述的认识；我设法阐明的是认识论领域，是知识型（l'épistémè），那些撇开了任何参照其理性价值或客观形式的标准而被思考的认识都在该知识型中奠定了自己的实证性，**并由此宣明了一种历史，这并不是这些知识日益完善的历史，而是其可能性状况的历史**；在此叙事中，应该显现的是在知识空间（l'espace du savoir）内那些产生了经验认识之各种形式的构型（les configurations）。这个叙事与其说是一种传统意义上的历史，还不

① 高宣扬：《当代法国哲学导论》（上），上海：同济大学出版社，2004年，第429页。
② 参阅徐浩、侯建新：《当代西方史学流派》（第二版），北京：中国人民大学出版社，2009年，第430—436页。

如说是一种“考古学”(une archéologie)。[1]

福柯的研究昭示了知识史研究的可能性，知识史成为史学界日渐关注的议题。在 21 世纪之前，西方史学界对知识史的关注并不多，但随着彼得·伯克《知识社会史》(上下卷) 的出版，知识史的研究日趋增多。从目前西方对中国医史的研究中，知识史已经成为其中最重要的问题意识之一（详见下文），便不难看出这一趋向。而国内，目前具有知识史理论自觉的研究还十分有限，潘晟在其历史地理知识史研究的基础上，对知识史有一个简短的回顾和展望。他对当前较少的先行性研究，比如葛兆光、杨念群、程美宝、孙英刚以及他自己的研究做了介绍，认为这些研究从不同的视角关注到了知识史的问题，但基本都还不够专门和系统。并进一步主张将知识史作为探讨社会变迁的一种手段或分析工具。[2] 这是目前国内极少的对知识史进行专门介绍和总结的论文，具有重要的创新意义。不过该文对知识史研究路径和意义的研究似乎并不全面，关注点似乎主要集中在知识与社会变迁一隅，而且遗漏了桑兵等人深具开创性的研究《近代中国知识和制度的转型》[3] 这一重要著作。该著希望通过梳理近代中国知识系统及相关制度的根本性变化，来更好地理解中国社会近代转型的轨迹和内在机理，获得理解传统、认识变异、了解现在和把握未来的“钥匙”。该著虽然并未在明确揭橥知识史的研究理念，但从其具体的研究来看，无疑可谓当今中国学术界有关知识史研究的先行性的重量级研究。此外，新近出版的傅荣贤的《中国近代知识观念和知识结构的演进》一书，梳理了在历史研究中，知识与文化、学术、思想等概念的关系，认为，总体上，文化、知识和学术（思想）概念的外延在

① 米歇尔·福柯著，莫伟民译：《词与物——人文科学的考古学》(修订译本)，北京：生活·读书·新知三联书店，2016 年，第 37 页。
② 潘晟：《知识史：一个简短的回顾与展望》，《史志研究》2015 年第 2 期。
③ 桑兵等：《近代中国知识和制度的转型》，北京：经济科学出版社，2013 年。

递减而内涵在递增。“作为语境背景的社会文化和作为认识焦点的学术思想之间的博弈，存在着一个作为中间层面的‘知识’。”① 该著旨在通过对近代中国知识观念和结构的演进来探究古代知识在当代的重建问题，是当代中国史领域具有自觉知识史理论意识的开创性著作。不过在具体的论述中，作者似乎并没有展现出对知识的建构性的自觉以及较强的对知识的反思和批判性意识。而最新出版的张寿安主编的《晚清民初的知识转型与知识传播》② 则是其主持台湾“中研院”支持的大型主题研究计划“近代中国知识转型与知识传统，1600—1949”的先导性研究成果，该研究的基本问题与桑兵的著作颇为一致，不过相对更具有知识史的意蕴，希望通过各种不同知识在近代的重构和传播来更好地认识和理解中国的近代转型，诠释中国的近代性。该计划集合了中国、美国和日本的 9 位著名前卫学者展开协同研究，展现了知识史研究在当前的中国史特别是中国近现代史研究中强烈的蓄势待发意味。

综上可见，知识史是当今在后现代思潮影响下兴起的新兴史学研究，虽然目前的成果还不算丰硕，不过得益于知识社会学研究深厚的学术底蕴，知识史有望成为西方史学界重点关注的热点议题，国内史学界的研究兴趣也逐渐兴起。虽然我们一时还难以对知识史做出比较确定的界说，不过从知识论、知识社会学到知识史学术脉络的梳理，大体上可以概括出知识史的基本内涵和特点，知识史不仅关注介于社会文化和学术思想的知识的渊源、演进脉络，同时也注重探究知识的生产过程和建构、流传机制，考察知识的社会情境性，以及省思知识对社会文化的形塑作用，并通过将当今习以为常或视为经典的知识过程化，来重新认识和思考这些知识及其未来发展的可能性。除此之外，应避免将知识仅仅理解为真理和科学，或者将其局限为精英的、系统化的观念和认识，而应尽可能

---

① 傅荣贤：《中国近代知识观念和知识结构的演进》，北京：知识产权出版社，2016 年，特别是第 3—11 页。

② 张寿安主编：《晚清民初的知识转型与知识传播》，北京：北京师范大学出版社，2018 年。

在大众的、日常生活的语境中来理解多元化的知识。同时也需注意，我们对知识的认知不能局限于形而上的概念层面，而必须更多地置于社会实践的层面来展开。

二、域外视野下的中医知识史研究

随着医学与社会文化的诸多关联以及医学本身的社会文化属性被更多地意识到，医学或者医疗社会文化史在20世纪后半叶以来，取得了长足的发展。然而，到21世纪初，著名的医学社会史家罗杰·库特（Roger Cooter）却写下了《“界定”医学社会史的终结》一文，在该文中，作者鉴于在后现代思潮的冲击下，“医学”“社会”甚至“历史”等概念的内涵已变得大有问题，以往过于简单肤浅的医学社会史在学理上业已终结，不过“医学社会史终结后的前景并不是回归到‘社会’在重新理论化和‘界定’时所错失的，而是回到对于下面这种现象各种不同的后结构主义的、‘政治性的’理解，即在历史学的框架内，医学更加批判性地意识到自己的价值、前景和目标。”①这一论述提示我们，当今医学史的研究，应该更多地回到医学本身的议题，尽管我们需要从更多元的视角来加以认识和理解。显然，仅仅局限于技术史的方法和议题肯定是远远不够的，但若忘记了医学本身，而只是关注医学外围的社会文化因素，也不当是未来医学史研究的根本所在。

而要将这两者很好地结合起来，知识史可谓非常恰当的研究路径。一方面，前面的论述已经表明，知识史研究并不仅仅将医学视为纯粹的科学技术，它不但会充分关注医学知识建构机制中的社会文化因素，也

① Roger Cooter, "'Framing' the End of Social History of Medicine," In *Locating Medicine History: the Stories and Their Meanings*, eds. Frank Huisman and John Harley Warner, Baltimore and London: The Johns Hopkins University Press, 2006, pp.309–337.

会思考知识建构所反映的社会文化变迁和建构的知识对社会文化的形塑作用，也就是说，在这一研究中，社会文化史完全不会缺席。另一方面，对医学知识的探讨，必然会指向对现实中医学问题及其发展的思考和理解。事实上，张大庆先生已经颇具开创性地对此做出了论述。他在《理解当下医学的悖论：思想史的路径》一文中提出，当今社会，医学在取得巨大进步的同时，也引来人们更多的不满和抱怨。这一悖论就有要求我们从思想史的角度，联系过去和现在，来认识医学的复杂性，审视我们的健康观、疾病观和生死观，思考医学职业的价值和责任。① 该文虽然使用的是传统思想史的概念，但从其立足于医学思想史概念的内涵的解说来看，谓之为医学知识史，可能是更为确切的表述。显然，对此的探讨，需要我们以现实问题为导向，通过跨学科的整合方法来解决问题。可见，从知识史的路径入手探究医学，不仅可以很好地践行跨学科的理念和方法，而且也非常切合当代国际医史研究的前沿态势。

相较于现代医学或者说西医，中医所面临的问题无疑更为复杂而严重，故而从知识史的角度来探究中医，更显必要。近代以来，有关中医的讨论相当热门，而且异见纷呈，稍作考察便不难发现，人们对中医的认识其实颇为混乱乃至矛盾。比如一方面今人往往会自然而然地将中医视为传统，并名之为“中国传统医学”（Traditional Chinese Medicine，缩写 TCM）；另一方面，国家的定位和学科体系则又将其归入现代科技。这一混论不仅让世人对于中医的认知异常分歧，而且还使得国家对中医的定位及其发展策略也往往曲折反复。之所以如此，一方面固然缘于世人对科学与文化的认知和情感多有差异，另一方面也直接与人们对中医究竟是传统还是“现代”认识混乱密不可分。实际上，以西医为参照对象而被视为传统的当下中医，若从中国医学自身的演进脉络来说，实乃

① 张大庆：《理解当下医学的悖论：思想史的路径》，《历史研究》2015 年第 2 期。

“现代”，乃是近代以来，随着中国传统文化的日渐被质疑乃至否定以及西方医学的强势进入和日益迅猛的发展，一代代中医学人为了自身的生存和发展，努力用现代的科学和学科思维，通过医学史钩沉和传统医学知识筛选，逐渐建构起来的一套现代知识体系。也就是说，中医并不是一种作为传统象征的本质性存在，而是随着中国历史文化的变迁而不断演进的知识体系。

然而，当前国内中医学界乃至学术界的主流认识，却仍没有将中医看作是在中国具体的历史脉络中出现并不断发展变化及重构的知识，基本未意识到其显著的现代性和历史性。在很多人的认识中，中国医学是从中国这片土地源起和发展起来的治疗疾病的知识体系，从古到今是一脉相承、不断发展的。早在秦汉时期甚至更早，《黄帝内经》《难经》和《伤寒杂病论》等经典著作就已成形，并在当今的中医教育体系中仍为“活着的经典”，而且阴阳五行、虚实寒热、针刺艾灸甚至“辨证论治”等旧有的概念和方法也似乎古今一脉，故尽管中医知识古往今来时有发展，但又何来现代“中医”的形成？细究起来，这样的认识，很大程度上是在将中国医学视作中国传统文化的精华和瑰宝的认识基础上，将“中医”本质化而形成的。也就是说，将中医看做一种本质性的存在，其本质是早在先秦秦汉时期就已经确定，后世的变化不过是在其根本体系上做些修修补补而已。这在当今中国医学史和中医学论著中甚为流行，甚至几为定论。

这一现状的形成，很大程度与中医将自身当作一个自足而封闭的知识体系有直接的关系。而要打破这一认识，就必须引入域外的视野。这里所谓的域外视野，主要有两层含义：一是我们对中医知识的探讨必须跳脱纯粹中医的立场，从整体的现代医学的角度来看待中医，立足中国整体的社会文化体系来理解中医。显而易见，中医不可能是脱离中国历史文化而独立演进的“孤岛”，也不可能自外于现代医学乃至科学的整体发展进程。实际上，现代“中医”知识演进往往是“西医化”或者“科学化”的结果。二是转换视角，引入异域文化的眼光来认识中医知识。站在异域文化的角度，其实很容易发现，我们所谓的“中医”完全具有现代特质。实际上，当国内学术界对现代中医知识本身的历史性和现代性甚少注意，甚或还较少有人意识到这一问题时，海外接受了系统人类学和历史学等现代学术训练且关注中医的研究者，很早就注意到了这一点。文树德（Paul U. Unschuld）曾指出，作为一个整体的、界限明晰的、古今相传的医学体系的“中国医学”是在1920—1930年代中医存废之争中被创造出来的。[①]1990年代相继出版的两位医学人类学的作品也指出，“中医”这个概念实际上是在1950年代特殊的政治和社会环境中被创造出来的。现代的“中医”一方面宣扬其传统的根基和两千余年的历史，另一方面又强调其规范化、现代化以及科学化特征。实际上，不仅“中医”这个名词的出现是很晚近的事情，当代中医的理论和实践有很多方面实际上是在近代以来被创造或重新发现的。[②]稍后英国学者蒋熙德（Volker Scheid）出版了《中医在当代中国：多元和综合》一书，关注机构、政治、历史，以及“非人的媒介”（nonhuman agents）在塑造和重塑中医过程中的角色，为纠正把中医当作铁板一块及简化论的观点，他强调中医实践的被建构性，即中医是多元的、不断变化的实践行为。[③]而最近出版的两部历史学者的著作则以这一认识为出发点，从历史的视角探究了现代中医的形成过程。吴章（Bridie J. Andrews）的著作综合地考察和研究了从19世纪中期至20世纪中期，中国医学由多元的私人性活动转变为标准化的、由国家支持的双轨系统，解释了西医和中医如何相

① Paul U. Unschuld, *Medicine in China: A History of Ideas*, Berkeley: University of California Press, 1985.

② Judith Farquhar, *Knowing Practice: The Clinical Encounter of Chinese Medicine*, Boulder, Colorado: Westview Press, 1994; Elisabeth Hsu, *The Transmission of Chinese Medicine*, Cambridge: Cambridge University Press, 1999.

③ Volker Scheid, *Chinese Medicine in Contemporary China: Plurality and Synthesis*, Durham: Duke University Press, 2002.

遇及中医现代化的问题，认为现代中医领域形成了一种在很大程度上屈从于民族主义政治策略的新医疗方式。① 雷祥麟则试图回答中医是如何从现代性的对立面转变成中国探索自身现代性的标志，其立足于对中医现代性的把握，探究了近代以来，在复杂历史背景中以及国人对待现代化和传统矛盾纠结的心态作用下，现代中医样貌的复杂性和多元性，并用“非驴非马”来加以概括。② 类似的研究还有不少，这些只是其中的荦荦大者，似乎可以说，现代中医知识的形成，已渐趋成为西方中国医学史和中医人类学界的热点议题。姜学豪（Howard Chiang）最近编纂出版的论文集可谓这一趋向的体现。③ 这些研究对我们理解现代中医，无疑提供了诸多非常有启发性的视角和议题，但他们的海外教育背景和立场，势必使其真正的关注点往往集中在对中国文化和历史现代性和非西方性的把握和思考，而难以从中国自身的立场出发去关心中医乃至中国社会文化的发展，也不太可能深入中医学术内部。而且受学科背景等因素的影响，对于包括古代特别是宋元以来的传统时期医学知识演进对现代中医的形成的影响，还甚少论及。而国内的研究者，受学术训练和研究视角等诸多因素的影响，虽然已有少数研究者注意到当代中医的现代特质④，但整体上对该问题的研究还基本是点到为止，学术性和系统性严重不足。

值得一提的是，“中医”本身也是一个具有历史性的概念，不同的时代有不尽一致的内涵，大体上，其外延是比较确定的，就是主体上在中国产生、发展并实践的医学知识体系。在历史的语境中，其名称各不

---

① Bridie J. Andrews, *The Making of Modern Chinese Medicine, 1850—1960*, Vancouver: University of British Columbia Press, 2013.

② Sean Hsiang-lin Lei, *Neither Donkey nor Horse: Medicine in the Struggle over China's Modernity*, Chicago: University of Chicago Press, 2014.

③ Howard Chiang, *Historical Epistemology and the Making of Modern Chinese Medicine*, Manchester: Manchester University Press, 2015.

④ 其中比较重要的成果有：廖育群的《医者意也：认识中国传统医学》（台北：东大图书股份有限公司，2003 年，特别是第 209—225 页），张效霞的《回归中医：对中医基础理论的重新认识》（青岛：青岛出版社，2006 年）等。

相同，在近代以前，即为医或医学；近代以来，则多名之为中医、国医、祖国医学以及所谓的“中国传统医学”等。中医知识史的研究也主要是立足于对现代中医的基本认识，通过对其历史过程的追踪梳理，来探究现代中医的历史性和现代性以及历史变迁的复杂性。这无疑是一个十分宏大的课题，内容极其丰富，不同的研究者将很容易从自己的兴趣出发，找到探究的议题。不过就笔者的考量，以下几个方面的议题对于这一研究来说，应该非常值得展开。1. 中医知识的生产、流通和传承及其历史演进。这部分主要采用历史学的方法，从文本和实践两个层面来梳理中医知识的演进过程，借此让我们对知识演进的脉络有一个整体性的认识。而在具体探讨中，关注点将集中于生产、流通和传承三个方面，从中医核心问题出发，通过精选文本，引入书籍史和阅读史的理念和方法，将文本置于具体的历史情境中来加以考察。既关注知识的演进脉络和生产机制，也注重知识在日常生活的流传和实践及其变迁；不仅观察文本和实践之间的区分与互动，也注意探讨精英和民众之间知识的异同和交流。2. 医学史书写及其意义。医学史虽然可以视为对医学知识演进脉络的呈现，但更应该看到，医史书写本身也是一种知识建构，这部分虽然会通过对医史论著的梳理来进一步呈现知识脉络的演变，但重要的是通过对历史上医学史书写中的知识建构机制及过程的探讨，来考察知识谱系是如何形成的，范式转移又是怎样发生的，并进而探究医史书写对中医知识的形塑作用。3. 技艺、器具变革与中医知识的演进和再生。技艺是一种相对独立的知识体系，是一种实践性、身体化的知识，而医疗器具则是知识的物化体现，借此探讨，不仅可以进一步考察实践领域的医学知识的演进，亦可探索技能和器具这样具有物质性的知识对于中医知识建构的重要影响。4. 全球史视野下的“他者”与中医知识的建构。中医虽然是在中国文化脉络中相对独立发展起来的医学体系，但也从来不是封闭而孤立生成的。在演进过程中，众多跨文化、跨地域、跨民族的外来因素，对于中医知识的建构起到了极为重要的作用，特别是西方的文化和医学知识，它们对现代中医的建构是极其重要的。对此的探讨，将非常有助于我们更开放而多元地理解和认识中医。5. 知识史脉络中的现代中医理论体系的形成。现代中医知识的主要内涵主要体现在现代中医理论体系中，立足上述有关中医知识演变的研究，在历史的脉络中，考察梳理现代中医理论体系的形成过程、知识来源和机制建构，对于我们理清和思考现代中医的形成，将是至为关键的一步，也可以说是我们在大量历史研究基础上的最终目标。

元初编修《本草》考论 ①

范家伟（香港城市大学中文及历史学系）

引　言

自唐代始，官方机构主持增修本草工作而有官修《本草》。历朝官方为适应时代需要，不断增修本草书。增修本草书是很大的工程，尤其要普查全国药物，厘定药性，分辨异同，殊不容易，需要极大人力物力。②唐代《新修本草》、宋代《嘉祐补注本草》《政和新修经史证类备用本草》等，都是在《神农本草经》的基础上增修而成。大元建国，不仅南北复归一统，而且蒙古建立起横跨欧亚的王朝。以《神农本草经》为基础的本草书，没法涵盖西域药物，而西域人将西域医学和药物传入中土，所

① 本文撰写获香港研究资助局优配研究金资助（Project no.9042591, CityU 11602617），谨此致谢。本文初稿在北京大学外国语学院举办“跨越边际的古代东方医学：对话与互动国际学术讨论会”（2018 年 9 月 22—23 日）上宣读。本文在会议文章基础上略作修改而成。

② 冈西为人：《中国本草的历史展望》，收入刘俊文主编：《日本学者研究中国史论著选译》第 10 册《科学技术》，北京：中华书局，1992 年。此外，有关唐宋两代编修《本草》的讨论，参见笔者以下两书相关内容：《大医精诚——唐代国家、信仰与医学》，台北：东大图书股份有限公司，2007 年；《北宋校正医书局新探》，香港：中华书局，2014 年。

以在元廷之内，汉人与西域两个医疗体系并存。对元帝国来说，若能有一部包揽中土与西域药物的本草书，将是极为有用的。

元廷编修医书，太医院担当了重要角色。就目前资料所见，太医院先后编修或校勘医书，计有《御药院方》《大元本草》《圣济总录》《饮膳正要》《世医得效方》。在元世祖至元[①]（1264—1294）年间，先后两次进行《本草》编修工作。而在此期间，由重臣许国祯主持太医院事务。历代官修《本草》都是在《神农本草经》和前代所修《本草》的基础上，增订删改，拾遗补错，整体大框架没有变动。然而，元帝国编修《本草》时如何应对汉人与西域医疗体系并存的状况？元世祖虽两次编修《本草》，可惜最终没有颁行。学者对元代编修《本草》一事已有所讨论，但却未深入，而编修过程亦往往被忽略。本文重新探视元世祖至元年间两次编修《本草》一事，尝试剖析当中细节。

一、研究回顾

元代国祚不长，医学发展却是多方面的。元代医学课题中，三皇庙[②]和回回医学的传入[③]最为学者注意。此外，元廷医学制度特别是有关元代太医院的组成和发展史，研究成果亦丰硕。[④]

---

① “至元”既为元世祖年号，亦为元顺帝年号，下文多为世祖年号，为做区分，顺帝年号记为“后至元”。

② 关于三皇庙的研究，新近中文研究回顾，可参见拙文《元代三皇庙与宋金元医学发展》，《汉学研究》2016 年第 3 期，特别是第 54—55 页。英文论著见 Shinno Reiko, *The Politics of Chinese Medicine under Mongol Rule*, London: Routledge, 2016, pp.56–61。秦玲子（Shinno Reiko）的专著较全面地探讨了元代医学，包括医户、医疗机构、三皇庙、南方医者等。

③ 关于回回医学传入中国的研究，可参见宋岘：《古代波斯医学与中国》，北京：经济日报出版社，2001 年；Angela Schottenhammer, “Huihui Medicine and Medicinal Drugs in Yuan China,” in *Eurasian Influences on Yuan China*, Singapore: the Institute of South East Asian Studies, National University of Singapore, 2013, pp.75–102。

④ 如宫下三郎：《宋元の醫療》，《宋元時代の科學技術史》，京都：京都大学人文科学研究所，1966 年，第 123—170 页。宫下三郎的文章发表最早，但内容也较为简略。Kim Dae-Gi, “Selection and Management of Medical official during the Yuan Dynasty,” *Korean Journal of Medical History*, vol,26, no.3（December 2017）. 此文以韩文发表，笔者按英文摘要理解内容，文章探讨医户、地方医学选才、庸医等问题，比较宋元两代医学考试制度。王振国：《中国古代医学教育与考试制度研究》，济南：齐鲁书社，2006 年，第 311—368 页。王振国此书探讨了元代太医院地位的升降及其结构。张其成主编：《太医院医事春秋》，北京：中国中医药出版社，2016 年。

至于《大元本草》，陈高华是最早研究的学者，其文《忽必烈修〈本草〉》指出，《大元本草》虽编成但未见刊行。① 随后学者（如薄树仁、高伟、董少辉、董杰）纠缠于元廷是否编修过《大元本草》的问题上。从元代史料所见，记述有不一致的地方，以致学者们各执一端。问题是，朝廷编修书籍，即使花费许多人力物力，完成后藏于秘府，也不一定颁行；即使颁行，亦多历年所。可参看北宋时的情况，朝廷校正一部书，经历三四次校正也是常见的。② 又如元廷编修一部书《大元大一统志》，亦先后编修了两次。③ 所以，朝廷编修一部书，如果做更细致的区分，有"编修""完书并上呈藏入秘府""刻印""颁布"四个阶段，每一个阶段完成后不一定进入下一个阶段。④ 每个阶段之间可以经历漫长的时间，即使完成编修，尚未颁行的话，亦可以再编。元廷编修《本草》就有这样的经历。如果理解古代官方编校书籍的做法，前人研究争论的意义其实不大。反而，主事者处于什么历史环境下编修《本草》，又如何解决当中的困难，这些问题更值得细味。

二、第一次编修《大元本草》

元世祖忽必烈即位于中统元年（1260 年），对医药之事颇为留心，延

① 陈高华：《忽必烈修〈本草〉》，载氏著《元史研究论稿》，北京：中华书局，1991 年，第 447—449 页。其他学者亦从其说，例如萧启庆：《蒙元统治与中国文化发展》，载氏著《元代的族群文化与科举》，台北：联经出版公司，2008 年，第 35 页；高伟：《〈大元本草〉与〈承天仁惠局药方〉》，《甘肃中医学院学报》1993 年第 4 期；薄树仁：《关于〈大元本草〉的史料》，《中国科技史料》1955 年第 1 期；彭少辉：《元代官修〈大元本草〉确有其事》，《中国科技史料》2010 年第 3 期；董杰：《读〈元代官修《大元本草》确有其事〉札记》，《中国科技史杂志》2011 年第 3 期；宫海峰、包莹：《元代增修〈本草〉史事考》，《元史及民族与边疆研究集刊》第 43 辑，上海：上海古籍出版社，2022 年。

② 范家伟：《北宋校正医书局新探》。

③ 《大元大一统志》先在至元二十二年（1285 年）由札马剌丁、虞应龙编修，在至元三十一年成书。及后元廷得了几部图志，于是由孛兰盻、岳铉进行第二次编修，大德七年（1303 年）成书，增加 525 卷，共 1300 卷。

④ 例如《大元大一统志》花了十八年才完成，之后一直藏于秘府。一直到至正六年（1346 年），中书右丞相伯勒齐尔布哈上奏恐该书没失，才在杭州刻印，上距成书大约四十年。该书虽有刻印，但是否颁布天下，仍是未知之数。故此，该书至今仍只存残卷。本文根据这个例子，定出古方编修书籍的四个阶段。许有壬：《大一统志序》，载氏著，傅瑛、雷近芳校点：《许有壬集》卷 35，郑州：中州古籍出版社，1998 年，第 435—436 页。又如《玉海》，至顺三年（1332 年）准庆元路抄录，解赴国子监收管，最后由看详所看详，再到后至元六年（1340 年）刻印、颁行。《大元大一统志》《玉海》编修历程，参李致忠：《中国出版通史 4：宋辽金元卷》，北京：中国书籍出版社，2008 年，第 337—338、369 页。

揽名医入朝 ①——这个政策在世祖朝一直延续着。安藏（卒于至元三十年）在元世祖朝将《难经》《本草》译成蒙古文，反映了元廷对医学知识和药物的实际需要。《饮膳正要》序云：“昔世祖皇帝食饮必稽于《本草》，动静必准乎法度。” ② 世祖注意饮食，这也可能是他关注《本草》的原因。此外，元廷为建立统治正统，奉祀伏羲、神农、黄帝为三皇。③ 张养浩《沂州三皇庙记》云：

> 我国家列圣相继，以人文化天下，维昔世祖皇帝有诏若曰：“伏羲、神农、黄帝，寔人文之始，其令郡国立庙，用示报本。”于是三皇之祀遍天下矣。……或曰：“彼书有名《本草》者，称神农；有名《素问》者，称黄帝；以伏羲始卦，故又以为卜筮者之祖。” ④

三皇留下三坟之书，其中神农留给后世的就是《神农本草经》。⑤ 因此，神农既然被元廷确定为人文之始，《神农本草经》自然得到重视，整个元朝官方医学教育体系以《神农本草经》为习医用书，在至元二十二年已得到确立。⑥

---

① 例如王仲明：“诏征扬州名医王仲明视希宪疾，既至，希宪服其药，能杖而起。”（《元史》卷 126《廉希宪传》，北京：中华书局，1976 年，第 3095 页）

② 忽思慧：《进书表》，载氏著，尚衍斌等注释：《〈饮膳正要〉注释》，北京：中央民族大学出版社，2009 年，第 72—73 页。

③ 范家伟：《元代三皇庙与宋金元医学发展》。

④ 李鸣、马振奎点校：《张养浩集》，长春：吉林文史出版社，2008 年，第 132 页。

⑤ 元人三皇庙记中，对三皇所著三坟有所论述，例如何梦桂《建德路新创三皇庙记》：“然求典遗经，伏羲初造书契，已无所于考。其曰《本草经》，神农之书也；曰《内经》，黄帝之书也。”（《潜斋集》卷 9，收入《四库全书》，上海：上海古籍出版社，1987 年，第 495 页）柳贯《全宁路新建三皇庙记》：“宓羲身察阴阳六气，以有四时水火升降之象；神农辨别草木色（齅），而审其燥寒平毒畏恶之性，著《本草》，立方书，对察和齐，致利天下；黄帝坐明堂，观八极，察气推运，作《内经》，以命臣色脉方饵。”（魏崇武、钟彦飞点校：《柳贯集》下册，杭州：浙江出版联合集团、浙江古籍出版社，2014 年，第 368—369 页）许有壬《大都三皇庙碑》：“岂以《素问》称黄帝，《本草》称神农，而享包始庖羲矣。”（《许有壬集》卷 44，第 521 页）

⑥《元典章・吏部》记至元二十二年，元廷确立三部医书作为选试太医的依据，说：“济世之道，莫大于医术，劫病之功，本皆于针药。若不设立选试太医科举，其学医者不知《素问》《本草》《圣济总录》之大经，焉能愈人疾疢者哉？”（陈高华、张帆、刘晓、党宝海点校：《元典章》卷 9《吏部三典章九》，北京：中华书局，天津：天津古籍出版社，2011 年，第 314 页）同年，太医院设定程试科目及各习经书，《神农本草经》与《素问》《难经》《圣济总录》等书同列。（《元典章》卷 32《礼部五典章三十二》，第 1110—1112 页）

元代以前的官修医书中，《本草》书是受重视的一项，往往由朝廷组织人员编修。① 历代朝廷能够集结人力物力，征集全国药物，由朝廷组织是很理想的编修做法，元廷也不例外。元帝国幅员辽阔，西域药物传入，大大丰富了原有本草知识。② 许有壬《大元本草序》对元廷官修《本草》有这样的说法：

> 开辟以来，幅员之广，莫若我朝，东极三韩，南尽交趾，药贡不虚岁。西逾于阗，北逾阴山，不知各几万里，驿传往来，不异内地，非与前代虚名羁縻，而异方物产邈不可知者比。西北之药，治疾皆良。而西域医术号精，药产实繁，朝廷为设官司之广惠司是也。③

世祖编修《大元大一统志》时，本着“以表皇元疆理，无外之大”④ 的目的，《本草》编修也许具有同样的目的：收录西域药物，显示版图宏大。蒙元帝国全盛时，疆域横跨欧亚，中土与中西亚相连。通过贸易往来，各种外来药物可以输入中土。换言之，元廷有条件将西域药物纳入，以增修《本草》。

许有壬接着说：

> 然则欲广本草以尽异方之产，莫若今日也。闻诸故老，至元间尝议及是，而后不果。⑤

许有壬是延祐（1314—1320）进士，经历仁宗至顺帝七朝，官至集贤殿

---

① 冈西为人：《中国本草的历史展望》，第 84—136 页。
② 宋岘：《古代波斯医学与中国》。
③ 《许有壬集》卷 31，第 402 页。
④ 王士点：《秘书监志》卷 4《纂修》，杭州：浙江古籍出版社，1992 年，第 72 页。
⑤ 《许有壬集》卷 31，第 402 页。

大学士，对元廷事务不可能不知。① 他从故老处知道了至元年间元廷曾编修《本草》，所谓“后不果”可以包含两种意思：一，元廷编修《本草》，却没有完成编修工作；二，元廷编修《本草》完成，却没有刻印、颁行。

至元二十一年十二月，元廷“命翰林承旨撒里蛮、翰林集贤大学士许国祯，集诸路医学教授增修《本草》”②。《秘书监志》有至元二十二年编纂《大元本草》的记载。③ 二十五年九月，“太医院新编《本草》成”④。元廷将事情交付太医院，从至元二十一年到二十五年，太医院花了三年十个月的时间，初步完成了它的工作，然后上呈朝廷入藏秘府。许国祯是元世祖潜邸旧臣⑤，在迁礼部尚书后仍兼太医院提点，统领医政。在同一时间（至元二十一至二十五年），许国祯一边增修《本草》，一边确定以《神农本草经》为太医院程序科目的学习书籍。从陶弘景《本草经集注》以至唐《新修本草》、宋《证类本草》，增修方法是将新的见解或资料附于《神农本草经》原文之后。许国祯的增修大抵也是采用这种方式。

从《元史》记载来看，许有壬的意思应该是指元廷编修《本草》完

---

① 参见孙克宽：《元许有壬与其至正集》，载氏著《元代汉文化之活动》，台北：台湾“中华”书局，1968年，第414—432页。

② 《元史》卷13《世祖纪》，第271页。翰林承旨是翰林院最高长官，主要工作是纂修国史、典制诰、备顾问〔张帆：《元代翰林国史院与汉族儒士》，《北京大学学报（哲学社会科学版）》1988年第5期〕。翰林院是修书机构（曹之：《元代官修书考略》，《山东图书馆季刊》1998年第1期），撒里蛮在至元二十三年时正在国史院纂修太祖累朝实录，是否有亲身编修《本草》之事，目前无法确定。二十三年：“戊午，翰林承旨撒里蛮言：‘国史院纂修太祖累朝实录，请以畏吾字翻译，俟奏读然后纂定。’从之。”（《元史》卷14《世祖纪》，第294页）二十五年：“庚申，司徒撒里蛮等进读《祖宗实录》。”（《元史》卷15《世祖纪》，第308—309页）二十七年：“丁酉，大司徒撒里蛮、翰林学士承旨兀鲁带进《定宗实录》。”（《元史》卷16《世祖纪》，第338页）二十七年：“壬戌，大司徒撒里蛮、翰林学士承旨兀鲁带进《太宗实录》。”（《元史》卷16《世祖纪》，第341—342页）二十八年：“壬申……撒里蛮、老寿并为大司徒，领太常寺。”（《元史》卷16《世祖纪》，第353页）及至大德八年：“甲辰，翰林学士承旨撒里蛮进金书《世祖实录》节文一册，汉字《实录》八十册。”（《元史》卷21《世祖纪》，第457页）姜学科认为撒里蛮应是蒙古人，见姜学科：《元世祖朝翰林国史院蒙古、色目词臣考论》，《民族文学研究》2018年第3期。

③ 王士点：《秘书监志》卷4《纂修》，第72页。高伟解《秘书监志》“《大元本草》做里”为“正在做”之意，见高伟：《〈大元本草〉与〈承天仁惠局药方〉》。

④ 《元史》卷15《世祖纪》，第315页。

⑤ 赵琦：《〈元史·许国祯传〉增补》，《内蒙古大学学报（人文社会科学版）》2004年第1期。

成，却未刻印、颁布。为何完成后却没有刻印、颁布？

从《世医得效方》送太医院医官校书的程序可以了解《本草》编成后却没有刻印、颁布的原因。危亦林原是江西医学副提举，于后至元三年编成《世医得效方》后，呈当时江西官医提举司，申请将书付梓。江西官医提举司“自愧山林鄙陋，见闻不博，舛谬惟多，敢求校正间”，于是呈送太医院，“如蒙委官校勘，发付本官刊行，实为便益”，并要求“重行委官参考订正”“三复校正”。①太医院接到有关请求，述说校正程序：

> 南丰危亦林《世医得效方》，编次有法，科目无遗。江西提举司校正之，牒上于院，下诸路提举司重校之。复白于院，院之长贰僚属皆曰：善。付其属俾绣梓焉。②

此段引文说明了校正的三道程序：第一道，由危亦林上司江西提举司校正，确认其价值之后，呈交太医院；第二道，太医院接到书后，将书下送诸路提举司重校，此为医学提举司职能之一③；第三道，太医院医官总合诸路医学提举司交来意见，再确定该书价值，才决定刊行。④《世医得效方》不是元廷下令编修的，过程也经过三道：太医院“三复校正”，并送下诸路医学提举寻求意见，然后将意见反馈给太医院，太医院长官一致同意后才予付梓。由元廷推动编修《本草》，严谨程度应有过之而无不

① 白申行：《江西官医提举司牒太医院书》，危亦林撰，王育学点校：《世医得效方》，北京：人民卫生出版社，1990年，第13页。

② 《太医院题识》，危亦林撰，王育学点校：《世医得效方》，第7页。

③ 太医院下又有医学提举司、官医提举司。元廷在诸路设医学提举司：“秩从五品。至元九年始置。十三年罢，十四年复置。掌考较诸路医生课义，试验太医教官，校勘名医撰述文字，辨验药材，训诲太医子弟，领各处医学。”（《元史》卷88《百官四》，第2222页）

④ 《饮膳正要》亦经过同样的程序。《饮膳正要》：“天历三年三月三日，饮膳太医臣忽思慧进上。中奉大夫、太医院使臣耿允谦校正。奎章阁都主管、上事资政大夫、都留守内宰、隆祥总管、提调织染杂造人匠都总管府事臣张金界校正。资德大夫、中政院使、储政院使臣拜住校正。”忽思慧：《进书表》，《〈饮膳正要〉注释》，第73页。《饮膳正要》由忽思慧进呈，再经太医院使臣耿允谦等人校正。

及。高鸣《御药院方序》曰：

> 太医提点荣禄许公，暨二三僚友，取御药院壬寅所刊方书板，正其讹，补其缺，求其遗亡而附益之。①

“壬寅”为蒙古太宗皇后乃马真后称制元年、宋理宗淳祐二年（1242年）。北宋真宗时，已有《御药院方》，此书应源自金代御药院。许国祯所做工作有三项：改正错误、补充缺漏、增加未收药方。许国祯在乃马真皇后称制元年编成《御药院方》，但此书迟至至元三十年才刊行，足足等了五十一年。太医院由编修至刊行医书，中间或经很多反复讨论，旷日持久。

在编修《本草》时，许国祯广揽人才，如姚燧《南京路医学教授李君（纲）墓志铭》所言：“至元二十一年（1284），改襄阳医学教授。寻诏尚医：‘今《本草》中土物，且遗阙多，又略无四方之药。宜遍征天下医师夙学多闻者，议板增入。’君在征中。”②南京路医学教授李纲是真定人，史载其在至元二十一年后入太医院，实际年份则无法推断，应是许国祯召集诸路医学教授参与其事的时间。黄溍《俞器之传》：“用荐者以布衣对禁中，被旨入翰林，与纂次本草事，遂为太医令史。”③俞器之是金华人，年十六入京拜罗郎中为师，原入翰林国史院。撒里蛮、许国祯在领衔编《本草》时，同时供职于翰林国史院，俞器之既是他们的同事，也是修订《本草》的伙伴。俞器之因有医学才能后又转入太医院，不过只是太医令史，位阶也不高。俞器之的加入说明许国祯确实招揽了医者襄助他编修《本草》。

然而，地方医学教授或医者的医学水平能否胜任则要打个问号。太

---

① 许国祯：《御药院方》，北京：中医古籍出版社，1983年，第1页。
② 查洪德编校：《姚燧集》卷29，北京：人民文学出版社，2011年，第450页。
③ 《黄溍集》卷19，杭州：浙江古籍出版社，2013年，第699页。

医院总领天下医政，各路医学教授的选任权在医学提举的手上。①而医学提举之设，与元廷在各路置医学机构有关。中统三年，太医院大使奏告：

“医学久废，后进无所师受。设或朝廷取要医人，切恐学不经师，深为利害。依旧来体例，就随路名医充教授职事，设立医学，训诲后进医生勾当”等事。仍保举到随路名医人等充各路教授。②

地方医学机构的建立，是为了培养医生，故该大使建议选取地方名医充任教授职。至元二十二年四月，吏部再次规定：“精选各路医学教授，训诲医生，无得滥保空疏无学之人。”③各路医学教授的选定，依一定程序：

自今后创保到教授，或补填名阙教授，许令本路总管府并管医人提举司令众选保委的学问赅博、医业精通、众医推服、堪充师范之人，具籍贯、姓名、年甲、脚色，仍令保定教授亲笔书写医愈何人病患、脉证、治法三道，连申尚医监，又行体覆试验，考较优劣，委的相应，准保施行。④

医学教授由该路名医充任，并需检验其医术水平，最后由“太医院定拟”。例如李仲谦，“外舅张仪之世业医，有声燕、赵间，从学有得，医院檄为沧州学正，升河间路教授”⑤。李氏经由太医院审核其医术能力而授职。

虽然如此，医学教授的素质也是无法保证的。梁其姿指出，宋元政

① 参见许有壬：《故成全郎诸路医学提举部公墓志铭》，《许有壬集》卷54，第606页。
② 《元典章》卷32《礼部五典章三十二》，第1104页。
③ 同上，卷9《吏部三典章九》，第312页。
④ 同上，第314页。
⑤ 许有壬：《故济宁路医学教授李君墓碣铭》，《许有壬集》卷58，第640页。

府虽有意推动各种医政及人才训练，在执行时却遭遇许多困难。[①]元贞二年（1296年），因有医学正作弊，借别人讲义来抄，然后升迁至医学教授的案例，于是“今后令本处医学教授于官降题目内出题，令本人亲笔课义三道、治法一道，先行考试相应”[②]。然后，交呈本路总府、本道肃政廉访司，再送至太医院给诸路医学提举司考校。然而诸路医学教授并没有依照太医院颁下的医义题目教授生员。于是，再规定“今后拟合令教授、学正、学录、教谕人等，须要于三年已里官降题目内，教授作医义三道，治法一道，学正课医义二道，治法一道，亲笔真谨书写，保申到院，考校文理相应，治法允当”[③]。这个做法是为了确保医学教授的素质。

所以，许国祯征召诸路医学教授和医者的做法，在当时体制下，能否找到最理想的人选？确实说不好。简言之，从至元二十一年十二月到二十五年九月，是元廷第一次编修《本草》。这一阶段编修《本草》的特点有二：一，撒里蛮、许国祯共同负责；二，许国祯征召地方诸路医学教授入太医院参与其事。

三、韩公麟参与第二次编修《本草》

在元代医学史上，“韩公麟”不是一个响亮的名字；他的医学成就更无法与朱震亨、罗天益相比。韩公麟没有医著留传，后世知之者亦不多。[④]元代中期名臣苏天爵为其撰写行状，将其一生大事载录下来，是

---

① 梁其姿：《宋元明的地方医疗资源初探》，载氏著《面对疾病——传统中国社会的医疗观念与组织》，北京：中国人民大学出版社，2012年，第127—154页。

② 《元典章》卷9《吏部三典章九》，第315页。

③ 《元典章》卷32《礼部五典章三十二》，第1108页。

④ 柯劭忞《新元史》将韩公麟称为韩麟，并附于许国祯、许扆之后，见柯劭忞撰，余大钧标点：《新元史》卷151《许国祯传》，长春：吉林人民出版社，2005年，第2537—2539页；高伟：《金元医学人物》，兰州：兰州大学出版社，1994年，第144—145页。高伟只是将韩公麟墓志铭改写成白话文。

为《资善大夫太医院使韩公行状》。[1] 苏天爵所写韩公麟行状，是关于韩氏生平的唯一资料，收入《滋溪文稿》中。这篇行状记载，至元二十六年，许国祯荐举名医，韩公麟在其中并获元世祖亲自考问，后入仕太医院，最终任太医院使。世祖至元至成宗大德年间（1264—1307），太医院经历大变动，韩公麟不仅身历其中，还参与了两部医书——《大元本草》《圣济总录》的编修。

前述学者利用这篇行状说明元代官方编有《大元本草》，但未将行状重点内容凸显出来。韩公麟是真定人，祖上仕于金朝，到韩父开始才习医。韩公麟随父习医，既长，游于京师公卿间。《资善大夫太医院使韩公行状》记：

> 至元己丑，故礼部尚书许公国祯举名医若干人以闻，公与焉。帝召见便殿，各询其人所能，出示西域异药，使辨其为何药也。公食其味，独前对曰："此与中国某药侔。"帝加赏异，命为尚医。……世祖以《本草》为未完书，命征天下良医为书补之。公承命往以罗天益等二十人应诏。又尝校定《圣济总录》，医者赖焉。[2]

韩公麟能入太医院，是因为许国祯的推荐。"至元己丑"即至元二十六年，许国祯"凡所引荐，皆知名士，士亦归重之"[3]。许国祯推荐的人，名实相符。苏天爵将韩公麟参与编修《本草》一事，分开在两处载录。许国祯兼太医院提点，是最高领导，有荐举名医权责。元世祖见韩公麟时询问与西域药物有关的问题，对韩氏的对应很满意，于是委他参与编修

---

① 苏天爵在泰定元年（1324 年）任翰林国史院典籍官，参与《武宗实录》《文宗实录》编修，并完成《国朝名臣事略》一书，对元朝历史掌故、重要人物生平了如指掌。见孙克宽：《元儒苏天爵学行述评》，载氏著《元代汉文化之活动》，台北：台湾"中华"书局，1968 年，第 382—413 页；萧启庆：《苏天爵和他的元朝名臣事略》，载氏著《元代史新探》，台北：新文丰出版社，1983 年，第 323—332 页。

② 苏天爵：《滋溪文稿》卷 22，北京：中华书局，1997 年，第 372 页。

③ 《元史》卷 168《许国祯传》，第 3963 页。

《本草》。由于编修《本草》是繁重工作，一人之力无法完成，组织一个班底来完成工作实属必要。

按《元史》所载，太医院在至元二十五年九月完成《本草》的编修。如果事情就此完结，为何一年之后许国祯再荐举韩公麟给元世祖？行状透露了一个信息：元世祖以太医院已编成《本草》为未完书。所谓“未完书”，即元世祖对至元二十五年修成的《本草》并不满意，不能刻印，更不能颁布，因而有重修之举。

正如前引许有壬所说，元朝幅员辽阔，将西域药物纳入《本草》已成为当时之需。元廷编修《本草》正好满足了这种需求。当时许国祯举荐了若干人，元世祖亲自询问并出示了西域药物，唯独韩公麟能指出西域药物与中原药物的相同点（当指药性而言）。元世祖想再编《本草》，所以考问医者时出示西域药物由医者辨别。由此来看，元世祖认为第一次编修的《本草》在西域药物部分做得不够，或者有待完善。既然如此，许国祯可以找西域人帮助成事。

元世祖对西域医药的重视，早于中统四年就表现出来了，已委拂林（今叙利亚）人爱薛“掌西域星历、医药二司事，后改广惠司”①。至元十年春正月，“改回回爱薛所立京师医药院，名广惠司”②。到二十九年，再置大都、上都回回药物院，掌回回药事。③但是，编修《本草》既集合中土和西域药物，官方回回药物机构亦在，若邀请西域人参与其事，能起互补作用。④

---

① 《元史》卷134《爱薛传》，第3249页。有关爱薛生平，亦可见韩儒林：《爱薛之再探讨》，载氏著《穹庐集——元史及西北民族史研究》，上海：上海人民出版社，1982年，第93—108页；金浩东：《蒙元帝国时期的一位色目官吏爱薛怯里马赤》，余太山、李锦绣主编：《欧亚译丛》第1辑，北京：商务印书馆，2015年，第224—263页。

② 《元史》卷8《世祖纪》，第147页。

③ 《元史》卷88《百官志》，第2221页。

④ 元廷有以西域人制衡汉人的政治结构，见王明荪：《元代的士人与政治》，台北：台湾学生书局，1992年，第67—132页。

元廷医疗机构很多，回回药物院、广惠司均属太医院。① 脱脱修《宋史》成，在《进宋史表》开列领衔者，其中阿鲁图官衔“开府仪同三司、上柱国、录军国重事、中书右丞相、监修国史、领经筵事、提调宣政院太医院广惠司事”②，可见广惠司属于太医院下。另一个例子是速儿哈散，“大德十一年，仁宗皇帝潜邸尝为速古儿赤。延祐二年，授承务郎太医院上都回回药物局达鲁花赤”③。大都回回药物局亦属太医院。从上述官衔可见，广惠司、回回药物局的回族医者名义上由太医院统领。此外，御药院、太医院也会有西域人。例如高昌人答里麻（在大德十一年）“授御药院达鲁花赤，迁回回药物院”④。德卿（至大中）“以积劳授御药局达鲁花赤，升太医院经历”⑤。爱薛长子野里牙（又作“也里牙”）也曾担任过太医院使。⑥ 所以，西域人任太医院机构官职（甚至是太医院使）并无不可。由此来看，许国祯作为太医院领导，编修《本草》时，如需征用西域人相助，不应有困难。虽然，韩公麟之外的医者是谁，行状没有记载，但是应该有西域人参与编修之事。至元二十六年，许国祯重点推荐给元世祖的是韩公麟，而不是西域人。

换言之，早在至元十年，回回与汉族两类医者在元廷中就已存在。元廷增修《本草》的目的，就是想“以尽异方之产”，吸纳西域药物。武兰香《元代太医院使群体特点研究》指出，元代太医院使数量不断增加，在大德五年由十人增至十六人，英宗时定为十二人；该文并据危亦林《世医得效方》所列太医院官医名字，认为太医院使由多民族组成，并以重臣担当。⑦ 不过，太医院使由多民族组成的情况，不见于至元到大德

① 张其成主编：《太医院医事春秋》，第6页。《元史》卷88《百官志》，第2221页。
② 《宋史》附录《进宋史表》，北京：中华书局，1977年，第14253页。
③ 俞希鲁编纂，杨积庆等点校：《至顺镇江志》卷15，南京：江苏古籍出版社，1999年，第617页。
④ 《元史》卷144《答里麻传》，第3431页。
⑤ 黄溍：《宣徽使太保定国忠亮公神道第二碑》，《黄溍集》卷19，第1083页。
⑥ 《元史》卷32《文宗纪》，第715页。
⑦ 武兰香：《元代太医院使群体特点研究》，《甘肃联合大学学报》2010年第2期。太医院有多族群一事，早见于王振国：《中国古代医学教育与考试制度研究》，第315—317页。

回年间的太医院。[①] 若将两种不同医学人员拉在一起，可以推想的是两方人员容易产生摩擦，兼且言语不通 [②]，不一定能够协调。

元世祖从潜邸开始，注重汉法，也倚重汉人儒者。自李璮 [③] 之变后，西域人在朝中势力再度抬头，诸如阿合马、桑哥都是权倾一时。汉人儒者轻视西域人，与他们相处不来，在至元年间，只是靠拢皇太子真金、丞相安童。[④] 许国祯子许扆，与桑哥更势成水火，“忽鲁火孙（引者按：即许扆，元世祖赐名）与丞相安童善，国政多所赞益，桑哥忌之，数谮于上，帝不之信。桑哥败，系于左掖门，帝命忽鲁火孙往唾其面，辞不可，帝称其仁厚” [⑤]。桑哥执政于至元二十四年，死于二十八年，与第二次再编修《本草》的时间重合，许扆后来继其父职太医院使。许扆从学许衡，许衡与窦默、姚枢等人同为皇太子真金辅翼。许国祯既有名声，绝不只是太医院领导而已，而是朝中重要政治人物，与其子同时身处世祖朝政治风眼当中。在此汉人与西域人不和的政治背景下，不愿意和西域医者、西域人合作，就不难理解了。

然而，韩公麟行状和李纲墓志铭反映出前后编修《大元本草》的方向略有不同。首先，李纲被征召，反映的方向是集合诸路医学教授，这是在元初建立的医学体制下从地方征集医学人才。诸路医学教授负责地方医学教育，能够掌握所在地的药物情况。李纲从襄阳医学教授入太医院工作。元世祖委派韩公麟办的事情，这次不再是从诸路医学教授中征召，而是征集天下良医。当时，元廷令韩公麟奔走征召天下良医，拟定

---

① 大德年间，元廷组织十二人重校《圣济总录》，名单之内的太医院医官，无回回医者，十人是南人和北人，两人是蒙古人。

② 有关说明，参见萧启庆：《九州四海风雅同——元代多族士人圈的形成与发展》，台北：联经出版公司，2012 年，第 165 页。《秘书监志》：“至元二十五年，设通事一名。二月内为秘府纂修地理图志，监官扎马剌丁西域人，华言未通，可设通事一人。”可见汉人与西域人依靠通事沟通。

③ 李璮（？—1262），宋元之际潍州（治今山东潍坊）人，字松寿。随父降蒙古。中统元年为江淮大都督，三年乘元世祖平定阿里不哥之乱举兵反蒙古。后被史天泽围攻于济南，被俘而死。

④ 萧启庆：《西域人与元初政治》，台北：台湾大学文学院，1966 年。特别是第 4 章“忽必烈时代西域人与汉人政治势力的消长”。

⑤ 《元史》卷 168《许国祯传》，第 3964 页。

二十位医者作为征召对象。

其次，李纲墓志铭说编修《本草》是将遗漏的中土药物和四方之药补入。四方之药包括中土之外的西域药物。这时编修《本草》的目的，如许有壬所说，是想汇合中土与西域药物。直到元世祖见韩公麟，谈的是西域异药辨别问题，结论是西域药物能用中土药物代替。这种转向意味着汉人医者也了解并能处理西域药物，可以找出有相近药性的中土药物。这种转变的原因，已无法追寻，有可能是许国祯与西域医者之间无法磨合引起的。

韩公麟一人之力仍未足够，其他二十人获邀加入，罗天益是重点招揽对象，故特标示其名。

四、许国祯、罗天益与韩公麟

许国祯，山西曲沃人，父祖仕于金，“博通经史，尤精医术”。元世祖尚未即位，即征召他治病。世祖即位，授许国祯荣禄大夫、提点太医院事；至元十二年迁礼部尚书，后进阶光禄大夫。元廷以重臣领太医院，《大都三皇庙碑》说：“帷幄重臣领之。其贵且重。”① “世祖在潜邸，国祯以医征至翰海，留掌医药。庄圣太后有疾，国祯治之，刻期而愈。”② 许国祯母亲韩氏也懂医术，因医侍庄圣太后（元宪宗拖雷皇后，忽必烈母）有功，“赐以真定宅一区，岁给衣廪终身，国祯由是家焉”③。许氏亦曾被派往祭祀扁鹊。在元世祖朝，许国祯甚受重用。

韩公麟被命为尚医，即在太医院内任职。④ 至元二十年，太医院改称尚医监，二十二年又回太医院，两个名称换来换去。许国祯先招揽韩公

① 《许有壬集》卷 44，第 521 页。
②③ 《元史》卷 168《许国祯传》，第 3962、3964 页。
④ 张其成:《太医院医事春秋》，第 71 页。

麟，再由韩公麟负责招揽李杲弟子罗天益，二十位获招揽的医者中，特别指明罗天益，反映罗天益在当时具有一定地位。还有，许国祯把家安在真定（今河北正定），韩公麟、罗天益同是真定人，加上第一次编修的参与人员李纲也是真定人，从某种程度上来说，他们具有同乡背景。

一般来说，大型文化工程均由重臣领衔，唐宋时期已是这样。许国祯一直都是太医院提点，即使迁礼部尚书后仍兼太医院事。许国祯先后两次编修《本草》，招揽真定医者①，而罗天益是第二次编修时的重点招揽对象。

罗天益《卫生宝鉴》有其行医记录，曾为朝中大臣、达官贵人治病，活跃于中统至至元年间（1260—1294），在真定府行医。在忽必烈即位前，罗天益、窦子声、忽吉甫三人以医者身份随侍忽必烈于瓜忽都（《元史·世祖纪》作“爪忽都”）。罗天益此时从窦子声习针灸。罗天益更曾奉召至六盘山，蒙古大军攻宋时亦为军医②到扬州、邓州等地。所以，罗天益应是比韩公麟更早为元廷服务。许国祯、韩公麟找罗天益来相助，更容易获得世祖信任。

罗天益有医名，除了从军为军人医治外，亦常为达官贵人治疗。《卫生宝鉴》记：

> 中书左丞相史公，年六旬有七，至元丁卯（四年，1267）九月间，因内伤自利数行，觉肢体沉重，不思饮食，嗜卧懒言语，舌不知味，腹中疼痛，头亦痛而恶心……易数医，四月余不愈。予被召至燕，命予治之。③

---

① 陈高华最早留意元代名医出自真定的情况。见陈高华：《忽必烈修〈本草〉》，《元史研究论稿》，第449页。

② 有关罗天益随军治疗事迹，详见以下诸文。龚钝：《略谈〈卫生宝鉴〉中罗天益随军治案》，《中华医史杂志》2000年第1期；王妮：《罗天益随军行医考》，《长春中医药大学学报》2013年第4期；王妮、宋珍民：《罗天益随驾行医考》，《陕西中医学院学报》2013年第3期。

③ 罗天益：《卫生宝鉴》卷5，收入许敬生主编：《罗天益医学全书》，北京：中国中医药出版社，2015年，第52页。

"史公"正是元初名将史天泽，是真定的汉人世侯，平定了李璮之变。至元五年，罗天益举医学提举忽吉甫为史天泽针灸，后联同其他医者为史天泽治疗。① 又记：

> 中书左丞董公彦明，中统辛酉夏领军攻济南，时暑隆盛，军人饮冷，致成痢疾，又兼时气流行，左丞遣人来求医于予。②

董彦明即董文炳，是元初重要大将和汉人世侯，藁城人，原是藁城令，而藁城是真定属县。董氏是忽必烈潜邸旧臣，受特别恩宠。元定宗元年（1246 年），罗天益已与其弟董文忠交好。至元十五年，董文忠拜中书左丞兼枢密院事。可见罗天益与董氏一家关系很好。③ 史氏、董氏经历李璮之变后，从地方万户转为中央官僚家族，史天泽之后仍有十五人官至中品或以上，董文忠等兄弟并有七人官中品或以上。④ 罗天益曾为许衡、姚枢、张仲谦、刘秉忠、合刺合孙 ⑤ 等人治病，他们均是元世祖朝极具分量的大臣。至元年间，罗天益已回真定行医，《卫生宝鉴》记最晚一次元世祖下旨召罗天益至大都为大臣治病是至元二十年。⑥ 罗天益经宪宗、世祖两朝，已是真定名医。所以，韩公麟再找他入太医院，可谓编修《本草》的强大援助。

罗天益与朝臣关系亦佳。王恽是元初名儒，得姚枢推荐入朝，卒于大德八年。他分别为罗天益的两本书——《医辨》和《卫生宝鉴》写

---

① 罗天益：《卫生宝鉴》卷 8，《罗天益医学全书》，第 70 页。
② 罗天益：《卫生宝鉴》卷 4，《罗天益医学全书》，第 42 页。
③ 董文忠推荐乡人王思廉一事反映了同乡意识的重要性。"王思廉字仲常，真定获鹿人。幼师太原元好问，既冠，张德耀宣抚河东，辟掌书记，复谢归。至元十年，董文忠荐之，世祖问文忠曰：'汝何由知王思廉贤？'对曰：'乡人之善者称之也。'遂召见。"（《元史》卷 160《王思廉传》，第 3765 页）
④ 孙克宽：《元代汉军三世家考》，《元代汉文化之活动》，第 296—330 页。萧启庆：《元代几个汉军世家的仕宦与婚姻》，《内北国而外中国：蒙元史研究》，北京：中华书局，2007 年，第 291—292 页。
⑤ 王妮、宋珍民：《罗天益随驾行医考》。
⑥ 罗天益：《卫生宝鉴》卷 17，《罗天益医学全书》，第 150 页。

序①。《跋罗谦甫医辨后》说罗天益又写成《医论》二篇，求书于王恽。② 另罗天益花了三年时间写成《内经类编》，理学家刘因特为此书写序，叙其师承。③ 刘因又有《答医者罗谦父》，述说其因患眼疾，蒙罗天益多次送书，如《医经辨惑》《脾胃论》。④《元史·刘因传》载国子司业砚坚在真定授徒，刘因师从其学，之后再回保定。砚坚与罗天益亦有交情，并为《卫生宝鉴》写序，以及为罗天益老师李杲撰传。⑤ 上述资料反映出罗天益或好与儒者交往，虽是医者，在真定、朝廷中却是颇有面子的。

李杲，字明之，晚年自号东垣老人，也是真定人，当时有盛名。"明之授罗天益谦甫，明之国初有盛名，尝著《伤寒会要》诸书行于世，谦甫亦著《内经类编》。两人者皆家真定。君盖及见谦甫，尽得明之之书读之，而有发焉，故其医业过人如此。"⑥ 李濂《云峤翁传》曰：

> 又尝曰：《本草》备载药性，修于有宋政和间，自隋唐以来，明察药性者，东垣一人而已。抑能用东垣之气味，而上兼仲景之方法，丹溪其庶几乎。然二子元人也，生于政和修书之后，高见绝识，《本草》中寔未之载，某备录二子之言，间出己见，以补《本草》之阙，于是著《本草补遗》若干卷。⑦

后世医者认同李杲明晓药性，其弟子被召入编修《本草》也不足为怪。从上述罗天益的交友来看，他在元廷中的人脉关系不容小觑。

---

① 王恽：《卫生宝鉴序》，《王恽全集汇校》第5册卷41，北京：中华书局，2013年，第1992页。
② 王恽：《跋罗谦甫医辨后》，《王恽全集汇校》第7册卷72，第3049页。
③ 刘因：《内经类编序》，商聚德点校：《刘因集》，北京：人民出版社，2017年，第198页。
④ 刘因：《答医者罗谦父》，《刘因集》，第415页。
⑤ 砚坚：《序》，《罗天益医学全书》，第8页；砚坚：《李杲传》，收入李濂辑，俞慎初审定，俞鼎芬等校注：《医史》卷5，厦门大学出版社，1992年，第95—99页。
⑥ 苏天爵：《元故尚医窦君墓碣铭》，《滋溪文稿》卷19，第311页。
⑦ 收入黄宗羲编：《明文海》卷417，北京：中华书局，1987年，第4348页。

汉人世侯史天泽降蒙后，为真定等五路（包括真定、河间、大名、东平、济南）万户，镇守真定，安抚流寓文士和大兴文教①，中统二年为中书右丞相，至元四年改中书左丞相，在朝中与许衡、窦默属同一集团。②赵复、窦默、姚枢、许衡以真定为基地，传承周程朱子理学，受史天泽荫庇。③此外，罗天益曾拜窦默为师习针灸，而窦默亦得世祖赏识，是世祖身边的重臣。

许国祯所荐医者极多，窦行冲是另一医者。《元故尚医窦君墓碣铭》说：

> 真定窦氏以医术名著百余年矣，至君而名益显。君讳行冲，和卿其字也。世祖皇帝在位既久，一时才俊悉被任用，闻郡国有名能艺术者亦遣使征之。亲询其人，以察其所学，而其人非真有所能则亦不敢应也。当是时，光禄大夫许公国桢领尚医事，以君名闻，即日被征。既至，入见便殿，赐对称旨，命为尚医。④

窦氏累世为医已有百余年，可上溯至金代。元世祖征有艺术异能者，许国祯知窦行冲有名，因而征召他。墓文又说："会皇孙梁王开国云南，诏选尚医从行，近臣以君应诏。"⑤世祖派皇孙甘麻剌（真金长子）出镇云南，此事在至元二十七年。窦行冲被征召及与世祖问对，必早于这一年，

---

① 孙克宽：《元代汉军三世家考》，《元代汉文化之活动》，第250—270页。萧启庆：《元代几个汉军世家的仕宦与婚姻》，《内北国而外中国：蒙元史研究》，第276—345页。聂树峰、王秀珑：《史氏家族在真定——金元之交的汉人世侯剖析》，《石家庄师范专科学校学报》2000年第3期。晏选军：《金元之际的汉人世侯与文人》，《中南大学学报》2007年第1期。赵琦：《金元之际的儒士与汉文化》，北京：人民出版社，2004年。

② 元明善《丞相东平忠宪王碑》记："（安童）年十八入相，荐引端良，责成职任，汉士如史丞相天泽、姚左丞枢、许左丞衡、商参政挺、窦学士默尤杰者也。"载氏著《清河集》卷3，收入《续修四库全书》，上海：上海古籍出版社，1995年，第11页。参见唐长孺：《蒙元前期汉文人进用之途径及其中枢组织》，载氏著《山居存稿》，北京：中华书局，1989年，第573—575页。

③ 安部健夫：《元代的知识分子和科举》，《日本学者研究中国史论著选译》第5册，北京：中华书局，1993年，第671页；范洋达：《元初的东平学风及影响》，《兴大历史学报》2007年第19期。

④⑤ 《滋溪文稿》卷19，第310页。

最可能是在第二次编修《本草》时（即二十六年）。窦行冲应是被征召的二十人之一，亦如韩公麟一样，得世祖亲自接见。至元二十二年，有官员上奏建议世祖禅位于嫡子真金，被西域人阿合马的余党告发，真金因惶恐不可终日而亡，真金两子分别由窦行冲、韩公麟照护。①

许国祯于至元二十六年筹组第二次编修《本草》时，一改先前策略，不再从诸路医学教授中找来编修人员，而是改为延揽名医，因而此时从真定征召韩、罗、窦三人。然而，罗天益是否应韩公麟的招揽而于二十六年入太医院？目前没有留存相关资料，因而不得而知。

从许有壬在元代中后期寻访故老所得结果来看，世祖时《本草》没有刻印、颁行，否则许有壬必能看到。至于是否编成，也存在疑问。许国祯卒年史无明载，但必早于元世祖，因其去世时元世祖特赠金紫光禄大夫，谥忠宪。即是说，世祖朝许国祯已死，编修《本草》计划有没有继续下来，同样不得而知。窦行冲随甘麻剌至云南，而韩公麟也被委以其他任务。二十八年，世祖授韩公麟医正郎、御药副使。御药局从五品，掌两都行篋药饵，置于至元十年，有副使二员。②韩公麟在世祖末年，即至元三十年随当时的皇太子铁穆耳抚军北边，铁穆耳即位后，韩公麟在太医院中得到起用。韩公麟的行状说：

> 明年，诏皇孙抚军北边，公从行。次野马川，皇孙疾初愈，欲出猎。公白："殿下是行所系至重，今疾新愈不可以风。臣受诏调护殿下，有如疾不可为，臣死固不足惜，奈宗庙社稷何。"皇孙嘉其言而止。甲午，世祖宾天，皇孙归自抚军，即皇帝位，是为成宗。公易阶为承直郎，迁太医院副使。寻加奉议大夫，又迁中顺大夫、太医院大

---

① 真金有三子：长子甘麻剌，次子答剌麻八剌（病死于至元二十八年），三子铁穆耳（于至元三十年受皇太子宝）。

② 《元史》卷88《百官志》，第2221页。

使。大德辛丑，升太医院为二品，进嘉议大夫、佥书太医院事。①

从至元二十六年至二十八年，韩公麟在太医院工作，转而供职于御药院，三十年再随成宗抚军。许国祯可能就是在这段时间里过世的，世祖也于至元三十一年驾崩。当韩公麟调职之后，两大编修《本草》的领头人许国祯、韩公麟（窦行冲也赴云南）就都不在了，相关工作停顿，也是可以理解的。

成宗即帝位后，立即将韩公麟从医正郎、御药局副使，易阶为承直郎，迁太医院副使。大德五年六月，成宗重整太医院，将太医院位阶由三品提升至二品，以平章政事、大都护、提点太医院事脱因纳为太医院使②，设官十六员，并以帷幄重臣统领，以示其贵重。③这次重整太医院，人员也出现很大的变动，编修医书的方向也出现另一种转变。许国祯本想重新编修《本草》，其志未成；成宗即位，集合人力转为重编《圣济总录》。

结　论

元廷因应幅员辽阔，故有重编增修《本草》之举。元世祖对此事很感兴趣，委许国祯主持其事。不过，第一次编修《本草》成书后，元世祖对此书不太满意，在至元二十六年再次启动编修工作。从许有壬的说法来看，第二次编修《本草》也没有编成。从许国祯去世，韩公麟随皇太子外行，原来的编修主力人员均已四散。

元廷编修《本草》应视为未完书，更从未刻印、颁行，或许只有至

---

① 苏天爵：《资善大夫太医院使韩公行状》，《滋溪文稿》卷22，第372页。
② 《元史》卷20《成宗纪》，第436页。
③ 许有壬：《大都三皇庙碑》，《许有壬集》卷44，第521页。

元二十五年藏于秘府的本子。第二次编修《本草》时，许国祯不再征集诸路医学教授，反而寻找有名医者相助：韩公麟、罗天益、窦行冲。而韩、罗、窦三人均是真定医者，与许国祯地域背景相关。元世祖考问韩公麟有关西域药物知识，结合元世祖不满第一次编修《本草》而有重编之举，第一次编修时，很可能在处理西域药物时出现了一些问题。元廷之内早已有西域医者，从现有数据来看，西域医者身处广惠司、回回药物院中，这两个机构名义上属于太医院，然而西域医者在太医院内尚未占据什么重要位置。在政治方面，许国祯父子与西域人关系恶劣，因而有意排斥西域医者参与编修《本草》，也是可以理解的。许国祯唯有找当世名医入太医院相助编修事宜。随着世祖朝过去，成宗即位，太医院被重组，其品阶亦被提升，此时太医院却集合人力编修另一部医书《圣济总录》，编修《本草》一事只能说是无疾而终。①

元代太医院虽然具有编修医书的职能，但是人力资源却很有限，透过本文论述可以看到，太医院编修《本草》时，不论是第一次还是第二次，都需要寻找太医院以外的医者相助。世祖至元二十二年，太医院置提点四员，院使、副使、判官各二员，共十员。二十六年，第二次编修《本草》时就要向外征召二十位名医，所需人力，已超出整个太医院的规模。大德五年，太医院升为二品，设官十六员。成宗又组织十二位医官重校《圣济总录》②，其中十人为太医院医官，书成后“刊于有司，布之天

---

① 元廷官修《本草》没有成书、刻印及颁行，那么，元代民间医者使用什么本草书？《政和新修经史证类备用本草》在元大德年间有印本，应是因应民间医者有所需求而刊刻。《政和新修经史证类备用本草》刊印情况，参见渡边幸三：《唐慎微の經史證類備急本草の系統とその版本》，《本草書研究》，大阪：杏雨书屋，1987 年，第 42—114 页。

② 包括医愈郎诸路医学副提举臣申甫、医效郎御药院副使臣王希逸、承直郎太医院判官臣和思诚、奉训大夫太医院判官臣隋有、朝列大夫太医院副使臣王佐、集贤直学士朝列大夫太医院副使臣欧阳懋孙、中顺大夫太医院使臣韩公麟、少中大夫同提点太医院事臣汪斌、嘉议大夫提点太医院事臣麻维繇、正议大夫同签枢密院事左卫亲军都指挥使提点太医院事臣郑忙古歹、昭文馆大学士正奉大夫提点太医院事臣李邦宁、荣禄大夫平章政事大都护提点太医院事臣脱因纳，见申甫等：《总录后序》，收录于郑金生、汪惟刚、犬卷太一校点：《圣济总录（校点本）》下册，北京：人民卫生出版社，2013 年，第 2343 页。

下”①。《圣济总录》得以重校、编书完成、刻印、颁行，有赖成宗对太医院规模的扩充。重校《圣济总录》的十二位医官里，太医院最高长官提点太医院事有三人，两人为蒙古人，一人为南人（李邦宁）；其余九人之中两人为南人（欧阳懋孙、汪斌），七人应为汉人，而无西域人。成宗朝太医院人员组成也显现新的景象，而《圣济总录》编修历程以及南人医者成为太医院提点之事，饶具意义，当中来龙去脉，另文处理。

① 焦养直：《大德重校圣济总录序》，《圣济总录（校点本）》下册，第2342页。其影响亦见《元典章·礼部》："圣朝颁赐《圣济总录》，以惠天下。"（《元典章》卷32《礼部五学校二》，第1113页）《弘治徽州府志》："大德五年，颁《圣济总录》，路州县各一部，教官掌之。"（汪舜民：《弘治徽州府志》，收入《四库全书存目丛书·史部》第180—181册，台南：庄严文化事业有限公司，1997年，第728页）

上海中医药博物馆藏古代碑刻医方拓片考释

张如青（上海中医药大学科技人文研究院）

无际禅师换骨丹碑刻拓片现藏上海中医药博物馆（前身为上海中医药大学医史博物馆）。《中国医学通史 · 文物图谱卷》（以下简称《图谱卷》）①载录了该拓片的彩色照片，并附文字说明："换骨丹药方碑拓片　清拓。长 76.5 cm，宽 31 cm。原碑立于宋代洛阳兴国寺，内容为该寺无际禅师所传治疗骨科疾病之换骨丹等药方。上海中医药大学医史博物馆藏。"自《图谱卷》载录该碑刻医方拓片照片后，其后各相关出版物或文章转载该图片并沿袭其文字说明，均未进一步详细深入考证。如《中国石刻医方精要》②转录《图谱卷》所载图片（黑白照），并作"按语"，对碑文进行释读、标点与注释。但"按语"沿袭《图谱卷》之说，认为碑文内容是宋代洛阳兴国寺无际禅师所传治疗骨科疾病之换骨丹等药方。仅增加以下文字："包括药物组成、炮制与服用方法及临床适应证

① 傅维康、李经纬、林昭庚主编：《中国医学通史 · 文物图谱卷》，北京：人民卫生出版社，2000 年。

② 康兴军、王妮编著：《中国石刻医方精要》，西安：陕西新华出版传媒集团、陕西科学技术出版社，2015 年，第 8 页。

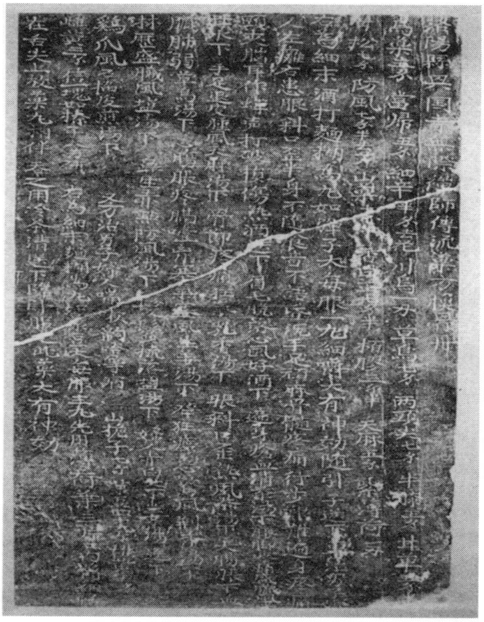

换骨丹药方碑拓片图版

等。”另，碑文释读、注释存在字、词误读错注，标点亦多不妥，对整个碑文、医方、药物及病症缺乏深入的考释与研究。

从图版来看，此碑从右侧碑缘上三分之一处到左侧碑缘二分之一处有一条斜向裂痕，可知当年拓印时此碑已是断碑，当是将碑的上下两块拼接后才行拓印的。所幸裂痕处的文字仍能辨识。据彩色图版，无际禅师换骨丹药方碑拓片共有十二行文字，刻录了两首古代医方，除“换骨丹”外，还有一首“治男子妇人喘嗽齁哈等病”方。今对该碑刻拓片所录两首医方重做释读、标点、注释，并就其中的若干问题进行考释。

一、释读和标点

【原文及标点】

洛阳县兴国寺无际禅师传流药方换骨丹

乌药五夘（钱） 当归五夘 细辛半夘去花 川乌一艰（两） 草

乌七分　两头尖[1]七分　牛膝五分　甘草五分半　甘松七分　防风七分半去芦　山药七分半　香白芷七分半　柏胶[2]三分半　天麻五分　紫薄荷一双

右为细末，酒打麺糊[3]为丸，如弹子[4]大，每服一丸，细嚼，大有神效。随引子[5]送下，专治男子妇人左瘫右患（痪）[6]，眼斜口歪，半身不随，食（失）音不语[7]，昏沉，手足顽麻，骨髓疼痛，行步艰难，遍身疼痛，[连]头夹脑，耳作蝉声。打破损伤[8]，热酒送下；眉毛脱落，心风，好酒下；遍身疮血，清[9]茶汤下；腰脚疼痛，盛（肾）脏风，米泔水下；手足退（蜕）皮，肿风，天麻汤下；骨节疼痛，狂气，乳香汤下；眼斜口歪，热风，茶汤下；大肠胀，下血，脏肺[10]弱，草乌汤下；心腸（腹）胀疼，膈噎，胷（胸）塞气，塞风，生姜汤下；发狂，瘴急[11]，惊风，荆芥汤下；淋历，盛（肾）脏风，盐汤下；鼻生赤点，防风汤下；髮鬓梳落，盐汤下；妇人赤白大（带）下[12]，姜汤送下；鸡爪风，石榴皮煎汤下。

又方，治男子妇人喘嗽齁哈[13]等病：山栀子七个　菉（绿）豆四十九个　雄黄五分　雌黄三分　信[14]一块如榛子大，另研

右为细末，面糊为丸，如菉豆大，每服三丸。先用薄荷叶三片，口内嚼细，恬（舔）在舌尖上，放药丸相伴，吞之。用冷茶清[15]送下，临卧服之。此药大有神效。

【注释】

[1] 两头尖：为“乌喙”（《本草纲目》）或“竹节香附”（《本草品汇精要》）的异名。李时珍认为，乌头（包括草乌头、竹节乌头、淮乌头），凡“偶生两歧者，今俗呼为两头尖，因形而名，其实乃一物也”。竹节香附是毛茛科植物红背银莲花的根茎。《本草品汇精要》：“（两头尖）味辛，

性热，有毒。……疗风及腰腿湿痹痛。”据此，方中两头尖似指竹节香附。又，两头尖亦指牡鼠屎，《本草经集注·牡鼠》陶弘景注：“牡鼠，鼠父也。其屎两头尖，专治劳复。”《外台秘要方》卷第二《伤寒劳复食复方二十五首》载：“崔氏疗伤寒劳复鼠屎汤方。”

［2］柏胶：当为“白胶”，即“白胶香”。《新修本草》称“枫香脂”，《儒门事亲》称“白胶”。性味辛、苦，平。功能是活血、凉血、解毒、止痛。古代有几首同名换骨丹方中都有此药。

［3］酒打麺糊：用酒溲调面粉成糊。

［4］弹子：即弹丸。古代供弹弓发射的泥丸、石丸、铁丸等，此指做成的药丸如弹丸大小，约如鸡蛋黄。

［5］引子：中药方剂中的引经药或起调和作用的药。又称引药、药引。这里指送服药丸的诸酒、盐汤、药汤、茶汤、米泔水。

［6］左瘫右患：即左瘫右痪，病症名。见《太平惠民和剂局方》卷之一。半身不遂之证，发于左侧肢体者称左瘫，发于右侧者称右痪。属于中风范围。

［7］食音不语：即失音不语。“食”“失”同音借用。

［8］打破损伤：意即跌打损伤。

［9］清：凉。《礼记·曲礼上》：“凡为人子之礼，冬温而夏清，昏定而晨省。”

［10］脏肺：细察碑文拓片，在“脏肺”二字之间偏左，有一小S形符号，为钩乙号（乙正号），是古人用来乙正倒误文字的符号。“脏肺”乙转，即“肺脏”。

［11］瘴急：瘴疟发作时出现的高热、寒战、抽搐等急性病症状。瘴，此指恶性疟疾。

［12］赤白大下：即赤白带下，大、带音近而误。赤白带下，亦名赤白沥、赤白沃、赤白漏下等。指妇女带下，其色赤白相杂、味臭者。

[13] 齁哈：哮喘、咳嗽时发出的喘促声与痰鸣声。

[14] 信：信石。又名砒石、信砒、人言，为氧化物类矿物砷华的矿石。有红信石、白信石两种，主要成分为三氧化二砷，其升华物即砒霜。信石性味辛酸，大热，有大毒。主治：劫痰截疟，杀虫，蚀恶肉。内服可治寒痰哮喘、疟疾、休息痢；外用可疗瘰疬、痔疮、溃疡腐肉不脱。本品有大毒，宜慎用，内服1—2.5厘（1厘约0.03克），入丸、散用，体虚者及孕妇忌服。

[15] 茶清：泡茶时滤去茶叶的清澄的茶水。《广雅疏证·释诂二》："清者，漉酒而清出其汁也。"古代称滤去酒糟的甜酒曰"清"。见《周礼·天官·酒正》郑玄注、孙诒让正义。

二、对相关问题的考释

（一）关于"洛阳县兴国寺"

洛阳县是名著于史册的古县，诞生于战国后期。汉唐两代一直为京县、赤县，千余年间与帝都共存共荣，自金代兼并河南县，成为全国之大县。1955年11月，为支持洛阳工业建设，发展洛阳市，国务院决定，撤销洛阳县。建置撤销后，所辖之地划分给洛阳市及周边的偃师市、孟津县、宜阳县。兴国寺，至今全国各地有同名寺庙者不下二十座，分别在山东、山西、陕西、甘肃、四川、福建、江苏、河北、河南等省。河南一省即有八座兴国寺，其中两座可能与碑文中的兴国寺有关。一为河南荥阳兴国寺：位于荥阳市东10公里豫龙镇兴国寺村。唐咸亨二年（671年），洛阳白马寺慧悟禅师云游至荥阳，创建兴国寺，该寺系中国第一古刹洛阳白马寺之下院。至北宋太平兴国（976—984）年间重修，明代仍相当兴盛。寺内存唐咸亨（670—674）至天宝（742—756）年间雕刻的菩萨造像，明永乐十一年（1413年）雕造的白玉佛（部分存郑州文物部门)，及大量明清时期刻立的碑刻墓塔等[1]。二为河南偃师兴国寺：位于偃师市李村镇石罢村，占地5496平方米。创始年代待考。寺内存有前秦、唐代、金代、明代碑碣，寺院内还有残碑十数块。兴国寺原有碑石数十块、一米高铁佛一尊、半球形铁法器数十个，法器大小不等；大型铁钟一口，能与白马寺钟声共鸣；雨磨一台；透影碑一通；乾隆御赐“大雄宝殿”木匾一块，今均已失落[2]。以上两座兴国寺可能与碑文中的“洛阳县兴国寺”有关，因为荥阳兴国寺在古代曾系洛阳白马寺的下院；而偃师市在古代就是归属洛阳县。

（二）关于“无际禅师”

历史上以“无际”为法号的和尚，较著名的有数位。一为唐代高僧石头和尚希迁（700—790)，他是广东端州高要人，俗姓陈。希迁从六祖慧能出家学禅，慧能逝世后依止行思，行思命其往参南岳怀让。唐天宝初年（742年）受请住持南岳南台寺，因在寺东巨石上结庵修行，被人称为“石头和尚”。91岁圆寂于湖南南台寺，唐德宗赐谥“无际大师”，清雍正皇帝加封为“智海无际禅师”。二为明代四川著名高僧无际（1385—1446)，他俗姓莫氏，讳了悟，号蚕骨，法号无际，潼川州安岳（今四川安岳县）白鹤岩人，著有《道林录》流传于世。曾云游安徽繁昌、宣州等地。晚年应诏赴北京，获封“护国蚕骨宗师”，在万寿山设坛讲经，轰动京城。明正统十一年（1446年)，无际圆寂于北京，明英宗命大臣祭奠，派人运送遗体回蜀，葬于安岳县木门寺内。三是唐宋间福建漳州一位以“无际”为法名的和尚（未见有“无际禅师”“无际大师”的称号或封号）。他的肉身现供奉于日本横滨市鹤见区曹洞宗总部。曾误传为南岳石头希迁无际大师肉身，在抗战期间被日本牙医偷盗，运至日本。

---

① 参见付东菊主编：《荥阳文物古迹》，郑州：中州古籍出版社，2008年。

② 参见刘典立总编：《洛阳大典》(下)，济南：黄河出版社，2008年。

据上可作如下推论：（1）古代以“无际”为法号的和尚可能较多，封称为“无际禅师”者亦非鲜见。（2）至于换骨丹碑文中的“洛阳县兴国寺无际禅师”，以上三位“无际”中最后一位因时代、史料模糊不清，其可能性可以排除。第一位“无际”——石头和尚希迁的生卒年代与唐代洛阳白马寺下院——兴国寺的创建年代相近，故今尽管缺乏文献资料佐证，仍不能排除他曾经云游兴国寺，或曾受聘做过兴国寺主持的可能，碑文所载“换骨丹”或许是其流传下来的药方。（3）如果突破宋代的时间限制来推测（此碑碑文未署朝代年号，仅有上海中医药大学医史博物馆的文物文字说明认为是宋碑，但并未举出证据），宋至明代，洛阳县兴国寺内曾有一位“无际禅师”，“换骨丹”是他传下来的药方。那么，第二位“无际”——了悟禅师也不能排除其曾经云游洛阳县兴国寺的可能。或者还有另一位洛阳县兴国寺法号为“无际”的和尚。

前引《洛阳大典》一书中所载一则数据，可能支持这种推论：今河南偃师兴国寺寺内尚存的十数块古碑中，有一块明碑。“明代碑。呈长方形。高 1.62 米，宽 0.31 米，厚 0.23 米。四面皆有碑文：正面为‘兴国无际后叙宗派记’；左侧为正统元年买地文契；右侧为景泰元年‘重修兴国禅寺无际记’，文中提及重修六种建筑；背面为‘河南府洛阳县助缘’名单。”这条内容透露出以下几点信息：（1）“洛阳县兴国寺”，正是今河南偃师市兴国寺。今偃师市地区古代属洛阳县，而洛阳县属河南府。（2）明代洛阳县兴国寺有一位法号无际的僧人，可能是该寺住持。缺“禅师”之称，可能是因为碑文乃其亲撰，以自谦之故略去。（3）碑文上所记年号“正统”“景泰”，表明此碑确是明碑。正统元年买地，经过 14 年，至景泰元年（1450 年）兴国禅寺重修成功，刻碑志之。从以上三点可见，时间、空间、人物、事件均聚焦于明代、洛阳县兴国寺、无际。据此，可作以下推论：今上海中医药博物馆馆藏“洛阳县兴国寺无际禅师传流药方换骨丹”碑刻拓片是明代作品；传换骨丹等方的无际禅师当是明代人，此无际禅师可能是明代高僧了悟，因其生存年代与上述明碑所记年号正统、景泰相合，且有云游北方的经历，也可能是另一位明代洛阳县兴国寺法号为无际的高僧。

（三）关于“换骨丹”及其所治病证与药引子

古代以“换骨丹”命名的医方至少有十余首，都见于宋及宋以后方书。如大约宋代成书、托名华佗的《中藏经·药方》，宋窦材《扁鹊心书·神方》，宋陈言《三因极一病证方论》，宋刘昉《幼幼新书》，金刘完素《宣明论方》，元许国桢《御药院方》，明楼英《医学纲目》，明永乐大典本《急救仙方》，清王燕昌《王氏医存》等。

到明代，有形成大复方的换骨丹出现，如明董宿原撰，方贤编定的《奇效良方》卷之二载“换骨丹”，共有32味药；明龚信、龚廷贤所著《古今医鉴》卷十六载“神仙换骨丹”，其组成更为复杂，药味多达95味，堪称古代方剂发展史上罕见的大复方。其主治范围也扩大到“一切虚损疼痛，伤损肿痛”。另，龚廷贤《万病回春·中风》载“仙传药酒方”，虽方名非换骨丹，但其方药味（74味）组成包含“无际禅师换骨丹”（14味）中大部分药物（10味），主治功效〔治男妇左瘫右痪，口眼㖞（歪）斜，手足顽麻，筋骨疼痛，一切诸风，痔漏，寒湿脚气，疝气，十膈五噎，胎前产后，子宫久冷，赤白带下，不受胎孕，经水不调，气滞痞块〕亦大致相同。

上述诸换骨丹，除《幼幼新书》换骨丹主治小儿疳积，《三因极一病证方论》换骨丹治大风外，其他大都是主治左瘫右痪、半身不遂、中风失语等中风病证或其他诸风证。由此可见，“换骨丹”并非治疗骨科疾病的医方，而是治疗中风和诸风病证的内科方剂。所谓“换骨”是喻指治疗后的效果。中风瘫痪病人手足废弛，行动不得，仿佛体内骨骼已经废用。经过治疗，肢体渐渐能够活动，进而恢复正常，行动自如，好似换了一副新的骨骼，即常言“脱胎换骨”之意。这正是“换骨丹”方名的寓意。中医类似的术语还有“洗髓”“易筋”“换神”“换肠”“换形”等。

再看此方主治病证：左瘫右痪、眼斜口歪、半身不遂、失音不语、昏沉、手足顽麻、骨髓疼痛、行步艰难、遍身疼痛、连头夹脑、耳作蝉声。其中“左瘫右痪”是中风病证的主要症状。半身不遂之证，发于左侧肢体者称左瘫，发于右侧肢体者称右痪。宋以前古医籍中“瘫痪”的类似名称有：《素问·大奇论》载有“偏枯”，《金匮要略·中风历节病脉证并治》记作“瘫痫”，《脉经》卷四第二称为“摊缓风”，《肘后备急方》卷三称作“卒中风瘫”，《千金要方》卷七第二载为“摊缓”，《外台秘要》卷第十四称为“瘫痪风”“热风瘫痪”，《太平圣惠方》卷二十作“摊缓”“摊缓风”，《证类本草》卷第二十七、卷第三十称“摊缓风”“摊缓”。所述症状皆与瘫痪相类。《素问·大奇论》论偏枯，有发于左者，有发于右者，即“左瘫右痪”。后世以左瘫属血虚中风，治以四物汤加祛风活血化痰药，右瘫属气虚中风，治以四君子汤加祛风化痰之品。如明龚廷贤《万病回春·中风》：“左半身不遂，手足瘫痪者，属血虚与死血也。宜加减润燥汤。”“右半身不遂，手足瘫痪者，属气虚与湿痰也。宜加减除湿汤。”考“瘫痪”，实为叠韵联绵词，组成联绵词的二字或双声，或叠韵，以音表义，重音不重形，可有多种书写形式，如“瘫患”“瘫缓”“摊缓”“摊换”，还可颠倒词序作“痪瘫”。意思都是指人体随意运动功能障碍或丧失，表现为半身不遂、口眼㖞斜、手足不用、腰脚无力。

此方用药共 14 味，主要功效为通经活血、温阳止痛。据方后配制与服用方法可知，此方虽名丹，实为丸剂。每服一丸，细嚼，用药引送服。此方在主治中风的基础上，再分述 15 种中风兼症药引用法，药引包括酒（2 种）、盐汤（1 种 2 次）、药汤（6 种）、姜汤（2 种）、茶汤（2 种）、米泔水（1 种）：

（1）打破损伤，热酒送下；

（2）眉毛脱落，心风，好酒下；

（3）遍身疮血，清茶汤下；

（4）腰脚疼痛，盛（肾）脏风，米泔水下；

（5）手足退（蜕）皮，肿风，天麻汤下；

（6）骨节疼痛，狂气，乳香汤下；

（7）眼斜口歪，热风，茶汤下；

（8）大肠胀，下血，脏肺（肺脏）弱，草乌汤下；

（9）心肠胀疼，膈噎，胷（胸）塞气，塞风，生姜汤下；

（10）发狂，瘴急，惊风，荆芥汤下；

（11）淋历，盛（肾）脏风，盐汤下；

（12）鼻生赤点，防风汤下；

（13）髮鬓梳落，盐汤下；

（14）妇人赤白大（带）下，姜汤送下；

（15）鸡爪风，石榴皮煎汤下。

一首主治中风证的医方，同时又列举15种中风兼症的药引用法。这无论是在出土中医文献（包括石刻医方）还是在传世古代中医文献中，都是非常罕见的①。其临证观察之入微，药引选用之巧思，所蕴含的古代医家对中风病机与药物配伍的深刻认识和宝贵的临床经验，值得今日中医认真研究、细心领悟。

在一块面积不大的石碑上，竟不厌其详地举出一首医方主治病证的15种不同兼症的药引用法，这么做可能是因为中风确实会出现许多兼症，

① 近蒙北京中医药大学马捷老师告知，清代一些医药文告（类似药铺仿单）亦载有一种中成药用10余种药引送服法的药方，如粤东佛山镇人和堂治妇人胎前产后百病的宁坤丸，方后也有15种根据不同兼症设计的药引送服法。

诸多药引的用法反映了医者临证体察、应对之细微；更有可能的是此方系佛教寺庙流传下来，镌刻在石碑上公之于众，普救含灵苦难的佛方，体恤人情更深，考虑更为周详的缘故吧。联想到洛阳龙门石窟药方洞的石刻医方，其在一个病证下，同样不厌其烦地罗列一首首简、便、廉、验的单方、验方，其“大悲拔一切众生苦”的同体悲悯情怀是一致的。

（四）关于“又方”——“治男子妇人喘嗽齁哈等病（方）”

在总共12行字的碑文拓片上，“换骨丹”占了9行半，另2行半则刻录了另一首医方——“治男子妇人喘嗽齁哈等病（方）”。可能是刻录者在刻完换骨丹后，发现还有剩余面积，为充分利用碑材，增刻了这首医方，从方名即可看出这是一首主治咳嗽哮喘病证的专方。此方药物不多，山栀、绿豆、雄黄、雌黄、信、薄荷共6味，属小复方。其中3味有毒的矿物药赫然入目：雄黄、雌黄、信（石）。雄黄、雌黄都是硫化物类矿物的矿石，二物往往共生，形状亦比较相似，主要成分为硫化砷。所不同者，雄黄为红色或橘红色，雌黄呈黄色或橘黄色。《本草纲目·雌黄·发明》：“时珍曰：雌黄、雄黄通产，但以山阳、山阴受气不同分别。故服食家重雄黄，取其得纯阳之精也；雌黄则兼有阴气故尔。若夫治病，则二黄之功亦仿佛，大要皆取其温中、搜肝杀虫、解毒祛邪焉尔。”① 雄黄、雌黄古代多外用，内服则入丸散，不入汤剂。二黄同用治喘嗽，在传世宋代方书中有记载。如《太平圣惠方》卷四十六：“治咳嗽喘急方：雌黄一分　雄黄二分　杏仁七枚（汤浸，去皮、尖，双仁麸炒微黄）上件药细研为末，以蟾酥和丸，如粟米大。不计时候，以灯心煎汤下三丸。”《严氏济生方·咳喘痰饮门》：“二黄丸　治停痰在胃，喘息不通，呼吸欲绝。雌黄一钱　雄黄一两　右二味，研罗极细，用黄蜡为

---

① 李时珍著，刘衡如等校：《本草纲目》，北京：人民卫生出版社，1982年，第541页。

丸，如弹子大，每服一丸，于半夜时熟煮糯米粥，乘热以药投在粥内搅转，和粥吃。”① 雌、雄二黄同用，是古代医家（包括服食家）考虑到二者所受自然界阴阳之气不同，为使所用医方阴阳平衡、协调甚至交融、互济，将二者共投方中，以冀更好地发挥功效。然在二黄基础上再投辛热大毒之信石，有点匪夷所思。信石又称砒石、信砒、人言（隐信字），生者名砒黄，炼者名砒霜。是氧化物类矿物砷华的矿石，主要成分为三氧化二砷或名亚砷酐，可能含砷量更多，其毒性比雌黄、雄黄更大。李时珍说：“砒乃大热大毒之药，而砒霜之毒尤烈。鼠雀食少许即死，猫犬食鼠雀亦殆，人服至一钱许亦死。……其燥烈纯热之性，与烧酒、焰消同气，寒疾湿痰被其劫而怫郁顿开故也。”因其有独特的劫痰截疟、杀虫蚀腐肉的功效，故宋以后医家不因其毒性大而废弃之，而是在前代医家（包括服食家）应用实践的基础上，将其配伍成方，严格掌握药物剂量，用治一些顽症痼疾、恶病重患。如入丸散内服可治寒痰齁嗽、疟疾、休息痢；外用可治痔疮、瘰疬、痈疽、走马牙疳、溃疡腐肉不脱。（《本草别说》：“以冷水磨服，解热毒，治痰壅。”《本草衍义》：“除齁喘、积痢，烂肉，蚀瘀腐、瘰疬。”）据传世古医籍记载，信石（或砒霜）治疗寒痰久积的齁嗽哮喘证确有卓效。试举二例：（1）宋许叔微《普济本事方》卷二：“治多年肺气喘急呴嗽晨夕不得眠紫金丹　信砒一钱半研飞如粉　豆豉好者一两半，水略润，少时，以纸浥干，研成膏　右用膏子和砒同杵极匀，圆成麻子大，每服十五圆。小儿量大小与之。并用腊茶清极冷吞下，临卧（吞），以知为度。有一亲表妇人，患（喘嗽）十年，遍求医者，皆不效。忽有一道士货此药，谩赠一服，是夜减半，数服顿愈。遂多金丐得此方。予屡用以救人，恃为神异。”② 按：本例记录紫金丹

① 严用和著，浙江省中医研究院文献组、湖州中医院整理：《重订严氏济生方》，北京：人民卫生出版社，1980 年，第 77 页。

② 许叔微：《普济本事方》，上海：上海科学技术出版社，1987 年，第 23 页。

（信砒、豆豉）治疗多年严重咳喘证，又附医案实例佐证之。（2）《本草纲目·大豆豉·附方》引《坦仙皆效方》："齁喘痰积，凡天雨便发，坐卧不得，饮食不进，乃肺窍久积冷痰，遇阴气触动则发也。用此一服即愈，服至七八次，即出恶痰数升，药性亦随而出，即断根矣。用江西淡豆豉一两，蒸，捣如泥，入砒霜末一钱，枯白矾三钱，丸绿豆大，每用冷茶、冷水送下七丸，甚者九丸，小儿五丸，即高枕仰卧。忌食热物等。"按：本例分析了肺脏久积寒痰引发齁喘的机理，并述砒、豉、矾劫出恶痰，治愈重度哮喘的功效。

难怪李时珍叹道："凡痰疟及齁喘用此，真有劫病立地之效！"（《本草纲目·砒石·发明》）再细看以上两例用量与服法，一是做成麻子样大的小粒，每次服 15 粒（1 克左右）；另一是做成绿豆样大的小丸，每次服 7—9 丸（1 克左右），小儿服 5 丸。两方砒与其他药物的比例大约是 1∶10—12，因此每次服入砒的量是很小的，大约只有几厘，这个量不会导致中毒，却足以治病。这应当是历代无数医家和服食家在用砒、服砒的实践中以昂贵的代价总结出来的经验。中药的量效关系竟是如此奇妙！然而致效剂量接近中毒剂量，这也是历代医家的共识，所谓"药不瞑眩，厥疾弗瘳"（《尚书·说命》）即言此意。有毒药物用过量，会中毒，危害生命；用接近中毒剂量的致效剂量，也须分外小心。《日华子本草》："砒石醋煮杀毒乃用……畏绿豆、冷水、醋。"用冷水送服，可能是减低砒信毒性的关键，故上二例的服用方法皆强调必须用极冷的腊茶清、冷茶、冷水送服："并用腊茶清极冷吞下"，"每用冷茶、冷水送下"。李时珍在赞叹砒信劫痰治喘有劫病立地之效后，不忘告诫："但须冷水吞之。"

再回看"治男子妇人喘嗽齁哈等病（方）"，信石辛热大毒，再加雌、雄二黄，三味毒药共聚，本方热毒之性可想而知。因此，制方者在配方、制药、用量、服法诸环节，时时小心，处处虑及：以山栀之苦寒监制其辛热，以绿豆寒凉解毒之特性减缓其毒性；用量每次仅服绿豆样大三丸（前述《坦仙皆效方》治齁喘痰积方，每次服绿豆样大七丸）；服时先以清凉解毒之薄荷细嚼、相伴，再用冷茶清送下。种种措施皆为减轻、降低信石、雄黄、雌黄的辛热大毒之性，防止其可能对人体产生的毒副作用。

（五）关于此碑刻医方的年代

研究一件馆藏石刻医方拓片的年代，无非包括以下四个方面：（1）文字内容撰写年代；（2）刻碑立碑年代；（3）碑文拓印年代；（4）入馆收藏年代。其中（1）（2）两项是最重要的。因为这两项相当于一部古籍的成书年代与刊刻年代。笔者曾询问已退休的原上海中医药大学医史博物馆馆员高毓秋老师，据她回忆，碑刻医方“换骨丹”拓片是已故医史文物专家朱孔阳老先生收集来的，拓印年代是清代，入馆收藏年代约为20世纪50—60年代。至于碑刻文字撰写年代，迄今无人做过研究与考证。刻碑立碑年代，博物馆该拓片文字说明认为“原碑立于宋代洛阳兴国寺”，但没有举出证据。现就此两项做一分析与推测。原碑没有朝代年号记录，大概因为碑题已刻录“洛阳县兴国寺”“无际禅师”，碑文末无须再署朝代年号。因此，只能从“洛阳县兴国寺”（地点）“无际禅师”（人物）两个要点入手。经前文考证，历史上洛阳县区域包括今之洛阳市周边的偃师市、孟津县、宜阳县等地，而这个区域历史上建有兴国寺的唯有偃师市，兴国寺遗址位于偃师市李村镇石罢村。再说无际禅师，历史上曾有多位法号“无际”的和尚：唐代广东端州人希迁，法号无际；唐宋时期福建漳州的和尚，法号无际；明代四川安岳人了悟，法号无际；明代洛阳县兴国寺（住持）和尚，法号无际。据前文考证，今偃师市兴国寺存有“重修兴国禅寺”明碑，署“景泰元年无际记”，背面为“河南府洛阳县助缘”名单。时间、地点、人物皆聚焦，与“洛阳县兴国寺无际禅师传流药方换骨丹”碑题相契合。故可作推论，此碑刻碑立碑年代约在明代中期。至于流传换骨丹的“无际”，究竟是明代高僧了悟，还是另一位明代洛阳县兴国寺法号为无际的高僧，尚有待进一步考证。

关于此碑换骨丹文字内容的撰写年代，笔者推断其上限约在南宋宝庆（1225—1227）年间。因“换骨丹（方）”中有“左瘫右痪”一词，考“左瘫右痪”最早见于《太平惠民和剂局方》卷之一附加的“宝庆新增方”：“大圣一粒金丹　治男子、妇人急患中风，左瘫右痪，手足瘈疭，口眼㖞斜，涎潮语涩，遍身疼痛，偏正头痛凡属风疾悉皆疗之。”“宝庆”是南宋理宗赵昀的年号，此方乃宝庆年间重修《太平惠民和剂局方》时增补之方。同时增补的“乳香应痛圆”“省风汤”“乳香圆”“黑神圆”等方中亦载有“左瘫右痪”一词。

又，托名华佗所撰的《华氏中藏经》书末附录《药方三卷》，其中有换骨丹，亦载“左瘫右痪”一词：“换骨丹，治一切卒中，手足顽麻，腰膝沉重，左瘫右痪；截四时伤寒，妇人血滞，产前产后。每一粒，酒一盏，碎捶，浸至夜，温动化散，临睡，和滓服。小儿惊搐，米饮化半圆。……和前药，每两作八圆，朱砂为衣。”考《华氏中藏经》所附“药方三卷”，孙星衍平津馆本所无，诸方中“丸”皆改为“圆”，乃避宋钦宗讳，则此三卷为靖康后南渡之宋人所增录，成于南宋无疑。南宋以降迄明清，“左瘫右痪”恒见于诸方书，其例不遑枚举。

再推此碑文字撰写之下限，当不晚于明代中期。理由同前述刻碑立碑年代之考证。

结　论

“洛阳县兴国寺无际禅师传流药方换骨丹”碑刻拓片是一件明代石刻

医学文献，其文字撰写年代上限约为南宋宝庆年间，下限约在明代中期。刻碑年代约在明代中期。刻录者可能是明代河南府洛阳县兴国寺（今偃师市兴国寺）的僧人。碑文记录了宋明时期流传于当地寺庙的两首佛门药方——“换骨丹”与“治男子妇人喘嗽齁哈等病（方）”。其中换骨丹是主治中风证及诸中风后遗症的方剂，所谓“换骨”，即脱胎换骨，喻指中风后遗症治疗后的效果；治男子妇人喘嗽齁哈等病（方）是主治顽固性积痰喘嗽证的方剂。中风证，属心脑血管疾病，又称脑中风、脑卒中、脑血管意外等，是一组以脑部缺血及出血性损伤症状为主要临床表现的疾病，具有极高的病死率和致残率，主要分为出血性脑中风（脑出血或蛛网膜下腔出血）和缺血性脑中风（脑梗塞、脑血栓形成）两大类。脑中风发病急，病死率高，是迄今世界上最重要的致死性疾病之一。无际禅师换骨丹温阳通经，活血止痛，14 味药物的配伍组成、治法用法与宋、金、元、明、清诸换骨丹不尽相同；更令人称奇的是，在小小石碑上，还不厌其详地刻录了 15 种中风兼症的药引用法。在中国，从古至今中风证都是一种对人体健康危害极大的常见多发病。古代许多著名方书都把中风列于诸病之首。无际禅师换骨丹的方药配伍、治病机理及 15 种中风兼症药引法值得今人深入研究、借鉴，运用于今日中医临床，具有古为今用的现实意义。咳喘痰嗽属呼吸系统的慢性疾病，相当于今之慢性支气管炎、肺气肿、哮喘等病。这些疾病经年累月，反复发作，且易渐进性加重，难以有效治疗与根除。也是一种常见多发的疾病，给病患造成的痛苦非常持久。佛门刻方者怀着慈悲心，选择性地增刻了一首“治男子妇人喘嗽齁哈等病（方）”，同样不厌其烦地将药方配制、用量、服法等细节一一刻录，广而告之。虽方中含有三味有毒的矿物药，但正如笔者前文所分析：此方是在前代医家（包括服食家）运用有毒药物的实践基础上，将几味有毒的矿物药与其他药物配伍成方，严格掌握药物剂量，用治顽固性咳喘痰嗽。制方者在配方、制药、用量、服法诸环节，采取各种措施以减轻、降低其毒性，防止其可能对人体产生的毒副作用。因此，如果严格按照此方要求去做，服用此方应当是安全有效的。这也正是佛门刻方者有信心在碑文最后刻上“此药大有神效”六个字的原因。

附录一：传世古医籍载“换骨丹”方

1.《华氏中藏经·药方》

换骨丹　治一切卒中，手足顽麻，腰膝沉重，左瘫右痪；截四时伤寒，妇人血滞，产前产后。每一粒，酒一盏，碎捶，浸至夜，温动化散，临睡，和滓服。小儿惊搐，米饮化半圆。

桑白皮　川芎　吴白术　紫河车　威灵仙　蔓菁子各二两　人参　防风　何首乌各二两　地骨皮　五味子　木香　苦参各一两　犀角半两　麝香　龙脑各半钱

右为细末，用膏和。作膏法：苍术半斤　槐角半斤　地黄三斤（去根不去节，剉细）右用河水一斗八升（井水亦得），同熬至三四升，去滓留清者，再熬成膏，和前药，每两作八圆，朱砂为衣。

2. 宋窦材《扁鹊心书·神方》

换骨丹　治中风半身不遂，言语謇涩，失音中风者。先灸脐下三百壮，服金液丹一斤，再服此药。

当归　芍药　人参　铁脚威灵仙各二两　南星三两　乳香去油，二两　没药去油，二两麻黄去节，三斤，另煎汁和上药

上各为末。先将前五味和匀，后入乳香、没药以麻黄膏和匀为丸，如弹子大。每以无灰酒下一丸，出汗，五日一服。仍常服延寿丹、金液丹。

按：金液丹又名保元丹、壮阳丹，用硫磺炼制的丹药。“可治二十种阴疽，三十种风疾，一切虚劳水肿……一切疑难大病，治之无不效验。”延寿丹，全名为保命延寿丹，用硫磺、雄黄、辰砂、赤石脂、紫石英、阳起石等矿物药炼制而成的丹药。可“治痈疽、虚劳、中风、水肿、臌胀、脾泄、久痢、久疟、尸厥、两胁连心痛、梦泄、遗精、女人血崩、白带，童子骨蒸劳热，一切虚羸，黄黑疸，急慢惊风，百余种欲死大病，皆能治之”。

3.《医方类聚》卷二十三引《医林方》换骨丹

人参半两　丹参半两　紫参半两　沙参半两　玄参半两　苦参半两　天麻半两　定风草（如无此，以天麻代之）半两　防风半两　细辛根半两　白附子半两　威灵仙半两　何首乌半两

劳贼半两　山豆根半两　穿山甲半两　蔓荆子半两　川芎半两　胡麻子（三棱者真，水淘，微炒香熟，另研）一斤　蜈蚣一对

右除胡麻子外，为细末，后入胡麻子，同研细为丸，每丸半两重。主治诸风。每服一丸，细嚼，温浆水送下，日进一服，不拘时候。

4. 金刘完素《宣明论方》卷三　换骨丹

麻黄（煎膏）　仙术　香白芷　槐角子（取子）　川芎　人参　防风　桑白皮　苦参　威灵仙　何首乌　蔓荆子　木香　龙脑（研）朱砂（研）　麝香（研）　五味子各等分

右为末，桑白单捣细，以麻黄膏和就，杵一万五千下，每两分作十丸。

瘫痪中风，口眼㖞斜，半身不遂，一切风痛，暗风。血滞而不流，卫气遏而不通，风寒湿气相搏筋骨之间，内舍偏虚，发为不遂之病，气感八风，血凝五痹，筋挛骨痛，一切风证。

附录二：俄藏黑水城文献《神仙方论》中三首治疗中风证的医方

1. 治一切中风口眼㖞斜及妇人产后血气不顺四肢失呆龙虎丹

川乌头　五两　河水浸三日，去皮齐（脐）　五灵脂　五两　如松脂者用之　龙脑　半两　没药　半两

右为细末，滴水为丸，一两作十丸，如妇人加麝香一分，每服一丸，食后临卧，以生姜酒化下，日进两服。

2. 治疾左瘫右痪神妙换服丸

草乌头　一两　生用　五灵脂一两　荆芥穗一两，去子　白胶香半两

右为末，酒煮面糊为丸，如梧桐子大，每服五七丸，[不] 计时后（候），茶清下。

按：“神妙换服丸”当作“神妙换骨丸”，服、骨，殆系声讹。此方方名点明主治“左瘫右痪”的中风证。方子药味组成简约，当是宋金时中原地区治疗中风的换骨丹传入西夏后简化而成。

3. 治中风口眼㖞斜一字散

草乌头半两，生，去皮、尖　白姜（僵）蚕一分　细辛一分　川乌头半两，生，去皮、尖　天南星不炮　雄黄半两，别研　天麻一分　防风一分　羌活一分　独活一分　甘草一分

右为细散，每服一字，温酒调下，不计时后（候）。

按：以上三首黑水城医方均可治疗中风证。方子药味组成相对简约，当是宋金时中原地区治疗中风的换骨丹传入西夏后简化而成。第二首“治疾左瘫右痪神妙换服丸”，“服”殆系“骨”之声讹。此方方名点明主治中风的主症“左瘫右痪”。

“干针”对中医针灸的“入侵”与“独立”
——兼论针灸概念与理论变革

张树剑（中国中医科学院针灸研究所）

迄今为止，一种治疗工具、操作方法都与针灸①极为类似的治疗技术——“干针”(dry needling)，作为一种独立的技术手段，获得美国20余个州的立法许可——允许理疗师应用该技术治疗肌肉骨骼病痛。近10年以来，关于“干针”的临床研究与报道也呈井喷式增长。由于美国法律对不同医疗执业群体有严格的执业范围和技能要求，理疗师不能应用针灸，其应用“干针”被针灸界认为是绕过法律而变相实施针灸，由此引发争议。事件的高潮是2015年，针灸师发起了两场诉讼，美国华盛顿州和北卡罗来纳州立法限制了理疗师“干针”执业的自由②。由此，“干针”与针灸的争议进入了公众视野，针灸界的反应愈发强烈。海内外，

① 本文中，所用“针灸”一词对应的英文是“acupuncture”，指针法，不包括灸法。

② Washington Courts Ban Physical Therapists from Practicing “Dry Needling”. https://forwardthinkingpt.com/2014/10/16/washington-counts-ban-physical-therapists-from-practicing-dry-needling/.NC Lawsuit Challenges Acupuncture Board’s Attempts to Shut Down Dry Needling by PTs. http://www.apta.org/PTinMotion/News/2015/11/12/NCLawsuitDryNeedling/.

尤其是美国的华人针灸师纷纷撰文，反对理疗师应用“干针”。事件蔓延到中国，针灸学术期刊《世界针灸杂志》发表了一系列“捍卫”针灸的文章，同时，《中国针灸》杂志社不失时机地邀请中国针灸学术界与临床界的专家，开了一次座谈会。与会学者认为：“干针”在本质上没有脱离中医针刺疗法范畴，不应独立于针灸体系之外，同时，鼓励运用“干针”疗法，共同探索治疗疾病的新方法[①]。《中国中医药报》也发表了世界中医药学会联合会（简称世中联）的声明。这家在中国民政部登记注册、总部设于北京、主要组织机构的负责人大多为中国中医药界人士的国际性学术组织，虽然拥有 67 个国家和地区的 257 个团体会员，但其声明明显代表“中国针灸”的立场，其声称：“干针”是中国针灸疗法的组成部分，属于中医针灸范畴。[②] 报刊之外，业内人士也纷纷在社交媒体上参与关于“干针”的讨论。

此处，对“中医针灸”与“中国针灸”的概念作一个界定：“中医针灸”侧重于针灸的学术来源，指的是在中医理论框架下的针灸技术、理论与实践，在中文语境下，如果不作单独说明，针灸即是指中医针灸；“中国针灸”侧重于针灸知识产权的国家归属，强调针灸的“中国”色彩，很多时候，大部分业界人士将中国针灸等同于中医针灸，事实上，中国针灸的内涵远远大于中医针灸，中国历史上与当下的针灸技术，其理论与实践不仅仅基于传统的中医理论。下文将继续讨论。

“干针”与针灸之争仍然在继续，虽然针灸师强烈地反对理疗师应用“干针”，但是美国陆续有州立法通过理疗师应用“干针”的资格。显然，作为一种针刺疗法，在执业范围上，“干针”成为诸多针灸医生眼中的“入侵者”，而在学术层面，理疗师强调“干针”独立于针灸，被针灸

---

① 《中国针灸》编辑部：《从“干针”看针灸发展的过去与未来——“干针”折射的针灸发展问题研讨会议纪要》，《中国针灸》2017 年第 3 期。

② 魏敏（记者），世界中联声明：《“干针”属于中医针灸范畴》，《中国中医药报》2016 年 2 月 29 日第二版。

师视为“干独”[①②③]。

“干针”是什么？与中国针灸的关系如何？针灸师与理疗师争论的焦点与背后原因是什么？这一事件对于针灸界而言，可以带来怎样的学术思考？

一、“干针”与针灸的争论

（一）争论的焦点

“干针”，顾名思义，是相对于“湿针”而言的，即是用细小的针，通常是不含有药物的注射针，或者直接用实心的针灸针，以针刺体表的一种技术[④]，一般用以治疗肌肉、肌腱、韧带、筋膜、骨骼等组织损伤造成的疼痛，多应用于骨科，尤其是伤科。目前，执业“干针”的主要是西方理疗师，他们认为“干针”是独立于针灸之外的一种技术。但针灸师并不认同。由美国针灸师樊蓥、徐俊、李永明等三人起草的《美国职业针灸安全联盟 2016 白皮书》（以下简称白皮书）中说：“无论是谁操作，无论是基于何种理论，‘干针’是传统针灸的部分继承者。”[⑤]（传统针灸，与中医针灸可以互用，是指基于中医理论的针灸技艺。）需要指出的是，该白皮书的三位作者均为华人针灸师，均有中国高等中医教育背景，撰文的主旨是反对“干针”的临床独立。该白皮书在《中国中医药结合杂志》英文版发表，代表了中美针灸界，尤其是华人针灸圈大部分医生

---

① 刘保延、魏辉、田海河等：《反对“干针”脱离针灸、反对绕过针灸法使用针灸（一）——世界针灸学会联合会主席刘保延与美国中医论坛同仁的访谈》，《中医药导报》2017 年第 9 期。

② 刘保延、魏辉、田海河等：《反对“干针”脱离针灸、反对绕过针灸法使用针灸（二）——世界针灸学会联合会主席刘保延与美国中医论坛同仁的访谈》，《中医药导报》2017 年第 10 期。

③ 刘保延、魏辉、田海河等：《反对“干针”脱离针灸、反对绕过针灸法使用针灸（三）——世界针灸学会联合会主席刘保延与美国中医论坛同仁的访谈》，《中医药导报》2017 年第 11 期。

④ J. Dunning, R. Nutts, F. Mourad, L. Young and S. Flannagan, “T Perreault,” *Physical Therapy Rev*, 2004. 19(4).

⑤ Fan AY, Xu J and Li YM, “Evidence and Expert Opinions: Dry Needling versus Acupuncture(I) -The American Alliance for Professional Acupuncture Safety (AAPAS) White Paper 2016,” *Chin J integr Med*, 2017.23(1).

与学者的意见。综合该白皮书以及针灸医师发表在期刊与网络上的意见，主要论点为：

（1）“干针”在针具、原理、刺激部位等方面都与针灸重合，“干针”只是一种简化针灸，是隶属于针灸的一种技术，不应该独立称其为“干针”；（2）在美国大多数州，获得针灸师执照需要在专门学校接受平均3000小时的学习与实习，如果是执业医生则需要接受另外的300小时的专门教育并500个病例的治疗实习，才能获得针灸的合法执业资格，而理疗师仅仅经过20—30小时的培训，就施用“干针”（事实上是针灸）治疗病人，其临床安全性值得怀疑；（3）理疗师用“干针”这个概念区别于针灸，其目的是避开美国法律的约束，以“干针”之名，行针灸之实，是一种欺诈与违法行为。

不过，白皮书也强调，并非反对理疗师应用针灸，其引述了美国医师协会（American Medical Association）的表达①：“理疗师或者医师之外的‘干针’从业者至少应该达到目前针灸执业所要求的培训与继续教育水平。”②

对于针灸界的声讨，理疗师却声称“这样的治疗工具一直在我的盒子里”③，其主要辩解思路是：（1）“干针”是主要基于激痛点理论（解释见下文）的针刺方法，是独立发展起来的学科；（2）虽然工具相同，但是理论依据不同，针灸的目的是引导气，疏通经络，而“干针”是基于神经解剖学的现代医学，从来不知道“气”与“经络”为何物；（3）治疗部位，“干针”主要是刺激激痛点与肌肉组织，不是刺激穴位；（4）

---

① Fan AY, Xu J and Li YM, “Evidence and Expert Opinions: Dry Needling versus Acupuncture（III）-The American Alliance for Professional Acupuncture Safety（AAPAS）White Paper 2016,” *Chin J integr Med*, 2017.23(3).

② American Medical Association, Physicians take on timely public health issues, *AMA Wire*, Jun 15, 2016. http://www.ama-assn.org/ama/ama-wire/post/physicians-timely-public-health-issues.

③ Acupuncturists and Physical Therapists Declare War Over “Dry Needling”. http://www.healthline.com/health-news/acupuncturists-declare-war-over-dry-needling#1.

“干针”对病人而言是低风险的，没有确切的临床证据证明“干针”不安全。

（二）争论的原因

首先，针灸被西方社会接受的过程是带着“中国”的标签色彩的。在生物医学兴起的西方社会，具有中国古代哲学色彩的针灸理论，比如“气”的理论，显然是不容易被接受的。所以西方理疗师（针灸师）在应用针刺或者注射时，不习惯也不情愿用中国传统的理论解释，于是用肌肉、神经等现代医学生理学理论去指导临床，利用与针灸穴位极为相似的激痛点去治疗疾病，这是“干针”执业者的基本理路。其次，在“干针”与针灸之争最为激烈的美国，不同的医师群体的执业范围是被严格限定的。针灸作为一项专门的技术，其合法操作是限定在执业针灸师与接受过专门训练的执业医师之中，一般不允许理疗师实施。然而，理疗师临床治疗的一个重要部分就是肌肉骨骼病痛，而针灸是治疗此类病痛非常有效的手段，而且，以理疗师的专业背景，学习针灸技术也有一定基础。事实上，“干针”的技术核心与针灸是一致的（笔者将于下文阐述），问题是中国的针灸师多数坚持“中医”针灸的理论，认为依据经络腧穴理论的针灸才是“正宗”的针灸。美国有一定影响力的针灸师组织，其成员多数接受的是中医针灸的教育，而且，基于对针灸师执业利益的保护，他们一直在影响法规制定者，从法规层面不允许理疗师从事针灸。理疗师利用“干针”绕过法规以实施针灸，或许也是一种策略，于是，在学术上有意将“干针”与针灸切割开来。由此看来，学术范畴的争论某种程度上也是利益之争。

对于理疗师在执业领域明显的入侵，针灸师反击的策略也有两点：一是学术归属，撰文说明“干针”属于针灸范畴；二是批评理疗师没有受到充分的教育，由此会给病患带来潜在的风险。不过，这两个反击的策略并不是十分有力。其一，多数针灸医生强调“干针”属于针灸，仅仅是从针刺工具的相同、刺激部位的重合等技术表象来阐述，实质上，他们并不情愿将针灸的“中医”色彩抹去，这恰恰是理疗师将“干针”与针灸撇清关系的理由。其二，从临床风险考虑，是否学习传统针灸就可以减少或避免风险，并非必然。所以，双方并不能令对方信服。虽然两者在华盛顿州和北卡罗来纳州的诉讼最后由针灸界胜出，但是无法避免越来越多的地方立法支持理疗师从事“干针”。

二、“干针”是否属于针灸?

(一)“干针”的历史离不开针灸

“干针”不是一项独立于针灸的技术，这一点笔者与中外针灸医界的认识是一致的。从“干针”的理论基础及其技术的发生与发展来看，虽然其强调自己的基础理论是“激痛点”理论，但是处处能看到针灸的影子。

激痛点，译自其英文 myofascial trigger point，常被简写为 MTrP，也译作触发点，是指骨骼肌内可触及之紧绷肌带所含的局部高度敏感的压痛点。研究激痛点理论的文章最早可以上溯到 1941 年，布拉夫（Brav）与西格蒙德（Sigmond）撰文声称疼痛可以经由不含任何药物的针刺治疗得到缓解。大卫·莱格（David Legge）评论说这是一篇非常引人注目的文章①，但是，文章作者并不认为这是他们的首创，文中注明参考了丘吉尔（Churchill）在 1821 年与 1828 年出版的针灸学著作②。1952 年，珍妮特·G. 特拉维尔（Janet G. Travell）与西摩·林兹勒（Seymour Rinzler）

---

① D. Legge, “A history of dry needling,” *Journal of Musculoskeletal Pain*, 2014, 22(3).

② Brav E.A., Sigmond H., “The origin of the local and regional injection treatment of low back pain and sciatica,” *Ann Int Med*, 1941.15.

发表了他们的代表作《肌筋膜源性疼痛》①，该文阐述了激痛点可以引发相关骨骼肌或筋膜的疼痛（或称为肌筋膜触发痛），而且认为“干针”对该类疼痛有良好的治疗效果。特拉维尔因为系统论述了激痛点理论，被理疗师称为“干针之母”，她的理论后来被多次重申。不过，特拉维尔的著作中大量引用了针灸师齐虹的语句，而且，特拉维尔公开承认“干针”也称作“acupuncture”（针灸）。②

可见，“干针”在一开始，称其为“激痛点针灸”是比较合适的，其发现者与推广者也承认参考了针灸学著作，但是对于激痛点理论的阐述，则须在西方医学背景下才能够提出，其理论表达具有一定的原创性。该项技术后来被命名为“干针”，其推动者积极地声明其理论与中医针灸不同，所以是两种不同的技术③。这一观点事实上有所偏颇，“干针”从业者对针灸理论的理解不完整（事实上，针灸界的部分专家也是“不识庐山真面目，只缘身在此山中”），针灸的理论远非经络腧穴一端，其治疗机制也并非调整阴阳经络的气机论调这般朴素。其实，最初针灸治疗疾病时，对于局部病症就是局部用针，这一方法与“激痛点针灸”十分相似。“激痛点”是西方医者在中国针灸的操作启发下发现的，也可以说是中国针灸在骨骼肌疼痛方向上的“再发现”。不过，将“干针”所依据的“激痛点”等同于中国针灸理论谱系中的“阿是穴”④，是不客观的，不仅有意弱化了“激痛点”的理论价值，也忽视了中国针灸的吐故纳新的发展情态，表现出的是自我封闭的学术心态。

“干针”这个术语首次在杂志上出现是在1947年，保利特（Paulett）在《柳叶刀》（*The Lancet*）上发表的一篇关于腰痛的临床研究论文中提

---

① Travell J.G., Rinzler S.H., “The myofascial genesis of pain,” *Postgrad Med*, 1951.11.

② Seem M. Comments to Practice of dry needling in Virginia. http://townhall.virginia.gov/L/viewcomments.cfm?commentid=47915.Accessed Septmber 23, 2016.

③ Kalichman L., Vulfsons S., “Dry needling in the management of musculoskeletal pain,” *J Am Board Fam Med*, 2010. 23.

④ 巩昌镇：《干针是现代针灸的子集》，《中国中医药报》2017年7月27日第三版。

及。① 但是，直到1970年初期，关于激痛点与“干针”的文献报道都很少。突破性的进展是在1970年代，中国向世界敞开大门之后，针灸，尤其是针刺麻醉渐被西方世界所熟知，关于针灸的论文在期刊上急速涌现。而且，西方医生对针灸的“穴位”也很感兴趣，关于“激痛点”或者“敏感点”（tender points）与针灸穴位（acupoints）的关系也开始被关注。1979年，卡雷尔·刘易特（Karel Lewit）发表了他被广泛认同的里程碑式论文《肌筋膜痛的针刺效应》，该文发现使用针灸治疗慢性肌筋膜痛较应用皮下注射针具为优。②1980年，美国针灸学会主席甘恩（Gunn）等发表了第一篇关于“干针”的临床研究论文。③ 另一个代表人物是英国医生彼得·鲍德里（Peter Baldry），他于1989年出版了《针灸，激痛点与肌骨关节痛》④，试图将激痛点理论与中国针灸理论相结合。

简要地回顾“干针”的历史，可以发现，其成长壮大过程一直没离开针灸，尤其是如果没有20世纪70年代西方针灸热的启发，“干针”不可能有今天的规模与体系。事实上，西方接受针灸的过程，也是伴随着针灸的本土化过程而进行的。针灸传入欧美伊始，就已经吸纳了当时西方医学的技术，不再是原汁原味的中国针灸。与“干针”几乎同时兴起的“医学针灸”（medical acupuncture），也都是针灸在西方本土化过程中，对中医传统针灸理论扬弃并结合现代医学成果的产物。所谓医学针灸，也称科学针灸，是在西方医生学习了中医针灸后，对其中深具传统中医色彩的疏通经络、调节血气等理论做了扬弃，代之以神经生理学与解剖学理论解释，而发展起来的一个针灸流派。从某种意义上来说，“干针”其实是一种被西方本土化后的针灸，应该属于医学针灸的范畴。

① Paulett J.D., “Low back Pain,” *The Lancet*, 1947.2.

② Lewit K., “The needle effect in the relief of myofascial pain,” *Pain*, 1979. 6.

③ Gunn C.C., Milbrandt W.E., Little A.S. and Mason K.E., “Dry needling of muscle motor points for chronic low-back pain:a randomized clinical trial with long-term follow-up,” *Spine*, 1980.5.

④ Baldry P., *Acupuncture, Trigger Points and Musculoskeletal Pain*, London: Churchill Livingstone, UK, 1989.

（二）治疗工具与部位未超出针灸

关于针灸与“干针”在治疗用具与治疗部位互相重合的讨论已经较为丰富了。笔者在此仅做一点总结与补充。从治疗工具看，理疗师采用的是空心皮下注射针（不含药物）或者实心细针（针灸针），而针灸师的工具包则丰富得多，最常用的是毫针（一般而言，针灸针即指毫针），另外尚有多种规格的针具，如刺破血管的三棱针，用以穴位注射的注射针，用以松解软组织的刃针，用以刺激皮下组织的浮针，等等。这些针具有些是自古至今一直应用的，如毫针、三棱针，有些是近数十年来针灸师发明的，如刃针、浮针。十分明显，针灸师所用的针具包含且远远丰富于“干针”工具。

从治疗部位而言，两者没有明显的不同。“干针”的治疗部位主要是激痛点，尽管也有理疗师撰文强调“干针”仅仅被定义为刺激激痛点太过狭隘，呼吁理疗师协会扩大“干针”治疗范畴，除激痛点刺激之外，还应扩大至神经、肌肉、结缔组织等。该作者还提醒，理疗师不应该忽视医学针灸的临床发现。① 其实，“干针”的施术部位就是针灸一直以来的治疗部位。众所周知，针灸的施术部位是“穴位”，多数人认为穴位就是针灸教科书上所述分布于“经络”上的点，这里存在对穴位概念内涵的认识误区。中国古人对骨骼肌肉的生理与病理状态观察细致，在约 2000 年前就描述了穴位的多元形态。笔者曾经撰文论述，穴位不是一个个固定的点，而是包括脉动、血络、压痛、肌肉缝隙、骨骼间际、软组织异常改变等体表形态②，其内涵与理疗师所描述的“干针”的刺激部位——激痛点、神经、肌肉与结缔组织是一致的。可以说，“干针”所刺激的部位都是中国

① James Dunning, Raymond Butts, Firas Mourad, Ian Young, Sean Flannagan and Thomas Perreault, “Dry needling: a literature review with implications for clinical practice guidelines,” *Physical Therapy Reviews*, 2014. 19(4).

② 张树剑：《早期腧穴形态观念阐微》，《中国针灸》2011 年第 12 期。

针灸所描述的穴位。不过，许多针灸师也没有意识到这一点。

（三）基础理论亦在针灸的理论范畴之内

“干针”执业者提出“干针”不同于针灸的最为核心的论据就是理论基础不同。他们强调，“干针”从来不讲经络与调气，而是直接针刺病灶，如“干针”的积极推动者马云涛说：“需要强调的是，现代‘干针针灸’与建立在中国古代哲学与文化概念上的中国传统针灸没有相同的理论基础。这里用（干针）‘针灸’（acupuncture）这个术语，只是借用其拉丁文的本义：‘针’（acus）‘刺’（puncture or piercing）而已。”① 这一论述貌似有理，但是忽略了两个关键因素，一是针灸理论的历史沿革与不断更新；二是当下针灸理论的现代转型与多元共生。分析针灸的历史与现实，“干针”的机理其实就包括于针灸的机理范畴之内。讨论之前，首先要阐明两个科学常识：其一，相同的治疗技术，无论其名称是否相同，理论解释是否相同，其效应机制必然相同；其二，任何一种技术的发展，其理论解释都不是一成不变的，针灸当然也不例外。

一般认为，中国针灸，即中医针灸，所依据的理论基础来源于中国古代的医学理论，如经络学说与气血学说，针灸的目的就是调节人体经络中的气血，令其通畅，以缓解病痛。实际上，历史地看，经络气血仅仅是为针灸提供的一种理论解释而已。而中医针灸理论只是一定历史条件下的一种理论，“干针”所刻意区别的就是这一种理论形态。

回顾历史，中国古人当然没有精细的人体解剖学与生理学知识，但是古人发现了针灸的效应，只能运用当时的知识背景去解释，这本无可厚非。更何况《内经》时期，不仅仅有调气治痛的理论，还有更为朴素与实际的刺血疗法、解结刺法等具体治疗技术，如解结刺法，现在看来即是软

① Yun-tao Ma, *Biomedical Acupuncture for Sports and Trauma Rehabilitation*, Edinburgh: Churchill Livingstone Elsevier, 2011, p.9 (Perface) .

组织松解法，通过对局部软组织（肌肉、筋膜、韧带等）的粘连部位进行针刺令其松解，由此可以纾解局部的神经或血管压迫，这一方法可以用现代医学理论来理解。这些具体的技术与理疗师所依据的医学知识体系是一致的。所不同的仅仅是语言与术语，中国古人的叙述更为朴素。所以，从某种程度上可以说，《内经》时期的针灸就是早期的外科技术。

近代以来，中国的针灸学校已经将生物医学作为针灸的主要原理而教授了。民国时期至20世纪50年代初期有代表性的针灸学家，在其著作中对针灸机制的论述都略言经络而注重解剖、生理学，尤其是神经生理，如朱琏《新针灸学》、承淡安《中国针灸学讲义》、曾天治《科学针灸治疗学》等，其内容有着明显的“科学化”倾向。可见，民国时期的针灸界已在自觉地淡化针灸的传统解释话语，而致力于与近代医学相结合而重建理论体系了。只不过，自20世纪50年代中叶，中国现代针灸高等教育开始之后，其教材对针灸科学化成果引入较少，更多地承袭了传统中医的理论语言，使得中国针灸的理论与现代医学显得似乎有些不相符合，而局限于中医针灸的范畴。

从现实看，如果检索近数十年来国内外发表的针灸基础与临床研究文献，对针灸的效应机理的讨论已经远远超出传统中医理论了，从解剖、神经生理、免疫机制到表面遗传机制都有大量的文章发表。无论是在中国，还是在其他国家，绝大多数针灸医生与针灸研究科学家已经将针灸作为一种现代医学手段而研究与应用了。正如某些西方学者所言：“针灸学不仅局限于其古典的旧理论，同时也是富有活力的，可以应用神经解剖学术语的一项现代医学技术。”① “针灸不必固守于东方医学的术语、概念，现代的针灸学校教育都包括西方医学原理。”② 无视这一点，而仅仅以一种死板

① Hobbs V., *Council of college of acupuncture and oriental medicine position paper on dry needling*, Baltimore, MD: Council of college of Acupuncture and Oriental Medicine, 2011.

② Hobbs V., *Dry needling and acupuncture emerging professional issue*, Qi Unity Report; Sep-Oct 2007.

的、不变的观点对待针灸理论，本身就是不客观，也是不厚道的。

同时，如今的针灸作为一种世界技艺，无论是在中国本土，还是在海外各地，产生了许多针灸方法或者流派，其中的典型如各类“微针刺法”。所谓“微针刺法”，是指刺激人体某一器官或部位来诊断与治疗疾病的一类疗法，如头皮针、耳针、腹针等。这类微针刺法有中医的实践基础，亦有从海外传入的理论说明，治疗着眼于某一局部，临床疗效确切，但机制目前尚无广泛认同的理论。另外，在中国国内发展出的基于软组织外科学的针刀疗法、拨针疗法等，通过松解局部软组织以解除疼痛，类似于《内经》所述的“解结”刺法，这类针刺方法机制较为明确，与“干针”的机理十分接近。

上文已述，“干针”的发生与发展的历程中处处有针灸的影子，而针灸，无论是回顾历史，还是面对现实，都是一项开放的、不断进取的技术，其理论解释也不断与最新的医学成果相结合，而且，其工具多元，技法丰富。“干针”从表面上看继承了针灸的针具，从实质上说，其实是针灸在治疗骨骼肌肉疼痛这一领域中的应用，其基础理论没有脱离针灸的理论范畴。“干针”从业者之所以声称“干针”不同于针灸，是因为他们将针灸理论固定于他们所认为的固化的“中医针灸”一个侧面。不过，“激痛点”学说是西方理疗师的杰出贡献，如果将“干针”纳入针灸的治疗体系之内，那么“激痛点”可以很大地丰富针刺穴位理论。

三、“干针”与针灸和解的难题

（一）理疗师可以应用针灸吗?

美国关于针灸的法规在各个州不尽相同，根据大多数州的地方性法规，针灸只有执业针灸师或者接受过针灸专门教育的医师，或称执业医师（MD）才能合法应用。对执业针灸师的教育要求较高，一般要接受3—4年约3000小时的针灸学校学习，然后通过考试可以得到执照。关于针灸考试在不同的州也不一样，其中47个州及哥伦比亚地区接受全美针灸及东方医学考试委员会（the National Certification Commission for Acupuncture and Oriental Medicine，缩写NCCAOM）的考试。该委员会成立于1982年，其考试证书通过了美国国家认证机构委员会（the National Commission for Certification Agencies，缩写NCCA）的认证。① 而参加执业针灸资格考试的条件是要有正规的针灸学校教育。而对于执业医师，从事针灸的教育要求较低，一般是不少于300小时的针灸培训与500个病例实习，不需要经过考试就可以应用针灸。

然而，对于理疗师而言，没有执业医师的执照，又没有专门的针灸学历教育，如果承认“干针”属于针灸，就面临无法应用这一技术的尴尬局面。天下学问技术本为公器，理疗师对针灸理论与临床有很大贡献，同时针灸在治疗骨骼肌肉方面的病痛有极大优势，禁止其应用这一技术，会令治疗对象无法获得针灸治疗，从而损害患者的利益，而这种结果有悖于医疗的本来目的，同时也会刺激理疗师创造与发展“干针”的概念以绕过法规。允许理疗师应用针灸应是一个符合各方面利益的选择。

（二）理疗师针灸准入的教育困境

理疗师执业针灸需要怎样的教育要求？“干针”执业者马云涛说：“‘干针’是基于西方医学科学的基础与原理而发展起来的，理疗师理解与实施‘干针’需要正规的医学教育，包括科学基础课程、临床课程，如人体解剖学、生理学、病理学、神经科学、临床诊断学等，同时，‘干针’操作者需要医患沟通、病历记录等临床实践。”② 根据这一观点，“干针”执业者的医学教育与一般的临床医师的教育要求基本相同，参考执

---

① 关于NCCAOM可参看http://www.nccaom.org/about-us/。

② Yun-tao Ma, *Biomedical Acupuncture for Sports and Trauma Rehabilitation*, p.14 (Perface) .

业医师的要求，亦即接受300小时的针灸专门培训以及500个病例的实习是基本合理的，但这需要理疗师成员组织的努力才可以获得地方立法机构的许可。当前，理疗师的做法是另外立一个技术名称“干针”，仅仅通过20—30个小时的培训直接申请在临床上应用，所以遭到了美国针灸界的反对。

美国针灸师资格考试的内容主要分为三部分，分别为消毒技术、穴位定位、综合考试，综合考试内容包括中医基础理论、基础知识、辨证、诊断及常见病的治疗等。① 其基本内容还是传统的中医针灸理论，问题是理疗师是不承认传统针灸理论的，还需要学习中医基础理论及经络腧穴等理论吗？而且，“干针”师已经发表了大量临床报道，证明没有传统中医针灸理论背景的理疗师也可以安全有效地对某些疾病进行针刺治疗。这样一来，让“干针”理疗师接受300小时的针灸专门培训似乎失去了合理性。其中原因是，制定针灸执业教育规范的机构所参考的知识体系是中医针灸的体系，传统的中医理论默认是针灸执业者所必须学习与掌握的。如今理疗师如果仅仅针对肌筋膜的痛症，的确不需要要求其与普通针灸师一致的课程学习。但是针刺“激痛点”（可以视为大的“穴位”概念下的一种形式）以治疗筋骨痛症，应该需要相对专科化的针刺方法的培训。这一部分教育内容与时长如何设定，是需要业界专家与利益相关者思考与破解的难题。

（三）针灸名实之辨

对于“干针”的学术独立，美国针灸师更关心的是其执业范围的入侵，但是国内针灸界，则对其名称的独立更为关注。在全球化的话语体系中，中国针灸医生组织最关心的是针灸的知识产权归属。中国是针灸

① 王曦梓：《美国针灸执业考试介绍》，《中国针灸》2005年第11期。

的原产国与输出国，是一个毋庸置疑的共识。在海外传播的过程中，基于当地的文化传统，吸纳新的知识与技艺，原本也是题中之义，比如日本江户时期发明的“打针法”“管针法”等操作，西方医生基于现代医学的理论与知识而发展出的医学针灸，另外法国医生做出创造性发现的耳针疗法，等等，都成为针灸旗下的理论与技术，针灸界自然是乐见其成。而“干针”的提法，在名称上与“针灸”做了区别，所以引起针灸界，尤其是国内针灸界的强烈不满，所以带有官方色彩的世中联做了声明，诸多专业杂志亦纷纷发表文章讨论。

一番声讨之后，近来似乎又没有了多少声音。热闹的喧哗之后更需要冷静的思考：“干针”的学术走向如何？是否能够成为独立于针灸的技术？这道门的钥匙其实掌握在针灸界的手中。

四、针灸自身亟需变革

“干针”与针灸之间产生争论，一个重要原因就是，针灸本身的概念与理论的固化与保守，导致“激痛点”等基于解剖生理学而生发出的新的理论形态不能够与传统针灸理论相通约而顺畅地融入针灸理论体系。如今“干针”理论渐渐成熟，临床表现也颇佳，本应是对针灸学术理论与临床体系非常有价值的补充与发展，甚至是部分重构，但因为针灸理论的固化，导致两者学术体系无法融合，以至于形成争议，所以，“干针”给针灸界带来的最大的，也是最为深刻的影响其实是对针灸本身概念与理论内涵的挑战。

首先是针灸概念的学术内涵。概念是学术理论的立足点，一个固化保守的概念将会导致一门学科自缚手足，进取受阻，针灸就是个典型的案例。最新出版的全国高等中医药院校规划教材《针灸学》对其概念内涵的表达非常狭窄：“针灸学是以中医理论为指导，研究经络、腧穴及刺灸方法，探讨运用针灸防治疾病规律的一门学科。它是中医学的重要组成部分，其内容包括经络、腧穴、刺灸技术及针灸治疗等部分。”① 这一定义中“以中医理论为指导”，明显地阻碍了针灸理论的开放与变革。世界上没有一成不变的理论，用旧的理论框定针灸概念本身就很狭隘。国际上对针灸的定义更多的是视之为一项技艺，美国国立卫生研究院（the National Institute of Health，缩写 NIH）说针灸是“用不同的方法刺激体表的点的一组技术”。② 相比而言，这个定义则体现出较强的包容性与延展性。美国针灸和东方医学认证委员会（Accreditation Commission for Acupuncture and Oriental Medicine，缩写 ACAOM）更是将“干针”等常用名词都明确地写在针灸的概念范畴之中：“针灸是一种特定的疗法或者一个医学体系，其操作包括所有的以治疗为目的针刺操作，其理论基础包含传统理论与现代科学对肌肉骨骼系统与神经系统的研究，其他名称如干针、激痛点针灸、肌筋膜触发点针刺等都属于针灸。”③

针灸作为一项（组）实用的外治技艺，其理论依据也应该是不断进步与修正的，然而，中国的针灸教科书从最基础的概念开始，就陷入了作茧自缚的境地。针灸概念的界定需要综合考虑针灸历史、技术流派、未来发展的可能性等因素，而不是局限于一劳永逸地用一种固化的思维去定义。

其次，针灸理论也亟待革新。目前众多针灸流派已经开始挑战传统的针灸理论了，中国针灸站在这一历史的节点上，是否应该放下固执，开放心胸，重新构建自己的理论体系呢？如果是这样，以下的几个核心问题应该考量。

---

① 梁繁荣、王华主编：《针灸学》（全国中医药行业高等教育“十三五”规划教材，新世纪第 4 版），北京：中国中医药出版社，2016 年，第 1 页。

② https://nccih.nih.gov/health/acupuncture. 原文为：The term *acupuncture* describesa family of procedures involving the stimulation of points on the body using a variety of techniques。

③ ACAOM Glossary. http://acaom.org/wp-content/uploads/2018/05/ACAOM-Glossary-180515.pdf.

其一，经络还是针灸理论的核心吗？如今，无论是基础研究，还是临床研究，针灸与西方医学的交流已经十分密切了。在基础研究领域，针灸的相关研究已经从泛化的解剖学、生理学向遗传与基因组学、生物信息学、表面遗传学等领域渗透，既是医学研究的一个重要对象，又主导与启发了生命科学的许多新的未知方向；临床研究中，包括“干针”在内的新的针灸流派不断形成，大大丰富了针灸临床理论与适用领域。对于经络的认识，中国中医界也从寻找一种特殊结构转向对体表与体表、体表与内脏之间的关系的探索。再看以“干针”为代表的“去经络化的针灸”①，理疗师致力于将“干针”独立于针灸之外的主要原因就是其不承认经络理论。事实上，无论是在西方“本土化”的医学针灸，还是在中国本土风行的各种新针灸学派（如浮针、针刀）已经将经络置于可有可无的地步。如此，在科学界与临床界都在不断突破中医针灸学的“经络化”外衣的情形下，固执于经络学说是针灸学的核心理论还有意义吗？

其二，“穴位”的内涵是什么？穴位比经络更具体，这是针灸学术界的一个较为普遍的认识，甚至有过“废经存穴”的议论。“穴位是存在的”，多数人都这样说。但是穴位是什么？如果回溯到腧穴概念的发生时期，我们可以看到，“腧穴”的内涵其实很简单，即是古人对人体体表某些标志性组织的命名，大多是古典的体表解剖术语，如缺盆、完骨、神阙等，而且，从腧穴本身的命名意义上看，相当一部分穴位指的是体表的凹陷，如关节间隙、肌肉缝隙。在早期，“穴”与“脉”的概念有一些交叉，所以体表的动脉与静脉也是穴位的形态之一。在“穴位”这一概念的旗下，后人丰富了一些具有治疗意义的点，或者称为反应点，统一形成一个腧穴系统。可以说，腧穴是体表解剖部位（包括骨性、软组织、血管）与体表反应点的一个集合，其中包括人们比较熟悉的在远端

---

① Jin G.Y., Jin Louis L. and Jin Bonnie X., “Dry needling: a de-meridian style of acupuncture,” *World J of Acupuncture-Moxibustion*, 2016. 26(2).

的具有特殊治疗作用的腧穴，如“面口合谷收”“肚腹三里留”所提示的治疗口齿病的合谷穴、治疗胃肠病的足三里穴，这样的穴位是与“激痛点”完全不同的一类腧穴集合，其机制尚需研究；另一类在肌肉上的反应点也就是理疗师所声称的激痛点。给穴位正名也是针灸界所需要做的，将激痛点明确为针灸的穴位，而不是坚持所谓的“人与天地相应”的三百六十五穴的僵化思维，才能令腧穴理论大放光彩。医学是人体科学，过分地强调其哲学色彩只能徒增疑惑。

当然，针灸自身的理论变革与学科进步需要多维度、多层次的深入思考，本文只是就“干针”事件提出部分思考，更为系统的讨论将另文撰述。

结 论

无论是从发展历史、临床技法还是从理论基础来看，“干针”都无法离开针灸而成为独立的技术，它实际上是针灸在西方传播与发展过程中与现代医学结合而成的一种治疗肌肉骨骼病痛的一种形式。这一过程主要由西方理疗师主导。由于“干针”理论完全由现代医学语言解释，与传统中医针灸理论术语格格不入，同时，由于美国多数州的地方性法规不允许理疗师从事针灸，所以“干针”推动者不承认“干针”从属于针灸。他们一方面谋求学术独立，被部分针灸师视为“干独”，另一方面也试图用不同的名称绕开法规禁令以实施针灸——被美国针灸师视为执业范围的“入侵”行为。中外针灸界的反应是，一方面试图阻止理疗师从事“干针”(针灸)，另一方面撰文论证“干针”从属于针灸。

“干针”属于针灸的范畴是没有疑问的，但首先要赋予针灸一个开放的概念与理论体系，这一点亟待针灸学术界去完成。目前教科书中所归纳的中国针灸的概念与理论，尤其是经络学说与腧穴概念的内涵已经远远无法适应针灸的临床与科研进步的步伐了。与现代医学同行对话，重新定义针灸，对理论做出革命性重构，才是针灸学术发展的必由之路。如此，“干针”与传统针灸之间无论是学术之争，还是执业利益之争，都将迎刃而解。

外来医学与本土文化关系浅谈

郑金生（中国中医科学院中国医史文献研究所）

医学文明在亚洲多个地区之间的传播、交流与互动，是一个非常有意义的主题。2010 年 6 月，日本举办的第 111 届日本医史学会总会暨学术大会也是以这一议题为中心，会后出版了《跨境的传统，飞翔的文化——汉字文化圈之医史》论文集。

感谢真柳诚教授的邀请，笔者有幸出席这次会议，并做了题为《中日韩越传统医学的相互交流与促进》的报告。报告分三部分，第二部分“医学交流杂议”与本次“跨越边际的古代东方医学会议”有关。因此，笔者想以这部分的内容为基础，在本文中继续探讨“外来医学与本土文化的关系”这个问题。

在“医学交流杂议”部分，笔者表达了这样的观点：在亚洲历史上，汉字文化圈里的东方各国的传统医学都有自己本土的源头，而且它们的发展并不同步，由此形成的落差与特色就成为相互交流的动力；这种交流的主流是双向友好、互相促进，总趋势是自然和谐，如水之势，由高就低，如雨之施，润物无声。没有西医传入时借医布道或用手术刀撬开国门之类的宗教、政治或功利色彩，没有剧烈的文化冲突，也没有医疗市场之争。可以说是传播者无傲人之心，容受者无屈从之意。

在这部分发言中，笔者简单地列举了中日医学交流中若干有趣的文化现象，意在表达本土文化往往深刻影响到对外来医学的接收与遴选。1987年笔者第一次访问日本，之后多次赴日访问并在日本生活了累计一年多的时间，得以亲身感受中日文化之间的异同。由于职业的关系，笔者尤其注意两国在医疗习俗方面的差异。

首先是对某些饮食的认知，中日两国有着巨大的差别。在中国传统的饮食认知中，特别注重食物的滋补作用与寒热属性。这种习俗的形成深受中医学理论长期的熏染，深入人心。尤其是1978年以后药膳的兴盛，更推动了国人对饮食补养及辅助治疗作用的追求。所以最近几十年，国内市场上龟、鳖的价格一直在攀升。90年代初昙花一现的保健品“鳖精”，将崇尚龟鳖滋补作用的风气推到了顶点。中药里有“龟鹿二仙膏”，是著名的滋补成药。滋补文化是中医体系中不可或缺的组成部分。但以笔者在日本期间所见，其水泽池湖中的龟、鳖奇多，可是任何食品市场都没有龟、鳖出售。笔者也参观过许多日本大众饮食店、水产品市场，也没见到华人视为滋补佳品的龟鳖。

就笔者对中药历史的研究来看，龟鳖用于滋阴肇始于元代朱丹溪（1281—1358）。在其以前，汉唐出现过服食丹药、石药之风，宋代又流行各种保健汤药，借以助阳、健脾，但并没有重视滋阴的风气。朱丹溪倡导“阳常有余、阴常不足”的学说，为了使其学说落到实处，取得实效，他需要一批滋阴养精的药物跟进。在《本草衍义补遗》中，他肯定了龟、鳖的补阴作用。例如“鳖甲”条，首句就是“鳖肉补阴”。“败龟板”条中朱丹溪更是极力倡导用龟板滋阴：“属金而有水，阴中阳也，大有补阴之功，而本草不言，惜哉！其补阴力猛，而兼去瘀血，续筋骨，治劳倦。其能补阴者，盖龟乃阴中至阴之物，禀北方之气而生，故能补阴，治阴血不足。”经过朱丹溪的倡导，龟板、鳖甲从此成为滋阴的主要药物，并进而影响到此后国人的饮食风尚。朱丹溪的医学曾传入日本，并形成了丹溪学派。但是用龟板、鳖甲滋阴，将乌龟、甲鱼作为营养滋补食品，却在日本毫无市场。习惯食用海鱼的日本民族，连内河的淡水鱼都不屑一顾，对浅水池塘里的龟鳖不感兴趣，是非常自然的事。

由此笔者再观察日本人对其他在中国被视为保健滋养品的态度，居然和对待龟鳖一样漠然视之。在中国的药店常见的鹿鞭、燕窝、蛤蚧等动物药，充斥各种旅游商店店面的银耳、枸杞、莲子、桂圆等滋补品，在日本的药店、旅游景点却毫无踪影。可见日本本土对养生保健有自己民族的喜好，因而对伴随中医书籍一起传入的滋补保健食物与方法并无兴趣。但是，某些源于古代中国的食品，到了近代，中国都市里的百姓早已淡忘（边远乡村还可见保留食用习惯），却在日本大行其道。例如牛蒡根，日本一般超市都作为菜蔬出售（最近十几年中国市场也开始出现，但食用者依然不多）。另外现代魔芋粉在日本也很时兴。此物就是中国本草中的蒟蒻（日本名为こんにやく）。《本草纲目》记载：“根大如碗及芋魁，其外理白，味亦麻人。秋后采根，须净擦，或捣成片段，以酽灰汁煮十余沸，以水淘洗，换水更煮五六遍，即成冻子，切片，以苦酒五味淹食，不以灰汁则不成也。切作细丝，沸汤汋过，五味调食，状如水母丝。”但这种食品，古代只有农村或荒年之时才会用来充饥救荒。为什么这类食品能在日本普及，在中国却逐渐消亡？魔芋粉在日本的兴起是受现代科技影响还是受其本土文化的影响？这个问题笔者还未深究。

另一件令笔者思索良久的事，是日本汉方医的用药量奇少的原因。笔者曾经参观过北里研究所附属的诊所，见他们的药包很小，不如中医的儿科汤药包，而且其中都是没有经过炮制的粗颗粒（生药），连饮片都算不上。众所周知，日本汉方医学非常重视仲景学说及经方，但在经方的剂量方面，却完全不遵古方。中医的炮制学是中药学的重要分支，是中医特色之一。但炮制学在日本医学中却毫无影响。中国宋代将药物分成熟药（经过加工炮制的药材）、生药（未经炮制的药材）两类，传入日本后只有“生药”被接受。我国20世纪50年代初的“生药学”一词，就是从日本返传回来的。

为什么日本汉方医学用量如此少？笔者在日本时曾经与真柳诚先生以及其他日本友人讨论过这件事，或说是日本水质（软水）、体质等缘故。但笔者的看法是，这是受日本本土文化，以及不同时段传入日本的中医的特点等因素影响。

中医传入日本虽然很早，平安时代（784—1192）已经有大量的中医古籍传入日本，但这些古医籍在当时非常珍贵，手抄复制，深藏馆阁，并没有及时而广泛地在日本医界得到传播。一直到日本镰仓、南北朝时代（1192—1392），宋代印本医书大量传入，才使得当时的医学状况发生较大改变。小曾户洋先生曾经指出，这一时期“医学中坚力量由以往贵族社会宫廷医向禅宗僧医转换，医疗对象亦以贵族为中心转向一般民众”①。宋代传入的宋以前医书自然包括了仲景医书等许多经典名著，但在整个北宋，社会上的药物用量却与汉唐时期迥然不同，达到了历史上的最低点。

笔者的硕士论文是《宋代本草史》，文中对北宋用药剂量的问题特别予以关注。遍阅北宋医药书，从北宋初的《太平圣惠方》，到北宋末的《和剂局方》，笔者发现它们所用的主要用药方式就是“煮散”。《太平圣惠方》已经将前代许多汤液方改造成煮散方。北宋的《博济方》则几乎全用煮散代汤剂。在当时最权威、流行最广的《和剂局方》788首方

① 小曾户洋：《日本汉方医学形成之轨迹》，第2届日中韩医史学会共同专题研讨会论文。

之中，有 229 首方用煮散。以“汤”“饮”为名的 153 首方中，有 136 首方实际上仍用煮散。只有 17 首方可称作汤剂制法（㕮咀），但这 17 首方全是南宋以后续加添入《和剂局方》的。可见在北宋之时，医家实际用药几乎全用煮散，据称一度形成了“古方汤液存而不用”的局面。因此在北宋时进入中国的日本遣宋使、医僧及学者所能见到的用药方式可以说只有煮散。宋代医书传入日本之时，当时实际用药方式也就随之传到了日本。在日本医学中坚力量、医疗对象转换的关键时期，宋代盛行的煮散也因之被日本医家仿效，从而形成了“方证从汉，剂量从宋”的日本汉方医用药特色。细思之，既然当时的中国医家可以变更经方的用量，日本医家为什么就不能仿而效之呢？

上述的“煮散”是中药的一种剂型。该词虽然可见于《肘后方》“老君神明白散”，但不是用作剂型名，而是指服用法。作为剂型的“煮散”，首见于唐孙思邈《千金要方》卷二十一“徐王煮散”方。唐王焘《外台秘要》也有记载。受古代粉碎工具的限制，至少在陶弘景之前，汤剂用料与后世捣成粗颗粒夹带粉末的煮散仅有小小的区别。南北朝以前加工汤剂的配料时须在杵捣药材形成粗颗粒之后，再吹去加工过程中出现的细末。这样一来就会导致药量的变少，所以陶弘景主张改捣碎为细切。但是，汤与散（细末冲服）在用法上很早就有区分，“汤者荡也，去大病用之；散者散也，去急病用之”（元王好古《汤液本草》），分别适合不同的病证。

煮散在唐代很少运用。但“唐遭安史之乱，藩镇跋扈。迨及五代，四方药石鲜有交通，故医家少用汤液，多行煮散”（《全宋文》卷二一一一）。煮散是介于汤、散剂之间的一种剂型，成品为或粗或细的颗粒及粉末，不能直接冲服，要煎煮后服用，其药汁自然混浊不堪，还有容易沉底巴锅的弊病。它最大的优势是节省药材，故而五代战乱时期盛行起来，到北宋还因惯性延续了煮散的用法。可见煮散是外界因素导致的权宜之计。

煮散能否取代汤剂？北宋医书对此有较多论述。《太平圣惠方》认为："汤必须澄清，若浊令人心闷。"南宋陈衍《宝庆本草折衷》认为："(汤）欲清汁传远经络而无滞也。"这就提示，药物剂型的选择必须受到药性、疾病、药材利用等多方面的影响。滥用煮散、以散代汤的现象在北宋就遭到一些著名医家的反对。反对最为激烈的是名医庞安时（1042—1099），他认为应该对"病势重者，即于汤证之下，注云'不可作煮散也'"，理由是"医家省约，以汤为煮散。至有未能中病，疑混而数更方法者多矣。沿习至今，未曾革弊"(《伤寒总病论·辨论》)。也就是说省约不能妨碍治疗。北宋著名科学家沈括（1031—1095）也对药物剂型发表了自己的看法。他认为："大体欲达五脏四肢者莫如汤，欲留膈胃中者莫如散……又无毒者宜汤，小毒者宜散……又欲速者用汤，稍缓者用散。""近世用汤者全少，应汤者皆用煮散。大率汤剂气势完壮，力与丸、散倍蓰。煮散者一啜不过三五钱极矣，比较功力，岂敌汤势？"(《中药制剂》）百余年后，宋代的药材来源问题得到了解决。加之医家反对汤散不分，所以南宋时改用铡刀来加工药材，使之成为有一定规格的"饮片"。因此南宋以后，煮散又渐次沉沦，饮片大行其道。饮片的剂量自然要大于煮散，因此中医用药量就与日本的药量拉开了距离。

《和剂局方》是北宋官药局的成药配制专书。日本医药家受《局方》影响，采用其中的煮散方，是很自然的事。中国在南宋以后改用饮片，我相信日本医家并不会不知道。但也许因为节省药物的煮散正好适应日本的国情，而且经过日本医家的实践，小剂量的煮散也同样可以发挥疗效，何乐而不为呢？更重要的是，日本汉方医所用的粗颗粒，是完全没有粉末的，这与"煮散"不同，实际上相当于中国古代药物经"㕮咀"之后吹去药末的汤剂用料，绝对符合古方剂型的要求。于是这样的古方汤剂粗颗粒的用药方式，连同宋代煮散盛行时使用的剂量，就在日本医学中被固定下来，无论经方、时方，皆用粗颗粒。

这是笔者对日本汉方医用药剂量偏小缘由的研究所得。笔者认为当今日本汉方医的用药剂量与剂型，与中国古代药物的发展变迁息息相关。既有不同时代外界因素的影响，也有日本本土文化与国情的影响。

滓秽诸色：盖仑和中医痰史①

柯丽娜（Natalie Köhle，悉尼大学）

大便太稀，或色白，或过绿，或多泡沫，均系恶兆。大便量少而黏滞、色白、发绿且细腻，也不好。但是最不好的大便是色黑或色青灰或呈油样或呈铜绿色并有臭味的。

——希波克拉底《预后论》（*Prognosticon*）第 11 节②

在中医对身体的想象和它的病理认识中，“痰”是一个核心且不可或缺的概念。在延续至今的近一千年时间里，痰一直被认为是诸多重大疾病如中风、神志病、癌症和风湿病的病因，一些更为常见的小恙如头痛、

① 谨以此文献给范德康（Leonard W. J. van der Kuijp）教授七秩寿辰。感谢范德康教授给了笔者学习语言的时间和发展自己研究兴趣的自由，教会了笔者仔细阅读。还要衷心感谢栗山茂久（Shigehisa Kuriyama），多年来他与笔者就体液和消化问题展开了宝贵的交流。感谢李建民赠送给笔者一本王珪的《泰定养生主论》，并敦促笔者仔细研读其中关于痰的章节。感谢边和（He Bian）、戴思博（Catherine Despeux）和梁其姿（Angela Leung）阅读并评论了本文的前几稿，感谢三位匿名审稿人提出的有益建议。感谢出色的研究助理赵善谦、褚珏然和卢颖琳。本文所做的研究工作得到了中国香港特别行政区研究资助局（研究基金资助编号：12607220）和香港浸会大学社会科学系（RC-SGT2/19-20/SOSSC/002）的部分资助。除非另有说明，所有译文（指中文引文的英译——编辑注）均为本人所译。

② W. H. S. Jones trans., *Hippocrates Vol.2*, Loeb Classical Library（以下简称 LCL）147, trans. and ed. W. H. S. Jones, Cambridge, Mass.: Harvard University Press, 1923, p.25.

红疹、肿胀、积食、感冒、咳嗽和发烧也被认为与痰密切相关。但中医病因学对痰的重视却是后有之事，“痰”这一术语在中医理论的奠基性文本如《黄帝内经》(约公元前100年)中是缺失的。

痰在明清时期一跃成为疾病发生的主因是中医史上的一大难解之谜。笔者在其他文章中论证过，早期印度医学和中医学之间的交流与交融使得痰的概念被引介至中国。①但是这一概念的传入发生在公元200—600年间，远远早于明清时期，而且中医病理学文献也并没有因此而将它提升至重要位置。“痰”被予以重视实则是在近1000年之后即宋金元时期（960—1368）才有的事情。②这背后的原因至今令人费解。

对“痰”在中医文献里的重要性的提升起到关键作用的是一本鲜为人知的元代（1271—1368）著作《泰定养生主论》(1338年)。该书作者王珪（1264—1354）原先是一位寂寂无闻的官员，后弃官从医，在养生学方面有着极高的造诣。③书中一卷对于痰的论述与之前所有中医著作相较有着天壤之别，所涉内容也更为丰富。④笔者将在本文论证，王珪的痰思想的产生是受到了盖仑医学体系影响的结果，这对于我们理解中医痰思想的兴起具有重要意义。

---

① Natalie Köhle, “A Confluence of Humors: Āyurvedic Conceptions of Digestion and the History of Chinese ‘Phlegm’(*tan* 痰)，” *Journal of the American Oriental Society*, 136, no.3 (2016).

② Natalie Köhle, “Spirit, Sweat and *Qi*,” In *Fluid Matter (s) : Flow and Transformation in the History of the Body*, ed. Natalie Köhle and Shigehisa Kuriyama, Canberra: ANU Press, 2020, http://doi.org/10.22459/FM.2020; Natalie Köhle, “Phlegm (*tan* 痰): Toward a Humoral History of Chinese Medicine”, Ph.D. diss., Harvard University, 2015; Fabien Simonis, “Ghosts or Mucus? Medicine for Madness: New Doctrines, Therapies, and Rivalries,” In *Modern Chinese Religion I, Song-Liao-Jin-Yuan (960–1368 AD)* , vol.1, ed. John Lagerwey and Pierre Marsone, Leiden: Brill, 2014, pp.603–639; Fabien Simonis, “Mad Acts, Mad Speech, Mad People in Late Imperial Chinese Law and Medicine” Ph.D. diss., Princeton University, 2010.

③ 王珪出生于常熟（今属江苏），曾任辰州（治今湖南沅陵）同知。三十八岁时辞官回到家乡常熟，居住在虞山脚下，专注于行医和炼丹。参见 Natalie Köhle, “An Overlooked Yuan Chinese Treatise on Galenic Humoral Pathology: Wang Gui’s 王珪 (1264–1354) Phlegm (*tan* 痰) Chapter in the *Taiding yangsheng zhulun* 泰定養生主論 (1338)，” *Asian Medicine*, 即将出版；褚玄仁、李顺保：《王珪先生年表》，收入《泰定养生主论》，北京：学苑出版社，2003年，第215—222页。

④ 有关王珪痰证章节的完整讨论和译文，请参见 Köhle, “Overlooked Yuan Chinese Treatise”。

一、痰之新貌

王珪写下痰的章节看似是在介绍他的自制名方——一种名为“滚痰丸”的泻下剂，但他实则借着这剂被广泛应用的药方提出了两条重要且互为关联的理论：一是几乎所有的疾病都是因痰而起，二是任何和痰有关的疾病必须以逐下的方式予以治疗。痰能致人头眩目昏、嘴角抽搐、口舌糜烂、皮下积水、瘾疹脓疮、水盈四肢并受浮肿麻木之苦。痰涎或结于胸痞或奋然涌上，形成黏稠涕唾自口鼻而出。痰还使人烦躁不寐、梦中惊悸、善恐易怒、神志不清、惊厥癫狂。① 但是王珪认为所有这些迥然不同的症状都可以用同一种方法治疗，即使用滚痰丸攻下。

初看起来，王珪逐下的思想似乎并无革新之处。下法历来为中医所倚重，用于除积、驱鬼或祛邪气。王珪思想的创新之处却是在于他把几乎所有的疾病都归因于痰并倡导用下法治疗。为证明自己的理念，王珪就痰的各异之形及体内之候做了充分论述。

该卷的论述一反既往。文中出现的绝大多数概念和治法在之前的中医学界并无先例可循，这是一次对当时公认学说的坚决反驳。其中有三方面的革新尤为突出：一是有关白痰、黄痰和黑痰的理论，二是对身体所生之痰的质与性做了详细论述，三是将痰与“败”和“瘀血”关联起来。

为什么仅用一张药方就可以治疗诸如抽噎、唇口瞤动、目妄见、瘾疹、神志异常和胸脘痞闷等看似大相径庭的病症呢?（这一观点无论是在王珪的同代人还是在今人看来似乎都是荒谬的。）王珪的回答是：“总为一痰，其状不同故异。”痰状虽有不一，且为病百般，但鞭辟着里可知本质相同。

---

① 王珪：《泰定养生主论》卷 14，第 154—157 页。以下对痰的描述引文，如无特别说明，均出自本书第 154—171 页。

王珪认为痰之形色有三，即白痰、黄痰和黑痰。痰始清白，后转稠黄，终至色黑，这与痰在体内的滞留时长有关，也取决于内蕴之热的盛衰。白清且质滑的痰为新痰，与之形成对比的是因郁热内炽而色深质凝，逐渐变得黄浊黏稠的老痰。当此老痰与血相互凝结，则得稠密结滞的黑痰。黑痰横于肺胃之间，使身体上下不相交通。

王珪认为时人所不识的重要内容是“关格”[①]的奇症，即“肺痈”“肠毒”“便脓”“拘挛”“狂躁”“妄诞”和“癫狂”实为黑痰结实壅塞于膏肓所致。他解释说这些症状从表面上看似乎与痰无关，因为这类痰因久积于体内而不能咳嗽吐之。王珪把诸多看似不相关的症状都归因于伏痰，并声称它们有着同一种治疗方法。这种观点可以说是一种理论上的转变，也解释了滚痰丸的“神奇疗效”——它在逐去顽痰方面效果显著。

王珪继而基于他所观察的人体代谢产物尤其是排出物，对痰的质、色、形、气、味做了详实的描述。首先是质地，痰能使人“滑脱溏泻”（状若擂烂山药、芋头）。逐下的“恶物”在太阳下曝干，“击之则如金石之声”。唠出之痰其质“泡沫黏腻”，“粘喉着肺”且“朦膜气息”，“与气击搏”，吹嘘胀大，状若“鱼泡”。

其次描述痰的色与形。痰可“色如红柿”，或色“焦黄”，或“葑沫糟粕，生熟兼并”，或“水洗不散”。有些泄物“看是溏粪”但“尽系痰片”或“粘涎”。痰形也可如“水浸阿胶”，或如“破絮”，或如“米粒”。痰与“涎”[②]相杂，或如“臭脓”，或带“瘀血”。

最后是痰之味。痰之味与形相应。如“蚬肉”“米粒”或“破絮”之痰，其味为“咸”，能使人“味咯咽痒”。稠痰如“熟糯”或“桃胶”者，其味“咸”“酸”“麻”“苦”“辣”“涩”且气味难闻似“豆腥”。但要论秽浊

① “关格”指体内上下不通。有关“关格”，请参见黄俊杰《关格一词名义源流考》(2019 年)。

② 有关“涎”，请参见 Köhle, “Phlegm（*tan* 痰）”, Chapter 3。

还属败痰，其味“焦苦”“腥臊”“口舌有如嚼椒”。与之相反的清白新痰则味“淡”不恶。

痰之味进而“随气”周散流于体内。当它们“渗入毛窍”，可致“淹蜇刺戳”“面若虫行”。败痰之味尤能产生热症，如“口疮”“赤眼”“舌干”“喉燥”“声嘶”“鼻窍生疮”“口苦”，停滞于“胸膈之间”，使人“心烦”和“多怒”。

王珪通篇贯穿始终的是把痰与“败”和“败血”或“瘀血”联系在一起——“痰以败津所结”，体内津液凝成“败痰”，浊痰带“瘀血”，“血败”成黑痰。对王珪而言，逐下“败痰”“败物”“恶物”和“败痰根”是他始终关注的要点。

王珪对“败痰”危害性的关注引人深思，因为在此之前人们从未将痰与恶物联系在一起。① 以往人们只是担忧痰作为一种津液会形成胶固塞滞之体，阻碍气的流动；而王珪则忌惮于痰所固有的腐败之性以及对身体产生的自内而外的毒害。

在此之前的中医经典文献中确有“败”这一概念，但并不占据主要地位。《黄帝内经》使用“败”字大多是用以表达“毁坏”之抽象义，指代一种去而不返的状态。② 不过“败”字也兼及“毛败”③“肉败”④“经脉败漏”⑤ 或“色败”⑥ 等词。在这些例子中，“败”往往与诸如“溃”⑦“坏”⑧“烂”⑨“脓”⑩ 等表示腐烂的术语一同出现。从

① 据笔者所知，在王珪之前只有一位学者指出痰出自败血，但没有做进一步的解释。参见陈言：《三因极一病证方论》卷13，北京：人民卫生出版社，1957年，第174页。

② 如：上工治“不败”，下工救“已败”。参见《黄帝内经素问》(以下简称《素问》)，第二十六篇；《黄帝内经》，石家庄：河北科学技术出版社，1996年，第314页。或是概念上二元对立的“生”(“成”)和“败”。参见《黄帝内经灵枢》(以下简称《灵枢》)，第三十三篇、第四十九篇、第八十一篇；《素问》，第二十二篇，《黄帝内经》，第91、302、122、202页。

③ 《素问》第四十四篇、第五十六篇，第368、397页。

④ 《素问》第五十八篇，第400页。

⑤ 《灵枢》第八十一篇，第202页。

⑥⑦⑧ 《素问》第四十二篇，第362页。

⑨ 《灵枢》第八十一篇，第202页。

⑩ 《素问》第五十八篇，第400页。

上述语义范围可知,《黄帝内经》中的“败”也暗含有物质腐败之义。

“败”的物质指向在中医第一部疾病分类学著作《诸病源候论》(610年)中愈加凸显。书中将“败”与脓肿、溃疡、败血、血变之脓联系在一起。赤黑色的腐熟臭肉[①]、“臭败”腐血[②]、“腥臭”唾液以及“吐脓如粳米粥者”[③]都为“败”的表现形式。然而早期文献中的“败”仍然指向少数易于辨析且病位基本在表的疾病。这是因为早期的中医医家往往认为腐败是外来之邪促成的结果，诸如风寒等邪气通过肌肤腠理侵袭人体，滞于皮肤而积热成腐。

到了南宋（1127—1279），中医医家们把腐败与血联系得更为紧密，尤其是提到了妇人产后的“败血”(“死血”)。在他们的描述中，败血在体内的循行较为特别——败血可上攻于心（“淤于心”“上干于心”“冲心”）[④]，或“迷乱心经”[⑤]“迷乱心神”[⑥]，或“闭于心窍”[⑦]，“塞其心窍”[⑧]，从而使人言语不能，目见鬼神且神昏志乱。

上述这些败血停心的描述为明清时期中风和癫狂的主要病因——“痰迷心窍”的提出埋下了伏笔[⑨]，因此王珪提出的“痰血朦膜于膏肓之间，神明之府”[⑩]的观点有着重要意义：尽管王珪笔下的痰不同于产后败血，没有性别指向，但它却与败血的表现极其相似；王珪有关痰和败血互为联系的论述是将过去对恶物的理解过渡至痰上的关键

①② 巢元方:《诸病源候论》卷36，沈阳：辽宁科学技术出版社，1997年，第172页。

③ 同上，第33、158页。

④ 杨士瀛撰，朱崇正增补:《仁斋直指方论（附补遗）》卷12，福州：福建科学技术出版社，1989年，第354页；齐仲甫:《女科百问》，第八十七问，上海：古籍书店，1983年，第261页；陈自明:《妇人大全良方》卷18；北京：人民卫生出版社，2006年，第380—381页。

⑤ 陈自明:《妇人大全良方》卷18，第380—381页。

⑥ 王硕:《易简方》，北京：人民卫生出版社，1995年，第47页。

⑦ 齐仲甫:《女科百问》，第263页；郭稽中:《产育宝庆集》，北京：商务印书馆，1939年，第8页。

⑧ 李璆、张致远原辑，释继洪纂修:《岭南卫生方》，北京：中医古籍出版社，1983年，第65页。

⑨ Simonis, “Mad Acts, Mad Speech”, pp.400–404.

⑩ 《泰定养生主论》卷14，第166页。

一步。[①]

这也许解释了王珪为什么用类似于治败血的方法来治痰。滚痰丸中的两味主药大黄和黄芩是此前众所周知且被广泛用于逐瘀血的药物。[②]第三味药物礞石，据北宋（960—1127）本草方书记载，其可攻逐宿食和瘀血，通常与大黄、巴豆或硇砂联用。[③]王珪之后的医家称赞礞石，认为其“沉坠”之性可通利积痰[④]。同时后世医家也提到，方中第四味药沉香有利于改善因痰阻胸膈而导致的气不升降[⑤]。简言之，王珪对攻下药物（大黄和礞石）的青睐是重构“痰”概念的一种体现——痰善滞留于肠胃，应开下行之路以涤荡肠道。[⑥]

离王珪所处时代不远的是有着重要医学理论创新的宋金元时期。这一时期所形成的若干学术主张是王珪新理念和新实践的基石。其中宋代攻下法的兴起对王珪使用该法有着潜移默化的影响。正如上文所言，下法自古就是一种广为接受的治疗手段。不过由宋代张从正（1156—1228）创立的一支医学流派则主张下法是治疗所有疾病的首选方法。[⑦]这一

---

① 笔者发现在王珪之前只有两位医家提到了痰（而不是血）入心包或迷心包，或痰迷心窍：参见曾世荣：《活幼心书》，北京：人民卫生出版社，2006年，第47、48页；王硕：《易简方》，第47页。宋代也有两例提及了“涎”液侵心，早于王珪。参见史堪：《史载之方》（日本国家档案馆，www.digital.archives.go.jp），第71—72页；陈言：《三因极一病证方论》卷9，第123页。

② 大黄和黄芩用于早期的一些治痰方中，但并不常见。尽管在宋金元时期，对这两味药的使用有所增长，但它们并不是治痰的常用药。有意思的是，当王珪在中国开始使用大黄祛痰时，大黄在盖仑医学中也流行了起来。参见 Clifford M. Foust, *Rhubarb: The Wondrous Drug*, Princeton, N.J.: Princeton University Press, 1992, pp.6–11。

③ 寇宗奭：《图经衍义本草》，收入《正统道藏》卷29，台北：新文丰出版公司，1988年，第186页；赵佶：《圣济总录》卷1，北京：人民卫生出版社，1982年，第581、678—679、846、1265、1289、1289—1290、1292、1300、1306、1313—1314、1345、1368、2867—2868页；张锐：《鸡峰普济方》，收入《续修四库全书》卷1000，上海：上海古籍出版社，1996—2003年，第96、99、100、183、308、351—352、355页。

④ 如李时珍：《本草纲目》，北京：人民卫生出版社，2004年，第612页。“礞石”与“云母”不同，虽然“云母”的英文也为mica。云母在更早的道教文献中已有记载。参见神楽岡昌俊：《抱朴子の養生思想》，收入坂出祥伸编：《中国古代養生思想の総合的研究》，东京：平河出版社，1988年，第431—451页。

⑤ 徐彦纯撰，刘纯续增：《玉机微义》卷4，收入京都大学富士川文库（https://rmda.kulib.kyoto-u.ac.jp/en/item/rb00001995），第12a—b页。

⑥ “滚痰丸”的完整药方，参见《泰定养生主论》卷14，第159页；Köhle, “Overlooked Yuan Chinese Treatise”。

⑦ Simonis, “Mad Acts, Mad Speech”, pp.83–86.

观点受到不少人的诟病，其中包括严用和（1206—1268）。① 王珪在书中所言“痰因气结，气因痰滞，理气则其如痰何?” ② 似是对严用和的回应。

宋人把痰的概念重构为体内郁火和情志不遂作用下的凝稠产物 ③，这进而也修正并拓宽了对痰病证候的认识 ④。这种认识上的转变也为王珪在痰证学说上的开拓创新奠定了基础。宋人首创的“气痰”，其状如“破絮”，有“如梅核在咽喉之间”“气不舒快”“呃逆”和“恶心”之感，且往往可见“中脘”痞满。⑤ 另一类新痰——“伏痰”同样积于“中脘”，可致“头目昏眩”“咳嗽气急”“腰脚沉重”和“臂疼不举”。针对气痰和伏痰，通常使用“四七汤”“茯苓丸”或“丁香五套丸”予以治疗。⑥ 王珪在其书中使用了与宋代描述气痰、伏痰之外形、位置和证候相仿的话语来论述痰证，但同时也斥责了“丁香五套丸”和“四七汤”在治疗方面的徒劳无益。⑦ 很显然，王珪的治痰新见以宋代医学的学术发展为基础。

但学术上的传承并不足以解释为何王珪能在痰证的病因学和诊断法上开创先河。之前学界对败血的认知并没有引起普遍畏忌，败物也不被视为疾病主因。与王珪笔下因为无法规避的腐败特性而时时妨害身体的痰不同，血至少在大多数情况下都是一种十分健康，可以维持生命的体

---

① 严用和：《重订严氏济生方》，北京：人民卫生出版社，1980 年，第 78 页。

② 《泰定养生主论》卷 14，第 164 页。

③ 陈言：《三因极一病证方论》卷 13，第 174—175 页；刘完素撰，孙洽熙、孙峰整理：《素问玄机原病式》，北京：中国中医药出版社，2005 年，第 94 页；Köhle, “Spirit, Sweat and *Qi*”。

④ 严用和：《重订严氏济生方》，第 78 页；陈言：《三因极一病证方论》卷 13，第 174—175 页；杨士瀛撰，朱崇正增补：《仁斋直指方论》，第 246 页；Köhle, “Phlegm（*tan* 痰）”，Chapter 4。

⑤ 《太平惠民和剂局方》卷 4，收入伊广谦主编：《中医方剂名著集成》，北京：华夏出版社，1998 年，第 384—385 页；陈自明：《妇人大全良方》卷 6，第 149 页；王硕：《易简方》，第 30 页；危亦林：《世医得效方》卷 4，北京：中国中医药出版社，第 71 页。

⑥ 王璆：《是斋百一选方》卷 5，上海：上海科学技术出版社，2003 年，第 87—88、90—91 页；齐仲甫：《女科百问》，第三十七问，第 96—98 页；《太平惠民和剂局方》卷 4，第 382 页；严用和：《重订严氏济生方》，第 80 页；陈自明：《妇人大全良方》卷 3，第 67—77 页；危亦林：《世医得效方》卷 4，第 71—72 页。

⑦ 《泰定养生主论》卷 14，第 155、164 页。

液（humor）。而且尽管早期医家已经充分注意到了月经及大小便的色与质（它们是湿证、燥证、寒证或热证的征象），但总的来说，他们对观察人体排出物并不十分感兴趣。威廉·鲁布鲁克（William of Rubruck，1210—约1270）是最早目睹中医的欧洲人之一，他惊讶地发现中国医生“对脉搏的诊断非常娴熟；但他们……对尿液却一无所知”①。

那么究竟是什么让王珪背离了早期中医对痰的认知？王珪将自己的想法来源归功于他在恍惚存思中所得到的神秘启示，这种启示让他顿时豁然开朗，从而创制出了药方并体悟到了药方背后的理据。②值得注意的是，王珪的观点与盖仑医学的核心概念和医疗实践——体液，体液所示症状，人体排出物中所见体液，体液与腐败、血液之间的联系——有着明显的相似之处，因此笔者想说的是，王珪的思想来源并没有那么神秘，但却有着显著的历史意义。他的思想与其说是出自孤独冥想的灵光乍现，不如说是源于所遇到的外来医学传统：希腊医生盖仑③的体液学说。

二、盖仑医学的传播

众所周知，自拜占庭时期（330—1453）起，观察尿液就是盖仑医学传统中最为普遍的诊断方法。然而鲜为人知（至少对英语国家的医史学家而言）的是，验尿只是观察各种人体排出物（如粪便、唾液、呕吐物、汗液和血液）之质地、颜色、气味、声音和频次等一系列预后和

---

① Willem van Ruysbroeck, *The Journey of William of Rubruck to the Eastern Parts of the World, 1253–55, as Narrated by Himself, with Two Accounts of the Earlier Journey of John of Pian de Carpine*, trans. and ed. William Woodville Rockhill , London: Hakluyt Society, 1900, p.156.

② 《泰定养生主论》卷14，第157—158页。

③ 整篇文章笔者用“盖仑医学”作为简称来指代基于希波克拉底—盖仑文本语料库的医学传统，包括将其翻译成阿拉伯语、波斯语以及其他西亚语言和文化的译本。当“盖仑医学传统”传入元代中国时，它已经吸收了阿拉伯、波斯、阿育吠陀和其他医学传统的元素。

诊断方法中的一部分。① 对人体排出物的观察可以上溯至希波克拉底的《预后论》，该文就如何根据身体排出物的形态来预测病程做了简短而又专门的讨论。② 随后盖仑对这篇论文进行了扩充，并把它编排在了《希波克拉底〈预后论〉评注》(*In Hippocratis Prognosticum commentaria*)之《预后论》的体液病理学框架中。③ 该评注本为盖仑的诊断学奠定了基础——对人体排出物外观的观察有助于知晓隐藏于体内的生理或病理活动。

尿诊以及较为少见的粪便、血液和汗液检视最终都发展出了各自独立的文本流传系统，但是希波克拉底的《预后论》和盖仑的评注本仍然是盖仑医学传统中仅次于希波克拉底《格言医论》(*Aphorisms*)的重要文本。这些知识在 6—7 世纪被传授于亚历山大城，拜占庭的学者们对它们进行了注疏。④ 后又从亚历山大城传至巴格达并被多次译为阿拉伯文，同时在当地形成了自己的注疏传统。⑤

最早版本的《医学艺术》(*Ars medicine*)是一部医学书籍的翻译汇

---

① 有关粪便检视，参见 Konrad Goehl, "Zur Stuhlschau des Theophilos," *Würzburger Medizinhistorische Mitteilungen*, 2 (1984); Franz Knoedler, "*De Egestionibus*: Texte und Untersuchungen zur spätmittelalterlichen Koproskopie," *Würzburger Medizinhistorische Forschungen*, 18 (1979); Konrad Goehl and Gundolf Keil, "Eine Salzburger spätmittelhochdeutsche Stuhlschau," *Sudhoffs Archiv* 71, no.1 (1987); Gundolf Keil, "Koproskopie (Stuhlschau)," In *Enzyklopädie der Medizingeschichte*, vol.1, ed. Werner Gerabek et al., New York: De Gruyter, 2011, pp.778–779。有关汗液检视，参见 Michael Stolberg, "Sweat. Learned Concepts and Popular Perceptions 1500–1800," In *Blood, Sweat, and Tears: The Changing Concepts of Physiology from Antiquity into Early Modern Europe,* ed. Manfred Horstmannshof, Helen King, and Claus Zittel, Leiden: Brill, 2012, pp.503–522。有关血液检视，参见 Hans L. Haak, "Blood Clotting and the Four Humours," In Horstmannshof, King, and Zittel, *Blood, Sweat, and Tears*, pp.295–306; Friedrich Lenhardt, "Blutschau: Untersuchungen zur Entwicklung der Hämatoskopie," *Würzburger medizinhistorische Forschungen*, 22 (1986)。

② *Prognosticon* Ⅺ–ⅩⅣ, in *Hippocrates*, vol.2, pp.23–30.

③ Galen, *In Hippocratis Prognosticum commentaria* Ⅲ, *Claudii Galeni Opera Omnia* 18b, ed. C. G. Kühn, Hildesheim: Olms, 1964–1965, pp.131–144; *Corpus Medicorum Graecorum*（以下简称 *CMG*）9.2, ed. Josef Heeg, Leipzig and Berlin, 1915.

④ Aetius Amenidus（活跃于 16 世纪）, *Aetii Amideni Libri medicinales* Ⅴ–Ⅷ, *CMG* Ⅷ.2, ed. A. Olivieri, Berlin: Berlin-Brandenburgische Akademie der Wissenschaften, 1950, pp.25–26; 雅典的斯特法努斯（活跃于 9—10 世纪）, *Commentary on the Prognosticon of Hippocrates*, trans. and ed. John Duffy, *CMG* Ⅺ.1–2, Berlin: Akademie Verlag, 1983, pp.168–213.

⑤ Peter Josse and Peter Porman, "Abd al-Laṭīf al Bagdādī's *Commentary on Hippocrates' 'Prognostic'*: A Preliminary Exploration," In *Epidemics in Context: Greek Commentaries on Hippocrates in the Arabic Tradition,* ed. Peter Porman, New York: De Gruyter, 2012, pp.251–283.

编，它对12世纪盖仑医学典籍重新进入欧洲起着重要作用。该书核心部分包含了《预后论》的一个早期版本。而《医学艺术》的后续版本及它的续篇《评注艺术》(*Ars commentata*)则用盖仑的评注本取代了早期版本的《预后论》。《医学艺术》和《评注艺术》均被当时的新兴医科大学列为根本经典。① 简言之，在漫长的历史进程中，《预后论》及盖仑对其的评注始终是盖仑医学传统的核心内容。

蒙古帝国的扩张也把盖仑医学带到了中国，元朝统治者任命伊斯兰医师为朝廷服务。这一举措不仅让当朝政府接触到了盖仑医学传统的诊疗理念，也促使阿拉伯—波斯医学书籍被译入中国。② 目前我们知道有两部这样的作品：一部是饮食手册，名为《饮膳正要》(1330年)③；另一部是被称为伊斯兰医学百科全书的《回回药方》(具体年份未知)，不过该书只存有部分残卷④。两部著作都摘录了不少阿拉伯和波斯医学文本的内容。《回回药方》的底本应是《花剌子模国王的珍宝》(*Ẕhakīra-i Khwarazmshāhī*)一书，该书完成于12世纪，是一部重要的用波斯语写就的百科全书。⑤ 然而无论是《饮膳正要》还是《回回药方》的残卷都没有提及对人体排出物的检视。⑥ 目前没有证据表明《预后论》及盖仑的评注本曾以文本形式传入中国。

---

① Cornelius O'Boyle, *The Art of Medicine: Medical Teaching at the University of Paris, 1250–1400,* Leiden: Brill, 1998, pp.82–157; Jacques Jouanna and Caroline Magdelaine, "La Tradition Latine du *Pronostic* et son Commentaire par Galien," *Medicina nei Secoli Arte e Scienza* 25, no.3 (2013).

② Paul Buell, "How Did Persian and Other Western Medical Knowledge Move East, and Chinese West?," *Asian Med.* 3 (2007); Paul Buell, "Tibetans, Mongols, and the Fusion of Eurasian Cultures," In *Islam and Tibet: Interactions along the Musk Routes*, ed. Anna Akasoy, Charles Burnett, and Ronit Yoeli-Tlalim, Farnham: Ashgate, 2011, pp.189–208; 马建春：《元代东迁西域人及其文化研究》，北京：民族出版社，2003年，第284—301页；李经纬：《中外医学交流史》，长沙：湖南教育出版社，1998年，第135—157页。

③ Paul Buell and Eugene Anderson, *A Soup for the Qan: Chinese Dietary Medicine of the Mongol as Seen in Hu Szu-Hui's Yin-shan Cheng-yao*, Sir Henry Wellcome Asian Series, London: Kegan Paul, 2000.

④ Paul Buell and Eugene Anderson, *Arabic Medicine in China: Tradition, Innovation, and Change,* Leiden: Brill, 2021, p.73. 现存最早的《回回药方》手稿是14世纪末15世纪初编辑的。

⑤ 同上，第73页。Ronit Yoeli-Tlalim, *ReOrienting Histories of Medicine: Encounters along the Silk Roads,* London: Bloomsbury, 2021, p.106.

⑥ 由于《回回药方》85%的内容已亡佚，因此这种缺失并不能说明什么。

但这并不意味着此类诊断方法从未传播至中国。许多元代的文本都已亡佚，不过即使它们没有以文本的形式传播，我们仍然可以确信，一些重要的诊断知识以实践的方式实现了传播。通过其他文本可以知道，盖仑医学在元代曾被应用于临床①，这意味着其中一些重要的诊断理念也必然会被付之于实践。因此，无论是否有书面文本，王珪都能目睹到基于观察人体排出物而开展的诊断实践。王珪所探讨的理念和方法可能就是实践性（非文本）知识传播的结果。事实上，这或许可以解释王珪文本在总体中医观下所呈现出的融合特质。

王珪书中记录的一个奇异片段或许可以证明非文本知识的传播确实存在。他在讨论痰证时叙述了自己探寻痰证治疗的历程，其中就有向一位有着高超内丹术功力的眼科医生问诊的神奇经历。这位医生对他倾囊相授，指出只有一种名为“飞精补脑”的气功道术才可逐尽痰实——“脑实则不漏也”。②不知何故，眼科医生把痰和“脑漏”联系在了一起。

这段文字颇能让人产生联想。在中古中国，眼科工作主要由来自印度、西藏的医生以及习得了眼科治疗技术的道教徒从事。③痰和“脑漏”互为关联却是呼应了盖仑医学传统中的核心理念——脑是痰的主要来源。盖仑医学认为痰从脑部向下流入肺部，从鼻腔流出，甚至还可以更深入地流向身体内部，表现为“黏膜炎”（英文“catarrh”，从字面意思看，“kata”表示“向下”，“rhé ō”表示“流动”）。④这一术语与王珪用来表

---

① 元朝中央政府和宫廷任命伊斯兰医生并开展伊斯兰医学实践都是有据可循的（见第 474 页脚注②），元朝其他地区也有盖仑医学实践的目击记录。参见 Shinno Reiko, *The Politics of Chinese Medicine under Mongol Rule*, New York: Routledge, 2016, p.139。

② 《泰定养生主论》卷 14，第 156 页。

③ Jürgen Kovacs and Paul Unschuld, *Essential Subtleties on the Silver Sea*, Berkeley: University of California Press, 1998, pp.43–48. 有关道教眼科学，参阅 Angela K. C. Leung, “Medical Learning from the Song to the Ming,” In *The Song-Yuan-Ming Transition in Chinese History*, ed. Paul Jakov Smith and Richard van Glahn, Cambridge, Mass.: Harvard University Asia Center, 2003, pp.374–398。

④ Walter Pagel, *Jo. Bapt. Van Helmont: Einführung in die Philosophische Medizin des Barock,* Berlin: Springer, 1930, 48–61; Kuriyama Shigehisa, “The Forgotten Fear of Excrement,” *Journal of Medieval and Early Modern Studies* 38, no.3 (2008).

示痰向下流动的术语“脑漏”相类似。“脑漏”还与一个更早的中文术语“脑流”密切相关，“脑流”在古印度眼科学著作《天竺经论眼》（752年）中被用来表示“白内障”。① 根据阿育吠陀和盖仑医学的理论，白内障被认为是体液进入眼睛所致。②

在王珪之前，“脑漏”一词曾出现在三部道教典籍中，指睡时口角流涎 ③ 以及修炼内丹时的（不慎）遗精 ④。“脑漏”在一本医学书籍中也有记载，意指鼻衄严重者。⑤ 这些指称显然与王珪书中的“脑漏”意义不符。事实上，自《黄帝内经》以来中医也有自己完善的脑液渗泄的概念。中医把鼻流浊涕或鼻衄这类脑液渗出现象称为“鼻渊”。⑥ 在距离王珪生活年代颇为久远的16世纪，“鼻渊”才最终与“脑漏”等同。⑦ 王珪可能是第一个用“脑漏”来表示“鼻渊”概念的中医医家，尤其是鉴于“鼻渊”在他的痰证中有着重要地位。⑧

王珪也是首位论述“素禀”痰疾的中医医书作者。⑨ 此外他还提到“肺为贮痰之器”⑩，并且解释了“痰味”是如何在体内周流并产生疾病的 ⑪。“素抱痰疾”之说（基于体质禀性的角度）在中医史上属于首创，但

---

① 王焘：《外台秘要》中的一章内容。王焘称这一篇章是一位西域僧人通过一位道教眼科医生传给他的。

② 同上，第62页。Jean Lascaratos and Spyros Marketos, “The Cataract Operation in Ancient Greece,” *Histoire des sciences médicales* 17, no.2 (1982).

③ 曾慥：《道枢》，收入《正统道藏》卷35，第227页；王希巢：《洞玄灵宝自然九天生神章经解》，收入《正统道藏》卷11，第69—70页；华阳复：《洞玄灵宝自然九天生神章经注》，收入《正统道藏》卷11，第121页。

④《太上元宝金庭无为妙经》，收入《正统道藏》卷57，第486页。

⑤ 窦材辑，王绮刊刻：《扁鹊心书》，北京：中国中医药出版社，2015年，第59页。

⑥《素问》第三十七篇，第348页；赵佶：《圣济总录》卷2，第1986页。

⑦ 俞弁：《续医说》卷9，上海：上海科学技术出版社，1984年，第2a页。

⑧《泰定养生主论》卷14，第156页。

⑨ 同上，第157、164、165、171—172页。在一些宋代著作中，已经零星地提到了“素有痰疾”，如《太平惠民和剂局方》卷9，第437页；刘昉：《幼幼新书》卷11，北京：中医古籍出版社，1981年，第169页；李璆等人：《岭南卫生方》，第105页；王好古：《医垒元戎》卷5、7、11，出自王好古：《医学全书》，北京：中国中医药出版社，2004年，第222、250、306页；刘完素：《素问玄机原病式》，第55页。

⑩《泰定养生主论》卷14，第169页；윤기령、백유상、장우창、정창현：《“脾為生痰之源，肺為貯痰之器。” 의 의미에 대한 고찰》，*Journal of Korean Medicine Classics* 31, no.3 (2018)。

⑪《泰定养生主论》卷14，第167—168页。

是在阿育吠陀和盖仑医学中却是一条重要的医理①，而肺可贮存“支持之痰”（*avalambaka*②）的观念在阿育吠陀中也非常突出③。同样，体液蒸气（vapors）在盖仑医学中也是无处不在。

三、体液

王珪提到的这位受古印度医学影响的道教眼科医生使用了盖仑医学术语来论述痰。这种描述乍看起来似乎十分离奇，但是保罗·布尔（Paul Buell）提出的一个观点却完全可以支撑这种说法。他指出《回回药方》虽源自阿拉伯—波斯地区，但该书自始至终提及的都是阿育吠陀的三种体素（痰、黄水和风），而不是盖仑医学的体液（痰、黄胆汁、黑胆汁）。④基于上述观点，布尔认为藏医一定参与了《回回药方》在中国的传播。他以有关藏人协同参与翻译《饮膳正要》的历史记载为据佐证了他的观点。⑤

但是如果我们仔细阅读《回回药方》，很快就会发现该书的传播过程肯定比布尔所说的还要复杂。书中确实有不少章节提到了阿育吠陀三体素“痰”“黄水”和“风”，但是也有不少章节提到了“白痰”和“黑血”这一组概念，只是阿育吠陀三体素和“痰—血”组合从未同时出现在同一个章节中。一些章节以不同组合形式提到了阿育吠陀三体素（但没有提及“白痰”和“黑血”），有一长篇章节提到了“白痰”和“黑血”（但没有提及“痰”“黄水”或“风”）。“白痰”和“黑血”或单独或一起出

① Siegfried Lienhard, “Konstitution und Charakter nach den Lehren der Altindischen Medizin,” *Centaurus* 6 (1959); Raymond Klibansky, Erwin Panofsky, and Fritz Saxl, *Saturn and Melancholy: Studies in the History of Natural Philosophy, Religion, and Art*, Montreal: McGill Queen’s University Press, 2019, p.51.

② 阿育吠陀将三体素之一的痰进一步细分为五种，它们具有不同名称、不同功能，分别存在于不同场所，引发不同疾病。*Avalambaka* 即“支持之痰”，为其中之一种。——译者注

③ Köhle, “Confluence of Humors”, p.479, 489.

④ 笔者将重点放在痰、黄胆汁和黑胆汁这三种盖仑体液上，而不考虑第四种体液——血液，因为在盖仑医学实践中前三种体液是致病体液。参见 Kuriyama, “Forgotten Fear of Excrement”, pp.419–421, 424–430。

⑤ Buell, “Tibetans, Mongols, and the Fusion of Eurasian Cultures”, p.200, 205.

现，几乎在所有情况下它们都由“根源”一词修饰。① 即便“黑血”单独出现时（没有提及“白痰”），和它搭配的词也是“根源”。此外，“根源”一词只与“白痰”和“黑血”连用，它从未被用于修饰其他体液。有一个例子可见“根源”一词的前置形容词是“恶性”。② 因此“白痰”和“黑血”与其他体液不同，它们具有恶根的属性，那它们到底是什么呢？

在阿育吠陀文本中“根源”（梵语 mūla）一词通常意指需要清除的病体素（doṣa）之根。③ 同样地，王珪认为他的药丸可以移动并祛除“败痰根”④。与王珪同时代的名医朱震亨（1281—1358）则提到了一种来自西域的涤濯胃肠之法 ⑤ 亦可祛除“病根”。⑥ 因此笔者认为“白痰”和“黑血”指的是盖仑医学中的两种体液。⑦ 也就是说，《回回药方》中的“黑血”即是“黑胆汁”。

这一说法并非无稽之谈。用“黑血”一词表示“黑胆汁”确有先例可循。以弗所的鲁弗斯（Rufus of Ephesus，活跃于公元 2 世纪）将黑胆汁视为“血液的沉淀物”，并指出“有些人把黑血称作黑胆汁”⑧；盖仑则将黑胆汁称为血液的“渣滓”“泥状物”和“沉淀物”⑨，甚至按字面意思认为黑胆汁就是“浊血”或“黑胆汁血”⑩。《回回药方》对“黑血”的描

---

① 《回回药方》，香港：香港中国编译印务有限公司，1996 年，第 274、275 页。
② 同上，第 275 页。
③ Köhle, “Confluence of Humors”, pp.487–488.
④ 《泰定养生主论》卷 14，第 171 页。
⑤ 该法名为“倒仓法”。——译者注
⑥ 朱震亨：《格致余论》，载氏著《丹溪医集》，北京：人民卫生出版社，2014 年，第 39 页。
⑦ 笔者在盖仑医学文献中没有看到过“根源”这一修饰词，而该词在阿育吠陀文献中却很常见。笔者怀疑这是对该术语的一种杂合应用。
⑧ Charles Daremberg and Émille Ruelle, *Oeuvres de Rufus d'Éphèse,* Paris: Imprimerie nationale, 1879, 165, 221–223; Amal Mohamed Abdoulah Abou-Aly, “The Medical Writings of Rufus of Ephesus”, Ph.D. diss., University of London, 1992, pp.141–142 (n126).
⑨ Galen, *De locis affectis*, Ⅲ.9, In Philip van der Eijk and Peter Porman trans., “Appendix 1: Greek Texts and Arabic and English Translations of Galen's *On the Affected Parts* iii. 9–10,” In *On Melancholy: Rufus of Ephesus*, ed. Peter Porman, Tübingen: Mohr Siebeck, 2008, pp.265–287; Galen, *De temperamentis*, Ⅱ.603, quoted in Klibansky, Panofsky, and Saxl, *Saturn and Melancholy*, p.52 (n139), 140; Keith A. Stewart, *Galen's Theory of Black Bile: Hippocratic Tradition, Manipulation, Innovation*, Leiden: Brill, 2019, pp.68–73.
⑩ Galen, *De locis affectis*, Ⅲ.9, p.266.

述似乎也与盖仑医学的理论非常接近，书中提到因“黑血根源多”，从脾经到胃经而致胃经泻[①]；而“白痰”和“黑血”性“冷”，是左瘫右痪、口眼喎斜证候的重要诱因[②]。在盖仑医学体系中，黑胆汁也是寒性的，它储存于脾中并从此进入胃部。黑胆汁本身可以引起严重的腹泻；与痰结合会导致中风和癫痫的发作。[③]

在笔者看来，《回回药方》提到了盖仑医学中的两种体液，即痰和黑胆汁。至于第三种体液“黄胆汁”，我们认为书中曾出现过一次的术语“黄痰”可能与之相关。[④]笔者在之前的文章中提到唐代（618—907）出现的“白痰”和“黄痰”二词分别是古印度医学“痰”和“胆”的对译。[⑤]鉴于《回回药方》以“白痰”来指代盖仑医学中的“痰”，因此很有可能该书补充“黄痰”一词用以表示盖仑的“黄胆汁”。[⑥]这样一来，“黄痰”就成为了《回回药方》“白痰—黑血”组合体中的一部分。换言之，除了阿育吠陀三体素，痰、黄胆汁和黑胆汁这三种盖仑医学体液也被记录在了《回回药方》中。[⑦]

然而更为有趣的是将《回回药方》中的盖仑体液术语与王珪的痰证分类相较后所得到的结果，我们可以看到以下对应关系（表 1）。

表 1 《回回药方》《泰定养生主论》两书体液术语对比

《回回药方》	白痰	黄痰	黑血
《泰定养生主论》	白痰	黄痰	黑痰（血败成黑痰）

---

① 《回回药方》，第 174 页。

② 同上，第 306、331 页。

③ Rudolph Siegel, *Galen's System of Physiology and Medicine,* Basel: S. Karger, 1968, pp.260–262, 290.

④ 《回回药方》，第 201 页。

⑤ Köhle, “Confluence of Humors”, p.474, 477.

⑥ 正如前文所示，《回回药方》称阿育吠陀三体素中的“胆”为“黄水”而不是“黄痰”。

⑦ 布尔（Buell）和安德森（Anderson）强烈反对把黑血和黑胆汁等同起来，他们认为：“在阿拉伯医学体系中，黑胆汁从未与血联系在一起，从上下文判断，(《回回药方》的)‘黑血’不是一种体液。”参见 Buell and Anderson, *Arabic Medicine in China*, p.71。然而让人困惑的是，他们接着提出“黑血”实际上可能对应阿育吠陀三体素波斯语译文中的第四种体液，这种体液与盖仑的黑胆汁对应。同上书，第 72 页（根据 Fabrizio Speziale 的研究）。

很明显，王珪的“白痰”“黄痰”和“黑痰”与《回回药方》的“白痰”“黄痰”和“黑血”相互对应。唯一不同的术语是“黑血”(《回回药方》)和被明确定义为血败产物的“黑痰”(王珪)。

另一处不同在于《回回药方》中的“黑血”性冷，而王珪的“黑痰”性热，且有烧灼和腐败的特点。但这种差异却类似于盖仑医学对黑胆汁的两种不同认识——黑胆汁有寒热之分，寒性的黑胆汁由凝寒稠血而成（这可与《回回药方》中性冷的黑血对应），热性的黑胆汁则是黄胆汁灼热过盛所致。[①] 热性的黑胆汁后来被称为“烧灼的黑胆汁”(*melancholia adusta* 或 *melancholia incensa*)，“其存在的根本原因就是源于一个腐败的过程”。[②] 这一病因观与王珪热性黑痰产生的原因极为吻合。此外，盖仑医学的热性黑胆汁与王珪的热性黑痰不仅在性质上相像，它们之间的相似之处也体现在症状（疯癫、狂躁、谵妄和恐惧）、引起疾病的方式（通过“黑胆血”/“黑痰”在季肋部的积聚）和疗法（泻下）上。[③]

将上述论证联系起来后可以得出一个惊人的结论：王珪所述的白痰、黄痰和黑痰就是盖仑医学体系涵盖下的致病体液，即痰、黄胆汁和黑胆汁。这一结论也能在最早向中国介绍盖仑体液的一本著作即耶稣会士利玛窦（1552—1610）的《乾坤体仪》(1614年）中得到印证。书中用了王珪的术语，即白痰、黄痰和黑痰来指代盖仑的痰、黄胆汁和黑胆汁。[④]

---

① Stewart, *Galen's Theory of Black Bile*, pp.75–85; Mark Grant, “Black Bile,” In *Galen on Food and Diet*, London: Routledge, 2000, p.22; Jacques Jouanna, “Bile noire et mélancholie chez Galien: le traité sur la bile noire est-il authentique?,” in *Antike Medizin im Schnittpunkt von Geistes- und Naturwissenschaften CMG/Latinorum*, ed. Christian Brockmann et al., Berlin: De Gruyter, 2009, pp.235–257; Klibansky, Panofsky, and Saxl, *Saturn and Melancholy*, Chapter 1.

② Klibansky, Panofsky, and Saxl, *Saturn and Melancholy*, p.53; Jan Verplaetse, “Wild Melancholy. On the Historical Plausibility of a Black Bile Theory of Blood Madness, or Haematomania,” *History of Psychiatry* 31, no.2 (2020).

③ Galen, *De locis affectis*, Ⅲ.10, pp.282–287.

④ 利玛窦：《乾坤体仪》，收入《四库全书》卷787，台北：商务印书馆，1986年，第763页。后来的耶稣会士使用红液、白液、黄液和黑液来表示四体液。参阅董少新《天地人神之关系与中西医学文化的首次相遇》，收入张澔等编：《第八届科学史研讨会汇刊》，台北：“中研院”科学史委员会，2008年，第139—168页。然而他们继续以“痰”为总称指代体液。如在艾儒略《性学觕述》一书中的“痰之为物”，据上下文判断可知此处的“痰”显然指的是前面讨论过的所有体液，而不仅仅是痰。参阅 *A Brief Introduction to the Study of Human Nature*, trans. Thierry Meynard and Dawei Pan, Leiden: Brill, 2020, pp.168–169。

王珪笔下之“痰”所具有的西域“血统”使笔者更有理由相信，他对人体排出物的关注是受到了盖仑医学诊断法的启发。然而人体排出物是否可以且如何作为诊断的标识并不是由经验决定的，它应该以能够引导观察者感知的理论为基石。在盖仑医学中，这种理论就是腐熟理论以及与之相关的体液残留观。

四、腐熟和残留物

盖仑学派的传统认为，消化是一个腐熟（concoction）、烹饪（cooking）的过程，在这个过程中，食物的结构被分解，并被食用者吸收到身体内。腐熟是“征服”外来物质，并将其与自身同化的过程。① 该过程分为三个阶段。在此过程中，食物逐步转化为更加稀薄的身体中的液体（bodily fluids）。这种转化的每个阶段都会产生残留物，即废料。这是食物中不纯净的、腐熟不当的部分，它们抗拒同化。其中，尿液和粪便是最明显的。不过，身体中许多其他物质也被认为是残留物。最重要的部分是体液：痰、胆汁、黑胆汁。②

理想情况下，体液残留物会随日常排泄物一起自然地排到体外。但它们总存在滞留、恶化、腐烂的危险。在亚里士多德学派的理解中，盖仑的医学理论基于此论：无生命物质的渐进性恶化和腐败是一个不可避免、不可逆转的过程。③ 正如栗山茂久所言，这就是盖仑医学以“担心体

---

① Galen, *De facultatibus naturalibus*, K.11.24, In *Galen on the Natural Faculties*, LCL 71, ed. and trans. Arthur John Brock, Cambridge, Mass.: Harvard University Press, 1979, p.38. On concoction as conquest, see Volker Langholf, *Medical Theories in Hippocrates*, New York: De Gruyter, 1990, p.89; Kuriyama, “Forgotten Fear of Excrement”, p.430, 432.

② Aristotle, *Meteorologica* Ⅳ, In *Aristotle: Meteorologica,* LCL 397, trans. and ed. H. D. P. Lee, Cambridge, Mass.: Harvard University Press, 1923, pp.290–375; “Introduction,” In *Aristotle: Generation of Animals*, LCL 366, trans. and ed. A. L. Peck, Cambridge, Mass.: Harvard University Press, 1943, pp.xxxviii–lxx; Michael Boylan, “The Digestive and ‘Circulatory’ Systems in Aristotle’s Biology,” *Journal of the History Biology* 15, no.1 (1982).

③ Galen, *De facultatibus*, p.287; Aristotle, *On Generation and Corruption,* trans. Harold H. Joachim, In *Complete Works of Aristotle*, ed. Jonathan Barnes, Princeton, N.J.: Princeton University Press, 1985, pp.512–554; Aristotle, *Meteorologica* Ⅳ .

液腐化”为指导思想的原因。① 这也是为什么身体必须通过清除滞留的体液，以避免腐败风险；或者在另一轮的腐熟中征服它们，以使其作为残留物排到体外。②

在对滓秽（excrements）的诊断检查中，盖仑学派的医生会观察这些被排出的残留物。完全腐熟的体液预示疾病的治愈，预示康复、痊愈。相较之下，未经腐熟的、腐败的体液表明疾病未愈，表明疾病的延续或死亡。体液的未经腐熟、腐熟或腐败，可通过滓秽的外观呈现：液态质地、浅色代表未经腐熟；深色、油腻的外观和恶臭的气息，预示着腐败。③ 这就是盖仑医学中，滓秽作为生理过程的标志、作为疾病性质的信号的逻辑。

简言之，滓秽的诊断检查建立在腐熟理论和随之产生的体液残留物的概念之上。因此，即使——似乎如此——这种做法传到了中国，这对王珪而言又意味着什么？关键问题在于是否也传播了腐熟理论。

事实证明，至少有一处提及腐熟，或者至少与消化、体液和疾病的密切联系相关，这确实传到了元代的中国。这是《回回药方》中的一小段，它简述了食物转化为血液的过程，该过程中会出现腐熟：

> 治疗寒引起的痰病的消化能力弱。如果食物不能变成血，血就不会维持原形，就变成了痰。痰源于半消化的血液……如果消化的本质下降、腐败，就会产生热。这使血液沸腾，变成胆汁（黄水），并散

---

① Kuriyama, “Forgotten Fear of Excrement”.

② 在结构上，体液的腐熟类似于食物的腐熟。该过程同样会产生残留物，也会被排出体外。参见 Galen, *In Hippocratis Epidemiarum librum Ⅰ commentariorum* Ⅰ-Ⅲ, *Epidemics, Versionem arabicam*, trans. and ed. Uwe Vagelpohl, CMG, Supplementum Orientale, vol.1, Berlin: De Gruyter, 2014, p.255。关于希波克拉底对腐熟—病变危机关系的论述参见 Langholf, *Medical Theories*, pp.79–134。

③ Galen, *In Hippocratis* Ⅲ, pp.131–144. Prosper Alpinus, *De praesagienda vita et morte aegrotantium libri septem* (1601), R. James trans., *The Presages of Life and Death in Diseases in Seven Books* (1746) , pp.87–07, 178–186, 220–235.

布……如果消化能力弱，肝脏中的血液就不纯净。因此，它变成胆汁（黄水）、风、痰。①

毫无疑问，这段内容提及腐熟，尽管它将体液的产生归因于消化异常，而不仅仅是消化。然而，除了这段简短论述，在笔者所知道的中医文献中，并无对盖仑学派之腐熟理论的讨论。可见，在近代前的中国，该理论并未广泛流传。

不出所料，在很大程度上，王珪对产生痰的讨论仍然停留在中国古典的消化理论框架内。作为起点，胃为“水谷之海”，在此，饮食分离成糟粕和气。而后，食物之气以水汽的形式上升到作为华盖的肺，肺收集了气，并让气在体内循环。这种“浓稠之雾”形成了营气（有滋养作用）和卫气（有保护作用），它们聚集形成津、液这两种液体。最后，津、液这两种液体，在体内流动时会改变它们的属性：

在肝名津，在肺名液，在心为血，在肾为精，在胃为涎，元和纯粹，谷气相资，升降无穷，髓脑涕唾洟，精津气血液，同出一源，而随机感应，故凝之则为败痰。②

王珪对消化的想象基于中国古典的思想，即气是具有无穷变化的液体，在体内以不同的方式循环。传统上，中国的消化观既不包括腐熟，也不包括持续将食物同化于自身。③因此，就不产生体液残留物。中国的痰并非来自食物的残余物，而是来自食物的本质：凝结的重要液体。④这

---

① 《回回药方》，第395页。这段内容似乎结合了印度的和盖仑的腐熟理论。印度的腐熟理论，见 Köhle, “Confluence of Humors”, pp.478–489。

② 《泰定养生主论》卷14，第169页。

③ 关于早期中国的消化概念，见 Köhle, “Phlegm（tan 痰）”, Chapter 3。

④ 关于中国痰的实质概念的历史演变。出处同上，见第1、3章。

也解释了前文提到的中医传统对滓秽外观的忽视。在没有腐熟的情况下，身体流出物的外观，可能表明潮湿、干燥、寒冷或炎热，但它不能揭示有关疾病本质的线索。

不过，王珪的论述中有一点与中国早期的描述不同，那就是痰与腐败的明显联系。王珪言："津既为痰……自为恶物。"①痰和腐败之间的新的联系——认为痰不可避免地会在体内变成腐败物质——这是王珪对身体的物质性和疾病本质的看法。它也指导着王珪的治疗方法。对于盖仑学派的残留物来说，其逐渐腐败是不可避免、不可逆转的。与之不同，中国的痰，在王珪之前没有腐败之说。这就是为什么总有这种治疗方法：通过排出痰来消除痰（以攻法祛痰），或将其重新转化为另一种气（以化痰法祛痰）。相较之下，腐败的痰不能恢复到先前的、未腐败的状态，只能通过净化法来清除。

借鉴关于物质转化的古代哲学论述，王珪简述："庄子云：既以［已］为物，欲服［复］归根，不亦难乎。盖痰以败津所解，……，不复为津。"②通过将痰与腐败相联系，王珪将其重新定义为残留物。这个重新定义也许可以解释，当王珪观察滓秽中痰的不同颜色时，他看到了什么。

在笔者的阅读中，王珪关于痰的章节记录了盖仑致病体液的全部范畴、些许腐熟理论的痕迹、体液残留物的概念和新的诊断方法。尽管王珪不知道盖仑消化理论的复杂性，但他的理论提及"痰不可避免且不可逆转的腐败"，这与盖仑对腐败残留物的恐惧相呼应。基于此论，王珪能够通过身体排泄物中痰的表现形式来判断痰的形成时间、毒性。虽然这并不构成完整的滓秽诊断理论，但它确实代表了中医的一种新的诊断方法，其中痰已成为病理生理过程的一项指标。

---

① 《泰定养生主论》卷14，第169页。

② 《泰定养生主论》卷4，第37页。"以""服"分别为"已""复"之误。方勇译注：《庄子》，北京：中华书局，2010年，第359页。

五、王珪的遗产

王珪论述痰的章节被后世学者广泛阅读。明清时期，许多有影响力的医家常引王珪之言，并提及其字号“王中阳”“洞虚子”“王隐君”。[①] 从数量上看，明清时期和民国时期（1912—1949）的医学文献中大约有 170 篇文章、664 个章节提到了滚痰丸。[②] 日本江户时代（1603—1867）也讨论了王珪论及痰的章节。[③]

以滚痰丸为泻药的优点与危害受到广泛争论。许多人称赞王珪，认为其妙法至今仍为众人所仰赖。[④] 另一些人厉斥其愚执于滚痰丸，而忽视了两种痰的存在：虚痰与实痰。虚痰不可用泻法，否则会重虚脾胃，而生痰更盛。[⑤] 然而，即使是最反对王珪的医家也承认，对于实痰而言，滚痰丸功效甚佳。[⑥] 从某种程度上来说，这些相悖的观点也只不过是前文提及的宋代泻法之争的折射。[⑦]

王珪最有价值的影响，是将一系列看似无关的症状——疯癫、狂躁、怪梦、昏厥，以及众多生理现象——归因于假定存在的、隐而未见的痰。明清时期的医家认为王珪发现了“怪证”与痰之间存在前所未知的联系。[⑧] 学识渊博的中医批判者余岩（1879—1954）则指责王珪，认为之后

---

① 例如楼英：《医学纲目》卷 21，北京：中国中医药出版社，1996 年，第 446—447 页；徐彦纯撰，刘纯续增：《玉机微义》卷 4，第 3a—5b 页；虞抟：《医学正传》卷 2，北京：中医古籍出版社，2002 年，第 100—101 页；龚信：《古今医鉴》卷 4，北京：中国中医药出版社，1997 年，第 114—117 页；徐春甫：《古今医统大全》卷 43，北京：人民卫生出版社，1991 年，第 1236—1237 页；王肯堂：《证治准绳》卷 2，北京：中国中医药出版社，1997 年，第 402—404 页。

② 根据中华医典数据库（湖南：湖南电子音像出版社，2014 年）进行关键词检索。

③ 香川修德：《一本堂行余医言》，早稻田大学图书馆（https://www.wul.waseda.ac.jp/kotenseki/index.html），第 10、8b—17b 页；多纪元坚：《杂病广要》，北京：人民卫生出版社，1958 年，第 168—190 页。

④ 例如李中梓：《删补颐生微论》卷 1，北京：中国中医药出版社，1998 年，第 12 页。

⑤ 虞抟：《医学正传》卷 2，第 100—101 页；李时珍：《本草纲目》，第 612 页；萧京：《轩岐救正论》卷 5，北京：中医古籍出版社，1983 年，第 431—432 页；张介宾：《张景岳医学全书》卷 49，北京：中国中医药出版社，1999 年，第 1260 页。

⑥ 例如缪希雍：《神农本草经疏》卷 5，北京：中医古籍出版社，2002 年，第 191 页。

⑦ 关于明代补泻之争，见 Simonis, “Mad Acts, Mad Speech”, pp.214—259。

⑧ 例如万全：《保命歌括》，武汉：湖北科学技术出版社，1986 年，第 151 页；虞抟：《苍生司命》卷 2，北京：中国中医药出版社，2004 年，第 84 页；张介宾：《质疑录》，载氏著《张景岳医学全书》，第 1846 页；徐彦纯撰，刘纯续增：《玉机微义》卷 4，第 8b 页。

中医理论中痰证症状的不合理扩大，都是受其影响。[①] 时至今日，无形之痰深藏于体内，从而引起无数“怪病”的观念，已成为当代中医的重要组成部分。

王珪的“痰之腐败不可避免、不可逆转”的学说，也为后世学者所采纳。其“痰由清白转浊黄”之论，多为明清时期之中医医家逐字引用[②]，尤其是朱丹溪——明清时期最有影响力的学者之一。[③] 王珪的继任者明确认识到他的理论提供了一种新的诊断工具。正如《玉机微义》（1396 年）所指出的：“按此以痰之新久分清浊，可谓得病机之情矣。”[④] 目前，王珪的理论已经完全融入中医。[⑤] 中医医生会定期询问患者咳出的痰的颜色。王珪的另一项遗产——首先由李时珍（1518—1593）继承[⑥]，现在已成为主流中医话语的一部分——前文提及的王珪的经典论述“肺为贮痰之器”。[⑦]

王珪也是最早提出“痰蒙心窍”病理现象的医生之一。这是自明代以来对中风、躁狂和癫狂的主要解释。[⑧] 正是王珪，而不是朱丹溪，最先为痰与精神异常之间的联系提出可信的理论性的阐述。朱丹溪（1347 年，《格致余论》）对“痰疯”的经典解释比王珪的论述晚了近十年。而且，不可否认的是，朱丹溪的解释（痰客中焦，妨碍升降，不得运用，以致十二官各失其职，视听言动皆有虚妄）与王珪的解释〔（痰）横于肺胃之

---

① 余云岫：《痰说》，载氏著《余云岫中医研究与批判》，安徽：安徽大学出版社，2006 年，第 83—87 页。

② 例如王纶、薛己：《明医杂著》卷 2，北京：人民卫生出版社，2007 年，第 67—68 页；徐春甫：《古今医统大全》卷 43，第 1237 页；龚信：《古今医鉴》卷 4，第 112 页；李梴：《医学入门》，北京：中国中医药出版社，1999 年，第 340 页；孙文胤：《丹台玉案》，上海：上海科技出版社，1984 年，第 34—35 页；吴正伦：《脉证治方》卷 4，北京：人民卫生出版社，2018 年，第 168 页；武之望：《济阴济阳纲目》卷 2，北京：中国中医药出版社，1996 年，第 580 页。

③ 朱震亨：《丹溪心法》卷 2，参见 Staatsbibliothek zu Berlin (https://digital.staatsbibliothek-berlin.de)，第 49a 页。

④ 徐彦纯撰，刘纯续增：《玉机微义》卷 4，第 6a 页。

⑤ 例如马建中：《中医诊断学》，台北：正中书局，2017 年，第 207 页。

⑥ 首次由李时珍讨论，见《本草纲目》，第 1194 页。

⑦ 见第 476 页脚注⑩。

⑧ Köhle, “Spirit, Sweat and Qi”; Simonis, “Mad Acts, Mad Speech”, pp.126–130.

间者，为关格异证……窒碍朝会隧道，气不流畅〕是存在联系的。① 朱丹溪的有影响力的主张，即痰可以通过气的流动到达身体的任何地方，也是王珪首先提出的。②

有趣的是，朱丹溪将痰和腐败的血液联系在一起的方式，与王珪的痰与死血、瘀血混合的论述大致相同。③ 又如，朱丹溪创造“窠囊”一词，以指代痰和死血混合凝结而成的顽固积聚。④ 事实上，朱丹溪和王珪一样，将痰和气视为两种不同的物质。他提到：“气不能作块成聚。块乃有形之物，痰与食积死血而成也。” ⑤ 如前所述，朱丹溪引用了王珪的理论，即痰液从清澈的白色不可逆转地转变为浑浊的黄色。⑥ 而且，在朱丹溪自撰、他去世后由后人编撰的作品 ⑦，以及后世医家之作中 ⑧，都可以看到多个朱丹溪建议使用滚痰丸的例子。简言之，朱丹溪知道王珪的方法，并将其传播给了后世。⑨

王珪并不是宋金元时期唯一接触到外来思想的学者。如上所述，朱丹溪还描述了一种“西域的净化方法”。或许，在并未受到王珪影响的情况下，朱丹溪认识到了痰与血的联系。元代医家曾世荣（1252—1332）

---

① 关于朱丹溪，见 Simonis, “Mad Acts, Mad Speech”, p.122, 126–127；朱丹溪：《格致余论》，第 53 页。关于王珪，见本文第一节。

② 关于王珪，见《泰定养生主论》卷 14，第 169、170 页。关于朱丹溪，见 Simonis, “Mad Acts, Mad Speech”, pp.120–121；朱丹溪：《丹溪治法心要》，载氏著《丹溪医经》，第 816 页；朱丹溪：《丹溪心法》卷 2，第 38b 页；朱震亨：《金匮钩玄》，收入《丹溪医经》，第 131 页。

③ 朱震亨：《金匮钩玄》，第 131、158、161、167 页；朱丹溪：《丹溪心法》卷 2、4，第 16a、39b、43b、56a 页；朱丹溪：《格致余论》，第 39 页；朱丹溪：《丹溪心法》卷 2、5、6，第 816、880、899 页；《丹溪手鏡》，收入《丹溪医经》，第 577 页。

④ 朱丹溪：《丹溪心法》卷 4，第 16a 页；朱震亨：《局方发挥》，参见 Staatsbibliothek zu Berlin（https://digital.staatsbibliothek-berlin.de），第 16a 页；朱震亨：《金匮钩玄》，收入《丹溪医经》，第 131 页。

⑤ 朱丹溪：《丹溪心法》卷 3，第 85a 页。

⑥ 同上，第 49a 页。

⑦ 同上，卷 5，第 137 页；朱震亨：《丹溪医案》，收入《名医类案》卷 5，日本国立公文书馆，第 38b—39a 页。

⑧ 徐春甫：《古今医统大全》卷 53，第 55 页；汪机：《医学原理》，载氏著《汪石山医学全书》卷 7，北京：中国中医药出版社，1999 年，第 731 页；秦景明：《症因脉治》，上海：上海科技出版社，1958 年，第 87—88 页。在部分例子中，滚痰丸写作“沈香和中丸”。这与王珪“其方最初没有方名”（《泰定养生主论》卷 14，第 158 页）的说法一致。

⑨ 朱丹溪可能见过王珪。他们居住在杭州和常熟，相距仅 200 公里。两地具有发达的水道交通、文人网络，以及繁荣的地区印刷文化，从而促进了学术交流。

提到“不克化”食物所变成的痰导致的癫痫，并提到陈旧痰的顽固结块会导致慢性疾病。不过，曾氏使用“痰母”这一独特的术语指代顽固的痰积，而他的同代医家都没有使用这个术语。这一现象暗示存在一条独立的学术传播途径。① 不过，在前现代的中国，对于推进以痰为中心的病理学，王珪无疑是传播盖仑思想最重要的渠道。他对西亚体液理论的热情接纳，可能与他的外人身份有关。梁其姿（Angela Leung）就是观察到创新往往来自边缘的一位学者。②

王珪使用的具体术语“黑痰”和“败痰”，几乎没有在后世传统中流传下来。但这种痰的特性——深藏体内、有毒、不动、混有腐血、顽固地拒斥转化为未腐败形态的气——依然存在。这些特质被转移到先前存在的术语中，例如“顽”“老”和“伏”，以及朱丹溪的新术语“窠囊”。即使那些批评王珪的人也承认，存在一种特别顽固的痰，并承认服用滚痰丸是治疗这种痰的最佳方法。③

然而，归根结底，对王珪的概念、术语和处方的列举，并不足以阐明他的思想重塑了明清时期中医的整个话语方式。通过将明显扩大了范围的分散的症状群，与一个新的、单一的原因——痰——联系起来，并将腐烂之血的性质和作用转移到痰上，由此实现了这种重构。由此，将先前已有，但居于次要地位的腐败物质概念，上升为最为重要之事物——所有疾病的根源。同时，还建立了对痰引起疾病（包括癫狂、躁狂和中风）方式的理论性解释。这种解释神奇地映射了盖仑传统中疾病的体液病因学，尽管它几乎完全是在中医理论的范式中得到阐明的。

从前文引用的耶稣会翻译中可以看出，从王珪开始，“痰”一词就具

---

① 曾世荣：《活幼心书》，第36、48页。又可见于演山省翁：《活幼口议》（该书也是曾世荣所作）卷15，北京：中国古医籍整理丛书，2015年，第111页。

② Angela K. C. Leung, *Leprosy in China: A History*, New York: Columbia University Press, 2009, p.27.

③ 例如张介宾：《张景岳医学全书》卷49，第1260页；缪希雍：《神农本草经疏》卷5，第191页。（作者在本译文中，修正了原版误引叶天士参考文献的错误。——译者注）

有双重含义。① 总的来说，它不是指“痰”，而是指“体液”。至今仍流行的俗语“百病生于痰”（这句话也可以追溯到王珪），真正的意思正是“百病生于体液”。如此看来，中医与盖仑的联系是显而易见的。

结论：联结的医学史

王珪的想法源于对阿拉伯—波斯医学的接触。它们对于中国痰论的兴起至关重要，并且从根本上持久地改变了中国人对身体物质性和疾病本质的认识。中医最核心的一个概念——“痰”，与盖仑思想紧密相连。也就是说，早在19、20世纪与西医相遇之前，全球交流就已经在塑造中医了。

这不足为奇。最近关于全球中世纪的学术研究迫使我们承认，在早期现代之前，商品和思想就已经在全球范围内流通。该观点引导我们将研究范围扩大并分散到欧洲与中东，以及欧洲与殖民地之间已建立的交流区之外；② 并且激发了关于医学交流在全球历史上中心地位的争论。③ 其中包括最近 Ronit Yoeli Tlalim 所呼吁的，承认欧亚交流在医学史上的重要性。④

然而，前现代中医史学家却迟迟没有跟进。诚然，中国正在开展有

---

① 见480页脚注④。

② Pamela Smith, “Nodes of Convergence, Material Complexes, and Entangled Itineraries,” In *Entangled Itineraries: Materials, Practices, and Knowledges across Eurasia*, ed. Pamela Smith, Pittsburgh: University of Pittsburgh Press, 2019, pp.5–24; Patrick Manning, “Introduction: Knowledge in Translation,” In *Knowledge in Translation: Global Patterns of Scientific Exchange, 1000–1800 CE*, ed. Patrick Manning and Abigail Owen, Pittsburgh: University of Pittsburgh Press, 2018, pp.1–16; Peter Frankopan, “Why We Need to Think about the Global Middle Ages,” *Journal of Medieval Worlds* 1, no.1 (2019); Victor Mair, ed., *Contact and Exchange in the Ancient World,* Honolulu: University of Hawai‘i Press, 2006.

③ Tara Alberts, Sietske Fransen, and Elaine Leong, “Translating Medicine, ca. 800–1900: Articulations and Disarticulations,” *Osiris*, 37 (2022); Harold J. Cook and Timothy D. Walker, “Circulation of Medicine in the Early Modern Atlantic World,” *Social History of Medicine* 26, no.3 (2013).

④ Yoeli-Tlalim, *ReOrienting Histories of Medicine*; Ronit Yoeli-Tlalim, “The Silk Roads as Model for Exploring Eurasian Transmissions of Medical Knowledge: Views from the Tibetan Medical Manuscripts of Dunhuang,” In *Entangled Itineraries*, ed. Smith, pp.47–62.

关西亚药物的令人兴奋的工作 ①；帝国接触区的混合医学文化研究也日益增多 ②，就像将中国医学知识向西传播到巴格达及其他地区的活动一样。③然而，在中国的医学文献史上，这些交流的影响仍未得到研究。

在很大程度上，对中医理论的相关历史缺乏兴趣，是由于人们一直认为中医是独立于西方医学传统而发展的 ④，并且中医的概念基础与印欧医学所依据的体液理论有本质的区别。⑤ 更简单地说，在缺乏清晰的文本传播的情况下，难以追溯知识的跨文化运动。至少，药物通常会保留一个外国名称，或者与异国相关。只要坚持不懈，就有可能揭示许多药物传播的悠久的路径。相比之下，观点很少带有名称标签。结果就是，我们陷入了一种近乎精神分裂的观念，认为中世纪的中医与世界相联，药典和蒙古宫廷中具有全球联系和世界性，但其核心却始终不受影响——也就是说，本质上是中国医学。

例如，即使像秦玲子（Shinno Reiko）这样优秀的学者也会注意到，前文所述的朱丹溪的净化疗法具有“西亚血统”。但她立即补充说，朱丹溪不可能熟悉指导这种做法的盖仑理论。⑥ 无疑，秦玲子关于朱丹溪并不

---

① 陈明：《法出波斯：“三勒浆”源流考》，《华林国际佛学学刊》2021年第4期；Angela K. C. Leung and Ming Chen, “The Itinerary of Hing/Awei/Asafetida across Eurasia, 400–1800,” In *Entangled Itineraries: Materials, Practices, and Knowledge across Eurasia*, ed. Pamela H. Smith, Pittsburgh: University of Pittsburgh Press, 2019, pp.141–164；Eugene Anderson, *Food and Environment in Early and Medieval China,* Philadelphia: University of Pennsylvania Press, 2014, Chapter 7；陈明：《中古医疗与外来文化》，北京：北京大学出版社，2013年；马建春：《元代东迁西域人及其文化研究》；李经纬：《中外医学交流史》。

② Yoeli-Tlalim, *ReOrienting Histories of Medicine*; Vivienne Lo and Ronit Yoeli-Tlalim, “Travelling Light: Sino-Tibetan Moxa-Cautery from Dunhuang,” In *Imagining Chinese Medicine*, ed. Vivienne Lo and Penelope Barrett, Leiden: Brill, 2018, pp.271–290; Vivienne Lo and Christopher Cullen, ed., *Medieval Chinese Medicine: The Dunhuang Medical Manuscripts,* London: Routledge, 2005.

③ Vivienne Lo and Wang Yidan, “Chasing the Vermillion Bird: Late-Medieval Alchemical Transformations in the Treasure Book of Ilkhan on Chinese Science and Techniques,” In Lo and Barrett, *Imagining Chinese Medicine*, pp.291–304; Vivienne Lo and Wang Yidan, “Blood or Qi Circulation? On the Nature of Authority in Rashīd al-Dīn’s *Tānksūqnāma,*” In *Rashid al-Din as an Agent and Mediator of Cultural Exchanges in Ilkhanid Iran*, ed. Anna Akasoy, Charles Burnett, and Ronit Yoeli-Tlalim, London: Warburg Institute, 2013, pp.127–172.

④ 该观点影响甚广，出自 Joseph Needham, *Clerks and Craftsmen in China and the West*, Cambridge: Cambridge University Press, 1970, pp.401–404。

⑤ Paul Unschuld, *Medicine in China: A History of Ideas*, Berkeley: University of California Press, 1986, p.150.

⑥ 需要注意的是，秦玲子将朱丹溪原文所用的“西域”理解为“西亚”。Shinno, *Politics of Chinese Medicine*, pp.145–146.

知晓盖仑腐熟理论的说法是正确的。但朱丹溪的净化理论（如果腐败的食物、体液和血液滞留体内会导致疾病）确实呼应了盖仑学派对体液残留物的恐惧。① 类似的，在呼吁揭示欧亚医学联系时，Yoeli-Tlalim 似乎仍然认同“传播容易”的“药物”与“传播缓慢，甚至根本不传播”的“医学理论”之间的对比。②

药物、文献和人的交互行进只能告诉我们这么多。如果我们想要书写相互关联的医学史，那么就需要追踪隐藏的思想轨迹。由此得出的结果表明：首先，中医并不是孤立发展的，它与其他欧亚医学传统的历史密不可分；其次，体液理论对于中医来说并不陌生。痰——在很多情况下意味着“体液”而不是“痰”——不仅发展成为明清时期的一种关键病原体，而且还是欧亚医学思想传播的重要载体。

（本文翻译：石舒尹、张李赢）

① 事实上，盖仑学派“体液—食物—残渣”三者之间的关系，较之王珪，在朱丹溪的理论中更为明显。

② Yoeli-Tlalim, *ReOrienting Histories of Medicine*, p.3.

“跨越边际的古代东方医学：对话与互动”国际学术讨论会综述

郑文思（北京大学外国语学院）

2018 年 9 月 22 日至 23 日，“跨越边际的古代东方医学：对话与互动”国际学术讨论会在北京大学外国语学院新楼 501 会议室举行。此次会议由教育部人文社科重点研究基地北京大学东方文学研究中心、北京大学外国语学院南亚学系和北京大学人文学部主办。会议由北京大学东方文学研究中心副主任、外国语学院南亚学系主任陈明教授主持，来自

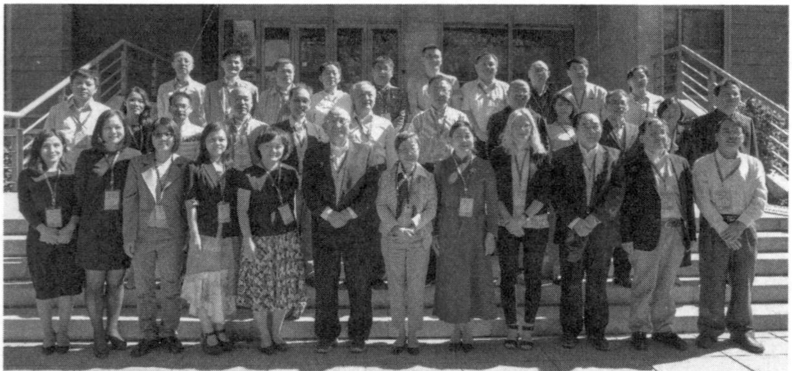

会议合影

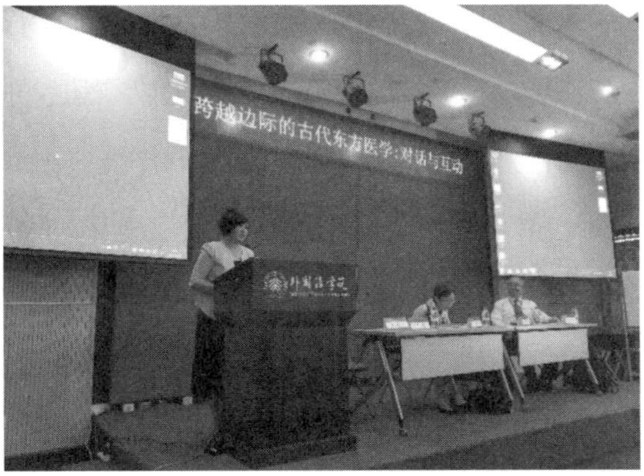

李淑静书记致辞

海内外的40余位专家学者出席会议，另有近50位医学史研究者或爱好者旁听了本次会议。

22日上午会议开幕，北京大学外国语学院党委书记李淑静教授致辞。李书记表示，这次学术研讨会是北京大学建校120周年系列活动之一，也是外国语学院再一次举办的带有跨学科特色的会议。相信具有多元学术背景的与会学者们对医学史的探讨，会丰富人们对“一带一路”古代文化交流的认知。李书记认为会议主题契合外国语学院积极开展国别与区域研究的发展趋势，充分肯定了此次学术论坛的意义。

此次会议的主题为“跨越边际的古代东方医学：对话与互动”，旨在探讨医学文明在古代东方的传播和互动，涉及古代东方医学文明在“一带一路”的相互交流、选择、接受和传承；近代医学文化在欧亚的跨边际流动；古代东方医学的跨学科流动与古代医学理论的现代阐释。根据发言主题，会议分为八个小组。在第一组“民族·周边·域外”的讨论中，香港大学人文社会研究所所长梁其姿教授探讨了东亚前近代的“南方医药”观，以越南医学为例讨论从异域想象到地域意识的形成过程。内蒙古医科大学的包哈申教授分析了蒙医药古籍《美丽目饰》的特点及学术价值。中国藏学研究中心北京藏医院的刘英华副研究员考证了西藏蚌巴奇本古藏文医书所载的阿输吠陀医方。

第二组“波斯·中医·交流”的主题涉及伊斯兰医学和中医学的交流，澳大利亚国立大学的柯丽娜（Natalie Köhle）博士以“痰”的论述为例，讨论了伊斯兰文明对元代中医药的影响。德国柏林马普科学史研究所的卓尔（Dror Weil）博士探讨了明清时期的伊斯兰汉籍中的自然哲学、身体观等阿拉伯波斯医学知识所带来的影响。北京大学外国语学院时光副教授考证了伊尔汗王朝宰相拉施特的《迹象与生命》一书中所载的中国药用植物及其相关知识的来源。

第三组“西域·药方·容受”的几篇报告指向西域地区甚至更遥远的北非，伦敦大学的若妮特（Ronit Yoeli-Tlalim）博士主要利用敦煌、吐蕃、南亚以及埃及的出土及传世文献，综合考察了诃梨勒被形塑为万能药物的历程。北京大学的陈明教授分析了阿魏的历代译名、词义流变及其所体现的知识传递过程。上海中医药大学的王兴伊教授从两件楼兰医学文书解读了中印医学的传播。南京中医药大学的沈澍农教授从宏观上探讨了古代中医对“西域医药”的容受姿态。

第四组“药物·效用·源流”的发言主要是对具体药材与跨边际的交流进行的考证。香港浸会大学的赵中振教授以赴印度的田野调研经历，揭示了猴枣实际为印度山羊盲肠内的结石；罗婉娴博士以南方“居行必备”的“李众胜堂保济丸”为例，解析了旅游中成药品的打造历程。台北“中研院”史语所的李贞德研究员分析了朝鲜《李朝实录》中的当归

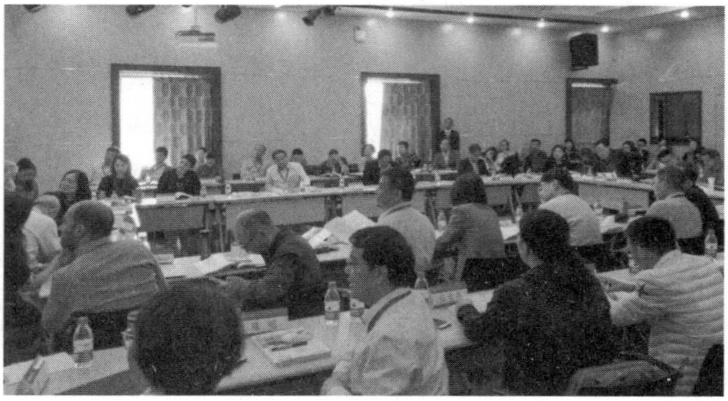

会议场景

史料，解读了常见中药的不同寻常的文化交融之旅。福建师范大学的林日杖副教授分析了明清以来志书中的大黄，并分享了自己20多年研究大黄的学术经历和心得体会。

第五组报告“中医·东亚·影响”由来自京都大学的武田时昌教授首先发言，他报告的题目是《中世纪的中国科技文化对日本社会的影响》，提供了大量日文文本及图像资料，内容丰富，剖析深入。中国中医科学院的郑金生研究员主要以中日医学的关系为例，探讨了外来医学与本土文化之间的复杂关系。肖永芝研究员以中国国家图书馆藏的《存真环中图》为线索，追溯了宋代解剖学及经脉学说在中日两国的传承。弘前大学的刘青博士发表了《〈医方类聚〉引〈活人心〉内容初探》(本书收其《朱权的养生思想在朝鲜的传播》一文)。

第六组“知识·观念·变革”从知识史和观念史的角度切入，南开大学的余新忠教授对在跨学科视野下如何进行中医知识史研究发表了高屋建瓴的看法。浙江中医药大学的郑洪教授谈到了南洋中医方土观中的传统与革新问题。中国中医科学院的张树剑教授从发生在美国的一场诉讼入手探讨了关于针灸的概念、理论内涵的变革等相关问题。

第七组是“西洋·本草·药图”，复旦大学高晞教授主要讨论了16—17世纪欧洲科学家视野下的中国医学，揭示了欧洲学者对中医知识的认知及其局限。台北“中研院”近代史研究所的张哲嘉副研究员以《格体全录》的满文译本为例，展示了康熙皇帝的医学健康教育被建构的过程。成都中医药大学的王家葵教授重点分析了北宋《本草图经》中所标注的“广州”产植物药图，对这些药图与实际药物形态进行了比较。此外，王兴伊教授代为宣读了上海中医药大学袁开惠博士有关老官山出土医简《六十病方》中的三例药酒方的考证文章。

第八组的关键词是“文献·医疗·宗教”，香港城市大学的范家伟副教授考证了元代官修医书，特别是医学与政治之间的关系。台湾政治大学的陈秀芬副教授主要讨论了明代巫者医疗及其社会效应，揭示巫医社会生存的多种策略。云南民族大学的容志毅教授则强调科学实验在文史研究中的重要性，并以民间巫蛊毒药研究为例说明“四重证据法”的建构及其意义。上海中医药大学的张如青教授考释了古代两首碑刻医方的来源。

此外，上海中医药大学张雪丹博士、华南师范大学李民博士分别提供了论文《清代武英殿露房及所其贮异域药物考》和《中医药在俄罗斯发展的特点及其未来启示》。日本茨城大学真柳诚教授、北京中医药大学梁永宣教授和梁嵘教授、中国社会科学院宋岘研究员、中国科学院大学汪前进教授、上海中医药大学《中医药文化》杂志常务副主编李海英博士、北京大学外国语学院王一丹教授、上海中医文献馆胡颖翀先生等学者，对全部论文进行了详细的评议，使相关问题的讨论更加深入。

23 日下午在会议闭幕阶段，梁其姿教授、武田时昌教授、李贞德研究员和若妮特博士分别进行了总结发言。梁其姿教授期待在医学史的“跨越”研究中，与社会学、人类学等相关研究者合作，迈出更新的步伐。武田时昌教授谈到，东方医学没有彻底衰落而是有复兴的趋势，因为传统医学有自我更新的能力。感谢这次会议为大家提供了一个机会，让各位学者走出各自熟悉的小领域，通过互相交流切磋开拓了视野。武田教授认为古人的思想在今天依然有价值，所以我们作为当代的研究者，也对未来负有责任。李贞德研究员指出，在“跨越边际”的研究中，要进行多学科的交叉和大胆的尝试。若妮特博士就医学史领域的“跨越”研究的建构，提出了新的看法。此次会议汇聚了海内外相关学科的优秀学者，不仅展示了古代东方医学的研究进展，而且丰富了人们对古代“一带一路”文化交流的认知，相信东方医学及其研究会在对话与互动中走向复兴。